फलदीपिका

भावार्थबोधिनी

व्याख्याकार:

गोपेश कुमार ओझा

एम० ए०, एल-एल० बी०

मोतीलाल बनारसीदास

दिल्ली • मुम्बई • चेन्नई • कोलकाता

बंगालूरू • वाराणसी • पटना

बारहवाँ पुनर्मुद्रण संस्करण: 2015
द्वितीय संशोधित संस्करण : 1975
प्रथम संस्करण: 1969

ISBN: 978-81-208-2146-0 (सजिल्द)
ISBN: 978-81-208-2147-7 (अजिल्द)

मोतीलाल बनारसीदास

41 यू.ए. बंग्लो रोड, जवाहर नगर, दिल्ली 110 007
236, नाइंथ मेन, III ब्लॉक, जयनगर, बंगलूरू 560 011
8 महालक्ष्मी चैम्बर, 22, भुलाभाई देसाई रोड, मुम्बई 400 026
203 रायपेट्टा हाई रोड, मैलापोर, चेन्नई 600 004
8 कैमेक स्ट्रीट, कोलकाता 700 017
अशोक राजपथ, पटना 800 004
चौक, वाराणसी 221 001

आर.पी. जैन के द्वारा एन ए बी प्रिंटिंग यूनिट,
ए-44, नारायणा, फेज़-1, नई दिल्ली 110 028 में मुद्रित
एवं जे.पी. जैन द्वारा मोतीलाल बनारसीदास
41 यू.ए., बंगलो रोड, जवाहर नगर, दिल्ली-110 007, के लिए प्रकाशित

भूमिका

वन्दे वन्दारुमन्दारमिन्दु भूषण नन्दनम् ।
अमन्दानन्दसन्दोह बन्धुरं सिन्धुराननम् ।।

परब्रह्म परमेश्वर की असीम अनुकम्पा से फलित ज्योतिष का यह अनुपम ग्रंथ, हिन्दी भाषा भाषी संसार के दृष्टि पथ में प्रथम बार अवतरित हो रहा है। पहिले यह ग्रन्थ दक्षिण भारतीय लिपि 'ग्रंथ' में ही उपलब्ध था। प्राय: ४० वर्ष पूर्व कलकत्ते से मूल संस्कृत देव-नागरी में प्रकाशित हुआ और यद्यपि तमिल, तेलगू, कन्नड, मलयालम, गुजराती, अंगरेजी आदि भाषाओं में इसकी टीका उपलब्ध हुई, किन्तु हिन्दी में इसका अभाव था।

यह व्याख्या संस्कृत के भाव और अर्थ को प्रकाशित करती है; जन्म कुंडली के द्वादश भावों का अर्थ निरूपण करती है। इसके अतिरिक्त हिन्दी व्याख्या में श्री रामानुज प्रणीत भावार्थ रत्नाकर नामक फलित ग्रंथ के प्राय: ४५० योग भी हमने दे दिये हैं—इस कारण इसका नाम भावार्थबोधिनी फलदीपिका सार्थक है।

श्री मंत्रेश्वर का नाम युवावस्था में मार्कण्डेय भट्टाद्रि था। इनका जन्म दक्षिण भारत के नम्बूदरी ब्राह्मण कुल में हुआ। एक मत से इनका जन्म तमिल प्रान्त के शालवीटी स्थान में हुआ। दूसरा मत है कि इनकी जन्म भूमि केरल थी। यह सुकुन्तलाम्बा देवी के भक्त थे। इनके जन्म-काल में भी मतभेद है। कुछ विद्वान् तेरहवीं शताब्दी और कुछ सोलहवीं शताब्दी मानते हैं।

यह अखिल विद्योपार्जन के लिये सुदूर बदरिकाश्रम, हिमालय प्रदेश तथा विद्वज्जनललामभूता मिथिला में बहुत काल तक रहे। न्याय वेदान्त आदि षट् दर्शन के प्रकाण्ड विद्वान् थे और निरन्तर व्रतोपवास-

नियमपूर्वक तपस्या कर देवताराधन में सफल हुए। तब इनका नाम मंत्रेश्वर हुआ। १५० वर्ष की आयु में योगक्रिया द्वारा इस ऐहिक शरीर का त्याग किया। अखिल विद्याओं का अध्ययन और तपस्या के कारण इनका ज्योतिष का भी अगाध ज्ञान था और इस फलदीपिका में बहुत-से ज्योतिष के फलादेश प्रकार इतने अपूर्व और गंभीर हैं कि पाठक मुग्ध हुए बिना नहीं रह सकते।

फलदीपिका ग्रंथ फलित ज्योतिष की प्रौढ़ रचना है। हिन्दी व्याख्या के साथ-साथ मूल श्लोक भी दे दिये गये हैं जिससे सहृदय संस्कृत प्रणयी मूल का रसास्वाद कर, मंत्रेश्वर की सुललित पदावली से प्रकर्ष हर्ष का अनुभव कर सकें। ग्रंथ की महत्ता, उपादेयता या बहुविषयकता की व्याख्या करना व्यर्थ है, क्योंकि पुस्तक पाठकों के सम्मुख है।

आशा है अधिकारी वर्ग, ज्योतिष की विविध परीक्षाओं के लिये जो पाठ्य पुस्तकें निर्धारित की जाती हैं, उनमें इस फलित विषयक अमूल्य ग्रंथ का भी सन्निवेश करेंगे, जिससे विद्यार्थी अपने भावी जीवन में विशेष सफल ज्योतिषी हो सकें। विद्वानों से निवेदन है कि इस पुस्तक के अग्रिम संस्करण के लिये यदि कोई परामर्श देना चाहें तो निम्नलिखित पते से पत्र-व्यवहार करें।

सारावली में लिखा है :

यदुपचित मन्य जन्मनि शुभाशुभं कर्मणः पक्तिम्।
व्यञ्जयति शास्त्र मेतत्तमसि द्रव्याणि दीप इव ।।

अर्थात् पूर्वजन्म में जो शुभ या अशुभ कर्म जातक ने किये हैं उनका फल, अंधकार में रक्खी हुई वस्तुओं को दीपक की भांति ज्योतिष शास्त्र दिखाता है। ज्योतिष कल्पद्रुम के तीन स्कन्ध हैं संहिता, सिद्धान्त तथा होरा। होरा के अन्तर्गत जन्म या प्रश्न कुण्डली का फलादेश आता है। उन्हीं फलों को दिखाने के लिये यह रचना फल-दीपिका है।

विजय दशमी
विक्रम संवत् २०२६
९३ दरियागंज, दिल्ली–६
टेलीफ़ोन २७१७२८

गोपेशकुमार ओझा

विषयानुक्रमणिका

१. प्रथम अध्याय : राशि भेद।

मंगलाचरण-जन्म समय का ठीक ज्ञान-काल पुरुष के अंगों का राशिचक्र से समन्वय-राशियों के स्थान तथा स्वामी-ग्रहों की उच्च राशियाँ, परमोच्च अंश, नीच राशि तथा परम नीच अंश-मनुष्य, चतुष्पद,कीट, जलचर संज्ञा-पृष्ठोदय, शीर्षोदय उभयोदय-दिवाबली रात्रिबली-राशियों की चर आदि संज्ञा-द्वार, बाह्य-धातु-क्रूर,सौम्य आदि विवरण तथा दिशाएँ- किस भाव से क्या विचारना। पृ० १७-२९

२. दूसरा अध्याय : ग्रह भेद।

सूर्य, चंद्र, मंगल बुध बृहस्पति, शुक्र शनि किन-किन के कारक होते हैं-इनसे क्या-क्या विचार करना-ग्रहों के स्वरूप, गुण, प्रकृति-ग्रहों की दिशा-उनके धातु, स्थान, पक्षी, वृक्ष-ग्रहों के नैसर्गिक तथा तात्कालिक मित्र, शत्रु आदि-उनके काल, जाति गुण, ऋतु, अन्न, देश, रत्न-पापत्व और शुभत्व। पृ० ३०-५३

३. तीसरा अध्याय : वर्ग विभाग।

दशवर्ग-राशि, होरा, द्रेष्काण, पंचमांश, सप्तमांश, नवांश, दशमांश-द्वादशांश, षोडशांश-षष्टिअंश-दशवर्ग चक्र-किस वर्ग से क्या विचार करना

किस वर्ग का क्या महत्व है-उत्तमांश पारिजातांश आदि विचार। ग्रहों की प्रदीप्त, सुखित, मुदित आदि संज्ञा- । पृ०—५४—७२

४. चौथा अध्याय : ग्रह बल।

स्थान बल-कालबल-दिक्‌बल-अयन बल, युद्धबल चेष्टाबल-नैसर्गिक बल-दृग्बल-भावबल-भावदिक्‌बल चन्द्र क्रियादि—चन्द्र क्रिया फल-चन्द्र अवस्था फल । पृ ७३-१००

५. पाँचवाँ अध्याय : कर्माजीव प्रकरण

सूर्य, चन्द्र, मंगल, बुध, बृहस्पति-शुक्र-शनि-प्रत्येक ग्रह के अनुसार जातक के कार्य और आजीविका, किस प्रकार तथा किस कार्य से होगी-इसका विचार । पृ० १०१-१०८

६. छठा अध्याय : योग

पंच महापुरुष योग-रुचक-भद्र-हंस-मालव्य-शश-चन्द्रमा के योग सुनफा, अनफा, दुरुधरा-केमद्रुम-सूर्य के योग-वेशि वाशि-उभयचरी-अन्य योग-शुभकर्तरी-पापकर्तरी-सुशुभ-केसरी-अधम-सम-वरिष्ठ-महाभाग्य—शकट-वसुमत्-अमला-पुष्कल-शुभमाला-अशुभमाला-लक्ष्मी-गौरी-सरस्वती-श्रीकंठ-श्रीनाथ-विरचि-द्वादश भाव स्वामियों के परस्पर स्थान विनिमय से दैन्य, खल, महायोग । पर्वत-काहल-राजयोग-शंख-संख्या योग-वल्लकी या वीणा-दाम-पाश-केदार-शूल-युग-गोल । अधियोग चामर-धेनु-शौर्य-जलधि-शस्त्र-काम-आसुर-भाग्य-ख्याति-सुपारिजात-मुसल-अवयोग-निःस्वयोग-मृति-कुहू-पामर—हर्ष-दुष्कृति-सरल- निर्भाग्य-दुर्योग—दरिद्र-विमलयोग । दुर्योग (दूसरे प्रकार का)—इन सब योगों के लक्षण और फल । पृ० १०९—१६२

७. सातवाँ अध्याय : राजयोग।

स्वराशि तथा उच्च राशिस्थित ग्रहों का फल-सुस्थान स्थित वक्रीग्रह-दिग्बली ग्रहों से राजयोग-वर्गोत्तम लग्न और चन्द्र-लग्नेश से राजयोग-उच्च चन्द्रमा-अश्विनी में शुक्र-मंगल के सुस्थान से योग-धनु के पूर्वार्द्ध में सूर्य, चन्द्र-सूर्य नवांश में चन्द्र-स्वनवांश स्थिति से राजयोग-वर्गोत्तम चन्द्र-नवम स्थान स्थित ग्रहों से राजयोग-उच्चराशि स्थित शुक्र, शनि-नीच तथा शत्रु राशिस्थ ग्रह—तृतीय, षष्ठ एकादश में-पूर्ण चन्द्र वर्गोत्तम नवांश में—गुरुचन्द्र केन्द्र में-जल चर राशि नवांश में चन्द्र-शुक्र पर गुरु की दृष्टि-बृहस्पति दृष्ट बुध-मित्र दृष्ट उच्च ग्रह-निज नवांश में सूर्य-मीन राशि में चन्द्र-वृष में चन्द्र-चन्द्र पर गुरु, शुक्र की दृष्टि-लाभेश, धर्मेश, धनेश से राजयोग-नीचभग राजयोग। पृ० १६३-१७९

८. अठवाँ अध्याय : भावक्षय फल।

सूर्य, चन्द्र, मंगल, बुध, बृहस्पति, शुक्र, शनि, राहु, तथा केतु का लग्न, द्वितीय, तृतीय, चतुर्थ, पंचम, षष्ठ, सप्तम, अष्टम, नवम, दशम, एकादश तथा द्वादश भाव में स्थित होने का पृथक्-पृथक् फल। पृ० १८०-२०५

९. नवाँ अध्याय : राशिफल।

मेष, वृष, मिथुन, कर्क, सिंह, कन्या, तुला, वृश्चिक धनु, मकर, कुभ या मीन लग्न में हो या जिस राशि में चन्द्रमा हो उसका फल। उच्चराशि स्थित, स्वगृही, मित्रक्षेत्री, शत्रुक्षेत्री, नीच राशि स्थित-अस्त-समराशि स्थित ग्रहों का फल-वक्री तथा वर्गोत्तम नवांश स्थित ग्रह का फल। पृ० २०६-२१६

१०. दसवाँ अध्याय : कलत्रभाव ।

चन्द्र या लग्न से पांचवाँ और सांतवाँ स्थान-शुक्र से चतुर्थ, अष्टम द्वादश में क्रूर ग्रह-सप्तमेश तथा सप्तम स्थान गत ग्रहों का फल-वृश्चिक में शुक्र-मकर राशि में गुरु-मीन में शनि, कर्क में मंगल, शनि-मंगल या शनि के वर्ग में शुक्र-चन्द्र शुक्र यदि मंगल शनि से सप्तम हों-पत्नी संख्या—पत्नी नाश के योग-चन्द्र-शनि योग-सप्तम में शत्रुक्षेत्री या नीच ग्रह-सम विषम राशि से फल में तारतम्य-द्वितीयेश, सप्तमेश और व्ययेश-विवाह की दिशा—किस दशा या अन्तर्दशा में विवाह-किस दशा, अन्तर्दशा में पत्नी मरण। पृ० २१७-२२३

११. ग्यारहवाँ अध्याय : स्त्रीजातक ।

स्त्रियों की जन्म कुंडली में मांगल्य (सधवा स्थिति) अष्टमभाव से-पुत्र नवम से-पति विचार सप्तम से-सतीत्व चतुर्थ से—सम, विषम राशियों में लग्न और चन्द्र-उत्तम या निकृष्ट पति प्राप्ति के योग-अल्पसुत योग—शुभ योग-लग्न तथा चन्द्र का त्रिंशांश के अनुसार फल-नक्षत्र विशेष में जन्म का फल-सास, ससुर, देवर आदि के लिये शुभाशुभ फल-वन्ध्या योग-विधवा योग-सन्तति नाश योग-गर्भाधान का शुभ समय। पृ २२४—२३०

१२. बारहवाँ अध्याय : पुत्र भावफल ।

लग्न तथा चन्द्र से पंचम भाव तथा पंचमेश-इनके शुभाशुभ योग-पापीग्रह यदि स्वराशि का पंचम में हो-यदि अन्य पाप ग्रह पंचम में हो-यदि पंचम भाव में सिंह, कन्या या वृश्चिक हो-बिलम्ब से पुत्रोत्पत्ति योग-दूसरी पत्नी से पुत्रयोग-अधिक संतति योग—अधिक कन्या योग—

वंश आगे न चलने के योग-दत्तक पुत्र योग-पुत्रनाश योग-बहु पुत्र योग-गर्भ रहने का समय-संतान संख्या योग-संतान होगी या नहीं इसके योग तिथि, करण आदि दोषों के कारण सन्तति न होने से उपाय-पुत्र प्राप्ति समय-दशा, अन्तर्दशा तथा गोचर विचार। पृ० २३१-२४९

१३. तेरहवाँ अध्याय : आयुर्दाय।

जन्म का समय कौन सा लिया जावे इसमें मत भेद-१२, वर्ष की वय तक बालारिष्ट तथा माता-पिताओं के ग्रह का विशेष प्रभाव—योगारिष्ट-अल्पायु-मध्यायु-दीर्घायु-दिन मृत्यु-दिन रुक्-विषघटी-बालमृत्यु के योग-लग्न-चन्द्र द्रेष्काण-लग्नेश चन्द्रेश नवांश-लग्नेश चन्द्रेश द्वादशांश अल्प-मध्य-दीर्घायु के योग-केन्द्रादि स्थिति से आयु विचार-रंध्राधीश का विशेष विचार-लग्नेश, लग्नेश नवांश स्वामी-चन्द्रराशीश-चन्द्र नवांश स्वामी के बलाबल से आयु निर्णय-अल्पायु-मध्यायु-दीर्घायु में नाश का समय-अन्य योग। पृ० २५०-२६४

१४. चौदहवाँ अध्याय : रोगनिर्णय।

रोग विचार-सूर्य, चन्द्र-मंगल, बुध, गुरु, शुक्र, शनि, राहु, केतु प्रत्येक ग्रह के पीड़ाकारक होने से कौन-कौन से रोग होंगे-किस रोग से मृत्यु होगी-प्रत्येक ग्रह जनित रोग जिससे मृत्यु हो-अष्टम भाव में जो राशि हो, उसके रोग जो मृत्यु करें-शस्त्र, विष आदि से मृत्यु-क्लेश पूर्वक मरण-सुख से मृत्यु-जीवन के बाद जातक की परलोक गति-शीर्षोदय, पृष्ठोदय राशि वश विचार-पूर्व जन्म का वृत्त-पिछले जीवन में मनुष्य, पशु, पक्षी, वृक्ष लता आदि में जन्म-भविष्य जन्म किस योनि में होगा-स्वदेश या परदेश में, भविष्य में जन्म। पृ० २६५-२८४

१५. पन्द्रहवाँ अध्याय : भावचिन्ता ।

भाव फल उत्तम कब होता है-बली या निर्बल भाव के लक्षण–भावनाश-भाव हानि का काल-सौम्य हो या क्रूर लग्नेश जिस भाव में बैठता है उसकी वृद्धि करता है-ग्रह यदि दो भावों का स्वामी हो तो पहिले किस का फल करेगा-भाव सन्धि स्थित ग्रह-सूर्य आदि ग्रह किन-किन विषयों के कारक हैं-लग्न आदि द्वादश भावों के कारक ग्रह-षष्टाष्टम द्वादश में विशेष फल-प्रत्येक भाव से द्वादश भाव गणना-कारक से विचार-कारक से द्वादश भाव गणना और उन भावों का विचार-यदि कारक उस भाव में बैठा हो जिस का वह कारक है। दो भावों का स्वामी ग्रह यदि अपनी सुस्थान स्थित राशि में हो तो दुःस्थानाधिप होने का दोष नहीं-पाँच प्रकार का सम्बन्ध । पृ० २८५-३०५

१६. सोलहवाँ अध्याय : द्वादश भावफल।

लग्न भाव का शुभाशुभ फल-लग्नेश के शुभ सम्बन्ध का फल–सुस्थान या दुःस्थान स्थित लग्नेश-धन भाव फल- धनेश का विविध ग्रहों से सम्बन्ध-तृतीयश भाव फल-तृतीयेश लग्नेश युति का प्रभाव-बलवान् तृतीयेश-चतुर्थ भाव-सुखेश स्थिति वश शुभाशुभ-माता, पिता, पुत्र आदि का विचार-चतुर्थ भाव के लिये शुक्र का विचार-पंचम भाव, भावाधीश से फलादेश-षष्ठ भावेश तथा लग्नेश के बलाबल वश शत्रु, रोग, स्वास्थ्य विचार-सप्तम भाव फल-अष्टमेश स्थिति वश शुभाशुभ-नवम भाव फल-पिता सुख-क्या जातक गोद जावेगा-दशम भाव विचार जातक के उच्च पद प्राप्ति योग-लाभ भाव फल-व्यय भाव फल-भाव सिद्धि काल-गोचरवश फलादेश-लग्नेश की तथा अन्य भावेशों की गोचर स्थिति । पृ० ३०६-३२१

१७. सत्रहवाँ अध्याय : निर्याण प्रकरण ।

किसी भाव का नाश काल-शनि, गुरु, चन्द्र गोचर वश निर्याण काल-लग्नेश, यमकण्टक, चन्द्र, शनि की राशि, अंश, कला से मृत्यु का समय-सूर्य और यम कण्टक स्फुट से मृत्यु काल-लग्न स्पष्ट, सूर्य स्पष्ट तथा मान्दि स्पष्ट से निर्याण काल-अन्य योग-मान्दि और शनि से मृत्यु काल निर्णय-सूर्य गोचर-गुरु स्पष्ट, राहु स्पष्ट से फल-जन्म कालीन शनि, शुक्र, अष्टमेश, व्ययेश तथा षष्ठेश से मृत्यु सम्बन्धी फलादेश । पृ० ३२२-३३४

१८. अठारहवाँ अध्याय : द्विग्रहयोग ।

सूर्य की चन्द्र, मंगल, बुध, गुरु, शुक्र या शनि से युति का फल-चन्द्र यदि मगल, बुध, गुरु, शुक्र या शनि के साथ हो-मंगल का यदि बुध, गुरु, शुक्र या शनि से योग हो- बुध की यदि गुरु, शुक्र या शनि से युति हो- गुरु, शुक्र योग-गुरु शनि योग-शुक्र शनि युति । विविध राशि स्थित चन्द्रमा पर अन्य ग्रहों की दृष्टि का फल। चन्द्रमा की भिन्न-भिन्न नवांश स्थिति और उस पर अन्य ग्रहों की दृष्टि का फल-सूर्य नवांश स्थिति, लग्न नवांश स्थिति-द्वादशांश फल । पृ० ३३५-३४५

१९. उन्नीसवाँ अध्याय : दशाफल

विंशोत्तरी महादशा निकालने का प्रकार-सूर्य, चन्द्र, मंगल, बुध, गुरु, शुक्र, शनि, राहु तथा केतुका, नैसर्गिक गुण, प्रकृति के अनुसार महादशा फल-सूर्य, चन्द्र, मंगल, राहु, गुरु, शनि, बुध, केतु, शुक-विंशोत्तरी दशाक्रम के अनुसार विशेष फल । भावार्थ रत्नाकर के विविध लग्नों के लिये विशेष योग-मेष लग्न में लिये २२ योग-वृष लग्न के १४-मिथुन के ८-कर्क के १३-सिंह लग्न के ८-कन्या के ६-

तुला लग्न के १५-वृश्चिक के ५-धनु के ४-मकर लग्न के लिये ९ कुंभ के ८ और मीन लग्न सम्बन्धी १० योग । पृ० ३८४-३८५

२०. बीसवाँ अध्याय : अन्तर्दशाफल

महादशा में अन्तर्दशाओं का फल-लग्न, लग्नेश, धनस्थान धनेश आदि बारहों भाव और उनके स्वामियों के बल के अनुसार फल-स्वोच्च, स्वगृही तथा वक्रीग्रह का फल-नीच, शत्रु राशिगत तथा अस्तग्रह का फल-यदि किसी भाव का स्वामी बिगड़ा हो तो उसका फल-वर्गोत्तम ग्रह-तीसरे, पाँचवें तथा सप्तम नक्षत्र स्वामी की दशा-मंगल, गुरु, शुक्र, शनि, राहु की अन्तर्दशा का विशेष विचार-यदि अन्तर्दशा नाथ महादशानाथ या लग्नेश का शत्रु हो-शनि, मान्दि, राहु २२वें द्रेष्काण के स्वामी या उनके नवांशों के स्वामी-महादशा या अन्तर्दशानाथ के गोचरवश विचार-दशानाथ तथा अन्तर्दशानाथ की पारस्परिक स्थिति-दशा या अन्तर्दशानाथ अपने पाक के समय उच्च या स्वगृही अथवा नीच या शत्रु राशि में गोचरवश जा रहा हो-राहु युत ग्रह-उडुदाय प्रदीपानुसार कारक, मारक, पापी, राजयोग-योगकारकवश विचार, आरोही, अवरोही विचार-नवांश के अनुसार तारतम्य-भावार्थ रत्नाकर के अनुसार योग-धनयोग ९-निर्धन योग ४-विद्यायोग १५-वाणी योग ६-तृतीय भाव के योग १२-चतुर्थ भाव योग १७-पुत्र विचार २ योग-शत्रु तथा रोग सम्बन्धी १२ योग-पत्नी विचार १४ योग-आयु-आरोग्य के १६ योग-भाग्य योग २३-राजयोग २५-महादशा योग २४-ग्रह सामान्य योग १६-ग्रह मालिका योग ७-मारक योग २१ । पृ० ३८६-४५०

२१. इक्कीसवाँ अध्याय : प्रत्यन्तर्दशा फल

अन्तर्दशा प्रत्यन्तर्दशा निकालने का प्रकार-सूर्य महादशा में नवों अन्तर्दशा-प्रत्येक अन्तर्दशा में प्रत्यन्तर-सूर्य महादशा में अन्तर और

प्रत्यन्तर-चन्द्र महादशा में अन्तर और अन्तरों में प्रयन्तर-मगल महादशा में नौ अन्तर्दशाएँ और उनमें प्रत्यन्तर-राहु महादशा में अन्तर्दशा और प्रत्यन्तर-गुरु महादशा में अन्तर्दशा और प्रत्यन्तर-बुध महादशान्तर्गत अन्तर्दशा और प्रत्यन्तर-केतु में अन्तर और प्रत्यन्तर तथा शुक्र महादशा में नवों अन्तर्दशा और प्रत्यन्तर्दशा। पृ० ४५१-४८५

२२. बाईसवाँ अध्याय : मिश्रदशा

कालचक्र महादशा, अन्तर्दशा-महादशा काल-भुक्त भोग्य निकालने का प्रकार-प्रत्येश नक्षत्र चरण में जन्म होते से विविध राशियों का दशाक्रम-प्रत्येक राशि का दशा काल-प्रत्येक दशा में अन्तर्दशा काल-राशि स्वामीवश फल में तारतम्य-गोचरवश प्रभाव-विविध गतियाँ-इन सबकी पूर्ण व्याख्या उदाहरण सहित-जन्म नक्षत्र से पाँचवें तथा आठवें नक्षत्र से उत्पन्न, आधान तथा महादशा-निसर्ग दशा-अंश दशा-सत्याचार्य का मत-पिण्डायुर्दशा-जीवशर्मा मणित्थ, चाणक्य, मय आदि का मत। पृ० ४८६-५३५

२३. तेईसवाँ अध्याय : अष्टकवर्ग।

अष्टकवर्ग से गोचर विचार का सिद्धान्त-सूर्य-चन्द्र, मंगल, बुध, बृहस्पति, शुक्र तथा शनि के अष्टक वर्ग बनाने की प्रक्रिया-उपचय, मित्र राशि, स्वोच में या अनुपचय, शत्रुराशि या नीच ग्रह से फलादेश में तारतम्य-एक या अधिक बिन्दुओं का अशुभ या शुभ फल-ग्रह को लग्न मान शुभाशुभ निर्देश-प्रत्येक राशि की ८ कक्ष्या-कक्ष्यावश शुभाशुभ काल निर्णय-सर्वाष्टकवर्ग-उदाहरण सहित। पृ० ५३६-५६१।

२४. चौबीसवाँ अध्याय : अष्टकवर्ग फल

पिता, माता, भ्राता आदि तथा स्वयं का शुभाशुभ काल निर्णय-अष्टकवर्ग से शुभाशुभ वर्ष निकालने का प्रकार-किस राशि या दिशा

में विवाह करने से विवाह फलप्रद होगा-त्रिकोण शोधन उत्तर भारतीय पराशर के और दक्षिण भारतीय होरा रत्नकार बलभद्र के मत में विभिन्नता-मंत्रेश्वर का मत-प्रश्न मार्ग का मत-त्रिकोण शोधन व्याख्या तथा उदाहरण सहित-एकाधिपत्य शोधन-राशि, ग्रह, गुणा कार-इन सबसे विविध फलादेश पृ० ५६२-५९९

२५. पच्चीसवाँ अध्याय : गुलिकादि उपग्रह।

गुलिक या मान्दि स्पष्ट करने का गणित प्रकार-यम,-कण्टक, अर्द्ध प्रहर, काल, धूम, व्यतीपात, परिवेष या परिधि-इन्द्र चाप तथा केतु स्पष्ट करने की प्रक्रिया-इन सबका विविध भावगत फल। पृ० ६००-६१६

२६. छब्बीसवाँ अध्याय : गोचर फल।

चन्द्र लग्न की प्रधानता, चन्द्र लग्न से सूर्य, चन्द्र, मंगल, बुध, बृहस्पति, शुक्र, शनि तथा राहु केतु के गोचर वश शुभ और अशुभ स्थान-वेध फल-प्रत्येक ग्रह का चन्द्र लग्न से विविध भावगत शुभाशुभ फल-नक्षत्र गोचर-सप्तशलाका-जन्म, आधान तथा कर्म एवं वैनाशिक वश विचार-जन्म-अनुजन्म, त्रिजन्म नक्षत्र-ग्रह युद्ध-उल्कानिपात-जन्म नक्षत्र से गिनने पर प्रत्येक नक्षत्र में विविध ग्रहों के संचार वश फल-लत्ता फल। सर्वतोभद्र चक्र निर्माण प्रकार-गोचर वश फल-पूर्ण व्याख्या सहित। पृ० ६१७-६६७

२७. सत्ताईसवाँ अध्याय : प्रव्रज्या योग।

चतुर्ग्रह योग-राशि के अन्तिम भाग के उदय का फल-बलीग्रह की प्रव्रज्या-चन्द्रद्रेष्काण वश फल-जन्माधिप यदि शनि से दृष्ट हो-सूर्य, चन्द्र आदि जो ग्रह बलवान् हो उससे प्रव्रज्या प्रकार-तपस्वी योग-यदि

राज योग और प्रव्रज्या दोनों प्रकार के योग जन्म कुंडली में हों—सन्यासससिद्धि । पृ० ६६८-६७१

२८. अट्ठाईसवां अध्याय : उपसंहार ।

अट्ठाईस अध्यायों में से-प्रत्येक में किस विषय का फलादेश बताया है इसका विवरण-ग्रंथकार का परिचय । पृ० ६७२-६७३

२९. **परिशिष्ट**—विंशोत्तरी महादशा में अन्तर्दशा चक्र-कालचक्र दशा में अन्तर्दशा चक्र-चन्द्र स्पष्ट से भुक्त-भोग्य काल चक्र महादशा निकालने की सारिणी नं० १, २, ३, ४ पृ० ६७४-६७९

॥ ॐ ॥

फलदीपिका

प्रथम अध्याय

राशि भेद

शुक्लाम्बरधरं देवं शशिवर्णं चतुर्भुजम् ।
प्रसन्नवदनं ध्यायेत्सर्वविघ्नोपशान्तये ॥

सन्दर्शनं वितनुते पितृदेवनृणां
मासाब्दवासरदलैरथ ऊर्ध्वगं यत् ।
सव्यं क्वचित्क्वचिदुपैत्यपसव्यमेकं
ज्योतिः परं दिशतु वस्त्वमितां श्रियं नः ॥ १ ॥

वाग्देवीं कुलदेवतां मम गुरून् कालत्रयज्ञानदान्
सूर्यादींश्च नवग्रहान् गणपतिं भक्त्या प्रणम्येश्वरम् ।
संक्षिप्यात्रिपराशरादिकथितान् मन्त्रेश्वरो दैवविद्
वक्ष्येऽहं फलदीपिकां सुविमलां ज्योतिर्विदां प्रीतये ॥२॥

मंगलाचरण—शुक्ल (श्वेत या उज्ज्वल) अम्बर (वस्त्र या आकाश) धारण करने वाले, चन्द्रमा के वर्ण (कान्ति) वाले, प्रसन्न वदन चतुर्भुज देव (श्री भगवान्) का सब विघ्नों की शान्ति के लिये ध्यान करें।

वह परम ज्योति (भगवान् सूर्यनारायण) जो ऊपर आकाश में देवताओं को आधे वर्ष (छः मास) तक, पितरों को आधे मास (एक पखवाड़े) तक और मनुष्यों को आधे दिन रात (१२ घंटे) तक एक साथ दर्शन देते है, जो कभी बायीं ओर चलते हैं (अर्थात् जिनकी गति कभी उत्तरायण होती है) और जो कभी दाहिनी ओर चलते हैं (अर्थात् जिनकी

गति कभी दक्षिणायन होती है, हमको अपरिमित (जिसकी सीमा नहीं) श्री (धन, वैभव, सौभाग्य, सौन्दर्य आदि) प्रदान करें।

ध्रुव लोक में देवताओं का वास माना गया है—वहां छः महीने का दिन, छः महीने की रात्रि होती है। पितरों का वास चन्द्रलोक में माना गया है—चन्द्रमा पर सूर्य का प्रकाश आधे मास तक (शुक्ल पक्ष में) रहता है, कृष्ण पक्ष पितरों का माना गया है। मनुष्यों की निवास भूमि—पृथ्वी में, दिन रात के आधे समय (१२ घंटे) सूर्य का प्रकाश रहता है—यह तीनों बातें ऊपर की स्तुति में प्रदर्शित की गई हैं ।॥ १ ॥

वाग्देवी (वाणी की अधिष्ठात्री सरस्वती), कुल देवता तथा तीनों काल (भूत, वर्तमान, भविष्य) का ज्ञान प्रदान करने वाले मेरे गुरुओं को, तथा सूर्य, चन्द्र, मंगल, बुध, बृहस्पति, शुक्र, शनि, राहु, केतु इन नवग्रहों को, श्री गणेशजी तथा ईश्वर (भगवान् शंकर) को भक्तिपूर्वक प्रणाम करके महर्षि अत्रि, महर्षि पराशर आदि कथित शास्त्र (फलित ज्योतिष) को संक्षिप्त करके मैं मंत्रेश्वर ज्योतिषियों की प्रसन्नतार्थ फलदीपिका का सरलता और स्पष्टता से कथन करता हूँ ॥ २ ॥

पदाभाद्यैर्यन्त्रैर्जननसमयोऽत्र प्रथमतो
विशेषाद्विज्ञेयः सह विघटिकाभिस्त्वथ तदा ।
गतैर्दृक्तुल्यत्वं गणितकरणैः खेचरगतिं
विदित्वा तद्भावं बलमपि फलं तैः कथयतु ॥ ३ ॥

सर्वप्रथम बालक के जन्म का समय ज्योतिष शास्त्र में वर्णित विविध यंत्रों की सहायता से—बिल्कुल ठीक-ठीक और सूक्ष्म रूप से—घड़ी, पल तक—विशेष आयास पूर्वक स्थिर करना चाहिये। गणित तथा करण शास्त्र द्वारा इस समय के ग्रह स्पष्ट करना उचित है कि भिन्न-भिन्न ग्रह किस-किस राशि, अंश, कला, विकला में हैं। अनेक पंचांगों और करण ग्रंथों से ग्रहों के स्थान में अंतर हो तो दृक् पंचांग (जिसके अनुसार जहां ग्रह लिखा हो उसी स्थान पर दृष्टि से भी दिखाई दे) को शुद्ध मानना चाहिये। यह

ज्ञात कर, भाव स्पष्ट करके और ग्रहों तथा भावों के बल निकालकर फल कहे । ॥ ३ ॥

शिरोवक्त्रोरोहृज्जठरकटिवस्तिप्रजनन-
स्थलान्यूरूजान्वोर्युगलमिति जंघे पदयुगम् ।
विलग्नात्कालाङ्गान्यलिझषकुलीरान्तिममिदं
भसन्धिर्विख्याता सकलभवनान्तानपि परे ॥ ४ ॥

समस्त जन्मकुंडली को 'कालपुरुष, का स्वरूप मानकर प्रथम भाव[१] से सिर का, दूसरे भाव से चेहरे का, तीसरे से छाती का, चौथे से हृदय का, पांचवें से पेट का, छठे से कमर का, सातवें से वस्ति[२] का, आठवें से गुप्त इन्द्रियों का, नवें से जांघों का, दसवें से दोनो घुटनों का, ग्यारहवें से पिंडलियों का, बारहवें से दोनों पैरों का विचार करना चाहिये । जिस भाव में शुभ ग्रह हों, जिस भाव को शुभ ग्रह देखते हों, जिस भाव का स्वामी बलवान् हो—उस भाव से सम्बन्धित शरीर का भाग पुष्ट और सुन्दर होता है। भावेश निर्बल होने से या भाव के क्रूर दृष्ट, क्रूर युत होने से, उस भाव से सम्बन्धित शरीर का भाग कृश या रोगयुक्त होता है।

कर्क, वृश्चिक तथा मीन राशियों के अन्तिम भाग (अंश) को राशि-संधि कहते हैं। अन्य मत से किसी भी राशि का अंतिम भाग—जहां अग्रिम राशि शुरू होती हो—राशिसन्धि कहलाता है ॥ ४ ॥

अरण्ये केदारे शयनभवने श्वभ्रसलिले
गिरौ पाथः सस्यान्वितभुवि विशां धाम्नि सुषिरे ।

---

१. भाव, स्थान, घर सब का एक ही अर्थ है।

२. नाभि से लिंग मूल तक एक रेखा खींची जावे और उसे दो भागों में विभाजित किया जावे तो नीचे का आधा हिस्सा वस्ति कहलाता है।

जनाधीशस्थाने सजलबिपिने धाम्नि विचरत्
कुलाले कीलाले वसतिरुदिता मेषभवनात् ॥ ५ ॥

मेष आदि १२ राशियों के रहने के स्थान क्रमशः बताते हैं (१) जंगल, (२) जलपूर्ण खेत, (३) शयन (सोने) का कमरा, (४) जलपूर्ण दरार, (५) पर्वत, (६) जल और अन्न से पूर्ण भूमि, (७) वैश्य का घर, (८) छिद्र, (९) जनाधीश (राजा या अधिकारी का स्थान, (१०) जलपूर्ण जंगल, (११) कुम्हारों की जगह, (१२) जल।

जन्मकुंडली या प्रश्न में जिस राशि से निर्णय किया जावे—उस राशि के उपर्युक्त वर्णित स्थान से फलादेश में सहायता लेनी चाहिये ॥ ५ ॥

भौमः शुक्रबुधेन्दुसूर्यशशिजाः शुक्रारजीवार्कजाः
मन्दो देवगुरुः क्रमेण कथिता मेषादिराशीश्वराः ।
सूर्यादुच्चगृहाः क्रियो वृषमृगस्त्रीकर्किमीनास्तुला
दिक्त्र्यंशैर्मनुयुक्तिथीषुभनखांशैस्तेऽस्तनीचाः क्रमात् ॥६॥

मेष और वृश्चिक इन दो राशियों का स्वामी मंगल होता है, वृष और तुला का शुक्र, मिथुन और कन्या का बुध, धनु और मीन का बृहस्पति, मकर और कुंभ राशियों का शनि। सिंह का सूर्य तथा कर्क का चन्द्रमा स्वामी है।

अब नीचे के चक्र में किस ग्रह की कौन-सी उच्च राशि है और उस समस्त उच्च राशि में भी, किस अंश पर परम उच्च होता है यह बताया जाता है। इसी प्रकार ग्रहों की नीच राशि तथा उस नीच राशि में भी परम नीच अंश बताया जाता है।

ग्रह	उच्च राशि	परमोच्च अंश	नीच राशि	परम नीच अंश
सूर्य	मेष	१०	तुला	१०
चन्द्र	वृष	३	वृश्चिक	३
मंगल	मकर	२८	कर्क	२८

ग्रह	उच्चराशि	परमोच्चअंश	नीच राशि	परम नीच अंश
बुध	कन्या	१५[1]	मीन	१५
बृहस्पति	कर्क	५	मकर	५
शुक्र	मीन	२७	कन्या	२७
शनि	तुला	२०	मेष	२०

उदाहरण के लिये बृहस्पति कर्क राशि के ५वें अंश पर परमोच्च कहलाता है और ऊपर से ऊपर के शिखर पर पहुंचकर नीचे चलना शुरू करता है; जब मकर के ५ अंश पर रहता है तो परम नीच (नीचा) हो जाता है। फिर ऊंचा जाना शुरू करता है॥ ६ ॥

सिंहोक्षाजवधूहयाङ्गवणिजः कुंभस्त्रिकोणा रवेः
ज्ञेन्द्वोस्तूच्चलवान्नखोड्विनशरैर्दिग्भूतकृत्यंशकैः।
चापाद्यर्धवधूनृयुग्घटतुला मर्त्याश्च कीटोऽलिभं
त्वाप्याः कर्किमृगापरार्द्धशफराः शेषाश्चतुष्पादकाः ॥७॥

कुछ ग्रहों की जो स्वराशि या उच्च राशि बताई गई हैं वे उनकी मूल त्रिकोण राशि भी होती है। फिर यह कैसे मालूम पड़े कि उस राशि में स्वराशि या अपनी राशि कितने अंशों तक है और मूल त्रिकोण कहां से कहां तक ? या उच्च राशि कौन-सा भाग है ? मूल त्रिकोण कौन-सा भाग ? यह नीचे चक्र में स्पष्ट किया जाता है।

ग्रह	राशि	मूल त्रिकोण	अपनी राशि
सूर्य	सिंह	०°—२०°	शेष स्वराशि
चन्द्रमा	वृष	३°—३०°	प्रथम ३ अंश-उच्च
मंगल	मेष	०°—१२°	शेष स्वराशि

[1]टिप्पणी—कन्या में ०° से १५° तक बुध का उच्च भाग १६°–२०° तक मूल त्रिकोण और २०°—३०° तक स्वराशि होती है।

ग्रह	राशि	मूलत्रिकोण	अपनीराशि	
बुध	कन्या	१५°—२०°	२०°—३०°	स्वराशि
वृहस्पति	धनु	०—१०°	शेष स्वराशि	
शुक्र	तुला	०—५°	शेष स्वराशि	
शनि	कुंभ	०°—२०°	शेष स्वराशि	

अब राशियों को मनुष्य, कीट (कीड़ा) जल, तथा चतुष्पाद इन चार भागों में विभाजित करते हैं।

मनुष्य	चतुष्पाद	कीट	जलचर
मिथुन	मेष	वृश्चिक	कर्क
कन्या	वृष		मकर (उत्तरार्द्ध)
तुला			मीन
धनु (पूर्वार्ध)	सिंह		
	धनु (उत्तरार्द्ध)		
कुंभ	मकर (पूर्वार्द्ध)		

गोकर्क्यश्व्यजनक्रभान्यथ नृयुङ्मीनौ परे राशय-
स्ते पृष्ठोभयकोदयाः समिथुनाः पृष्ठोदयाश्चैन्दवाः।
सौराः शेषगृहाः क्रमेण कथिता रात्रिद्युसंज्ञाः क्रमा-
दूर्ध्वाधःसमवक्रभानि तु पुनस्तीक्ष्णांशुमुक्ताद् गृहात्॥८॥

अब कौन-सी राशि अपने आगे की ओर से उदय होती है, कौन-सी पीछे की ओर से और कौन-सी दोनों ओर से यह बताते हैं।

मेष	पृष्ठोदय	कर्क	पृष्ठोदय
वृष	पृष्ठोदय	सिंह	शीर्षोदय
*मिथुन	उभयोदय	कन्या	शीर्षोदय

शीर्षोदय—सिर या आगे की ओर से उदय होने वाली।

*१. बृहज्जातक के मतानुसार मिथुन शीर्षोदय है।

तुला	शीर्षोदय	मकर	पृष्ठोदय
वृश्चिक	शीर्षोदय	कुंभ	शीर्षोदय
धनु	पृष्ठोदय	मीन	उभयोदय

बहुत से विचारों में शीर्षोदय राशियां उत्तम मानी गई हैं; पृष्ठोदय क्रूर। शीर्षोदय राशि में स्थित ग्रह प्रारंभ में ही अपना फल दिखाता है। पृष्ठोदय में स्थित अंत में। उभयोदय में स्थित मध्य में।

अब राशियों को (१) दिन में बली तथा (२) रात्रि में बली इन भागों में बांटते हैं।*

दिवा बली—५, ६, ७, ८, ११, १२

रात्रि बली—१, २, ३, ४, ९, १०

दिवा बली राशियों पर सूर्य का विशेष अधिकार है। रात्रि बली राशियों पर चन्द्रमा का।

सूर्य जिस राशि को पार कर चुका है उससे गिनना प्रारंभ कीजिये—इनकी क्रमशः ऊर्ध्व, अधः सम, वक्र, यह संज्ञा है। उदाहरण के लिये सूर्य कन्या को पारकर तुला में आया तो कन्या से सिंह तक क्रमशः गिनिये। ऊर्ध्व, अधः, सम, वक्र, ऊर्ध्व, अधः सम, वक्र, ऊर्ध्व, अधः सम, वक्र। यह भिन्न-भिन्न राशियों की क्रमशः संज्ञा हुई॥ ८॥

मेषादाह चरं स्थिराख्यमुभयं द्वारं बहिर्गर्भभं
धातुर्मूलमितीह जीव उदितं क्रूरं च सौम्यं विदुः।
मेषाद्याः कथितास्त्रिकोणसहिताः प्रागादिनाथाः क्रमा-
दोजर्क्षं समभं पुमांश्च युवतिर्वामाङ्गमस्तादिकम्॥ ९॥

पृष्ठोदय—पीछे की ओर से उदय होने वाली।

उभयोदय—दोनों ओर से उदय होने वाली।

*५ का अर्थ सिंह, ६ का कन्या इस प्रकार समझना चाहिये।

अब राशियों के कुछ अन्य लक्षण बतलाते हैं--

मेष	चर	द्वार	धातु	क्रूर	विषम	पूर्व
वृष	स्थिर	बहिः	मूल	सौम्य	सम	दक्षिण
मिथुन	उभय	गर्भ	जीव	क्रूर	विषम	पश्चिम
कर्क	चर	द्वार	धातु	सौम्य	सम	उत्तर
सिंह	स्थिर	बहिः	मूल	क्रूर	विषम	पूर्व
कन्या	उभय	गर्भ	जीव	सौम्य	सम	दक्षिण
तुला	चर	द्वार	धातु	क्रूर	विषम	पश्चिम
वृश्चिक	स्थिर	बहिः	मूल	सौम्य	सम	उत्तर
धन	उभय	गर्भ	जीव	क्रूर	विषम	पूर्व
मकर	चर	द्वार	धातु	सौम्य	सम	दक्षिण
कुंभ	स्थिर	बहिः	मूल	क्रूर	विषम	पश्चिम
मीन	उभय	गर्भ	जीव	सौम्य	सम	उत्तर

चर का अर्थ है जिसमें कार्य जल्दी हो। यात्रा करे तो जल्दी वापिस आवे। स्थिर लग्न में कार्य करने से स्थायी होता है। स्थिर लग्न में मकान में प्रवेश करे तो बहुत वर्षों तक रहे। 'उभय' का पहिला आधा भाग 'स्थिर' का प्रभाव दिखाता है; अन्तिम आधा भाग 'चर' का प्रभाव दिखाता है। मिला-जुला प्रभाव दिखाने के कारण इसे उभय (दोनों) कहते हैं। 'द्वार' का अर्थ है दरवाजे पर। 'बहिः' का अर्थ है बाहर। 'गर्भ' का अर्थ है अन्दर। 'धातु' का अर्थ है सोना, चांदी, लोहा आदि। 'मूल' का वृक्ष, फल, अन्न, खेती आदि। 'जीव' का अर्थ है प्राणी—पुत्र, पौत्र आदि। मान लीजिये ग्रह के लक्षण से प्रतीत होता है कि 'लाभ' होगा ? किसका लाभ ? जिस राशि में ग्रह है उसके लक्षण से बतलाइये कि किस प्रकार के लाभ या हानि की संभावना है। धातु की, या मूल की या मनुष्य की। क्रूर राशि में क्रूर ग्रह और भी क्रूर हो जाता है। सौम्य राशि में क्रूर ग्रह कम क्रूरता दिखाता है। इस प्रकार ग्रह की तथा राशि की क्रूरता तथा सौम्यता निश्चय कर परिणामतः कितनी क्रूरता या सौम्यता होगी यह

निश्चय करना चाहिये। 'विषम' का अर्थ है 'ऊना'। 'सम' का अर्थ है 'पूरा'। ओज राशियों में अधिक ग्रह होने से मनुष्य में पुरुषार्थ सत्त्व (ताक़त, हिम्मत) आदि विशेष मात्रा में होते हैं। सम राशि में अधिक ग्रह होने से सुन्दरता, सुशीलता आदि अधिक होती है।

वैसे तो १, ३, ५, ७, ९, ११ यह सभी राशियां क्रूर हैं, किंतु इनमें भी ३, ७, ९ यह अपेक्षाकृत सौम्य हैं। क्योंकि इनके स्वामी शुभ ग्रह हैं। उसी प्रकार २, ४, ६, ८, १०, १२ यह सभी सौम्य राशियाँ हैं किन्तु इनमें भी अपेक्षाकृत २, ४, ६, १२ विशेष सौम्य हैं। क्योंकि इनके स्वामी शुभ ग्रह हैं।

राशियों की दिशा बताने का प्रयोजन यह है कि जिस राशि में कारक ग्रह बैठे हों उस राशि की दिशा में भाग्योदय होता है। उदाहरण के लिये किसी की जन्मकुंडली में लग्नेश, नवमेश, दशमेश वृश्चिक राशि में हों तो उत्तर दिशा में भाग्योदय होगा यह कहिये।

लग्नं होरा कल्यदेहोदयाख्यं रूपं शीर्षं वर्तमानं च जन्म।
वित्तं विद्या स्वान्नपानानि भुक्ति दक्षाक्ष्यास्यं पत्रिका वाक्कुटुम्बम्॥
दुश्चिक्योरो दक्षकर्णं च सेनां धैर्यं शौर्यं विक्रमं भ्रातरं च
गेहं क्षेत्रं मातुलं भागिनेयं बन्धुं मित्रं वाहनं मातरं च॥११॥
राज्यं गोमहिषसुगन्धवस्त्रभूषाः पातालं हिबुकसुखाम्बुसेतुनद्यः।
राजाङ्कं सचिवकरात्मधीभविष्यज्ज्ञानासून् सुतजठरश्रुतिस्मृतीश्च॥
ऋणास्त्रचोरक्षतरोगशत्रून् ज्ञात्याजिदुष्कृत्यघभीत्यवज्ञाः।
जामित्रचित्तोत्थमदास्तकामाम् द्यूनाध्वलोकान् पतिमार्गभार्याः॥
माङ्गल्यरन्ध्रमलिनाधिपराभवायुः
क्लेशापवादमरणाशुचिविघ्नदासान्।

आचार्यदैवतपितॄन् शुभपूर्वभाग्य-
पूजातपःसुकृतपौत्रजपार्यवंशान् ॥१४॥

व्यापारास्पदमानकर्मजयसत्कीर्तिं क्रतुं जीवनं
व्योमाचारगुणप्रवृत्तिगमनान्याज्ञां च मेषूरणम् ।
लाभायागमनाप्तिसिद्धिविभवान् प्राप्तिं भवं श्लाघ्यतां
ज्येष्ठभ्रातरमन्यकर्णसरसान् सन्तोषमाकर्णनम् ॥१५॥

दुःखांघ्रिवामनयनक्षयसूचकान्त्य-
दारिद्र्यपापशयनव्ययरिःफबन्धान् ।
भावाह्वया निगदिताः क्रमशोऽथ लीन-
स्थानं त्रिषड्व्ययपराभवराशिनाम ॥१६॥

जन्मकुंडली में १२ भाव होते हैं। एक-एक भाव को अनेक नाम से पुकारते हैं। किस-किस भाव के कितने और क्या-क्या नाम हैं, यह नीचे बताया जाता है। इसका प्रयोजन यह है कि एक ही भाव के भिन्न-भिन्न नामों से यह पता चलता है कि उस एक ही भाव से किन-किन भिन्न-भिन्न चीज़ों का विचार करना।

(१) लग्न, होरा, कल्य (प्रभात, सूर्योदय अर्थात् प्रारंभ) देह, उदय (प्रारंभ होना), रूप, सिर, वर्तमान काल (मौजूदा हालत), जन्म इन सब का विचार पहले घर (भाव) से करें।

(२) धन, विद्या, अपनी वस्तु (धन पर अधिकार), खाना पीना, भोजन, दाहिना नेत्र, चेहरा, पत्रिका (चिट्ठी), वाणी (बोलने की शक्ति), कुटम्ब—यह द्वितीय घर के नाम हैं अर्थात् इन सब का विचार द्वितीय भाव से करें।

(३) दुश्चिक्य, छाती, दाहिना कान, सेना, हिम्मत, वीरता, शक्ति तथा भाई (बहिनों) का विचार तृतीय से करें। इसको दुश्चिक्य स्थान भी कहते हैं।

(४) घर, खेत, मामा, भाञ्जा, बन्धु, मित्र, सवारी, मां, गाय-भैंस, सुगन्धि, वस्त्र, ज़ेवर, तथा सुख का विचार चौथे घर से करें। इसी घर से पानी, नदी, पुल, आदि का विचार करना चाहिये। चौथे घर को 'हिबुक' भी कहते हैं।

(५) राजशासन की मोहर, मंत्री, कर (टैक्स), आत्मा, बुद्धि, भविष्य ज्ञान, प्राण, सन्तान, पेट, श्रुति (वेद) स्मृति (मनुस्मृति आदि) का विचार पंचम से करे। श्रु ति-स्मृति से तात्पर्य है शास्त्र ज्ञान का। अतः समस्त शास्त्र ज्ञान का विचार पंचम स्थान से करना चाहिये।

(६) कर्ज़ा, अस्त्र, चोर, घाव (चोट), रोग, शत्रु, जाति (भाई बन्धु जो शत्रुता का भाव रखते हों) युद्ध, दुष्ट कर्म, पाप, भय, अपमान आदि का विचार छठे घर से करे।

(७) हृदय की इच्छाएँ (काम वासना), मद, मार्ग, लोक (जनता), पति, पत्नी आदि का विचार सप्तम भाव से करना चाहिये। इस सातवें स्थान को 'द्यून' तथा 'जामित्र' भी कहते हैं। सूर्य अस्त के समय, पूर्व क्षितिज लग्न राशि से सातवें घर में रहता है इस कारण सप्तम स्थान की 'अस्त' संज्ञा भी है।

(८) मांगल्य (स्त्री का सौभाग्य—पति का जीवित रहना), रंध्र (छिद्र), आधि (मानसिक बीमारी-चिन्ता) अपमान या हार, आयु (कितने वर्ष मनुष्य ज़िन्दा रहेगा) क्लेश, बदनामी, मृत्यु, विघ्न, अशुचि (अपवित्रता या मरने के कारण सूतक) दास (गुलामों) का विचार अष्टम स्थान से करना चाहिये। गुदा का विचार भी अष्टम से किया जाता है। अष्टम में मंगल प्रायः बवासीर का रोग करता है।

(९) आचार्य (गुरु), देवता (आराध्य देव), पिता, पूजा, पूर्वभाग्य (तप, सत्कर्म) पौत्र, उत्तम वंश आदि का विचार नवम भाव से करना चाहिये। इस को शुभ स्थान भी कहते हैं। दक्षिण भारत में नवें घर से पिता का विचार किया जाता है किंतु उत्तर भारत में दसवें घर से पिता का विचार करते हैं।

(१०) व्यापार उच्च स्थान (पोज़ीशन) इज्जत, कर्म, जय, यश, यज्ञ, जीविका का उपाय, कार्य में अभिरुचि, आचार (सदाचार या दुराचार) गमन, हुकूमत, गुण, आकाश आदि का विचार दसवें घर से करे। इसे 'मेषूरण' या आज्ञा स्थान भी कहते हैं।

(११) लाभ, आमदनी, प्राप्ति, आगमन, सिद्धि, वैभव (धन, ऐश्वर्य) कल्याण, श्लाघ्यता—प्रशंसा, बड़ा भाई या बड़ी बहन, बायाँ कान, सरसता, अच्छी खबर आ।दि का विचार ग्यारहवें घर से करे।

(१२) दुःख, पैर, बायाँ नेत्र, ह्रास, चुगलख़ोर, अन्त (किसी का आख़िरी परिणाम), दरिद्रता, पाप, शयन (पलंग पर शयन करना—इसके अतिरिक्त पुरुष स्त्री गुप्त संबंध भी समझना चाहिये), ख़र्चा, बन्धन (जेल जाना) आदि का विचार बारहवें स्थान से करें। बारहवें घर को 'व्यय' स्थान या "रिःफ" भी कहते हैं।

तीसरे, छठे, आठवें तथा बारहवें घर को 'लीन' स्थान कहते हैं। 'लीन' का अर्थ है छिपा हुआ। आठवां सब से निकृष्ट समझा जाता है। ६ठे, ८वें तथा १२वें स्थान को 'त्रिक' भी कहते हैं॥ १०-१६ ॥

दुःस्थानमष्टमरिपुव्ययभावमाहुः सुस्थानमन्यभवनं शुभदं प्रदिष्टम्।
प्राहुर्विलग्नदशसप्तचतुर्थभानि केन्द्रं हि कण्टकचतुष्टयनामयुक्तम्॥

छठे, आठवें तथा बारहवें घरों को 'दुःस्थान' कहते हैं। दुःस्थान का अर्थ है ख़राब स्थान। अन्य स्थान १, २, ३, ४, ५, ७, ९, १०, ११ शुभ स्थान हैं। वे शुभ फल करते हैं। जन्मकुंडली में लग्न, चतुर्थ, सप्तम तथा दशम स्थानों को 'केन्द्र' कहते हैं। केन्द्र को 'कंटक' या 'चतुष्टय' भी कहते हैं॥ १७ ॥

पणफरमिति केन्द्रादूर्ध्वमापोक्लिमन्तत्-
परमथ चतुरस्रं नैधनं बन्धुभं च।

अथ समुपचयानि व्योमशौर्यारिलाभा
नवमसुतभयुग्मं स्यात् त्रिकोणं प्रशस्तम् ॥१८॥

जन्म लग्न से द्वितीय, पंचम, अष्टम तथा एकादश स्थानों को 'पणफर' कहते हैं तथा तृतीय, षष्ठ, नवम और द्वादश स्थानों को 'आपोक्लिम'। चौथे तथा आठवें घर को 'चतुरस्र' कहते हैं। तृतीय, छठे, दसवें तथा ग्यारहवें घर का 'उपचय' नाम है। पाँचवें तथा नवें घर को 'त्रिकोण' कहते हैं। त्रिकोण स्थान बहुत उत्तम माने गये हैं। त्रिकोण में शुभ ग्रह बैठे तो और भी शुभ फल दिखलाता है। त्रिकोण का स्वामी भी अपनी दशा, अन्तर्दशा में शुभ फल दिखाता है ॥ १८ ॥

दूसरा अध्याय

ग्रह भेद

अब इस अध्याय के प्रारंभ में सबसे पहले यह बताते हैं कि किस ग्रह से क्या विचार करना चाहिये—किस वस्तु का कौन-सा ग्रह कारक है। प्रथम अध्याय में यह बता चुके हैं कि किस भाव से क्या-क्या विचार करना चाहिये, इससे यह भी सिद्ध होता है कि जो बात भाव से विचार की जावे वह भाव के स्वामी से भी विचार करना चाहिये। उदाहरण के लिये यदि छठे भाव से शत्रु का विचार किया जाता है तो छठे भाव के स्वामी से भी शत्रु का विचार करना चाहिये। यह तो भाव का मालिक होने के कारण उस ग्रह में विशेषता आई। परन्तु उसका अपना साधारण गुण क्या है? मान लीजिये दस आदमियों की कुण्डली में सूर्य अलग-अलग दस भावों का स्वामी है। जिसमें लग्न का स्वामी है उसमें लग्नेश का प्रभाव दिखावेगा, जिसमें धन स्थान का स्वामी है उसमें धनेश का प्रभाव दिखावेगा —यह उचित ही है परन्तु सूर्य का अपना स्वाभाविक गुण, धर्म क्या है? ग्रहों के जो स्वाभाविक गुण, धर्म हैं, जिन वस्तुओं के वे कारक हैं—वह नीचे के श्लोकों में बताया जाता है।

ताम्रं स्वर्णं पितृशुभफलं चात्मसौख्यप्रतापं
धैर्यं शौर्यं समितिविजयं राजसेवां प्रकाशम्।
शैवं कार्यं वनगिरिगतिं होमकार्यप्रवृत्ति
देवस्थानं कथयतु बुधस्तैक्ष्ण्यमुत्साहमर्कात् ॥१॥

मातुः स्वस्ति मनःप्रसादमुदधिस्नानं सितं चामरं
छत्रं सुव्यजनं फलानि मृदुलं पुष्पाणि सस्यं कृषिम्।
कीर्तिं मौक्तिककांस्यरौप्यमधुरक्षीरादिवस्त्राम्बुगो-
योषाप्ति सुखभोजनं तनुसुखं रूपं वदेच्चन्द्रतः ॥२॥

सत्त्वं भूफलितं सहोदरगुणं क्रौर्यं रणं साहसं
विद्वेषं च महानसाग्निकनकज्ञात्यस्त्रचोरान्रिपून् ।
उत्साहं परकामिनीरतिमसत्योक्ति महीजाद्वदे-
द्वीर्यं चित्तसमुन्नतिं च कलुषं सेनाधिपत्यं क्षतम् ॥३॥

पाण्डित्यं सुवचः कलानिपुणतां विद्वत्स्तुतिं मातुलं
वाक्चातुर्यमुपासनादिपटुतां विद्यासु युक्तिं मतिम् ।
यज्ञं वैष्णवकर्म सत्यवचनं शुक्तिं विहारस्थलं
शिल्पं बान्धवयौवराज्यसुहृदस्तद्भागिनेयं बुधात् ॥४॥

ज्ञानं सद्गुणमात्मजं च सचिवं स्वाचारमाचार्यकं
माहात्म्यं श्रुतिशास्त्रधीस्मृतिमतिं सर्वोन्नतिं सद्गतिम् ।
देवब्राह्मणभक्तिमध्वरतपःश्रद्धाश्च कोशस्थलं
वैदुष्यं विजितेन्द्रियं धवसुखं संमानमीड्याद्दयाम् ॥५॥

संपद्वाहनवस्त्रभूषणनिधिद्रव्याणि तौर्यत्रिकं
भार्यासौख्यसुगन्धपुष्पमदनव्यापारशय्यालयान् ।
श्रीमत्त्वं कवितासुखं बहुवधूसङ्गं विलासं मदं
साचिव्यं सरसोक्तिमाह भृगुजादुद्वाहकर्मोत्सवम् ॥६॥

आयुष्यं मरणं भयं पतितता दुःखावमानामयान्
दारिद्र्यं भृतकापवादकलुषाण्याशौचनिन्द्यापदः ।
स्थैर्यं नीचजनाश्रयं च महिषं तन्द्रीमृणं चायसं
दासत्वं कृषिसाधनं रविसुतात्कारागृहं बन्धनम् ॥७॥

तांबा, सोना, पिता:, शुभ फल, (अर्थात् अपना शुभ), धैर्य, शौर्य,

(पराक्रम) युद्ध में विजय, आत्मा, सुख, प्रताप, राजसेवा, शक्ति, प्रकाश, भगवान शिव सम्बन्धी कार्य, वन (जंगल) या पहाड़ में यात्रा, होम (हवन) कार्य में प्रवृत्ति, देवस्थान (मन्दिर) तीक्ष्णता, उत्साह आदि का विचार बुद्धिमान् मनुष्य सूर्य से करे। अर्थात् सूर्य उपर्युक्त का कारक है ॥ १ ॥

माता का कुशल, चित्त की प्रसन्नता, समुद्र स्नान, सफ़ेद चंवर (या सफ़ेद वस्तु और चंवर) छत्र, सुन्दर पंखे (राज चिह्न) फल, पुष्प, मुलायम वस्तु, खेती, अन्न, कीर्ति (यश), मोती, चाँदी, काँसा, दूध, मधुर पदार्थ, वस्त्र, जल, गाय, स्त्री प्राप्ति, सुखपूर्वक भोजन, रूप (सुन्दरता) —इनके सम्बन्ध का फलादेश चन्द्रमा से कहना चाहिये। चन्द्रमा इन सब का कारक है ॥ २ ॥

अब यह बताते हैं कि मंगल से किन-किन वस्तुओं का विचार करे। सत्व (शारीरक और मानसिक ताक़त) पृथ्वी से उत्पन्न होने वाले पदार्थ, भाई-बहिनों के गुण (भाई-बहिनों का सुख कैसा रहेगा) क्रूरता, रण, साहस, विद्वेष (शत्रुता) रसोई की अग्नि, सोना, ज्ञाति (जाति के लोग—दायाद) अस्त्र, चोर, शत्रु, उत्साह, दूसरे पुरुष की स्त्री में रति, मिथ्या भाषण, वीर्य (ताक़त, पराक्रम) चित्त की समुन्नति (चित्त का उत्साह, उदारता; बहादुरी या ऊंचापन), कालुष्य (पाप या बुरा काम) व्रण (घाव), चोट, सेनाधिपत्य आदि का विचार मंगल से करें ॥ ३ ॥

बुध किन बातों पर विशेष प्रभाव डालता है या यों कहिये कि बुध किन वस्तुओं का विशेष अधिष्ठाता है ? पाण्डित्य, अच्छी वाक् शक्ति (बोलने की शक्ति), कला, निपुणता, विद्वानों द्वारा स्तुति, मामा, वाक्-चातुर्य, उपासना आदि में पटुता (चतुरता), विद्या में बुद्धि का योग, बुद्धि (बुद्धिमान होना अलग बात है और विद्या में बुद्धि लगाये रहना पृथक् बात है) यज्ञ, भगवान विष्णु सम्बन्धी धार्मिक कार्य, सत्य बचन, सीप, विहार स्थल (आमोद-प्रमोद की जगह), शिल्प (तथा

शिल्प कार्य में चतुरता), बन्धु, युवराज, मित्र, भानजा, भानजी आदि का विचार बुध से करें ॥ ४ ॥

अब बृहस्पति किन-किन का कारक है यह बताते हैं : ज्ञान : अच्छे गुण, पुत्र, मंत्री, अच्छा आचार (आचरण), या अपना आचरण (चरित्र, कार्य), आचार्यत्व (पढ़ाना या दीक्षा देना) माहात्म्य (आत्मा का महान् होना) श्रुति (वेद) शास्त्र, स्मृति आदि का ज्ञान, सब की उन्नति, सद्गति, देवताओं और ब्राह्मणों की भक्ति, यज्ञ, तपस्या, श्रद्धा, खज़ाना, विद्वत्ता, जितेन्द्रियता, सम्मान, दया आदि का विचार बृहस्पति से करें। विशेष यह है कि यदि स्त्री की जन्मकुण्डली का विचार करना हो तो पति सुख का विचार भी बृहस्पति से करना चाहिये ॥ ५ ॥

सम्पत्ति, सवारी, वस्त्र, भूषण, निधि[1] में रखे हुए द्रव्य, तौर्यत्रिक (नाचने, गाने तथा बाजे का योग), सुगन्धि, पुष्प, रति (स्त्री, पुरुष प्रसंग), शय्या (पलंग) और उससे सम्बन्धित व्यापार, मकान, धनिक होना, अर्थात् वैभव, कविता का सुख, विलास, मंत्रित्व (मिनिस्टर होना), सरस उक्ति, विवाह या अन्य शुभ कर्म, उत्सव आदि का विचार शुक्र से करें। विशेष यह है कि यदि पुरुष की जन्मकुण्डली हो तो स्त्री सुख का विचार भी शुक्र से करना चाहिये––अपनी विवाहिता पत्नी से कैसा सुख है और विवाहिता के अतिरिक्त––अन्य स्त्रियों का उपभोग कैसा होगा।––जिस तरह श्लोक ५ में बताया गया है कि बृहस्पति पति कारक है उसी तरह श्लोक ६ में यह बताया है कि शुक्र स्त्री कारक है। फल-दीपिका के इस अध्याय में जो स्थिरकारक बताये हैं उनका फलादेश में बड़ा महत्त्व है। जो ज्योतिषी स्थिर कारक का विचार नहीं करते वह फलादेश में बहुत भूल कर बैठते हैं। एक सज्जन ने हमें जन्मकुण्डली दिखाई, कुंभ लग्न था। शुक्र की महादशा चल रही थी, उम्र करीब २२ वर्ष के लगभग थी। करीब २४वें वर्ष में सूर्य की महादशा प्रारम्भ होती थी। उन्हें

१. ज़मीन के अन्दर गड़ा हुआ या संग्रह किया हुआ द्रव्य।

कई ज्योतिषियों ने यह बताया था कि सूर्य सप्तमेश है इस कारण सूर्य की महादशा लगने पर विवाह होगा किन्तु हमने शुक्र स्त्री कारक होता है इस आधार पर शुक्र में ही विवाह कहा था और हमारा फलादेश ठीक बैठा। कहने का तात्पर्य यह है कि केवल भावेश के भंवर में पड़कर भूल में न पड़ना चाहिये। किसी भी स्थान का स्वामी बृहस्पति हो और यदि अच्छे स्थान पर पड़ा है और उसकी अन्तर्दशा है तो मनष्य की युवावस्था में सन्तान दे जावेगा या सन्तान सम्बन्धी सुख देगा। शुक्र अच्छा पड़ा हो तो स्त्री सम्बन्धी विलास देगा ॥ ६ ॥

आयु, मरण, भय, पतन (किसी ऊंचे स्थान से गिरना या सम्मान-च्युत होना, जातिच्युत आदि होना), अपमान, बीमारी, दु:ख, दरिद्रता, बदनामी, पाप, मज़दूरी, अपवित्रता, निन्दा, आपत्ति, कलुषता (मन का साफ न होना, निन्दा, निन्दित कर्म आदि) आपत्ति, मरने का सूतक, स्थिरता, नीच व्यक्तियों का आश्रय, भैंस, तन्द्रा (आलस्य, ऊँघना) कर्ज़ा, लोहे की वस्तु, नौकरी, दासता, जेल जाना, गिरफ्तार होना, खेती के साधन आदि का विचार शनि महाराज से करें । ७ ॥

पित्तास्थिसारोऽल्पकचश्च रक्तश्यामाकृतिः स्यान्मधुपिङ्गलाक्षः ।
कौसुम्भवासाश्चतुरस्रदेहः शूरः प्रचण्डः पृथुबाहुरर्कः ॥८॥

स्थूलो युवा च स्थविरः कृशः सितः कान्तेक्षणश्चासितसूक्ष्ममूर्धजः ।
रक्तैकसारो मृदुवाक् सितांशुको गौरः शशी वातकफात्मको मृदुः ॥

मध्ये कृशः कुञ्चितदीप्तकेशः क्रूरेक्षणः पैत्तिक उग्रबुद्धिः ।
रक्ताम्बरो रक्ततनुर्महीजश्चण्डोऽत्युदारस्तरुणोऽतिमज्जः ॥१०॥

दूर्वालताश्यामतनुस्त्रिधातुमिश्रः सिरावान्मधुरोक्तियुक्तः ।
रक्तायताक्षो हरितांशुकस्त्वक्सारो बुधो हास्यरुचिः समाङ्गः ॥

पीतद्युतिः पिङ्गकचेक्षणः स्यात् पीनोन्नतोराश्च बृहच्छरीरः ।
कफात्मकः श्रेष्ठमतिः सुरेड्यः सिंहाम्बुजनादश्च वसुप्रधानः ॥१२॥

चित्राम्बराकुञ्चितकृष्णकेशः स्थूलाङ्गदेहश्च कफानिलात्मा ।
दूर्वाङ्कुराभः कमनो विशालनेत्रो भृगुः साधितशुक्लवृद्धिः ॥१३॥

पङ्गुर्निम्नविलोचनः कृशतनुर्दीर्घः सिरालोऽलसः
कृष्णाङ्गः पवनात्मकोऽतिपिशुनः स्नाय्वात्मको निर्घृणः ।
मूर्खः स्थूलनखद्विजः परुषरोमाङ्गोऽशुचिस्तामसो
रौद्रः क्रोधपरो जरापरिणतः कृष्णाम्बरो भास्करिः ॥१४॥

अब प्रत्येक ग्रह का स्वरूप और उसकी प्रकृति बताते हैं। इसका प्रयोजन क्या है ? यदि लग्न में कोई ग्रह हो तो उसी ग्रह के गुण और प्रकृति के अनुसार जातक की प्रकृति होती है। जिसके लग्न में मंगल है उसकी प्रकृति में उग्रता, साहस, रणप्रियता आदि गुण आवेंगे। किस राशि में स्थित होकर लग्न में मंगल है इसका भी बहुत प्रभाव पड़ेगा। यदि बलवान् मंगल है तो शूरवीर सेनापति होकर लड़ सकता है, यदि दुर्बल पाप पीड़ित मंगल है तो कुंजड़ों की-सी लड़ाई मोल ले सकता है। जब लग्न में कोई ग्रह नहीं होता है तो लग्नेश की तरह मनुष्य की आकृति, प्रकृति, गुण, स्वभाव आदि होते हैं। इस कारण प्रत्येक ग्रह की प्रकृति, स्वभाव आदि जानना आवश्यक है। जो ग्रह लग्न को देखते हैं वह भी अपनी-अपनी प्रकृति के अनुसार जातक को प्रभावित करते हैं। इसके अतिरिक्त जो ग्रह रोग पीड़ित या बीमार करता है उसी ग्रह की प्रकृति और दोष जनित रोग होगा। उदाहरण के लिये सूर्य पित्त रोग करेगा तो शनि वायु रोग। इन्हीं सब बातों को समझने के लिये सातों ग्रहों के गुण, प्रकृति, स्वभाव आदि नीचे बताये जाते हैं।

सूर्य की पित्त प्रकृति होती है, इसकी अस्थियां (हड्डियां) दृढ़ होती

हैं, थोड़े केश (सिर के बाल) होंगे। इसकी आकृति रक्त-श्याम (कुछ स्याही लिये हुए लाल) होती है। इसके नेत्र की पुतलियाँ शहद की तरह कुछ भूरापन और ललाई लिये हुए; इसकी आकृति चौकोर है; इसकी भुजायें विशाल हैं; यह लाल वस्त्र धारण किये हुए है; स्वभाव से सूय शूर और प्रचण्ड है ॥ ८ ॥

चन्द्रमा का स्थूल (बड़ा) शरीर है। वह युवावस्था का भी है और प्रौढ़ावस्था का भी है; उसका शरीर सफेद और कमजोर[1] है; उसके सिर के केश सूक्ष्म और काले हैं; उसके नेत्र बहुत सुन्दर हैं; उसके शरीर में रक्त की प्रधानता है; अर्थात् शरीर रक्त-प्रवाह पर चन्द्रमा का आधिपत्य है। चन्द्रमा की वाणी मृदु है और गौर वर्ण वाला सफ़ेद वस्त्र पहनने वाला है। यह मृदु (मुलायम) है—शरीर से भी, स्वभाव से भी। त्रिदोषों में कफ और वात पर इसका विशेष अधिकार है अर्थात् चन्द्रमा अपनी अन्तर्दशा में वात रोग या कफ रोग या वातकफात्मक रोग उत्पन्न करेगा ॥ ९ ॥

मंगल मध्य में कृश है अर्थात् उसकी पतली कमर है; इसके सिर के केश घुंघराले और चमकीले हैं; इसकी दृष्टि में क्रूरता है और स्वभाव से भी उग्र बुद्धि है। यह पित्त प्रधान है। लाल वस्त्र धारण किये हुए और इसके शरीर का भी वर्ण लाल ही है। यह स्वभाव से प्रचण्ड है किन्तु अति उदार है; शरीर के मज्जा भाग पर इसका विशेष अधिकार है (इसका आशय यह हुआ कि जिसकी जन्मकुण्डली में मंगल बलवान् है उसके शरीर की मज्जा बलवान् होगी; जिसका मंगल निर्बल है उसकी मज्जा निर्बल होगी) मंगल तरुण अवस्था का है (इसका आशय यह हुआ कि यदि किसी मनुष्य की जन्मकुण्डली में बलवान् मंगल लग्न में

---

१. चन्द्रमा को स्थूल भी कहा है; कृश भी कहा है; प्रतीत होता है पक्ष बल अधिक होने से स्थूल शरीर होगा, पक्ष बल कम होने से कृश शरीर होगा।

पड़ा है तो वह पचास वर्ष की अवस्था में भी ३० वर्ष के समान प्रतीत होगा ॥ १० ॥

अब बुध का स्वरूप तथा प्रकृति बतलाते हैं। बुध के शरीर की कान्ति नवीन दूब के समान है। इसमें वात, पित्त, कफ, त्रिदोषों का सम्मिश्रण है। इसका आशय यह है कि जन्मकुण्डली में बुध यदि पीड़ित हो तो अपनी दशा-अन्तर्दशा में वायु से उत्पन्न, कफ से उत्पन्न तथा पित्त से उत्पन्न तीनों प्रकार के रोग उत्पन्न कर सकता है। यह नसों से युक्त हैं (कहने का तात्पर्य यह है कि शरीर में जो स्नायु मंडल है—जिसे अंग्रेजी में नर्वस सिस्टम कहते हैं उसका अधिष्ठाता बुध है। यदि बुध पीड़ित होतो नर्वस सिस्टम में खराबी होगी।) बुध स्वभाव से मधुर वाणी बोलने वाला होता है। इसके शरीर के अंग बराबर हैं अर्थात् सुडौल हैं। जो जितना बड़ा होना चाहिये वह अंग वैसा ही है। बुध मज़ाकपसंद है। जिन स्त्रियों या पुरुषों की कुण्डलियों में बुध चन्द्रमा से युक्त होता है वे मज़ाकपसंद होते हैं। कोई-न-कोई तमसखुर की बात बोलते रहते हैं। जिस प्रकार मंगल में मज्जा प्रधान है इसी प्रकार बुध त्वचा प्रधान है। त्वचा शरीर के सबसे ऊपर की जिल्द (खाल) को कहते हैं। बुध अच्छा होने से त्वचा अच्छी होगी, बुध पापाक्रान्त होने से त्वचा के रोग होंगे। बुध के नेत्र लंबाई लिये हैं और वह हरे वस्त्र धारण करता है। यह बुध का स्थूल परिचय है; अब बृहस्पति के विषय में कहते हैं ॥ ११ ॥

बृहस्पति का पीला वर्ण है किन्तु नेत्र और सिर के बाल कुछ भूरापन लिये हुए हैं। इसकी छाती पुष्ट और ऊंची है और बड़ा शरीर है। यह कफ प्रधान है। वैद्यक शास्त्र में कफ प्रकृति वालों में जो लक्षण बताये गये हैं, वे उस व्यक्ति में घटित होंगे जिसकी कुण्डली में बलवान् बृहस्पति लग्न में होगा या बलवान् होकर नवांश का स्वामी है। बृहस्पति बलवान् होने से मनुष्य बहुत बुद्धिमान् होता है; बुध से भी बुद्धि देखी जाती है और बृहस्पति से भी। तब दोनों से ही बुद्धि का विचार किया जावे तो तारतम्य क्या होगा ? बुध से किसी बात को शीघ्र समझ लेना, किसी विषय का

शीघ्र ही हृदयंगम हो जाने आदि का विचार करना चाहिये। किन्तु बृहस्पति से विचार करने की शक्ति दृढ़ होती है। श्रेष्ठ मति होना बृहस्पति का लक्षण है। इसीलिये इसे देवताओं का गुरु कहा गया है। बृहस्पति की वाणी शेर या शंख की भांति गम्भीर है। यह धन प्रधान ग्रह है अर्थात् धन कारक है। बृहस्पति यदि कुण्डली में अच्छा होगा तो मनुष्य धनी होगा। गोचर में जब बृहस्पति अनकूल होगा तो धन दिलावेगा। जन्मस्थ बृहस्पति जब पापाक्रान्त हो अर्थात् पाप ग्रहों से पीड़ित हो तब धन नाश होगा। यह सब संस्कृत के एक शब्द वसुप्रधानः में संकेत द्वारा बता दिया गया है॥ १२ ॥[1]

अब शुक्र का स्वरूप और लक्षण बताते हैं। रंग-बिरंगे कपड़े पहने हुए है; काले घुघराले केश हैं; शरीर और अवयव स्थूल हैं; कफ और वात की प्रधानता है; दूब के अंकुर की भांति उज्ज्वल शरीर है (बुध के लिये दूर्बालता कहा क्योंकि वह अधिक गहरे हरे रंग की होती है। शुक्र के लिये दूर्बा का अंकुर कहा क्योंकि यह सफेदी लिये हुए उज्ज्वल होता है।) शुक्र देखने में बहुत सुन्दर है इसका अर्थ यह है कि जिसके लग्न में बलवान् शुक्र हो या जन्मकुण्डली में शुक्र के प्रभाव की अधिकता हो वह देखने में बहुत सुन्दर होता है। इसके विशाल नेत्र हैं; और वीर्य पर इसका विशेष आधिपत्य है। वीर्य को शुक्र कहते हैं इसका कारण यही है कि वीर्य का स्वामी शुक्र है। अष्टम में शुक्र होने से प्रायः वीर्य रोग होते हैं॥ १३ ॥

अब शनि का स्वरूप बताते हैं: यह लंगड़ा है। (शनि द्वादश में होने से या शनि का विशेष प्रभाव होने से पैर में विकार होता है) इसकी आँखें

---

१. बहुत-सी पुस्तकों में "वसुप्रधानः" यह पाठ है जिसका अर्थ होता है "धन प्रधान"। बहुत-सी पुस्तकों में "वसाप्रधान" यह पाठ है। वसा चर्बी को कहते हैं। इस कारण इस शब्द का अर्थ होगा—जिसके शरीर में चर्बी अधिक है अर्थात् जो मोटा है।

गढ़ेदार हैं। संस्कृत में निम्नविलोचन के दो अर्थ हैं। दूसरा अर्थ ये हुआ कि जिसकी नज़र नीचे की तरफ हो। शरीर दीर्घ किन्तु कृश है। नसें बहुत हैं। स्वभाव से आलसी है, शरीर का रंग काला है। वात (वायु) की प्रधानता है; स्वभाव से कठोर हृदय और चुगलखोर है। मूर्ख है, इसके दांत और नाखून स्थूल (मोटे) हैं; इसके शरीर के अवयव और रोम कठोर हैं। अपवित्र है; भयानक देखने में और स्वभाव से क्रोधी है। काले वस्त्र पहने हुए है; वृद्ध अवस्था है। इसमें तमोगुण के विशेष लक्षण पाये जाते हैं ॥ १४ ॥

शैवं धाम बहिःप्रकाशकमरुद्देशो रवेः पूर्वदिक्
दुर्गास्थानवधूजलौषधिमधुस्थानं विधोर्वायुदिक् ।
चोरम्लेंच्छकृशानुयुद्धभुवि दिग्याम्या कुजस्योदिता
विद्वद्विष्णुसभाविहारगणकस्थानान्युदीचीं विदुः ॥१५॥

कोशाश्वत्थसुरद्विजातिनिलयस्त्वैशानदिग्गीष्पते-
र्वेश्यावीथ्यवरोधनृत्तशयनस्थानं भृगोरग्निदिक् ।
नीचश्रेण्यशुचिस्थलं वरुणदिक्छास्तुः शनेरालयो
वल्मीकाहितमोबिलान्यहिशिखिस्थानानि दिग्रक्षसः ॥१६॥

सातों ग्रहों के स्वरूप और लक्षण बताकर अब अन्य बात—ग्रहों की दशा, देवता और स्थान विशेष का निर्देश करते हैं। शिव का मन्दिर, बाहर खुला हुआ स्थान, जहां पर प्रकाश हो; मरुदेश, और पूर्वदिशा सूर्य की हैं। यह बताने का प्रयोजन क्या है ? यदि कोई वस्तु खो जाय और लग्न में सूर्य हो तो आप बता सकते हैं कि खोई वस्तु कहां मिलेगी। यदि सूर्य कुण्डली में बलवान् है तो आप कह सकते हैं कि पूर्व दिशा में भाग्योदय होगा। राजनीतिक ज्योतिष में यदि सूर्य पापाक्रान्त हो तो आप कह सकते हैं कि मरुदेशों में राजनैतिक संघर्ष या विघ्न होगा। इसी

प्रकार सकेत मात्र से श्लोकों में बातें बतायी गई हैं । जन्मकुण्डली में या प्रश्नकुण्डली में अपनी बुद्धि से ऊहापोह द्वारा इन बताई हुई बातों का उपयोग करना चाहिये। चन्द्रमा के स्थान निम्नलिखित हैं :—दुर्गा जी का मन्दिर, जिस कमरे में स्त्री या स्त्रियां रहती हों, ऐसा स्थान जहाँ जल, औषधि (जड़ी, बूटी आदि) शहद, या शराब हो। चन्द्रमा पश्चिमोत्तर (वायव्य) दिशा का स्वामी है। अब मंगल के विषय में कहते हैं कि युद्ध भूमि, जहां अग्नि हो, या जहां चोर और म्लेच्छ रहते हों, इनका आधिपत्य मंगल का है। मंगल दक्षिण दिशा का स्वामी है। बुध निम्नलिखित स्थानों का अधिपति है :—जहां विष्णु मन्दिर हो, जहां विद्वान् लोग बैठते हों, आमोद-प्रमोद का स्थान, जहां ज्योतिषी या गणित कर्ता बैठते हों। बुध की दिशा उत्तर है। अब बृहस्पति के स्थान बताते हैं। खजाना, पीपल का वृक्ष, देवताओं और ब्राह्मणों के रहने का स्थान—इनका अधिपति बृहस्पति है। यह ईशान (पूर्वोत्तर) दिशा का स्वामी है। अब शुक्र के विशेष स्थान बताते हैं—वेश्याओं के घर, जहां पर्दे में स्त्रियों को रखा जाता हो, शयन स्थान, नाचने की जगह। शुक्र आग्नेय (पूर्व-दक्षिण) दिशा का स्वामी है। शनि के स्थान निम्नलिखित हैं—जहां नीची श्रेणी के लोग रहते हों, शास्ता[1] का मन्दिर, अपवित्र स्थान, यह शनि के रहने के स्थान हैं। यह पश्चिम दिशा का स्वामी है। अब राहु, केतु के स्थान बताते हैं। वल्मीक (दीमक के कीड़ों द्वारा बनाया हुआ जंगल में उच्च स्थान) जहां सांप रहते हों, ऐसे छिद्र जिनमें अन्धेरा हो, राहु केतु पश्चिम-दक्षिण (नैऋत्य) दिशा के स्वामी होते हैं ॥ १५ ॥ १६ ॥

शैवो भिषङ्नृपतिरध्वरकृत्प्रधानी
व्याघ्रो मृगो दिनपतेः किल चक्रवाकः
शास्ताङ्गनारजककर्षकतोयगाः स्यु-
रिन्दोः शशश्च हरिणश्च बकश्चकोरः ॥१७॥

---

१. देवता विशेष ।

भौमो महानसगतायुधभृत्सुवर्ण-
काराजकुक्कुटशिवाकपिगृध्रचोराः ।
गोपज्ञशिल्पगणकोत्तमविष्णुदासा-
स्तार्क्ष्यः किकी दिविशुको शशिजो बिडालः । १८॥

दैवज्ञमन्त्रिगुरुविप्रयतीशमुख्याः
पारावतः सुरगुरोस्तुरगश्च हंसः ।
गानी धनी विटवणिङ्नटतन्तुवाय-
वेश्यामयूरमहिषाश्च भृगोः शुको गौः ॥१९॥

तैलक्रयी भृतकनीचकिरातकाय-
स्काराश्च दन्तिकरटाश्च पिकाः शनेः स्युः ।
बौद्धाहितुण्डिकखराजवृकोष्ट्रसर्प-
ध्वान्तादयो मशकमत्कुणकृम्युलूकाः ॥२०॥

प्रत्येक ग्रह जिन वस्तुओं का अधिष्ठाता है यह जानने से ही ठीक फलादेश किया जा सकता है इस कारण किस ग्रह से क्या विचार करना चाहिये यह और भी विस्तार से नीचे बताया जाता है।

सूर्य—शिव का उपासक, वैद्य, राजा, यज्ञ करने वाला, मन्त्री, व्याघ्र, मृग, चकोर।

चन्द्रमा—शास्ता का पूजक, स्त्री, (कोई भी स्त्री), धोबी, कृषक, जल में रहने वाले जानवर, खरगोश, हरिण, बगुला और चकोर।

मंगल—रसोई सम्बन्धी या रसोईघर सम्बन्धी कार्य, (यहां आशय है अग्नि से सम्बन्धित कार्य या अग्नि से सम्बन्धित कार्य करने वाले का) शस्त्र धारण करने वाला, सुनार, मेंढ़ा, मुर्गा, गीदड़ी, बन्दर, गृध्र, चोर।

बुध—ग्वाला, विद्वान् आदमी, शिल्पी, उत्तम हिसाब करने वाला या ज्योतिषी विष्णु भक्त, गरुड़, चातक, तोता तथा बिल्ली।

बृहस्पति—ज्योतिषी, मन्त्री, गुरु, ब्राह्मण, सन्यासी[1], मुख्य पुरुष, कबूतर, घोड़ा, हंस।

शुक्र—गाने वाला, धनी, वैश्य (सौदागर), व्यभिचारी या कामी पुरुष, नट, कपड़ा बुनने वाला, वेश्या, मोर, गाय, भैंस, तोता।

शनि—तेल बेचने व ख़रीदने वाला, नौकर, नीच पुरुष, शिकारी, लुहार, हाथी, कौआ, कोयल।

राहु केतु—बौद्ध, सांप पकड़ने वाला, गधा, मेंढ़ा, भेड़िया, ऊंट, सांप, मच्छर, खटमल, कीड़े मकोड़े, उल्लू, ऐसा स्थान जहां अन्धेरा रहता हो।

ऊपर जो विविध ग्रहों से सम्बन्धित जानवर, पदार्थ, व्यवसाय, वस्त्र या स्थान का उल्लेख किया गया है इसको विंस्तारपूर्वक समझाने के लिये बहुत स्थान चाहिये केवल एक उदाहरण देकर इसका उपयोग बताया जाता है। मान लीजिये किसी व्यक्ति की जन्मकुण्डली में बलावान् शुक्र की महादशा प्रारंभ हो रही हो तो ऊपर जो शुक्र से सम्बन्धित—शुक्र के व्यक्ति किंवा वस्तु का निर्देश किया गया है उनसे लाभ होगा। अनेक वस्तुओं में से किस से ? यदि देहात का रहने वाला खेतिहर है तो सम्भवतः गायों से लाभ हो जाय—यदि बम्बई में रहने वाला सिनेमा लाइन का बड़ा डाइरेक्टर है तो वेश्याओं को नौकर रखकर नवीन चलचित्र बनाने से लाभ हो जावे। यह सब ग्रह के साथ-साथ परिस्थिति और सम्भावना देखकर कहना चाहिये ॥ १७–२० ॥

सौम्यः समोऽर्कजसितावहितौ खरांशो-
रिन्दोर्हितौ रविबुधावपरे समाः स्युः ।
भौमस्य मन्दभृगुजौ तु समौ रिपुर्ज्ञः
सौम्यस्य शीतगुररिः सुहृदौ सिताकौं ॥२१॥

---

१. बहुत-से टीकाकार मुख्य सन्यासी यह अर्थ करते हैं परन्तु हम उनसे सहमत नहीं।

सूरेर्द्विषो कविबुधौ रविजः समः स्या-
न्मध्यौ कवेर्गुरुकुजौ सुहृदौ शनिज्ञौ ।
जीवः समः सितविदौ रविजस्य मित्रे
ज्ञेया अनुक्तखचरास्तु तदन्यथा स्युः ॥२२॥

इन दो श्लोकों में यह बताया गया है कि किस ग्रह के कौन मित्र हैं; कौन शत्रु हैं और कौन से न शत्रु न मित्र। जो न मित्र होते हैं न शत्रु होते हैं उन्हें ज्योतिष में "सम" कहते हैं।

ग्रह	मित्र	सम	शत्रु
सूर्य	चं० मं० बृ०	बु०	शु० श०
चन्द्र	सू० बु०	मं० बृ० शु० श०	
मंगल	सू० चं० बृ०	शु० श०	बु०
बुध	सू० शु०	मं० बृ० श०	चं०
बृहस्पति	सू० चं० मं०	श०	बु० शु०
शुक्र	बु० श०	मं० बृ०	सू० चं०
शनि	बु० शु०	बृ०	सू० चं० मं०

यह नैसर्गिक मैत्री चक्र है अर्थात् स्वभाव से कौन ग्रह किसका मित्र होता है कौन किसका शत्रु आदि। अब आगे के श्लोक में यह बतावेंगे कि किसी जन्मकुण्डली में कोई दो ग्रह आपस में मित्र हैं या शत्रु यह कैसे देखना ॥ २१-२२ ॥

अन्योन्यं त्रिसुखस्वखान्त्यभवगास्तत्कालमित्राण्यमी
तन्नैसर्गिकमप्यवेक्ष्य कथयेत्तस्यातिमित्राहितान् ।
शौर्यज्ञे रविजो गुरुर्गुरुसुतौ भौमश्चतुर्थाष्टमौ
पूर्णं पश्यति सप्तमं च सकलास्तेष्वंघ्रिवृद्धया क्रमात् ॥२३॥

ऊपर नैसर्गिक या स्वाभाविक मैत्री बतलाने के बाद अब तात्कालिक

मैत्री बताते हैं। जिस ग्रह का विचार करना हो उससे द्वितीय, तृतीय, चतुथ, दशम, एकादश, द्वादश स्थान में जो ग्रह होते हैं वे उसके मित्र होते हैं तथा विचारणीय ग्रह से जो ग्रह प्रथम (उसी राशि में) पाँचवें, छठें, सातवें, आठवें, नवें, घर होता है वह उसका शत्रु होता है। यह दो प्रकार की मैत्री देखने के वाद यह नतीजा निकालना चाहिये कि परिणामतः वे मित्र हुए, सम या शत्रु।

(१) जो नैसर्गिक तथा तात्कालिक दोनों प्रकार से मित्र हों वे अधिमित्र (अत्यन्त मित्र) हुए।

(२) जो दोनों प्रकार से शत्रु हुए वे अधिशत्रु (अत्यन्त शत्रु) हुए।

(३) जो एक जगह मित्र और एक जगह शत्रु, वे सम (न शत्रु न मित्र) हुए।

(४) जो एक जगह मित्र और दूसरी जगह सम वे मित्र हुए।

(५) जो एक जगह शत्रु और दूसरी जगह सम वे शत्रु हुए।

इस प्रकार जन्मकुण्डली में मित्रामित्र चक्र बनाकर देखना चाहिये। इसका प्रयोजन क्या? जो अधिमित्र या मित्र के घर में होता है वह शुभ फल देता है। क्रूर हो तो भी उतना खराब फल नहीं देता। जो शत्रु या अधिशत्रु के घर में हो वह अच्छा फल नहीं देता, वह यदि शुभ ग्रह हो तो भी उतना अच्छा फल नहीं देता। क्रूर ग्रह हो तो भी बहुत ही खराब फल देगा।

ग्रहों की दृष्टि—कौन-सा ग्रह किस स्थान को किस दृष्टि से देखता है यह नीचे के चक्र में बताया जाता है।

दृष्टिचक्र

	पूर्ण	**त्रिपाद**	**आधी**	**चौथाई**
सूर्य	७	४, ८	५, ९	३, १०
चन्द्र	७	४, ८	५, ९	३, १०
मंगल	४, ८, ७		५, ९	३, १०

	पूर्ण	त्रिपाद	आधी	चौथाई
बुध	७	४, ८	५, ९	३, १०
बृहस्पति	५, ७, ९	४, ८		३, १०
शुक्र	७	४, ८	५, ९	३, १०
शनि	३, १०, ७	४, ८	५, ९	

सूर्य की सातवें स्थान पर पूर्ण दृष्टि होती है ; चौथे और आठवें स्थान पर तीन चौथाई, पांचवें और नवें स्थान पर आधी तथा तीसरे और दसवें स्थान पर एक चौथाई। इसी प्रकार दिये गये चक्र के अनुसार अन्य ग्रहों के विषय में समझना चाहिये ॥ २३ ॥

सूर्यादेरयनं क्षणो दिनमृतुर्मासश्च पक्षः शर-
द्विप्रौ शुक्रगुरू रविक्षितिसुतो चन्द्रो बुधोऽन्त्यः शनिः।
प्राहुः सत्त्वरजस्तमांसि शशिगुर्वर्काः कविज्ञौ परे
ग्रीष्मावर्ककुजौ शशी शशिसुतो जीवः शनिर्भार्गवः ॥२४॥

ग्रहों के स्वरूप और लक्षण कुछ तो पहले बताये गये हैं और कुछ नीचे बताये जाते हैं। प्रत्येक ग्रह कितने काल का अधिष्ठाता है उसकी जाति क्या है; सतोगुणी है या रजोगणी या तमोगुणी और किस ऋतु के वे अधिष्ठाता हैं यह नीचे के चक्र से स्पष्ट होगा।

ग्रह	काल	जाति[1]	गुण	ऋतु
सूर्य	आधा वर्ष	क्षत्रिय	सात्विक	ग्रीष्म
चन्द्र	२ घड़ी	वैश्य	सात्विक	वर्षा
मंगल	एक दिन	क्षत्रिय	तामसिक	ग्रीष्म
बुध	दो महीना	शूद्र	राजसिक	शरद्
बृहस्पति	एक महीना	ब्राह्मण	सात्विक	हेमन्त
शुक्र	१५ दिन	ब्राह्मण	राजसिक	वसन्त
शनि	१ वर्ष	म्लेच्छ	तामसिक	शिशिर

१. बहुत-से ज्योतिष ग्रन्थ चन्द्रमा को ब्राह्मण, बुध को वैश्य मानते हैं।

ताताम्बे रविभार्गवौ दिवि निशि प्राभाकरीन्दू स्मृतौ
तद्व्यस्तेन पितृव्यमातृभगिनीसंज्ञौ तदा तत्क्रमात् ।
वामाक्षीन्दुरिनोऽन्यदक्षि कथितो भौमः कनिष्ठानुजो
जीवो ज्येष्ठसहोदरः शशिसुतो दत्तात्मजः संज्ञितः ॥२५॥

अब यह बताते हैं कि किस-किस ग्रह से क्या-क्या और विचार करना चाहिये ।

सूर्य—यदि दिन में जन्म हो तो पितृ कारक, यदि रात्रि में जन्म हो तो चाचा का कारक । शरीर में दक्षिण नेत्र पर इसका विशेष अधिकार है ।

चन्द्रमा—यदि रात्रि में जन्म हो तो मातृ कारक, यदि दिन में जन्म हो तो चन्द्रमा से मौसी का विचार करें । शरीर में, बायें नेत्र पर इसका विशेष अधिकार है ।

मंगल—मंगल से छोटे भाई का विचार करना चाहिये ।

बुध—गोद लिया हुआ पुत्र (दत्तक पुत्र) ।

वृहस्पति—बड़ा भाई ।

शुक्र—यदि दिन में जन्म हो तो मातृ कारक, यदि रात्रि में जन्म हो तो इससे मौसी का विचार करे ।

शनि—यदि दिन में जन्म हो तो चाचा का विचार इससे करे और यदि रात्रि में जन्म हो तो इससे पिता का विचार करे ॥ २५ ॥

देहो देही हिमरुचिरिनस्त्विन्द्रियाण्यारपूर्वा
आदित्यद्विड्गुलिकशिखिनस्तस्य पीडाकराः स्युः ।
गन्धः सौम्यो भृगुजशशिनौ द्वौ रसौ सूर्यभौमौ
रूपौ शब्दो गुरुरथ परे स्पर्शसंज्ञाः प्रदिष्टाः ॥२६॥

प्रत्येक ग्रहों से अनेक बातों का विचार किया जाता है । यहां कुछ और विषय बताये जाते हैं कि किसका विचार किससे किया जाय ।

सूर्य आत्मा है, चन्द्रमा शरीर है, मंगल आदि पांचों ग्रहों का पांचों

ज्ञानेन्द्रियों पर अधिकार है। सूर्य और मंगल तेज के अधिष्ठाता हैं और दृष्टि (देखने की शक्ति) पर इनका अधिकार है। चन्द्रमा और शुक्र का रसनेन्द्रिय पर विशेष अधिकार है क्योंकि यह दोनों जल तत्व के अधिष्ठाता हैं। बुध घ्राणेन्द्रिय का अधिष्ठाता है। क्योंकि इसमें पृथ्वी तत्व अधिक है। बृहस्पति आकाश तत्व प्रधान होने से श्रवणेन्द्रिय का अधिष्ठाता है। शनि, राहु और केतु वायु के अधिष्ठाता हैं और इनसे स्पर्श का विचार करना चाहिये। प्रयोजन क्या ? यदि बृहस्पति पीड़ित होगा तो मनुष्य बहरा हो जावेगा या कम सुनेगा। राहु, गुलिक[1] और केतु सूर्य के शत्रु हैं इस कारण मनुष्य की आत्मा और शरीर को कष्ट पहुंचाते हैं ॥२५॥

क्षीणेन्द्वर्ककुजाहिकेतुरविजाः पापाः सपापश्च वित्
क्लीवाः केतुबुधार्कजाः शशितमःशुक्राः स्त्रियोऽन्ये नराः।
रुद्राम्बागुहविष्णुधातृकमलाकालाह्यजा देवताः
सूर्यादग्निजलाग्निभूमिखपयोवाय्वात्मकाः स्युर्ग्रहाः ॥२७॥

क्षीण चन्द्रमा सूर्य, मंगल, राहु, केतु और शनि पाप ग्रह हैं। यदि बुध पाप ग्रहों के साथ बैठा हो तो पापी; यदि शुभ-ग्रह के साथ बैठा हो तो शुभ। ऊपर जो क्षीण चन्द्रमा, सूर्य आदि जिस क्रम से ग्रहों का नाम लिखा गया है उसी क्रम से उन्हें क्रमशः अधिकाधिक पापी समझना चाहिये। यह ग्रन्थकार का अभिप्राय मालूम होता है। बहुतों के मत से पापी केवल मंगल, शनि, राहु, केतु होते हैं। सूर्य क्रूर होता है पापी नहीं। बुध और चन्द्रमा स्वभावतः शुभ ग्रह हैं। बुध केतु और शनि नपुंसक हैं। चन्द्रमा राहु और शुक्र स्त्री ग्रह हैं। सूर्य, मंगल और बृहस्पति पुरुष ग्रह हैं। सूर्य का अग्नि तत्व है, इसका अधिष्ठाता देवता रुद्र है। चन्द्रमा का

१. गुलिक शनि का बेटा है, यह कोई ग्रह नहीं है। इसका स्थान बदलता रहता है।

जल तत्व। इसकी अधिष्ठात्री देवी अम्बा (पार्वती)। मंगल का अग्नि तत्व और देवता कार्तिक स्वामी। बुध का पृथ्वी तत्व और इसके अधिष्ठाता देव विष्णु हैं। बृहस्पति का आकाश तत्व और ब्रह्मा देवता। शुक्र का जल तत्व और अधिष्ठात्री देवी लक्ष्मी। शनि का वायु तत्व और देवता यम। राहु का अधिष्ठाता आदि शेष और केतु का ब्रह्मा है। राहु और केतु चमकने वाले ग्रह नहीं हैं; ये केवल स्थान विशेष हैं इस कारण इनके तत्व का निर्देश नहीं किया। वैसे शनि की तरह वात प्रभाव दिखाने के कारण वायु तत्व माना जा सकता है।

ग्रहों के अधिष्ठाता देवता बताने का तात्पर्य यह है कि जिस ग्रह का नवें या पांचवें घर से सम्बन्ध हो उस ग्रह से सम्बन्धित देवता में भक्ति होगी। देखिये कल्याण वर्ष २८ संख्या ४ में हमारा लेख भगवद्भक्ति और नवग्रह।

जिस ग्रह की महादशा अन्तर्दशा में रोग या पीड़ा हो उस ग्रह से सम्बन्धित देवता की आराधना से पीड़ा शीघ्र शान्त होगी।

गोधूमं तण्डुलं वै तिलचणककुलुत्थाढकश्याममुद्गा
निष्पावा माष अर्केन्दुसितगुरुशिखिक्रूरविद्भृग्वहीनाम्।
भोगीनाक्र्यारजीवज्ञशशिशिखिसितेष्वम्बराख्यं कलिङ्गं
सौराष्ट्रावन्तिसिन्धून्सुमगधयवनान्पर्वतान्कीकटांश्च ॥२८॥

माणिक्यं तरणेः सुधार्यममलं मुक्ताफलं शीतगो-
र्माहेयस्य च विद्रुमं मरकतं सौम्यस्य गारुत्मतम्।
देवेड्यस्य च पुष्परागमसुरामात्यस्य वज्रं शने-
र्नीलं निर्मलमन्ययोश्च गदिते गोमेधवैदूर्यके ॥२९॥

इसे श्लोकों में किस ग्रह का किस अन्न पर विशेष प्रभाव है और किस देश या प्रान्त विशेष पर विशेष अधिकार है—आदि बताते हैं।

सूर्य	गेहूँ	कलिंग	माणिक
चन्द्रमा	चावल	यवन	स्वच्छ मोती
मंगल	मसूर	अवन्ती	मूंगा
बुध	मूंग	मगध	पन्ना
बृहस्पति	चना	सिन्धु	पुखराज
शुक्र	श्याम मूंग[1]	कीकट	हीरा
शनि	तिल	सौराष्ट्र	नीलम
राहु	उड़द	अम्बर	गोमेद
केतु	कुल्थी	पर्वत	लहसनिया

भारतवर्ष एक महान् देश है, देश के किस भाग में मनुष्य की उन्नति होगी ? जो ग्रह कुण्डली में बलवान् हो वह जिस प्रदेश का अधिष्ठाता है उसमें विशेष अभ्युदय की आशा है। जो ग्रह कुण्डली में निर्बल या पीड़ित है, उससे सम्बन्धित देश में मनुष्य का उत्थान नहीं होगा। अन्न विशेष का फलित में उपयोग यही होता है कि पीड़ा कारक ग्रह की दशा-अन्तर्दशा या अनिष्ट गोचर काल में उस ग्रह से सम्बन्धित अन्न का दान करना चाहिये॥ २८-२९ ॥

ताम्रं कांस्यं धातुताम्रं त्रपु स्यात् स्वर्णं रौप्यं चायसं भास्करादेः।
वस्त्रं तत्तद्वर्णयुक्तं विशेषाज्जीर्णं मन्दस्याग्निदग्धं कुजस्य॥३०॥
भानोः कटुर्भूमिसुतस्य तिक्तं लावण्यमिन्दोरथ चन्द्रजस्य।
मिश्रीकृतं यन्मधुरं गुरोस्तु शुक्रस्य चाम्लं च शनेः कषायः॥

अब ग्रहों के धातु, वस्त्र विशेष तथा भोजन के किस प्रकार के स्वाद का कौन-सा ग्रह अधिष्ठाता है, यह बताया जाता है।

---

१. श्याम मूंग या काले मूंग से किस अन्न से तात्पर्य है यह समझ में नहीं आता। अन्य ज्योतिष के ग्रंथों में शुक्र का अन्न श्वेत चावल लिखा है।

ग्रह	धातु	वस्त्र	स्वाद
सूर्य	तांबा	केसरिया	कड़वा
चन्द्रमा	कांसा	सफेद	नमकीन
मंगल	तांबा	लाल (जला हुआ)	तिक्त (तीखा)
बुध	सीसा	हरा	मिला-जुला
बृहस्पति	सोना	पीला	मीठा
शुक्र	चाँदी	सफेद या धब्बेदार	खट्टा
शनि	लोहा	काला (पुराना)	कसैला

विशेष यह है कि मंगल से—अग्नि से जला हुआ कपड़ा तथा शनि से पुराना जीर्ण वस्त्र समझना चाहिये। सूर्य का स्वाद कड़वा और मंगल का तिक्त या तीखा बताया गया है। भारतीय पद्धति में मधुर कटु, अम्ल, तिक्त, कषाय और लवण ये छः रस माने गये हैं सो छः ग्रहों के छः रस अलग-अलग बताये गये हैं। बुध का मिला जुला।

भास्वद्दोष्पतिचन्द्रजक्षितिभुवां स्याद्दक्षिणे लाञ्छनं
शेषाणामितरत्र तिग्मकिरणात्कटयां शिरःपृष्ठयोः।
कक्षेंऽसे वदने च सक्थिचरणे चिह्नं वयांस्यकंतो
नेमे नाथ तटं नखं नग सनि ज्ञानाढ्य नग्नाटनम् ॥३२॥

अब ग्रहों के चिह्न स्थान किस ओर (दाहिनी ओर या बायीं ओर), तथा ग्रहों की अवस्था (उम्र) बतायी जाती है।

सूर्य	दाहिनी ओर	कूल्हे पर या कमर पर	उम्र ५० वर्ष
चन्द्र	बायीं ओर	सिर पर	,, ७० ,,
मंगल	दाहिनी ओर	पीठ पर	,, १६ ,,
बुध	दाहिनी ओर	[1]बगल में	,, २० ,,
बृहस्पति	दाहिनी ओर	कंधे पर	,, ३० ,,
शुक्र	बायीं ओर	चेहरे पर	,, ७ ,,
शनि	बायीं ओर	पैर (टांग) में	,, १०० ,,

१. बगल—कांख।

राहु की भी अवस्था १०० कही गयी है। जहां सौ वर्ष की संख्या बतायी गई है वहां पूरे सौ वर्ष न समझकर अति वृद्ध समझना चाहिये। चोरी आदि के प्रश्न के फलादेश में जो चिह्न (लांछन या लहसन) शरीर का भाग और अवस्था आदि बतायी गई है उससे सहायता मिल सकती है।

नीलद्युतिर्दीर्घतनुः कुवर्णः पामी सपाषण्डमतः सहिक्कः।
असत्यवादी कपटी च राहुः कुष्ठी परान्निन्दति बुद्धिहीनः ॥३३॥
रक्तोग्रदृष्टिर्विषवागुदग्रदेहः सशस्त्रः पतितश्च केतुः।
धूम्रद्युतिर्धूमप एव नित्यं व्रणाङ्कताङ्गश्च कृशो नृशंसः ॥३४॥

सीसं च जीर्णवसनं तमसस्तु केतो-
मृंद्भाजनं विविधचित्रपटं प्रदिष्टम्।
मित्राणि विच्छनिसितास्तमसोर्द्वयोस्तु
भौमः समो निगदितो रिपवश्च शेषाः ॥३५॥

अब राहु केतु का कुछ विशेष परिचय देते हैं। राहु का दीर्घ शरीर है, नीला रंग है, इसकी म्लेच्छ जाति, शरीर में खुजली या चर्म रोग है यह अधार्मिक, पाखण्डमति है। इसको हिचकियां आती हैं, झूठ बोलता है। कपटी है, कोढ़ी है, बुद्धिहीन है और दूसरों की निन्दा करता है।

केतु की आंखें लाल और उग्र हैं, उसकी वाणी में विष है, ऊंचा शरीर, शस्त्र धारण किये है, धुयें का-सा उसके शरीर का रंग है और सदैव धूम्रपान, (सिगरेट पीना) आदि करता रहता है। उसके शरीर में व्रणों (घावों) के निशान हैं। शरीर से कृश है परन्तु स्वभाव से क्रूर और अत्याचार करने वाला है। यह जाति से भी पतित है। इन लक्षणों का प्रयोजन क्या ? यदि किसी मनुष्य के द्वितीय स्थान में केतु हो तो वह कठोर वचन बोलने वाला होगा। यदि राहु की अन्तर्दशा में किसी व्यक्ति

का अहित हुआ है तो आप कह सकते हैं कि "दूसरे की निन्दा करने के कारण" यह अनिष्ट हुआ है। जब अनेक लक्षण बताये जाते हैं तो परिस्थिति का विचार कर लक्षण विशेष से फलादेश का विचार किया जाता है यह ज्योतिषियों का सम्प्रदाय है।

राहु का धातु सीसा है और पुराने (जीर्ण) कपड़ों पर इसका आधिपत्य है। केतु का मिट्टी का बर्तन और धब्बेदार कपड़ा। केतु, राहु के मित्र बुध, शुक्र, शनि हैं। मंगल न मित्र है और न शत्रु। सूर्य, चन्द्र, बृहस्पति इनके शत्रु हैं।

मूढोऽपि नीचरिपुगोऽष्टमषड्व्ययस्थो
दुःस्थः स्मृतो भवति सुस्थ इतीतरः स्यात्।

यदि कोई ग्रह अस्त हो, नीच राशि में या नीच अंश (नवांश) में हो, शत्रु राशि में हो या लग्न से छठे, आठवें, बारहवें स्थान में हो तो उसे दुःस्थ (ख़राब जगह में स्थित) कहते हैं। यदि ऊपर जो स्थान बताये गये हैं उनके अलावा स्थानों में हो तो उसे सुस्थ (अच्छी जगह वाला) कहते हैं।

चन्द्रे व्ययायतनुषट्सुतकामसंस्थे
तोयाभिवृद्धिमिह शंसति वृद्धिकार्ये॥३६॥

यदि जल[1] के विषय में कोई प्रश्न किया और चन्द्रमा प्रथम, पञ्चम, छठे, सातवें, ग्यारहवें या बारहवें स्थान में हो तो जल वृद्धि होगी। यह फलादेश करना चाहिये।

---

१. बांध बंधवाना, कुंआ खुदवाना आदि।

अस्त—जब कोई ग्रह सूर्य के इतने समीप हो कि सूर्य के प्रकाश के कारण दिखलाई न दे तो उसे अस्त कहते हैं। चन्द्रमा सूर्य से १२ अंश दूर तक (सूर्य के अंश चन्द्रमा के अंशों से १२ अंश कम हों या अधिक) तक अस्त रहता है यह अमावस्या तथा शुक्ल पक्ष की पड़वा को होता है। मंगल सूर्य से १७ अंश की दूरी तक अस्त रहता है। यदि बुध मार्गी हो तो सूर्य से १४

अन्तः सारसमुन्नतद्रुरुणो वल्ली सितेन्दू स्मृतौ
गुल्मः केतुरहिश्च कण्टकनगो भौमार्कजौ कीर्तितौ ।
वागीशः सफलोऽफलः शशिसुतः क्षीरप्रसूनद्रुमौ
शुक्रेन्दू विधुरोषधिः शनिरसारागश्च सालद्रुमः ॥३७॥

किस ग्रह का किस प्रकार के वृक्षों पर विशेष आधिपत्य है, यह नीचे बताया जाता है। जो वृक्ष ऊँचे हों और अन्तःसार (जिनके भीतर कठोरता या दृढ़ता हो) उन पर सूर्य का विशेष अधिकार होता है। लता, वल्ली आदि पर चन्द्रमा और शुक्र का, गुल्मों और झाड़ियों पर राहु और केतु का विशेष अधिकार है। कांटेदार वृक्षों पर शनि और मंगल का। फलदार वृक्ष बृहस्पति के वर्ग में हैं। बिना फल के वृक्षों पर बुध का अधिकार है। जितने वृक्ष पुष्पों से युक्त हों या जिनमें रस हो (वृक्षों से जो दूध निकलता है) उनको शुक्र और चन्द्रमा के हिस्से में समझना चाहिये। औषधियों (जड़ी बूटियों का) का स्वामी चन्द्रमा है। जिन वृक्षों में रस विशेष न हों और कमजोर हों उन पर शनि का विशेष प्रभाव समझिये। साल के वृक्षों पर राहु का आधिपत्य है। किसी-किसी का ऐसा भी मत है कि फल वाले वृक्षों पर बृहस्पति का, पुष्प बहुल वृक्षों पर शुक्र का और पत्र बहुल वृक्षों पर बुध का आधिपत्य समझना चाहिए। वैसे तो प्रत्येक वृक्ष में पत्र, पुष्प, फल आदि होते हैं परन्तु उस वृक्ष में प्रधानता किसकी है यह देखना चाहिये। कटहल में फलों की प्रधानता है, मौलश्री में पुष्प की प्रधानता है और अशोक में पत्ते की प्रधानता है।

अंश की दूरी तक अस्त रहता है! यदि बुध वक्री हो तो १२ अंश की दूरी तक अस्त होता है। बृहस्पति सूर्य से ११ अंश दूर तक अस्त होता है। शुक्र यदि मार्गी हो तो सूर्य से १० अंश तक अस्त; किन्तु यदि शुक्र वक्री हो तो सूर्य से ८ अंश तक अस्त। सूर्य के जितने अंश हो उनसे १५ अंश पहिले और १५ अंश बाद तक शनि अस्त होता है।

तीसरा अध्याय

वर्ग-विभाग

क्षेत्रत्रिभागनवभागदशांशहोरात्रिंशांशसप्तलवषष्टिलवाः कलांशाः।
ते द्वादशांशसहिता दशवर्गसंज्ञा वर्गोत्तमो निजनिजे भवने नवांशः ॥

दशांशषष्टयंशकलांशहीनास्ते सप्तवर्गाश्च विसप्तमांशाः ।
षड्वर्गसंज्ञास्त्वथ राशिभावतुल्यं नवांशस्य फलं हि केचित् ॥२॥

क्षेत्रेषु पूर्णमुदितं फलमन्यवर्ग-
ष्वर्द्धं कलादशमषष्टिलवेषु पादम् ।
बालः कुमारतरुणौ प्रवया मृतः षड्
भागः क्रमाद्युजि विपर्ययमित्यवस्थाः ॥३॥

क्षेत्रस्यार्द्धं हि होरा त्वयुजि रविसुधांश्वोः समे व्यस्तमेतद्
द्रेष्काणेशास्त्रिभागैस्तनुसुतशुभपा द्वादशांशस्तु लग्नात् ।
भौमार्कीड्यज्ञशुक्राः शिशुजसमलवा ह्योजभे युग्मभे तद्-
व्यस्तं त्रिंशांशनाथाः क्रियमकरतुलाः कर्कटाद्या नवांशाः ॥४॥

यज्ञं रत्न जनं धनं नय पटं रूपं शुकं चेटिना
नागं योग खगं बलं भग शिला धूलिर्नवं प्रस्वनम् ।
लाभं विश्व दिवं कुशं रम धमं षष्टयंशकाश्चौजभे
क्रूराख्याः समभे विपर्ययमिदं शेषास्तु सौम्याह्वयाः ॥ ५ ॥

स्वात् सप्तांशदशांशकौ तु विषमे युग्मे तु कामाच्छुभात्
स्वादीशाश्च कलांशपा विधिहरीशार्काः समर्क्षेऽन्यथा ।

श्यातैः कोणयुतैस्त्रिकोणभवनस्वर्क्षोच्चकेन्द्रोत्तमै-
र्वर्गाः सप्त दश त्रयोदशमिता वर्गाः प्रविष्टाः परैः ॥ ६ ॥

प्रथम अध्याय में विविध भावों का परिचय कराया; द्वितीय अध्याय में ग्रहों का परिचय दिया और अब तृतीय अध्याय में वर्गों का परिचय देते हैं। वर्ग का अर्थ है हिस्से। यदि सम्पूर्ण राशि को एक माना जाय और उसके दो हिस्से किये जायें तो प्रत्येक आधा हिस्सा होरा कहलाता है। यदि राशि के तीन बराबर हिस्से किये जायें तो प्रत्येक भाग द्रेष्काण कहलाता है। इसी प्रकार पांच हिस्से, सात हिस्से, दस हिस्से, बारह भाग, सोलह भाग—साठ भाग तक करने से जो विभाग उपस्थित होते हैं उन्हें वर्ग कहते हैं।

(१) १ भाग—राशि प्रत्येक—३०°
(२) दो भाग—होरा „ १५ अंश का
(३) तीन भाग—द्रेष्काण—१० अंश का
(४) पाँच भाग—त्रिशांश* ५, ७, या ८ अंश का
(५) सात भाग—सप्तमांश— ४°—१७′—८″ अंश का
(६) नौ भाग—नवांश प्रत्येक ३°—२०′ अंश का
(७) दस भाग—दशमांश— ३ अंश का
(८) बारह भाग—द्वादशांश—२°—३०′ अंश का
(९) षोडश भाग—षोडशांश— १—१६′—५२″ अंश का
(१०) साठ भाग—षष्ट्यंश— ३० कला का

इन दस वर्गों में से जब केवल राशि, होरा, द्रेष्काण, नवांश, द्वादशांश और त्रिशांश का विचार किया जाता है तो इसे षड्वर्ग कहते हैं। यदि षड् वर्ग के साथ सप्तमांश का भी विचार किया जावे तो इसे सप्त वर्ग विचार कहते हैं। यदि ऊपर जो दस वर्ग दिये गये हैं सब का विचार

---

१. कोई भाग पाँच अंश का, कोई सात का, कोई आठ का होता है। सब त्रिशांश बराबर नहीं होते।

किया जाय तो इसे दश वर्ग विचार कहते हैं। नीचे दसों वर्गों के चक्र दिये जाते हैं जिससे स्पष्ट होगा कि किस राशि में किस अंश, कला विकला तक किस राशि का वर्ग रहता है।

होरा चक्र

मे०	बृ०	मि०	क०	सिं०	क०	तु०	बृ०	ध०	म०	कु०	मी०	रा०	
सू०	चं०	सू०	चं०	सू०	चं०	सू०	चं०	सू०	चं०	सू०	चं०	अं०	१५
चं०	सू०	चं०	सू०	चं०	सू०	चं०	सू०	चं०	सू०	चं०	सू०	अं०	३०

द्रेष्काण चक्र

मे०	बृ०	मि०	क०	सिं०	क०	तु०	बृ०	ध०	म०	कुं०	मी०	रा०
१	२	३	४	५	६	७	८	९	१०	११	१२	१ से १० अंश
५	६	७	८	९	१०	११	१२	१	२	३	४	११ से २० अंश
९	१०	११	१२	१	२	३	४	५	६	७	८	२१ से ३० अंश

सप्तमांश चक्र

भाग	मे.	वृ.	मि.	क.	सि.	क.	तु.	वृ.	ध.	म.	कुं.	मी.	अंश
प्रथम भाग	१	८	३	१०	५	१२	७	२	९	४	११	६	४-१७-८
द्वितीय ,,	२	९	४	११	६	१	८	३	१०	५	१२	७	८–३४-१७
तृतीय ,,	३	१०	५	१२	७	२	९	४	११	६	१	८	१२-५१-२५
चतुर्थ ,,	४	११	६	१	८	३	१०	५	१२	७	२	९	१७-८-३४
पंचम ,,	५	१२	७	२	९	४	११	६	१	८	३	१०	२१-२५-४२
षष्ठ ,,	६	१	८	३	१०	५	१२	७	२	९	४	११	२५-४२-५१
सप्तम ,,	७	२	९	४	११	६	१	८	३	१०	५	१२	३०-०-०

यदि तीस अंशों को ७ से भाग दिया जावे तो ४ अंश १७ कला ८ विकला ३४ विकला आदि आता है परन्तु व्यावहारिक दृष्टि से ४-१७-८ लिखा है। विकला के भाग छोड़ दिये हैं क्योंकि स्पष्ट ग्रह विकला तक ही किये जाते हैं।

पराशर होरा में इन सात भागों को क्रमशः (१) क्षार (२) क्षीर, (३) दधि, (४) आज्य, (५) इक्षुरस, (६) मद्य, (७) शुद्ध जल कहा गया है।

नवांश चक्र

भाग	मे.	वृ.	मि.	क.	सिं.	क.	तु.	वृ.	ध.	म.	कुं.	मी.	अंश
प्रथम भाग	१	१०	७	४	१	१०	७	४	१	१०	७	४	३-२०
द्वितीय ,,	२	११	८	५	२	११	८	५	२	११	८	५	६-४०
तृतीय ,,	३	१२	९	६	३	१२	९	६	३	१२	९	६	१०-०
चतुर्थ ,,	४	१	१०	७	४	१	१०	७	४	१	१०	७	१३-२०
पंचम ,,	५	२	११	८	५	२	११	८	५	२	११	८	१६-४०
षष्ठ ,,	६	३	१२	९	६	३	१२	९	६	३	१२	९	२०-०
सप्तम ,,	७	४	१	१०	७	४	१	१०	७	४	१	१०	२३-२०
अष्टम ,,	८	५	२	११	८	५	२	११	८	५	२	११	२६-४०
नवम ,,	९	६	३	१२	९	६	३	१२	९	६	३	१२	३०-०

दशमांश चक्र

मे.	वृ.	मि.	क.	सिं.	क.	तु.	वृ.	ध.	म.	कु.	मी.	अंश
१	१०	३	१२	५	२	७	४	९	६	११	८	३
२	११	४	१	६	३	८	५	१०	७	१२	९	६
३	१२	५	२	७	४	९	६	११	८	१	१०	९
४	१	६	३	८	५	१०	७	१२	९	२	११	१२
५	२	७	४	९	६	११	८	१	१०	३	१२	१५
६	३	८	५	१०	७	१२	९	२	१०	४	१	१८
७	४	९	६	११	८	१	१०	३	१२	५	२	२१
८	५	१०	७	१२	९	२	११	४	१	६	३	२४
९	६	११	८	१	१०	३	१२	५	२	७	४	२७
१०	७	१२	९	२	११	४	१	६	३	८	५	३०

द्वादशांश चक्र

	राशि												
	मे.	वृ.	मि	.क.	सि.	क.	तु.	वृ.	ध.	म.	कुं.	मी.	अ. क.
प्रथम भाग	१	२	३	४	५	६	७	८	९	१०	११	१२	२-३० तक
द्वितीय भाग	२	३	४	५	६	७	८	९	१०	११	१२	१	५-० ,,
तृतीय भाग	३	४	५	६	७	८	९	१०	११	१२	१	२	७-३० ,,
चतुर्थ भाग	४	५	६	७	८	९	१०	१२	१२	१	२	३	१०-० ,,
पंचम भाग	५	६	७	८	९	१०	११	१२	१	२	३	४	१२-३० ,,
षष्ठ भाग	६	७	८	९	१०	११	१२	१	२	३	४	५	१५-० ,,
सप्तम भाग	७	८	९	१०	११	१२	१	२	३	४	५	६	१७-३० ,,
अष्टम भाग	८	९	१०	११	१२	१	२	३	४	५	६	७	२०-० ,,
नवम भाग	९	१०	११	१२	१	२	३	४	५	६	७	८	२२-३० ,,
दशम भाग	१०	११	१२	१	२	३	४	५	६	७	८	९	२५-० ,,
एकादशभाग	११	१२	१	२	३	४	५	६	७	८	९	१०	२७-३० ,,
द्वादश भाग	१२	१	२	३	४	५	६	७	८	९	१०	११	३०-० ,,

षोडशांश चक्र

राशि

भाग	मे.	वृ.	मि.	क.	सि.	क.	तु.	वृ.	ध.	म.	कुं.	मी.	अं.क. वि.
प्रथभ भाग	१	५	९	१	५	९	१	५	९	१	५	९	१-५२-३०
द्वितीय भाग	२	६	१०	२	६	१०	२	६	१०	२	६	१०	३-४५- ०
तृतीय भाग	३	७	११	३	७	११	३	७	११	३	७	११	५-३७-३०
चतुर्थ भाग	४	८	१२	४	८	१२	४	८	१२	४	८	१२	७-३०- ०
पंचम भाग	५	९	१	५	९	१	५	९	१	५	९	१	९-२२-३०
षष्ठ भाग	६	१०	२	६	१०	२	६	१०	२	६	१०	२	११-१५- ०
सप्तम भाग	७	११	३	७	११	३	७	११	३	७	११	३	१३- ७-३०
अष्टम भाग	८	१२	४	८	१२	४	८	१२	४	८	१२	४	१५- ०- ०
नवम भाग	९	१	५	९	१	५	९	१	५	९	१	५	१६-५२-३०
दशम भाग	१०	२	६	१०	२	६	१०	२	६	१०	२	६	१८-४५- ०
एकादशभाग	११	३	७	११	३	७	११	३	७	११	३	७	२०-३७-३०
द्वादश भाग	१२	४	८	१२	४	८	१२	४	८	१२	४	८	२२-३०- ०
त्रयोदशभाग	१	५	९	१	५	९	१	५	९	१	५	९	२४-२२-३०
चतुर्दश भाग	२	६	१०	२	६	१०	२	६	१०	२	६	१०	२६-१५- ०
पंचदश भाग	३	७	११	३	७	११	३	७	११	३	७	११	२८- ७-३०
षोडश भाग	४	८	१२	४	८	१२	४	८	१२	४	८	१२	३०- ०- ०

मेष, मिथुन, सिंह, तुला, धनु, कुंभ इन छः विषम राशियों में सोलह भागों के स्वामी (१) ब्रह्मा, (२) विष्णु, (३) हर, (४) सूर्य, (५) ब्रह्मा, (६) विष्णु, (७) हर, (८) सूर्य, (९) ब्रह्मा, (१०) विष्णु, (११) हर, (१२) सूर्य, (१३) ब्रह्मा, (१४) विष्णु, (१५) हर, (१६) सूर्य होते हैं।

वृष, कर्क, कन्या, वृश्चिक, मकर, मीन इन छः सम राशियों में १६ भागों के स्वामी (१) सूर्य, (२) हर, (३) विष्णु, (४) ब्रह्मा, (५) सूर्य, (६) हर, (७) विष्णु, (८) ब्रह्मा, (९) सूर्य, (१०) हर, (११) विष्णु, (१२) ब्रह्मा, (१३) सूर्य, (१४) हर, (१५) विष्णु, (१६) ब्रह्मा होते हैं।

त्रिंशांश का अर्थ है तीस भाग, किन्तु प्रचलित प्रथा यह है कि एक राशि के पांच हिस्से करते हैं। विषम राशियों में (मे० मि०, सिं०, तु०, ध०, कुं०) में प्रथम भाग ५ अंश तक, दूसरा १० अंश तक तीसरा १८ अंश तक, चौथा २५ अंश तक, पांचवां ३० अंश तक होता है। सम (वृ०, क०, क०, वृ०, म०, मी०) राशियों में प्रथम विभाग ५ अंश तक, दूसरा १२ अंश तक, तीसरा २० अंश तक, चौथा २५ अंश तक, पांचवां ३० अंश तक होता है। त्रिंशांश चक्र नीचे दिया जाता है। जिससे यह स्पष्ट होगा कि किस राशि में कितने अंश तक त्रिंशांश वर्ग कौन-सा होगा ।

त्रिंशांश

विषम (मेष, मिथुन, सिंह, तुला, धनु, कुंभ) राशियों में प्रथम भाग ५ अंश तक, दूसरा भाग १० अंश तक, तीसरा १८ अंश तक चौथा २५ अंश तक, पांचवां ३० अंश तक होता है।

सम (वृष, कर्क, कन्या, वृश्चिक, मकर, मीन) राशियों में प्रथम भाग ५ अंश तक, दूसरा भाग १२ अंश तक, तीसरा २० अंश तक, चौथा २५ अंश तक, पांचवां ३० अंश तक होता है।

त्रिंशांश कुण्डली चक्र

भाग	मे.	वृ.	मि.	क.	सिं.	क.	तु.	वृ.	ध.	मं.	कुं.	मी.
प्रथम भाग	१	२	१	२	१	२	१	२	१	२	१	२
द्वितीय ,,	११	६	११	६	११	६	११	६	११	६	११	६
तृतीय भाग	९	१२	९	१२	९	१२	९	१२	९	१२	९	१२
चतुर्थ ,,	३	१०	३	१०	३	१०	३	१०	३	१०	३	१०
पंचम ,,	७	८	७	८	७	८	७	८	७	८	७	८

षष्ट्यंश

प्रत्येक राशि में तीस अंश होते हैं, प्रत्येक अंश को यदि दो में विभाजित किया जाय तो आधे-आधे अंश के—६० भाग—प्रत्येक राशि के किये जा सकते हैं। मेष, मिथुन, सिंह, तुला, धनु, और कुम्भ राशियों में १, २, ८, ९, १०, ११, १२, १५, १६, ३०, ३१, ३२, ३३, ३४, ३५, ३९, ४०, ४२, ४३, ४४, ४८, ५१, ५२, और ५९ वें भाग क्रूर हैं। शेष भाग सौम्य हैं। वृष, कर्क, कन्या, वृश्चिक, मकर और मीन राशियों में ३, ४, ५, ६, ७, १३, १४, १७, १८, १९, २०, २१, २२, २३, २४, २५, २६, २७, २८, २९, ३६, ३७, ३८, ४१, ४५, ४६, ४७, ४९, ५०, ५३, ५४, ५५, ५६, ५७ और ६०वें भाग क्रूर हैं बाकी सौम्य हैं।

यह दस वर्ग हुए। किसी भी ग्रह की शुभता या क्रूरता का विचार करना हो तो यह देखिये कि वह अपने उच्च अथवा स्वयं की या मित्र आदि की राशि होरा द्रेष्काण आदि में है या शत्रु अधिशत्रु के घर और वर्गों में पड़ा है। परन्तु सब वर्गों का सम्मान महत्त्व नहीं है। यदि राशि को सोलह आने महत्त्व दिया जावे तो और वर्गों को—होरा, द्रेष्काण, सप्तमांश, नवांश, द्वादशांश, त्रिंशांश को आठ आना महत्त्व देना चाहिये। किसी-किसी का मत यह है कि नवांश को भी सोलह आने महत्त्व दिया जाना चाहिये। बाकी के तीन वर्ग दशमांश, षोडशांश और षष्ट्यंश को रुपये में चार आना महत्त्व देना चाहिये। हमारा विचार यह है कि राशि और

नवांश को करीब-करीब बराबर सा महत्त्व देना उचित है। यदि राशि शरीर है तो नवांश दिल है; शरीर कमज़ोर हो, दिल मज़बूत हो तो मनुष्य दीर्घ आयु तक जिन्दा रहता है किन्तु शरीर बलवान् हो और दिल कमजोर हो तो हार्ट फेल होने में देर नहीं लगती।

यदि कोई ग्रह जिस राशि में है उसी नवांश में हो तो उसे वर्गोत्तम कहते हैं। उदाहरण के लिये चन्द्रमा के मेष राशि में दो अंश हों तो चन्द्रमा मेष राशि और मेष ही नवांश में होने के कारण वर्गोत्तम में हुआ। वर्गोत्तम ग्रह ऐसा ही बलवान् समझा जाता है जैसा स्वराशि में। इसके अतिरिक्त ग्रहों की एक संज्ञा और बतायी है वह है बाल, कुमार, युवा, प्रौढ़ और वृद्ध। मेष मिथुन, सिंह, तुला, धनु और कुम्भ राशियों में ६° तक बाल, १२° तक कुमार १८° तक युवा २४° तक प्रौढ़ और अन्तिम ६° में ग्रह मृत (मरा हुआ) समझा जाता है। वृष, कर्क, कन्या, बृश्चिक, मकर और मीन राशियों में उल्टा क्रम है। ६° तक मृत, १२° तक प्रौढ़, १८° तक युवा, २४° तक कुमार, और अन्तिम ६° तक बाल (बच्चा) समझा जाता है।

किसी ग्रह के बलाबल का विचार करना हो तो देखिये कि वह ग्रह केन्द्र या त्रिकोण में है अपनी राशि, मूल त्रिकोण राशि, उच्च राशि या वर्गोत्तम में है क्या ? इसके बाद सप्त वर्ग या दस वर्ग में विचार कीजिये। बहुत-से लोग केवल दस वर्गों में देखते हैं और मित्र गृही है, स्वराशि में है या उच्च राशि में—इन सब बातों के लिये तेरह वर्गों का विचार करते हैं।

वर्गान्योजयतु त्रयोदश सुहृत्स्वर्क्षोच्चभेषु क्रमाद्-
द्विस्त्रिः पञ्च चतुर्नवाद्रिवसुषट्संख्यासु वर्गैक्यतः।
प्राहुश्चोत्तमपारिजातकथितौ सिंहासनं गोपुरं
चैत्यैरावतदेवलोकसुरलोकांशांश्च पारावतम् ॥ ७ ॥

तेरह वर्गों में यह विचार करना चाहिये कि ग्रह अपनी उच्च राशि में है, मित्र राशि में या स्वराशि में। यदि दो वर्गों में स्वराशि, स्ववर्ग

आदि में हो तो उस ग्रह को "पारिजात अंश में कहते हैं। यदि ३ अच्छे वर्गों में हों तो वह उत्तम अंश में कहलाता है। यदि चार अच्छे वर्गों में हो तो "गोपुरांश" में हुआ। पांच उत्तम वर्गों में होने से "सिंहासनांश", ६ उत्कृष्ट वर्ग होने से "पारावतांश ७ स्ववर्ग आदि होने से "देवलोकांश ८ ऐसे वर्ग होने से "सुरलोकांश' और ९ में होने से "ऐरावतांश" में ग्रह कहलाता है। जितने अधिक अच्छे वर्गों में हो उतना ही बलवान् समझिये।

यहां एक टीकाकार ने दृष्टान्त दिया है कि मान लीजिये बृहस्पति का स्पष्ट किसी जन्म कुण्डली में ८–१°२५′–१″ हो तो बृहस्पति अपनी मूलत्रिकोण राशि, अपने द्रेष्काण, अपने सप्तमांश, अपने द्वादशांश, अपने दशमांश और अपने षोडशांश में होने के कारण—अपने ६ वर्गों में हुआ इस कारण बृहस्पति "पारावतांश" में कहलावेगा।

आर्यानल्पगुणार्थसौख्यविभवान्यः पारिजातांशकः
स्वाचारं विनयान्वितं च निपुणं यद्युत्तमांशे स्थितः।
खेटो गोपुरभागगः शुभमतिं स्वक्षेत्रगो मन्दिरं
यः सिंहासनगो नृपेन्द्रदयितं भूपालतुल्यं नरम् ॥ ८ ॥

श्रेष्ठाश्वद्विपवाहनादि विभवं पारावताधिष्ठितः
सत्कीर्तिं यदि देवलोकसहितो भूमण्डलाधीश्वरम्।
वन्द्यं भूपतिभिः सुरेन्द्रसदृशं त्वैरावतांशास्थितः
सद्भाग्यं धनधान्यपुत्रसहितं भूपं विदध्याद् ग्रहः॥ ९ ॥

यद्वर्गेष्वखिलेषु मृत्युरबलेष्वत्राथ वक्ष्ये क्रमा-
न्नाशं दुःखमनर्थतां च विपुलं बन्धुप्रियं तद्वरम्।
भूपेष्टं धनिनं नृपं नृपवरं वर्गे बलिष्ठेऽखिले
वर्धिष्णुं सुखिनं नृपं गदमृती बालाद्यवस्थाफलम् ॥ १० ॥

ऊपर कितने स्ववर्ग आदि में ग्रह क्या-क्या कहलाता है यह बतलाने के बाद अब इसका फल बताते हैं; यदि कोई ग्रह "पारिजातांश" में हो तो वह जातक को अनेक गुणों से युक्त धनी, सुखी, मान प्रतिष्ठा वाला बनाता है। यदि कोई ग्रह उत्तमांश में हो तो वह उत्तम आचार वाला (कुलक्रमागत शिष्ट, जनानुमोदित) रास्ते पर चलने वाला चतुर और विनयी होता है। यदि किसी जातक का कोई ग्रह गोपुरांश में हो तो उसकी बुद्धि शुभ होती है और उसको गायों का, धन का, खेत का तथा अपने मकान का सुख प्राप्त होता है। यदि ग्रह सिंहासनांश में हो तो मनुष्य राजा का प्यारा हो; या राजा के बराबर हो या राजा ही हो जाय, यह सब परिस्थिति देखकर फलादेश कहना चाहिये।

यदि कोई ग्रह पारावतांश में हो तो जातक को श्रेष्ठ, घोड़े, हाथी, सवारी आदि प्राप्त हों और वैभव से युक्त हो। यदि कोई ग्रह देवलोकांश में हों तो जातक सत्कीर्ति से युक्त भूमण्डलाधीश (राजा) गवर्नर आदि हो। ऐरावतांश में ग्रह होने से वह साक्षात् इन्द्र के वैभव से युक्त होगा और अनेक राजा उसको सलाम करेंगे। सुरलोकांश का फल भी करीब-करीब ऐसा ही है। धन-धान्य, सौभाग्य, पुत्र सुख से युक्त महाराजा हो।

ऊपर जो अधिकाधिक शुभ वर्गों में उत्तम फल बताये गये हैं; इनका शब्दार्थ नहीं लेना चाहिये। केवल भावार्थ लेना चाहिये, कि जितना अधिक कोई ग्रह स्ववर्गों में होगा उतना ही सुख, फल दिखाने में समर्थ होगा। केवल एक ग्रह अच्छा होने से न कोई राजा बनता है न कोई एक ग्रह खराब होने से कोई रंक हो जाता है। न सब ग्रह किसी के बनते हैं न सब ग्रह किसी के बिगड़ते हैं इसीलिये फलादेश करते समय सब ग्रहों के बलाबल का तारतम्य कर अन्तिम नतीजे पर पहुंचना चाहिये ॥ ९ ॥

ऊपर के श्लोकों में ग्रहों के बलवान् होने का शुभ फल बताया है। अब ग्रहों के निर्बल होने का फल बताते हैं। दशों वर्गों में बलहीन हो तो मृत्यु हो जावे। यदि नौ में बलहीन हो तो 'नाश' हो, आठ में बलहीन हो तो "दुःख" उत्पन्न करे। सात में निर्बलता का फल है

अनर्थ। छः में सुखहीनता। यदि पांच वर्गों में बलवान् हो तो बन्धुओं का प्यारा। ६ वर्गों में बलवान् होने से बन्धुओं में श्रेष्ठ हो। ७ वर्गों में बलवान् होने का फल है राजा की कृपा प्राप्त होना। ८ का फल है धनी होना। ९ का फल है राजा होना और दसों वर्गों में बलवान् होने से महाराजा होता है। अब राजा महाराजा होते नहीं इस कारण यह अर्थ समझना चाहिये कि जितने अधिक वर्गों में बलवान् हो उतना ही शुभ फल अधिक होगा।

यदि ग्रह बालावस्था में हो तो व्यक्ति वृद्धि को प्राप्त हो, कुमारावस्था में ग्रह हो तो जातक को सुख प्रदान करे। यदि ग्रह युवावस्था में हो तो जातक को नृप बना दे। अर्थात् अधिक अभ्युदय करे। यदि ग्रह प्रौढ़ावस्था में हो तो बीमारी पैदा करता है। और वृद्ध अवस्था में मृत्यु पैदा करता है। यहां भी शब्दार्थ न लेकर भावार्थ लेना चाहिये कि ग्रह यदि बाल हो तो क्रमशः उन्नति यदि कुमार हो तो बाल से अधिक अच्छा फल, युवा हो फल प्रदान करने में पूर्ण शक्तिमान्, प्रौढ़ हो तो भलाई करने में अशक्त, बुराई के लिये उद्यत और मृत अवस्था में हो तो अत्यन्त निकृष्ट फल देता है ॥ १० ॥

षड्वर्गेषु शुभग्रहाधिकगुणैः* श्रीमांश्चिरं जीवति
क्रूरांशे बहुले विलग्नभवने दीनोऽल्पजीवः शठः।
तन्नाथा बलिनो नृपोऽस्त्यथ नवांशेशो दृगाणेश्वरो
लग्नेशः क्रमशः सुखी नृपसमः क्षोणीपतिर्भाग्यवान् ॥ ११ ॥

यदि शुभ ग्रह षड्वर्गों में बलवान् हो तो मनुष्य धनवान् और दीर्घायु होता है। जिस प्रकार ग्रहों के षड्वर्ग देखे जाते हैं उसी प्रकार लग्न स्पष्ट करके यह देखना चाहिये कि जो राशि, अंश कला, विकला उदय हो रही है

---

*राशि, होरा, द्रेष्काण नवांश, द्वादशांश, और त्रिंशांश यह षड्वर्ग कहलाते हैं।

वह लग्नेश की अपनी किंवा शुभ ग्रहों के वर्ग में है या नहीं। यदि लग्न क्रूर अंशों के षड्वर्गों में हो तो जातक अल्पायु, दरिद्र और दुष्ट प्रकृति का होता है। किन्तु यदि जिन अंशों में लग्न स्पष्ट है उन अंशों के स्वामी बलवान् हों तो मनुष्य बहुत उच्च पदवी प्राप्त करेगा।

यदि लग्न के नवांश का स्वामी बलवान् हो तो मनुष्य सुखी होगा; यदि लग्न द्रेष्काण का स्वामी बलवान् हो तो मनुष्य राजा के समान पदवी प्राप्त करे। और यदि स्वयं लग्नेश बहुत बलवान् हो तो मनुष्य पृथ्वी (भूमि) का स्वामी और भाग्यवान् हो ॥ ११ ॥

ओजे क्रूरेऽर्कहोरां गतवति बलवान् क्रूरवृत्तिर्धनाढ्यो
युग्मे चान्द्रीं शुभेषु द्युतिविनयवचोहृद्यसौभाग्ययुक्तः ।
व्यस्तं व्यस्तेऽत्र मिश्रे समफलमुदितं लग्नचन्द्रौ बलिष्ठौ
तन्नाथौ द्वौ च तद्वद्यदि भवति चिरंजीव्यदुःखी यशस्वी ॥१२॥

जिनकी जन्मकुण्डली में क्रूर ग्रह मेष, मिथुन, सिंह, तुला, बृश्चिक और कुम्भ राशि में स्थित होकर सूर्य की होरा में हों (प्रथम पन्द्रह अंश) वे व्यक्ति क्रूर वृत्ति वाले, बलवान् और धनाढ्य होते हैं। इसके विपरीत जिनकी जन्मकुण्डलियों में शुभ ग्रह वृष, कर्क, कन्या, बृश्चिक, मकर, और मीन राशियों में स्थित होकर चन्द्र होरा में हों (प्रारंभिक पन्द्रह अंशों में) वे लोग कान्तियुक्त, विनयी, नम्र वचन बोलने वाले, हृद्य (जिनकी तरफ हृदय का आकर्षण हो) और सौभाग्यशाली होते हैं। ऊपर जो दो परिस्थितियां बताई गई हैं ग्रह स्थिति उसके विपरीत हों तो विपरीत फल होता है। यदि मिली-जुली परिस्थिति हो तो परिणाम भी मिला-जुला होता है। जिसकी जन्म कुण्डली में लग्न और चन्द्रमा दोनों बलवान् हों तथा लग्न का स्वामी और चन्द्रमा जिस राशि में हो उसका स्वामी ये दोनों भी पूर्ण बलवान् हों तो वह व्यक्ति दीर्घायु, सुखी और यशस्वी होता है।

सिंहाजाशिवतुलानृयुग्मभवनेष्वन्त्या हयाजादिमाः
मध्यौ स्त्रीयमयोरिहायुधभृतः पाशोलिमध्यो भवेत् ।
नक्राद्यो निगलो मृगेन्द्रघटयोराद्यो वणिङ्मध्यमो
गृध्रास्यो वृषभान्तिमश्च विहगः कर्कादि कोलाननम् ॥१३॥

कौर्प्याद्यः कर्कटान्त्यो झषचरममहिश्चाजगोमध्यसिंहा-
ध्यल्यन्त्यं स्याच्चतुष्पादिह फलमधनक्रूरनिन्द्या दरिद्राः ।
द्वन्द्वर्क्षे स्युर्दृगाणैरधमसमशुभान्यस्थिरे चोत्क्रमेण
प्राहुस्तज्ज्ञाः स्थिरर्क्षेष्वशुभशुभसमान्येव लग्ने फलानि ॥१४॥

इन द्रेष्काणों का स्वरूप बताते हैं । निम्नलिखित द्रेष्काण हैं ।

	प्रथम द्रेष्काण	द्वितीय द्रेष्काण	तृतीय द्रेष्काण
मेष	आयुध	चतुष्पाद	आयुध
वृष		चतुष्पाद	पक्षी
मिथुन		आयुध	आयुध
कर्क	कोलानन		सर्प
सिंह	गृध्रास्य		आयुध
	चतुष्पाद		
कन्या		आयुव	
तुला		गृध्रास्य	आयुध
वृश्चिक	सर्प	पाश	चतुष्पाद
धनु	आयुध		आयुध
मकर	निगड		
कुंभ	गृध्रास्य		
मीन			सर्प

फलदीपिका की एक संस्कृत प्रति में द्रेष्काण का स्वरूप वर्णन करने वाले श्लोक १३ और १४ नहीं हैं। अन्य प्रति में सिंह के आद्य (प्रथम)

द्रेक्काणेशे स्ववर्गे शुभखगसहिते स्वोच्चमित्रर्क्षगे वा
तद्वत्त्रिंशांशनाथे बलवति यदि चेद् द्वादशांशाधिपे वा ।
होरानाथे तथा चेन्निखिलगुणगणो नित्यशुद्धप्रवीणो
दीर्घायुः स्याद्दयावान् सुतधनसहितः कीर्तिमान्राजभोगः॥१५॥

यदि लग्न द्रेष्काण का स्वामी अपने उच्च वर्ग में स्ववर्ग में या मित्र के वर्ग में शुभ ग्रह के साथ हो, यदि लग्न होरा, लग्न त्रिशांश तथा लग्न द्वादशांश के स्वामी भी अपने-अपने उच्च वर्गों में स्ववर्गों में या मित्र वर्गों में हों और शुभ ग्रह सहित हों तो उस व्यक्ति में अनेकानेक गुण

द्रेष्काण को श्लोक १३ में 'गृध्रास्य, कहा है (श्लोक १३ पंक्ति ३-४) और श्लोक १४ में (पंक्ति १-२) इसी सिंह राशि के प्रथम द्रेष्काण को चतुष्पाद कहा है। प्रतीत होता है मूल संस्कृत में मुद्रण में कुछ अशुद्धि है।

आयुध —शस्त्र, या शस्त्र धारण करने वाला
चतुष्पाद —चौपाया-जानवर
कोलानन —सूअर के मुख वाला
गृध्रास्य —गृध्र के मुख वाला
पाश —जाल-जिसमें किसी को बाँध लिया जावे
पक्षी —परिन्दा
सर्प —साँप
निगड़ —बेड़ी में जकड़ा हुआ

जब जन्म के समय उपर्युक्त द्रेष्काण उदित हो तो जातक अधन (धन-रहित), क्रूर, निन्द्य (निन्दा के योग्य उसके कर्म हों) तथा दरिद्र होता है।

सामान्यतः चर, स्थिर, द्वि स्वभाव राशियों में प्रथम, द्वितीय, तृतीय द्रेष्काणों का फल निम्नलिखित है।

होते हैं। वह चतुर दीर्घायु, दयावान्, पवित्र, यशस्वी राजाओं के सदृश भोग भोगने वाला होता है। उसको पुत्र सुख प्राप्त होता है और वह धनी भी होता है ॥ १५ ॥

मान्दिस्थराशिपतिसङ्गतसुत्रिकोणं
तस्यांशराशिपतिसंयुतमंशकोणम् ।
लग्नं वदन्ति गुलिकांशकराशिकोणं
तद्वद्विधौ बलयुते शशिनैव विद्यात् ॥ १६ ॥

यह देखिये कि किस राशि में मान्दि है और मान्दि राशि (जिस राशि में मान्दि है) का स्वामी कहाँ है। जातक का जन्म लग्न इन दोनों राशियों से त्रिकोण में (नवम या पञ्चम) होगा अथवा मान्दि जिस नवांश में है उससे नवम पञ्चम या मान्दि राशि नवांश का जो स्वामी है वह जिस नवांश में बैठा है उससे नवम या पञ्चम जन्म लग्न होगा। अथवा गुलिक जिस नवांश में है उससे पञ्चम या नवम। यहां लग्न निश्चय करने के लिये कुछ हिदायतें दी गई हैं उनको अमल में लाने के पूर्व क्या निश्चय करना चाहिये यह ऊपर बताया गया है। नवीन ज्योतिषियों के हितार्थ इसे पुनः समझाया जाता है।

	प्रथम	द्वितीय	तृतीय
चर राशि (मेष, कर्क, तुला, मकर)	शुभ	सम	अधम
स्थिर राशि (वृष, सिंह, वृश्चिक, कुंभ)	अशुभ	शुभ	सम
द्विस्वभाव राशि (मिथुन, कन्या, धनु, मीन)	अधम	सम	शुभ

उपर्युक्त फल लग्न राशि, चर है, स्थिर या द्विस्वभाव, प्रथम द्रेष्काण उदय हो रहा है, द्वितीय या तृतीय यह निश्चित कर कहना चाहिये।

(१) मान्दि राशि, (२) मान्दिराशि पति, (३) मान्दि नवांश स्वामी नवांशपति, (४) [1]गुलिक नवांश। ऊपर जो चार स्थान बताये गये हैं उनसे नवम या पञ्चम जन्म लग्न होगा । जिस प्रकार ऊपर मान्दि को आधार मानकर लग्न निश्चय करना बताया गया है उसी प्रकार यदि चन्द्रमा बलवान् हो तो चन्द्रमा को आधार मानकर लग्न निश्चय करना चाहिये ॥ १६ ॥

कुर्यादात्मसुहृद्वृगाणगशशी कल्याणरूपं गुणं
श्रेयांस्युत्तमवर्गजस्त्वपरगस्तन्नाथजातान् गुणान् ।
स्वत्रिंशांशगता ग्रहा विदधते तत्कारकत्वोदितं
तत्रैकोऽपि सुहृद्ग्रहेक्षितयुतः स्वोच्चेऽर्थयुक्तं नृपम् ॥१७॥

यदि चन्द्रमा अपने द्रेष्काण में हो या मित्र द्रेष्काण में हो तो जातक को उत्तम रूप और गुण प्रदान करता है। यदि चन्द्रमा को उत्तम वर्ग प्राप्त हो तो भी जातक बहुत भाग्यशाली होगा। यदि इससे भी अधिक अच्छे वर्गों में हो तो और भी उत्कृष्ट फल समझना चाहिये। साधारण नियम यह है कि चन्द्रमा जिस ग्रह की राशि में होता है उसके गुण ले लेता है। चन्द्रमा मन है जैसे ग्रह की राशि में रहेगा उसी ग्रह के अनुसार मन बन जावेगा।

कौन-सा ग्रह किस बल का कारक है यह बताया जा चुका है। यदि यह देखना हो कि कोई ग्रह अपने कारकत्व का प्रभाव कैसा करेगा तो कैसे त्रिंशांश में बैठा है यह देखें। अपने त्रिंशांश में बैठने का सर्वश्रेष्ठ फल, मित्र त्रिंशांश में मध्यम फल, शत्रु त्रिंशांश में अधम फल और क्रूर अधिशत्रु त्रिंशांश में अधमाधम फल समझना चाहिये। यदि एक भी ग्रह अपनी राशि या उच्च राशि में हो और मित्र ग्रह के साथ या उससे देखा

---

१. यद्यपि गुलिक और मान्दि एक ही वस्तु हैं किन्तु बहुत-से लोग भ्रमवश इनको भिन्न-भिन्न मानते हैं।

जाता हो तो मनुष्य को उत्तम धन भाग्य और पदवी प्राप्त कराता है। बहुतों के मत से त्रिंशांश में उच्च या स्वग्रही ग्रह हो तभी यह फल घटित होगा ॥ १७ ॥

स्वोच्चे प्रदीप्तः सुखितस्त्रिकोणे स्वस्थः स्वगेहे मुदितः सुहृद्भे ।
शान्तस्तु सौम्यग्रहवर्गयुक्तः शक्तो मतोऽसौ स्फुटरश्मिजालः ॥१८॥

ग्रहाभिभूतः स निपीडितः स्यात् खलस्तु पापग्रहवर्गयातः ।
सुदुःखितः शत्रुगृहे ग्रहेन्द्रो नीचेऽतिभीतो विकलोऽस्तयातः ॥१९॥

पूर्णं प्रदीप्ता विकलास्तु शून्यं मध्येऽनुपाताच्च शुभं क्रमेण ।
अनुक्रमेणाशुभमेव कुर्युर्नामानुरूपाणि फलानि तेषाम् ॥२०॥

अपनी उच्च राशि में ग्रह प्रदीप्त कहलाता है। अपनी मूल त्रिकोण राशि में इसे सुखित कहते हैं। अपनी स्वराशि में ग्रह स्वस्थ कहलाता है। मित्र के घर में मुदित, सौम्यग्रह के वर्ग में हो और सौम्य ग्रह से युक्त हो तो ग्रह को शान्त कहते हैं। जब किसी ग्रह का प्रकाश मण्डल पृथ्वी से दिखाई दे (अर्थात् सूर्य के समीप रहने के कारण ग्रह अस्त न हो) तो ऐसा ग्रह शक्त कहलाता है अर्थात् शुभ प्रभाव दिखाने की ताक़त उसमें होती है। अस्त ग्रह बहुत निकृष्ट फल दिखाता है। इतना कमजोर रहता है कि वह कुछ भलाई करने के काबिल ही नहीं रहता। अस्त ग्रह को विकल भी कहते हैं अर्थात् यदि अस्त न हो तो शक्त, यदि अस्त हो तो विकल। जो ग्रह युद्ध में दूसरे ग्रह

---

१. यदि राशि द्रेष्काण नवांश आदि तीनों में स्ववर्ग या उच्च वर्ग में हो तो ग्रह उत्तम वर्ग में कहलाता है। बहुत-से ज्योतिषी दस वर्गों में से कोई से तीन वर्गों में शुभ या मित्र वर्ग प्राप्त होने से उत्तम वर्ग मान लेते हैं यह कमजोर बात है।

से 'हारा'[1] हुआ हो उसे निपीड़ित कहते हैं। जो पाप ग्रह या ग्रहों के वर्ग में हो उसे खल कहते हैं। जो शत्रु गृह में हो उसे पूर्ण दुःखी और जो अपनी नीच राशि में हो उसे अतिभीत कहते हैं। प्रायः जैसा कि प्रदीप्त सुखित, स्वस्थ, मुदित, शान्त, शक्त, निपीड़ित, खल, सुदुःखित, नीच और विकल यह जो ११ अवस्थायें बतायी गई हैं—इनमें नाम के अनुसार ही फल

---

१. 'हारा' हुआ ग्रह किसे कहते हैं। जब दो ग्रह एक ही राशि, अंश कला में हों तो दो दोनों ग्रह्र परस्पर युद्ध में हैं—ऐसा समझा जाता है। दोनों ग्रहों का स्थानबल दिक्‌बल और कालबल निकालना चाहिये। षड्‌बल छः प्रकार के बलों के योग को कहते हैं (१) स्थान बल (२) काल बल, (३) दिक् बल, (४) अयन बल, (५) चेष्टाबल, (६) नैसर्गिक बल। परन्तु युद्धबल निकालने के लिये (१), (२), (३) का योग करते हैं।

जो दो ग्रह युद्ध में हों—उनके बलों को देखिये अधिक बल में से कम को घटाइये। जो बचे उसे उन दोनों के बिंब परिमाण के अन्तर से भाग दीजिये। जो भजन फल आवे—उसे उस ग्रह के बल में जोड़िये, जो उत्तर हो और उस ग्रह के बल में से घटाइये जो दक्षिण हो। जो ग्रह उत्तर को है वह जीता हुआ और जो दक्षिण को है वह हारा हुआ समझा जाता है।

ग्रहों के बिंब परिमाण निम्नलिखित हैं :—

ग्रह	बिंब परिमाण	
मंगल	९.४	विकला
बुध	६.६	,,
बृहस्पति	१९०.४	,,
शुक्र	१६.६	,,
शनि	१५८.०	,,

समझना चाहिये। प्रथम ६ अवस्थाओं में ग्रह शुभ फल देता है। उच्च में १६ आना शुभ; सुखित में १४ आना; स्वराशि में १२ आना, मित्र राशि में १० आना, शान्त अवस्था में ८ आना और शक्त अवस्था में ६ आना शुभ। निपीड़ित अवस्था में ६ आना अशुभ, खल अवस्था में ८ आना अशुभ फल; सुदुःखित अवस्था में १० आना अशुभ फल, नीच राशि में १२ आना अशुभ फल, और विकल अवस्था में १६ आना अर्थात् पूर्ण अशुभ फल समझना चाहिये। अच्छी अवस्था वाले ग्रह की दशा अन्तर्दशा में शुभ परिणाम होंगे। निकृष्ट अवस्था वाले ग्रह की दशा अन्तर्दशा में अशुभ फल होगा॥ १८-२०॥

चौथा अध्याय

ग्रह बल

इस अध्याय में ग्रह और भावों का बल कैसे ज्ञात करना चाहिये यह बताया गया है। इस सम्बन्ध में मंत्रेश्वर महाराज का मत क्या है यह जानने के पूर्व यह ज्ञात होना आवश्यक है कि अन्य आचार्यों का मत क्या है। जिनको षड्बल (ग्रहों का ६ प्रकार का बल) निकालने का प्रकार मालूम है उन्हें तो फलदीपिका के श्लोकों का अर्थ आसानी से समझ में आ जावेगा। किन्तु जिनका षड्बल से परिचय नहीं है उन्हें निम्नलिखित विवरण ध्यान से पढ़ लेना चाहिये।

ग्रहों का षड्बल भारतीय ज्योतिष की एक विशेष चीज़ है। षड्बल—(क) स्थान बल, (ख) दिक् बल, (ग) काल बल, (घ) चेष्टा बल, (ङ) नैसर्गिक बल तथा (च) दृक् बल के योग को कहते हैं। अब इनमें से प्रत्येक को समझाते हैं।

स्थान बल—यह १२ प्रकार के बलों का योग है।

(१) उच्च बल—जब कोई ग्रह अपनी परमोच्च अवस्था में* होता है तो उसे १ रूप (=६० षष्ट्यंश) बल प्राप्त होता है; यदि वह परम नीचांश में हो तो उसे कुछ बल प्राप्त नहीं होता—अर्थात् ० प्राप्त होता है। मध्य में कहीं हो तो त्रैराशिक से बल निकालना चाहिये। इसे उच्च बल कहते हैं।

(२) यदि ग्रह अपनी मूल त्रिकोण राशि में हो (किसी ग्रह की मूल

---

*जिस राशि के जिस अंश पर ग्रह परम उच्च होता है वह उसकी परमोच्च अवस्था और जिस राशि के जिस अंश पर वह परम नीच होता है वह उसकी परम नीच स्थिति कहलाती है।

त्रिकोण राशि किस अंश से किस अंश तक है इसके लिये देखिये सुगम ज्यौतिष प्रवेशिका पृ. ३१) तो उसे ४५ षष्ट्यंश बल प्राप्त होता है। यदि स्वराशि में हो तो केवल ३० षष्ट्यंश बल मिलता है; यदि अधिमित्र राशि में हो तो २२.५ षष्ट्यंश; मित्र राशि में हो तो १५ षष्ट्यंश; सम राशि में हो तो ७.५ षष्ट्यंश, शत्रु राशि में ३.७५ षष्ट्यंश, और अधिशत्रु राशि में हो तो सबसे कम—केवल १.८७५ षष्ट्यंश बल प्राप्त होता है।

(३) यदि कोई ग्रह स्वहोरा में हो तो ३० षष्ट्यंश, अधिमित्र होरा में हो तो २२.५ षष्ट्यंश; मित्र होरा में १५ षष्ट्यंश, सम होरा में ७.५ षष्ट्यंश शत्रु होरा में ३.७५ षष्ट्यंश और अधि शत्रु होरा में केवल १.८७५ षष्ट्यंश।

(४) यदि कोई ग्रह स्वद्रेष्काण में हो तो ३० षष्ट्यंश, यदि अधिमित्र द्रेष्काण में हो तो २२.५; मित्र द्रेष्काण में १५ सम द्रेष्काण में ७.५; शत्रु द्रेष्काण में ३.७५ और अधिशत्रु द्रेष्काण में १.८७५ षष्ट्यंश।

(५) यदि कोई ग्रह अपने सप्तमांश में हो तो ३० षष्ट्यंश, अधिमित्र सप्तमांश में २२.५; मित्र सप्तमांश में १५; सम सप्तमांश में ७.५; शत्रु सप्तमांश में ३.७५ और अधिशत्रु सप्तमांश में १.८७५ षष्ट्यंश।

(६) यदि कोई ग्रह स्व नवांश में हो तो ३० षष्ट्यंश; अधिमित्र नवांश में हो तो २२.५; मित्र नवांश में १५; सम नवांश में ७.५; शत्रु-नवांश में ३.७५ और अधिशत्रु नवांश में केवल १.८७५ षष्ट्यंश।

टिप्पणी—द्रव्य का परिमाण रुपये आने, पैसे, में व्यक्त किया जाता है। वस्तु का मन, सेर, छटांक में। षड्बल का परिमाण 'रूप' में व्यक्त किया जाता है। जिस तरह एक रुपये में १०० नये पैसे होते हैं वैसे ही एक रूप में ६० षष्ट्यंश होते हैं। यदि किसी ग्रह का बल पूरा-पूरा 'रूप' में व्यक्त नहीं किया जा सकता तो ... 'रूप'... 'षष्ट्यंश या केवल ... 'षष्ट्यंश'—इस प्रकार किया जाता है।

(७) यदि कोई ग्रह अपने द्वादशांश में हो तो उसे ३० षष्ट्यंश बल प्राप्त होता है; अधिमित्र द्वादशांश में २२.५; मित्र द्वादशांश में १५; सम द्वादशांश में ७.५; शत्रु द्वादशांश में ३.७५ और अधिशत्रु द्वादशांश में १.८७५ षष्ट्यंश।

(८) यदि कोई ग्रह अपने ही त्रिशांश में हो तो उसे ३० षष्ट्यंश बल प्राप्त होता है; अधिमित्र के त्रिशांश में हो तो २२.५ और मित्र के त्रिशांश में हो तो १५। यदि समग्रह के त्रिशांश में हो तो ७.५ षष्ट्यंश; शत्रु के त्रिशांश में ३.७५ और अधिशत्रु के त्रिशांश में होने से केवल १.८७५ षष्ट्यंश।

(९) सूर्य, मंगल, बुध, बृहस्पति और शनि—इन पांचों में जो-जो ग्रह ओज राशि (मेष, मिथुन, सिंह, तुला, धनु, कुंभ) में हों उनको—प्रत्येक को—१५ षष्ट्यंश बल प्राप्त होता है।

(ख) चन्द्र और शुक्र इन दोनों में जो-जो युग्म राशि (वृषभ कर्क, कन्या, वृश्चिक, मकर या मीन) में हो उसको—प्रत्येक को—१५ षष्ट्यंश बल मिलता है।

(१०) (क) सूर्य, मंगल, बुध, वृहस्पति और शनि—इन पांचों में जो-जो ग्रह ओज (मेष, मिथुन, सिंह, तुला, धनु या कुंभ) नवांश में हो उनको—प्रत्येक को १५ षष्ट्यंश बल प्राप्त होता है।

(ख) चन्द्रमा और शुक्र इन दोनों में जो-जो युग्म (वृष, कर्क,

टिप्पणी—मान लीजिये सूर्य बृहस्पति के द्रेष्काण में है और बृहस्पति सूर्य का अधिमित्र है तो सूर्य को २२.५ षष्ट्यंश बल प्राप्त होगा। यह "श्रीपति पद्धति" का मत है। "केशवी जातक" की टीका करते हुए कुछ विद्वानों ने लिखा है कि सूर्य बृहस्पति के द्रेष्काण में हो और बृहस्पति अपने अधिमित्र वर्ग में हो तो सूर्य को २२.५ षष्ट्यंश बल मिलेगा। हम श्रीपति पद्धति के विचार से सहमत हैं। केशवी जातक के टीकाकारों का मत हमें मान्य नहीं।

कन्या, वृश्चिक या मीन) नवांश में हो उसको—प्रत्येक को—१५ षष्ट्यंश बल प्राप्त होता है।

(११) जो ग्रह केन्द्र राशि में हो उसे १ रूप (=६० षष्ट्यंश) जो पणफर राशि में हो उसे ३० षष्ट्यंश और जो आपोक्लिम राशि में हो उसे केवल १५ षष्ट्यंश बल मिलता है।

(१२) (क) सूर्य, मंगल या बृहस्पति यदि किसी राशि के प्रथम द्रेष्काण में हों तो उनकी (जो हो—प्रत्येक को) १५ षष्ट्यंश बल प्राप्त होता है। अन्य द्रेष्काण में होने से कुछ नहीं मिलता।

(ख) शनि या बुध—जो भी—किसी राशि के द्वितीय द्रेष्काण में हो उसे १५ षष्ट्यंश बल मिलता है।

(ग) चन्द्रमा और शुक्र इनमें से जो भी ग्रह किसी राशि के अन्तिम द्रेष्काण में हो उसे १५ षष्ट्यंश बल प्राप्त होता है।

इन १२ प्रकार के बलों का योग स्थान बल कहलाता है। इनके संस्कृत नाम निम्नलिखित हैं :—(१) उच्च बल, (२)—(८) सप्तवर्गज बल, (९) ओज युग्म राशि बल, (१०) ओज युग्म नवांश बल, (११) केन्द्रादिबल, (१२) द्रेष्काण बल।

दिक् बल

दिक् बल कहिये, दिशा* बल कहिये एक ही बात है।

(क) सूर्य और मंगल—इन दोनों में जो भी—दशम भाव मध्य पर हो उसे १ रूप बल प्राप्त होता है और यदि ये चतुर्थ भाव मध्य पर हों तो ० बल प्राप्त होता है। मध्य में अनुपात से निकालिये।

(ख) चन्द्रमा और शुक्र इन दोनों में जो भी चतुर्थ भाव मध्य पर हो या हों—उसे १ रूप बल प्राप्त होता है और दशम भाव मध्य पर ०। मध्य में अनुपात से निकालिये।

---

*प्रथम भाव मध्य को पूर्व, सप्तम भाव मध्य को पश्चिम, चतुर्थ भाव मध्य को उत्तर और दशम भाव मध्य को दक्षिण कहते हैं।

(ग) बुध और बृहस्पति प्रथमभाव (लग्न) मध्य पर हों तो इन्हें १ रूप बल प्राप्त होता है—यदि सप्तम भाव मध्य पर हों तो शून्य बल। मध्य में अनुपात से।

(घ) शनि यदि सप्तम भाव मध्य पर हो तो उसे १ रूप बल प्राप्त होता है—यदि प्रथम भाव मध्य पर हो तो शून्य बल। मध्य में कहीं हो तो अनुपात से निकालिये।

काल बल :

यह ९ प्रकार के बलों का सम्मिश्रण है। काल बल के अन्तर्गत जो ९ प्रकार के बल आते हैं—उन्हें नीचे बताते हैं—

(१) (क) सूर्य, बृहस्पति और शुक्र को—प्रत्येक को ठीक मध्याह्न के समय १ रूप (=६० षष्ट्यंश) बल प्राप्त है। ठीक मध्य रात्रि के समय, कुछ प्राप्त नहीं होता। मध्य काल में अनुपात से निकालना चाहिये।

(ख) चन्द्र, मंगल और शनि को—प्रत्येक को ठीक मध्यरात्रि के समय १ रूप (=६० षष्ट्यंश) बल प्राप्त होता है । ठीक मध्याह्न के समय ० बल प्राप्त होता है। मध्य काल में अनुपात से निकालना चाहिये ।

(ग) दिन रात के चाहे किसी भी काल में जन्म हो बुध को सदैव १ रूप बल मिलता है।

(२) (क) जब सूर्य और चन्द्रमा एक-दूसरे से ठीक १८०° अंश पर हों तब शुभ ग्रहों को ६० षष्ट्यंश बल प्राप्त होता है—जब दोनों (सूर्य और चन्द्र) बिल्कुल एक ही राशि एक ही अंश पर हों तो शुभ ग्रहों को ० बल मिलता है। मध्य में (सूर्य और चन्द्रमा का अन्तर ०° से १८०° तक हो) तो अनुपात से निकालना चाहिये।

चन्द्रमा, बुध, बृहस्पति और शुक्र शुभ ग्रह हैं। केशवी जातक का मत है कि पापयुत बुध को पाप ग्रह मानना। परन्तु कुछ अन्य आचार्य बुध को इस बल के लिये सदैव शुभ मानते हैं। हमारे विचार से बुध शुभ ग्रह ही है।

(ख) जब सूर्य और चन्द्रमा दोनों एक ही राशि, एक ही अंश पर हों तो क्रूर ग्रहों को ६० षष्ट्यंश बल प्राप्त होता है। यदि सूर्य और चन्द्र दोनों १८० अंश के अन्तर पर हों तो क्रूर ग्रहों को ० बल प्राप्त होता है। मध्य में (सूर्य और चन्द्रमा का अंतर ०°—१८०°—इस बीच में हों) तो अनुपात से निकलना चाहिये।

सूर्य, मंगल और शनि क्रूर ग्रह हैं।

इस बल को पक्ष बल कहते हैं। यह काल बल के अन्तर्गत है।

(ग) चन्द्रमा को जो 'पक्ष बल प्राप्त हो उसे दुगुना करना चाहिये।[1]

(३) (क) यदि दिन में जन्म है तो दिन मान (सूर्योदय से सूर्यास्त तक) के ३ भाग कीजिये। यदि प्रथम भाग में जन्म हुआ है तो बुध को एक रूप (६० षष्ट्यंश) बल मिलेगा। यदि दिनमान के द्वितीय भाग में जन्म हुआ है तो सूर्य को एक रूप बल प्राप्त होगा और दिनमान के अंतिम तृतीयांश में जन्म हुआ हो तो शनि को एक रूप बल मिलेगा।

(ख) यदि रात्रि में जन्म है तो रात्रिमान के ३ भाग कीजिये यदि रात्रि के प्रथम हिस्से में जन्म है तो चन्द्रमा को १ रूप बल प्राप्त होगा—यदि द्वितीय हिस्से में जन्म है तो शुक्र को १ रूप बल मिलेगा और यदि रात्रि के अन्तिम तीसरे हिस्से में जन्म है तो मंगल को १ रूप बल मिलेगा।

(ग) २४ घंटे में किसी भी समय जन्म हो बृहस्पति को सदैव १ रूप बल मिलता है।

(४) जब से सृष्टि आरंभ हुई है तब से ३६० दिन का १ वर्ष और ३०—३० दिन का एक महीना—इस प्रकार जन्म दिन तक हिसाब कर निकालिये कि जब जन्म हुआ—उस वर्ष के प्रथम दिन कौन-सा वार था।

---

१. चन्द्रमा को वक्र बल या चेष्टा बल प्राप्त नहीं होता क्योंकि चन्द्रमा सदैव मार्गी रहता है—इसलिये इसका पक्ष बल दुगुना किया जाता है।

उस वार का स्वामी ग्रह वर्षेश हुआ। वर्षेश जो भी ग्रह हो उसे १५ षष्ट्यंश बल प्राप्त होता है।*

(५) इसी प्रकार सृष्टि के प्रारंभ से ३०—३० दिन के प्रत्येक मास के हिसाब से—जन्म दिन किस मास में पड़ा—उस मास के प्रारंभिक दिन जो वार था, उस वार के स्वामी ग्रह को ३० षष्ट्यंश बल प्राप्त होता है।[1]

(६) जिस वार को जन्म हो—उस वार के स्वामी ग्रह को ४५ षष्ट्यंश बल प्राप्त होता है।

(७) जिस ग्रह के होरा में जन्म हो उस ग्रह के ६० षष्ट्यंश बल मिलता है। किसी भी दिन—किसी भी समय किस ग्रह की होरा है—यह निकालने के लिये देखिये हमारी लिखत—अंक विद्या, पृष्ठ ९८-१०१।

अयन बल :

(८) आकाशीय मध्य रेखा से कोई ग्रह उत्तर की ओर होता है तो उसकी उत्तर क्रांति होती है—जब दक्षिण की ओर होता है तो उसकी दक्षिण क्रांति होती है। जब ठीक मध्य रेखा पर होता है उसकी शून्य क्रांति होती है।

(क) सूर्य, मंगल, बृहस्पति, शुक्र को २४° उत्तर क्रांति पर १ रूप बल प्राप्त होता है। और २४° दक्षिण क्रांति पर शून्य बल। मध्य में अनुपात से निकालना चाहिये।

(ख) चन्द्रमा और शनि को २४° दक्षिण क्रांति पर १ रूप बल

---

१. सृष्टि के आरंभ से जन्म दिन तक कितने वर्ष (३६० दिन के) कितने मास (३० दिन के) व्यतीत हुए, यह निकालने के लिये देखिये सूर्य सिद्धान्त—प्रथम अध्याय श्लोक ४५-५१।

एक अन्य मत यह है कि इतना गणित करने की आवश्यकता नहीं है। जिस विक्रम संवत्सर में जन्म हुआ उस विक्रम संवत्सर के आरंभ के दिन जो वार हो—उस वार का स्वामी वर्षेश हुआ। इसी प्रकार जन्म मास के प्रारंभ के दिन जो वार हो उसका स्वामी मासेश हुआ।

प्राप्त होता है और २४° उत्तर क्रान्ति पर शून्य बल। मध्य में अनुपात से निकालिये।

(ग) बुध के विषय में विशेषता है इसकी क्रांति यदि ० हो तो इसे ३० षष्ट्यंश बल प्राप्त होगा और यदि यह ०° से २४° उत्तर क्रांति की ओर जावे तो क्रमशः बल बढ़ता जावेगा—२४° उत्तर क्रांति पर ६० षष्ट्यंश बल प्राप्त होगा। यदि बुध उत्तर की बजाय–०° क्रांति से दक्षिण की ओर जावे तो भी २४° दक्षिण क्रांति पर पहुंचने पर इसे १ रूप बल प्राप्त होता है। ०° से २४° इन क्रांतियों के बीच अनुपात से निकालना चाहिये।

(घ) सूर्य का जो अयन बल आवे उसे दुगुना करना चाहिये।[1]

युद्धबल :

(९) यह काल बल के अन्तर्गत नवां बल है सूर्य और चन्द्रमा के अतिरिक्त पांचों ग्रहों में—(मंगल, बुध, बृहस्पति, शुक्र और शनि में) यदि कोई से दो ग्रह एक ही राशि, एक ही अंश, एक ही कला में हो तो उन दोनों में युद्ध समझा जाता है। युद्ध बल निकालने का प्रकार श्रीपति पद्धति, केशवी जातक या पराशर होराशास्त्र में देखिये।[2] यहां विस्तार भय से नहीं दिया जाता है। थोड़ा निर्देश पृष्ठ ७१ की टिप्पणी में कर दिया गया है।

ऊपर जो १ से ९ तक—नौ प्रकार के बल दिये हैं उन्हें काल बल के अन्तर्गत समझना चाहिये। इनके संस्कृत नाम निम्नलिखित हैं :—

---

१. सूर्य सदैव मार्गी रहता है वक्री नहीं होता इस कारण इसे चेष्टा-बल या वक्र बल नहीं मिलता। इसलिये इसका अयन बल दुगुना कर दिया जाता है।

२ बहुत कम ऐसा होता है कि मंगल, बुध, बृहस्पति शुक्र, शनि इन पांचों में दो ग्रह एक ही राशि, एक ही अंश, एक ही कला में हों। तभी युद्ध बल निकालने की आवश्यकता होगी।

(१) नतोन्नत बल या दिवारात्रि बल, (२) पक्ष बल, (३) त्रिभाग बल, (४) अब्द बल, (५) मास बल, (६) वार बल, (७) होरा बल, (८) अयन बल, (९) युद्ध बल। बहुत-से लोग प्रथम सात बलों को ही काल बल कहते हैं। अयन बल और युद्ध बल को पृथक् मानते हैं।

चेष्टा बल :

अब चेष्टा बल किसे कहते हैं यह समझाते हैं। सूर्य और चन्द्र कभी वक्री नहीं होते बाकी मंगल, बुध, बृहस्पति, शुक्र और शनि कभी मार्गी होते हैं, कभी वक्री। इनकी 'गति' या चेष्टा के कारण इन्हें जो बल मिलता है उसे चेष्टा बल कहते हैं। यह बल निकालने के लिये मन्दोच्च, चेष्टा केन्द्र आदि निकालना पड़ता है—जिसके लिये बहुत गणित की आवश्यकता है यहाँ स्थानाभाव के कारण वह नहीं समझाया जा सकता। यहाँ कुछ स्थूल गणना बताई जाती है (क) यदि ग्रह वक्री हो तो ६० षष्ट्यंश, (ख) अनुवक्र[१] हो तो ३० षष्ट्यंश, (ग) विकल हो तो १५ षष्ट्यंश, (घ) समागम हो तो ३० षष्ट्यंश, (ङ) मन्द (गति बढ़ रही हो किन्तु मध्यम गति से कम हो) मार्गी गति हो तो १५ षष्ट्यंश (च) मन्दतर (गति कम हो रही हो किन्तु मध्यम गति से अधिक हो—मार्गी हो) हो तो ७॥ षष्ट्यंश (छ) शीघ्र हो (मार्गी गति कम हो रही हो किन्तु मध्यम गति से अधिक हो) तो ४५ षष्ट्यंश (ज) शीघ्रतर हो (मार्गी गति बढ़ रही हो और मध्यम गति से अधिक हो) तो ३० षष्ट्यंश बल प्राप्त होता है। यह स्थूल विचार है। सूक्ष्म बल गणित साध्य है।

नैसर्गिक बल

स्वभावतः कौन-सा ग्रह कितना बली है इसे नैसर्गिक बल कहते हैं। यह कभी नहीं बदलता।

सूर्य	६०.०० षष्ट्यंश
चन्द्र	५१.४३ „

१. अनुवक्र गति को ऋजुगति भी कहते हैं।

शुक्र	४२.८५	,,
बृहस्पति	३४.२८	,,
बुध	२५.७०	,,
मंगल	१७.१४	,,
शनि	८.५७	,,

दृक् बल

दृक् बल कहते हैं दृष्टि को। जिस ग्रह पर शुभ ग्रहों की दृष्टि होती है उसे शुभ दृष्ट कहते हैं। दृक् बल निकालने में जिस ग्रह की अन्य ग्रह पर दृष्टि होती है, उन दोनों का अन्तर (कितने अंश का फासला है) निकालकर गणितानुसार दृष्टि निकाली जाती है।*

*टिप्पणी—सूर्य,, चन्द्र, बुध, शुक्र की अपने से ३० अंश पर शून्य, ६० अंश पर चौथाई दृष्टि होती है : ९० अंश पर त्रिपाद, १२० अंश पर आधी, १५०° पर शून्य, १८० अंश पर पूर्ण २१०° पर त्रिपाद, २४० अंश पर आधी और २७० अंश पर चौथाई, ३०० अंश पर शून्य। मध्य में अनुपात से निकालना चाहिये। मंगल, बृहस्पति तथा शनि की कितने अंश पर कितनी दृष्टि होती है यह नीचे बताया जाता है।

	मंगल	बृहस्पति	शनि
३० अंश पर	शून्य	शून्य	शून्य
६० ,,	चौथाई	चौथाई	पूर्ण
९० ,,	पूर्ण	त्रिपाद	त्रिपाद
१२० ,,	आधी	पूर्ण	आधी
१५० ,,	शून्य	शून्य	शून्य
१८० ,,	पूर्ण	पूर्ण	पूर्ण
२१० ,,	पूर्ण	त्रिपाद	त्रिपाद
२४० ,,	आधी	पूर्ण	आधी
२७० ,,	चौथाई	चौथाई	पूर्ण
३०० ,,	शून्य	शून्य	शून्य

बीच के किसी अंश पर कितनी दृष्टि है यह त्रैराशिक से निकालना चाहिये।

यदि किसी ग्रह पर पापों ग्रहों की दृष्टि हो तो उसे पाप-दृष्ट कहते हैं। पाप दृष्टि भी उपर्युक्त प्रकार से गणित कर निकाली जाती है। जातक-पद्धति आदि में दृष्टि की सारणियां दी हुई रहती हैं।

यदि शुभ दृष्टि अधिक हो तो पाप दृष्टि को उसमें से घटाकर जो शेष बचे उसे पूर्व के स्थान बल, काल बल आदि के सम्मिलित योग में जोड़ देना चाहिये। किन्तु यदि पाप दृष्टि अधिक हो तो इसमें से शुभ दृष्टि को घटाकर जो शेष बचे वह स्थान बल, काल बल आदि के सम्मिलित योग में से घटा देनी चाहिये। जो शेष बचे षड्बलपिंड या छः प्रकार के बलों का योग कहलाता है।

ग्रहों का बल कैसे निकाला जाता है इसका कुछ परिचय करा देने के बाद भाव बल निकालना बताते हैं।

भाव बल

भाव बल ३ बलों का सम्मिश्रण कर निकाला जाता है—

(१) भावेश बल,

(२) भाव दिक्बल तथा

(३) शुभ दृष्टि बल।

भाव के स्वामी के बल को भावेश बल कहते हैं।

भावदिक् बल

(क) मिथुन, कन्या, तुला कुंभ तथा धन का पूर्वार्द्ध द्विपद राशियां हैं। यह यदि लग्न में हो तो एक रूप बल प्राप्त होता है। सप्तम में हो तो शून्य मध्य, में किसी भाव में हो तो अनुपात से ।

(ख) मेष, वृषभ, सिंह तथा धनु का उत्तरार्द्ध और मकर का पूर्वार्द्ध चतुष्पाद राशियां हैं। यदि यह दशम में हों तो एक रूप बल प्राप्त होता

है। यदि चतुर्थ में हों तो शून्य। बीच के किसी भाव में हो तो त्रैराशिक से निकालिये।

(ग) कर्क और वृश्चिक कीट राशियाँ हैं। यदि यह सप्तम में हों तो एक रूप बल प्राप्त होता है। लग्न में हों तो शून्य। मध्य के किसी भाव में हो तो त्रैराशिक से निकालिये।

(घ) मीन और मकर का पश्चिमार्द्ध जलराशियाँ है। यह चतुर्थ में हों तो तो इन्हें १ रूप बल प्राप्त होता है। दशम में शून्य। मध्य में अनुपात से।

शुभाशुभ दृष्टिबल

भाव पर शुभ दृष्टि अधिक हो तो उसमें से अशुभ दृष्टि कम करके, जो शेष बचे उसे भावेश बल तथा भाव दिक्‌बल में जोड़ने से भावेश बल होता है।

यदि भाव पर अशुभ दृष्टि अधिक है तो अशुभ दृष्टि में से शुभ दृष्टि घटाकर जो शेष बचे उसे भावेश बल* तथा भाव दिक् बल के योग में से घटाने से भावबल निकलता है।

भाव पर शुभाशुभ दृष्टि कैसे निकाली जाती है यह विस्तृत विषय है। जातक पद्धति आदि से समझना चाहिये।√

ऊपर जो ग्रह बल और भाव बल के विषय में कुछ रूप रेखा मात्र दिखाई गई है वह केवल परिचय मात्र है। फल दीपिका के चतुर्थ अध्याय में मंत्रेश्वर ने यही विषय बतलाया है। अब नीचे फलदीपिका के श्लोकों का भावार्थ बताया जाता है :—

---

*जो ग्रह भाव का स्वामी हो।

√ग्रहों का षड्बल तथा भाव बल का विस्तृत परिचय प्राप्त करने के लिये देखिये (१) केशवी जातक, (२) श्रीपति पद्धति तथा वटश्रेणि भूदेव प्रणीत जातक-पद्धति।

वीर्यं षड्विधमाह कालजबलं चेष्टाबलं स्वोच्चजं
दिग्वीर्यं त्वयनोद्भवं त्विविधकं स्थानोद्भवं च क्रमात् ।
निश्यारेन्दुसिताः परे हिवि सदा ज्ञः शुक्लपक्षे शुभाः
कृष्णेऽन्ये च निजाब्दमासदिनहोरास्वर्द्धांघ्रिवृद्धया क्रमात् ॥१॥

ग्रह का बल छः प्र कार का होता है काल बल, चेष्टाबल, उच्च बल, दिक् बल, अयन बल और स्थान बल। मंगल चन्द्रमा और शुक्र रात्रि में बलवान् होते हैं—अन्य ग्रह दिन में। बुध रात्रि हो या दिन सदैव बलवान् समझा जाता है। शुक्ल पक्ष में शुभ ग्रह बलवान् होते हैं—अन्य ग्रह कृष्ण पक्ष में। अब्द पति को चौथाई रूप बल प्राप्त होता है। मास पति (जो ग्रह मास का स्वामी हो) को आधा रूप बल मिलता है। दिन पति (जन्म के दिन जिस ग्रह का वार हो) को $\frac{3}{4}$ रूप तथा जन्म के समय जिस ग्रह की होरा हो उसे १ रूप बल मिलता है॥ १ ॥

राकाचन्द्रस्य चेष्टाबलमुदगयने भास्वतो वक्रगानां
युद्धे चोदक्स्थितानां स्फुटबहुलरुचां स्वोच्चवीर्यं स्वतुङ्गे ।
दिग्वीर्यं खेऽर्कभौमौ सुहृदि शशिसितौ विद्गुरू लग्नगौ चे-
न्मन्देऽस्ते याम्यमार्गे बुधशनिशशिनोऽन्येऽप्यनाख्ये परस्मिन् ॥२॥

चन्द्रमा को पूर्णिमा के दिन पूर्ण चेष्टाबल प्राप्त होता है। सूर्य को उत्तर अयन में चेष्टाबल मिलता है। अन्य ग्रह जब वक्री होते हैं तब उन्हें चेष्टा बल प्राप्त होता है। ग्रहों के युद्ध में जो अस्त न हो और जो उत्तर की ओर हो उसे विजयी समझना चाहिये। जब ग्रह अपने परमोच्च स्थान (अंश) पर हो तब उसे पूर्ण उच्च बली समझना चाहिये।

अब दिक् बल बताते हैं। दशम में सूर्य और मंगल बली होते हैं। चन्द्रमा और शुक्र चतुर्थ में बली होते हैं। बुध और बृहस्पति लग्न में बली होते हैं। शनि सप्तम में।

अब अयन बल बताते हैं। शनि बुध और चन्द्र दक्षिण अयन में बलवान् होते हैं। अन्य ग्रह उत्तर अयन में ॥ २ ॥

स्वोच्चस्वर्क्षसुहृद्गृहेषु बलिनः षट्सु स्ववर्गेषु वा
प्रोक्तं स्थानबलं चतुष्टयमुखात्पूर्णार्द्धपादाः क्रमात् ।
मध्याद्यन्तकषण्डमर्त्यवनिताः खेटा बलिष्ठाः क्रमात्
मन्दारज्ञगुरूशनोब्जरवयो नैजे बले वर्द्धनाः ॥३॥

ग्रह को अपनी उच्च, स्व (अपनी) या मित्र राशि या छः वर्गों में स्थित होने के कारण जो बल प्राप्त होता है उसे स्थान बल कहते हैं।

ग्रह यदि केन्द्र में हो तो एक रूप बल मिलता है, पणफर में हो तो आधा रूप और यदि आपोक्लिम में हो तो चौथाई रूप बल मिलता है।

नपुंसक ग्रह राशि के मध्यम में (११° से २०°) पुरुष ग्रह राशि के प्रथम भाग (१° से १०° तक) में, तथा स्त्रीग्रह अंतिम भाग (२१° से ३०° तक) बली होते हैं।

नैसर्गिक बल में शनि, मंगल, बुध, गुरु, शुक्र, चन्द्र तथा सूर्य क्रमशः अधिकाधिक बली होते हैं। अर्थात् शनि से बली मंगल, मंगल से बली बुध इत्यादि ॥ ३ ॥

वक्रं गतो रुचिररश्मिसमहपूर्णो
नीचारिभांशसहितोऽपि भवेत्स खेटः ।
वीर्यान्वितस्तुहिनरश्मिररिबोच्चमित्र-
स्वक्षेत्रगोऽपि विबलो हतदीधितिश्चेत् ॥ ४ ॥

चाहे ग्रह अपनी नीच राशि या नीच अंश (नवांश) में भी हो यदि वह वक्री है और सुन्दर किरण समूहों से पूर्ण है (अर्थात् अस्त नहीं है) तो बली समझा जाता है। चन्द्रमा की तरह—ग्रह चाहे वह उच्च राशि स्वराशि और मित्रराशि में भी क्यों न हो—यदि उसकी किरणें मर गई हों (सूर्य के समीप होने के कारण) तो वह निर्बल होता है। भावार्थ यह है कि चाहे वृष या कर्क का ही चन्द्रमा क्यों न हो यदि वह अमावास्या का चन्द्र हो तो निर्बल है और चाहे वृश्चिक का ही चन्द्रमा क्यों न हो यदि पूर्णिमा तिथि है तो वह बली है। यह सिद्धान्त अन्य ग्रहों पर भी लागू करना चाहिये ॥ ४ ॥

तुङ्गस्था बलिनोऽखिलाश्च शशिनः श्लाघ्यं हि पक्षोद्भवं
भानोर्दिग्बलमाह वक्रगमने ताराग्रहाणां बलम् ।
कर्क्युक्षाजघटालिगोहिरबलान्त्योक्षाद्विशपाश्चात्यगः
केतुस्तत्परिवेषचन्वसु बली चेन्द्वर्कयोगो निशि ॥ ५ ॥

सब ग्रह तुंगी (उच्च) होने से बली होते हैं। चन्द्रमा के पक्ष-बल को विशेष महत्त्व देना चाहिये। सूर्य के दिग्बल को मुख्यता है और अन्य ग्रहों के वक्र बल की।

राहु, कर्क, वृषभ, मेष, कुंभ और वृश्चिक में तथा केतु, मीन कन्या वृषभ और धनु के उत्तरार्द्ध में और परिवेष तथा इन्द्रचाप में बलवान् होते हैं यदि रात्रि का समय हो और सूर्य तथा चन्द्र का योग हो (अर्थात् सूर्य चन्द्र एक राशि में हों)।

रूपं मानुषभेऽलिभेऽङ्घ्रिरपरेऽब्दं बलं स्यात्तनोः
तुल्यं स्वामिबलेन चोपचयगे नाथेऽतिवीर्योत्कटम् ।
स्वामीज्यज्ञयुतेक्षिते कवियुते चान्यैरयुक्तेक्षिते
शर्वर्यां त्रिशि राशयोऽहनि परे वीर्यान्विताः कीर्तिताः ॥६॥

यदि प्रथम भाव (लग्न) में मनुष्य राशि हो तो एक रूप बल मिलता है। यदि लग्न में वृश्चिक हो तो $\frac{१}{४}$ रूप बल मिलता है। और कोई राशि लग्न में हो तो $\frac{१}{२}$ रूप बल प्राप्त होता है । लग्न को वही बल प्राप्त होता है जो उसके स्वामी लग्नेश का बल है। यदि लग्नेश उपचय में हों तो लग्न को बहुत बली समझना चाहिये। यदि लग्न शुक्र से युत हो अपने स्वामी बुध या बृहस्पति से युत हो या अपने स्वामी बुध या बृहस्पति से दृष्ट हो और अन्य ग्रहों से युत वीक्षित न हो—तो भी लग्न को बलवान् समझना चाहिये। भावार्थ यह है कि शुक्र से युत होने को महत्त्व है—शुक्र की दृष्टि का उतना महत्त्व नहीं किन्तु लग्नेश बुध, बृहस्पति—इनकी युति हो या दृष्टि हो—दोनों बली बनाती हैं।

दिवा बली राशियाँ दिन में बली होती हैं। रात्रि बली राशियाँ रात्रि में बली होती हैं ॥ ६ ॥

---

(१) सूर्य स्पष्ट (राशि, कला, विकला में ४ रा. १३ अं. २० कला जोड़िये। जो योग आवे वह 'धूम हुआ।

(२) १२ राशि अर्थात् १२ रा. ० अ. ० क. ० वि. ० में से 'धूम घटाइये जो बचे वह 'व्यतीपात हुआ।

(३) व्यतीपात की राशि, अंश कला विकला में ६ राशि अर्थात् ६-०-० जोड़िये यह परिवेप हुआ।

(४) १२ राशि अर्थात् १२ रा. ० अं. ० क ० वि. में से परिवेष घटाइये यह इन्द्र चाप हुआ।

उदाहरण के लिये किसी के जन्म समय का स्पष्ट सूर्य ७-२६-११-३८ है।

(१) स्पष्ट सूर्य	७-२६-११-३८
	+ ४-१३-२०
	०- ९-३१-३८ धूम
(२)	१२- ०- ०- ०
	— ० - ९-३१-३८
	११-२०-२८-२२ व्यतीपात

स्वोच्चे पूर्णं स्वत्रिकोणे त्रिपादं स्वक्षेत्रस्थं मित्रभे पादमव ।
द्विट्क्षेत्रेऽल्पं नीचगेऽस्तं गतेऽपि क्षेत्रं वीर्यं निष्फलं स्याद् ग्रहानाम् ॥

यदि ग्रह अपनी उच्च राशि में हो तो उसे १ रूप बल प्राप्त होता है, यदि मूल त्रिकोण राशि में हो तो ३।४ रूप स्वराशि में १।२ रूप, मित्र राशि में १।४। शत्रु राशि में बहुत कम बल मिलता है। यदि ग्रह नीच राशि में हो या अस्त हो तो उसे कुछ बल नहीं मिलता ॥ ७ ॥

केन्द्रे ग्रहाणामुदितं बलं यत्सुखे नभस्यस्तगृहे विलग्ने ।
उपर्युपर्युक्तपदक्रमेण बलाभिवृद्धि हि विकल्पयन्ति ॥८॥

चारों केन्द्रों में किसका कितना महत्त्व है यह बतलाते हैं। लग्न में पूर्ण बली, सप्तम में ३।४, दशम में १।२ और चतुर्थ में १।४ ॥ ८ ॥

अब किस दृष्टि को क्या महत्त्व देना यह समझाते हैं :—

श्रेष्ठेति सा सप्तमदृष्टिरेव सर्वत्र वाच्या न तथाऽन्यदृष्टिः ।
योगादिषु न्यूनफलप्रदेति विशेषदृष्टिर्न तु कैश्चिदुक्ता ॥ ९ ॥

सर्वत्र सप्तम दृष्टि को ही श्रेष्ठ समझना चाहिये। अन्य दृष्टि (नवम, पंचम आदि) का वह प्रभाव नहीं है। किन्तु कुछ अन्य आचार्यों का मत

---

(३)

```
   ११-२०-२८-२२
 —  ६- ०- ०- ०
 ______________
    ५-२०-२८-२२ परिवेष
```

(४)

```
   १२- ०- ०- ०
 —  ५-२०-२८-२२
 ______________
    ६- ९-३१-३८ इन्द्रचाप
```

है कि जहाँ 'योग का विचार करना हो वहां गुरु की नवम पचम (विशेष दृष्टि) मंगल की चतुर्थ, अष्टम (विशेष दृष्टि) तथा शनि की तृतीय, दशम (विशेष दृष्टि) भी सप्तम की भाँति ही पूर्ण फल देने वाली होती है ॥ ९ ॥

ग्रहों की मित्रता या शत्रुता दो प्रकार की होती हैं—नैसर्गिक तथा तात्कालिक—इनमें किसको क्या महत्त्व देना यह बतलाते हैं :—

नैसर्गिकं शत्रुसुहृत्त्वमेव भवेत्प्रमाणं फलकारि सम्यक् ।
तात्कालिकं कार्यवशेन वाच्यं तच्छत्रुमित्रत्वमनित्यमेव ॥१०॥

ग्रहों की नैसर्गिक या स्वाभाविक मित्रता, शत्रुता आदि ही विशेष फल देने वाली होती है—तात्कालिक शत्रुता, मित्रता कार्यवश[1] कहनी चाहिये—वह स्थायी नहीं होती ।

(जो ग्रह नैसर्गिक शत्रु हैं—वह एक की महादशा एक की अन्तर्दशा होने पर अच्छा फल नहीं दिखाते । लग्न का शत्रु, या जिस भाव का विचार करना है उस भावेश का शत्रु भी अपनी दशा अन्तर्दशा में अपने शत्रु के भाव को बिगाड़ता है—यह सब विचार करना चाहिये ।)

निःशेषदोषहरणे शुभवर्द्धने च
वीर्यं गुरोरधिकमस्त्यखिलग्रहेभ्यः ।
तद्वीर्यपादबलशक्तिभृतौ ज्ञशुक्रौ
चान्द्रं बलं तु निखिलग्रहवीर्यबीजम् ॥ ११॥

---

१. मूल संस्कृत श्लोक में 'कार्यवश शब्द आया है । यद्यपि फलदीपिका जातक का ग्रंथ है—प्रश्न का नहीं, तथापि प्रश्न कुंडली में 'कार्य' होगा या नहीं—इसमें तात्कालिक संबंध देखना ।

सब दोषों को दूर करने में और शुभ फल को बढ़ाने में बृहस्पति सबसे अधिक शक्तिशाली है। जितनी शुभता की सामर्थ्य बृहस्पति की है उसकी आधी शुक्र की समझनी चाहिये और शुक्र से आधी सामर्थ्य बुध की। लेकिन चन्द्रमा का बल सब ग्रहों की सामर्थ्य का बीज (मूल) है।

चन्द्रक्रियादि

अब चन्द्रक्रिया, चन्द्र अवस्था तथा चन्द्रवेला कैसे निकालना और उनका क्या फल है यह बताते हैं। जन्मकुंडली विचार, प्रश्न कुंडली विचार तथा मुहूर्त विचार तीनों में चन्द्र क्रिया, चन्द्र अवस्था तथा चन्द्रवेला का विचार करें। चन्द्र क्रिया कुल ६० होती हैं। चन्द्र अवस्था १२ तथा चन्द्र वेला ३६।

जन्मर्क्षविघटी नीतैर्व्वानाङ्कैर्नन्दयैर्भजेत्।
लब्धाश्चन्द्रक्रियावस्थावेलाख्यास्तत्फलं क्रमात् ।।१२।।

यह देखिये कि किस नक्षत्र में जन्म है या प्रश्न या मुहूर्त के समय कौन-सा नक्षत्र है। जितने घड़ी और पल व्यतीत हो चुके हों—उनके पल बना लीजिये :—

(१) चन्द्रक्रिया—इन पलों में ६० का भाग दीजिये—जो भजनफल आवे उसका फल नीचे १३-१५ श्लोकों में बताया है।

(२) जन्म मुहूर्त या प्रश्न के समय जितना नक्षत्र बीत चुका है—उसकी पल बना लीजिये। ३०० का भाग दीजिये। जो लब्धि या भजनफल आया वह चन्द्र-अवस्था हुई। प्रत्येक का फल नीचे १६वें श्लोक में बताया गया है।

(३) जन्म, प्रश्न या मुहूर्त के समय जितने घड़ी, पल बीत चुके हैं—उनके पल बनाकर १०० का भाग दीजिये। जो लब्धि या भजनफल आवे वह चन्द्रवेला हुई। प्रत्येक चन्द्र वेला का फल आगे श्लोक १७-१९ में बताया है।

चन्द्रक्रिया फल

स्थानाद्भ्रष्टस्तपस्वी परयुवतिरतो द्यूतकृद्धस्तिमुख्या-
रूढः सिंहासनस्थो नरपतिररिहा दण्डनेता गुणी च ।
निष्प्राणश्छिन्नमूर्द्धा क्षतकरचरणो बन्धनस्थो विनष्टो
राजा वेदानधीते स्वपिति सुचरितः संस्मृतो धर्मकर्ता ॥१३॥
सद्वंश्यो निधिसंगतः श्रुतकुलो व्याख्यापरः शत्रुहा
रोगी शत्रुजितः स्वदेशचलितो भृत्यो विनष्टार्थकः ।
अस्थानी च सुमन्त्रकः परमहीभर्ता सभार्यो गज-
त्रस्तः संयुगभीतिमानतिभयो लीनोन्नदाताग्निगः ॥१४॥
क्षुद्बाधासहितोऽन्नमत्ति विचरन्मांसानोऽस्त्रक्षतः
सोद्वाहो धृतकन्दुको विहरति द्यूतैर्नृपो दुःखितः ।
शय्यास्थो रिपुसेवितश्च ससुहृद्रोगी च भार्यान्वितो
मिष्टाशी च पयः पिबन् सुकृतकृत् स्वस्थस्तथास्ते सुखम् ॥१५॥

(१) स्थान भ्रष्ट, (२) तपस्वी, (३) दूसरे की युवती में रत, (४) जुआ खेलने वाला, (५) मुख्य हाथी पर चढ़ा हुआ, (६) सिंहासन पर बैठा हुआ, (७) राजा, (८) शत्रुओं का नाश करने वाला, (९) सेनापति या फौजदार, (१०) गुणी ।

(११) निष्प्राण (निःशक्त या मरा हुआ), (१२) जिसका सिर कटा हुआ है, (१३) जिसके हाथ और पैर में चोट लगी हुई है, (१४) गिरफ्तार (बन्धन में), (१५) विनष्ट, (१६) राजा, (१७) वेदों को पढ़ता है, (१८) सोता है, (१९) सच्चरित्र, (२०) धर्माचरण करने वाला ।

(२१) अच्छे वंश (कुल) का (२२) खज़ाना प्राप्त करने वाला,

(२३) प्रसिद्ध या विद्वान् कुल का, (२४) व्याख्या करने वाला, (२५) शत्रुओं का नाश करने वाला, (२६) रोगी (२७) शत्रुओं से हराया हुआ, (२८) जिसने अपना देश छोड़ दिया है, (२९) नौकर, (३०) जिसका धन नष्ट हो गया है।

(३१) राजसभा में रहने वाला, (३२) अच्छा मंत्री या विचार देने वाला, (३३) दूसरे की पृथ्वी का स्वामी, (३४) पत्नी सहित, (३५) हाथी से डरा हुआ, (३६) डरपोक, (३७) बहुत डरा हुआ, (३८) छिपकर रहने वाला, (३९) जो दूसरों को अन्न देता हो, (४०) अग्नि में पड़ा हुआ।

(४१) भूखा, (४२) अन्न खाता हुआ, (४३) भ्रमण करने वाला, (४४) मांस खाने वाला, (४५) अस्त्र से जिसको घाव लगा है, (४६) विवाहित, (४७) जिसके हाथ में गेंद है, (४८) जुआ खेलने वाला, (४९) राजा, (५०) दुःखित।

(५१) शय्या में लेटा हुआ, (५२) जिसकी सेवा शत्रु करें, (५३) मित्र सहित, (५४) योगी, (५५) भार्या सहित, (५६) मिठाई खाने वाला, (५७) दूध पीने वाला, (५८) अच्छे कर्म करने वाला, (५९) स्वस्थ, (६०) सुखी ॥ १३-१५ ॥

चन्द्र-अवस्था फल

आत्मस्थानात्प्रवासो महितनृपहितो दासता प्राणहानि-
र्भूपालत्वं स्ववंशोचितगुणनिरतो रोग आस्थानवत्त्वम् ।
भीतिः क्षुद्बाधितत्वं युवतिपरिणयो रम्यशय्यानुषक्ति-
र्मृष्टाशित्वं च गीता इति नियमवशात्सद्भिरिन्दोरवस्था ॥१६॥

(१) अपने घर से बाहर गया हुआ, (२) किसी बड़े राजा का कृपा पात्र, (३) दासता से प्राण हानि, (४) भूपालत्व (राजत्व), (५) अपने कुलोचित गुणों से युक्त, (६) रोग, (७) राज दरबार में होना, (८) भय, (९) भूख से व्याकुल (१०) युवती से विवाह, (११) सुन्दर शय्या में आराम की इच्छा, (१२) उत्तम भोजन करने वाला ॥ १६ ॥

चन्द्रवेला-फल

मूर्द्धामयो मुदितता यजनं सुखस्थो
नेत्रामयः सुखितता वनिताविहारः ।
उग्रज्वरः कनकभूषणमश्रुमोक्षः
क्ष्वेला नं निधुवनं जठरस्य रोगः ॥ १७ ॥

क्रीडा जले हसनचित्रविलेखने च
क्रोधश्च नृत्तकरणं घृतभुक्तिनिद्रे ।
दानक्रिया दशनरुक् कलहः प्रयाण-
मुन्मत्तता च सलिलाप्लवनं विरोधः ॥ १८ ॥

स्वेच छारनानं क्षुद्भयं शास्त्रलाभं स्वैर गोष्ठी योधनं पुण्यकर्म ।
पापा चारः क्रूरक र्मा प्रहर्षं प्राज्ञैरेवं चन्द्रवेला प्रविष्टा ॥ १९ ॥

३६ चन्द्र वेलाओं का फल निम्नलिखित है :—

(१) सिरदर्द, (२) प्रसन्नता, (३) यज्ञ करना, (४) सुखी या सुखपूर्वक बैठा हुआ, (५) नेत्र रोग, (६) सुखी होना, (७) स्त्रियों से विहार, (८) तीव्र ज्वर, (९) सोने के आभूषण, (१०) नेत्रों से आंसू बहाते हुए, (११) जहर खाना, (१२) संभोग करना ।

(१३) पेट का रोग, (१४) जल में क्रीड़ा करना, हंसना, चित्रकला करना, (१५) क्रोध, (१६) नृत्य करना, (१७) घी खाना, (१८) सोना (निद्रा), (१९) दान देना, (२०) दांत का रोग, (२१) कलह (झगड़ा), (२२) यात्रा करना, (२३) उन्मत्तता, (नशा या पागलपन), (२४) पानी में तैरना ।

(२५) विरोध, (२६) अपनी इच्छा से स्नान करना, (२७) भूख, (२८) भय, (२९) शास्त्राध्ययन, (३०) अपनी मनमानी करने वाला, (३१) गोष्ठी (दोस्तों के साथ गपशप), (३२) युद्ध करना, (३३) पुण्य कर्म, (३४) पापाचार, (३४) क्रूर कर्म करने वाला, (३६) हर्ष ॥१९॥

चन्द्र क्रिया देखने के लिये एक नक्षत्र के ६० भाग

१३ अंश २० कला एक नक्षत्र का मान होता है। प्रत्येक भाग १३ कला, २० विकला का होता है।

	अंश कला विकला		अं. क. वि.		अं. क. वि.		अं. क. वि.
(१)	०-१३-२०	(१६)	३-३३-२०	(३१)	६-५३-२०	(४६)	१०-१३-२०
(२)	०-२६-४०	(१७)	३-४६-४०	(३२)	७- ६-४०	(४७)	१०-२६-४०
(३)	०-४०- ०	(१८)	४- ०- ०	(३३)	७-२०- ०	(४८)	१०-४०- ०
(४)	०-५३-२०	(१९)	४-१३-२०	(३४)	७-३३-२०	(४९)	१०-५३-२०
(५)	१- ६-४०	(२०)	४-२६-४०	(३५)	७-४६-४०	(५०)	११- ६-४०
(६)	१-२०- ०	(२१)	४-४०- ०	(३६)	८- ०- ०	(५१)	११-२०- ०
(७)	१-३३-२०	(२२)	४-५३-२०	(३७)	८-१३-२०	(५२)	११-३३-२०
(८)	१-४६-४०	(२३)	५- ६-४०	(३८)	८-२६-४०	(५३)	११-४६-४०
(९)	२- ०- ०	(२४)	५-२०- ०	(३९)	८-४०- ०	(५४)	१२- ०- ०
(१०)	२-१३-२०	(२५)	५-३३-२०	(४०)	८-५३-२०	(५५)	१२-१३-२०
(११)	२-२६-४०	(२६)	५-४६-४०	(४१)	९- ६-४०	(५६)	१२-२६-४०
(१२)	२-४०- ०	(२७)	६- ०- ०	(४२)	९-२०- ०	(५७)	१२-४०- ०
(१३)	२-५३-२०	(२८)	६-१३-२०	(४३)	९-३३-२०	(५८)	१२-५३-२०
(१४)	३- ६-४०	(२८)	६-२६-४०	(४४)	९-४६-४०	(५९)	१३- ६-४०
(१५)	३-२०- ०	(३०)	६-४०- ०	(४५)	१०-०- ०	(६०)	१३- २०-०

उदाहरण के लिये किसी का चन्द्र स्पष्ट ११-२०-३७-२१ है तो रेवती नक्षत्र का मान ११-१६-४० से १२-०-० तक होने से

स्पष्ट चन्द्र	११-२०-३७-२१
रेवती नक्षत्र का प्रारंभ	११-१६-४०- ०
गत रेवती नक्षत्र	३-५७-२१

अब ऊपर की सारिणी (टेबिल) देखने से विदित हुआ कि ३-४६-४० पर १७वां भाग व्यतीत हो गया। १८वां भाग ४-०-० पर समाप्त होता है। इस कारण १७ भाग गत होने से १७वें भाग का चन्द्र क्रिया का फल हुआ जो वेदों को पढ़ता है। अर्थात् ऐसा व्यक्ति विद्वान् होता है ।

चन्द्र-अवस्था देखने के लिये एक नक्षत्र के १२ भाग किये १३ अंश, २० कला एक नक्षत्र का मान होता है। एक भाग का मान १-६-४० हुआ ।

अं. क. वि.	अं. क. वि.	अं. क. वि.
(१) १- ६-४०	(५) ५-३३-२०	(९) १०- ०- ०
(२) २-१३-२०	(६) ६-४०- ०	(१०) ११- ६-४०
(३) ३-२०- ०	(७) ७-४६-४०	(११) १२-१३-२०
(४) ४-२६-४०	(८) ८-५३-२०	(१२) १३-२०- ०

उदाहरण के लिये गत रेवती नक्षत्र ३°-५७′-२१″ है (गत नक्षत्र का मान कैसे निकालना हैं यह चन्द्र क्रिया के उदाहरण में ऊपर बतलया गया है) ।

(३) भाग ३°-२०″-०″ पर समाप्त होता है। (४) भाग ४°२६′४० पर समाप्त होगा। इस प्रकार ४ थे भाग का फल हुआ भूपालत्व अर्थात् सम्मान। चन्द्र वेला देखने के लिए एक नक्षत्र को ३६ भागों में विभाजित किया। एक नक्षत्र का मान १३°-२०′ होता है। प्रत्येक भाग का मान २२ कला. १३ विकला २० प्रतिविकला हुआ।

चन्द्र वेला देखने के लिये एक नक्षत्र को ३६ भागों में विभाजित किया। एक नक्षत्र का मान १३°-२०′ होता है। प्रत्येक भाग का मान ०-२२ कला, १३ विकला २० प्रतिविकला हुआ।

चन्द्र वेला सारिणी

	अ. क. वि. प्र.वि.		अं. क. वि. प्र.वि.		अं. क. वि. प्र.वि.
(१)	०-२२-१३-२०	(१३)	४-४८-५३-२०	(२५)	९-१५-३३-२०
(२)	०-४४-२६-४०	(१४)	५-११- ६-४०	(२६)	९-३७-४६-४०
(३)	१- ६-४०- ०	(१५)	५-३३-२०- ०	(२७)	१०- ०- ०- ०
(४)	१-२८-५३-२०	(१६)	५-५५-३३-२०	(२८)	१०-२२-१३-२०
(५)	१-५१- ६-४०	(१७)	६-१७-४६-४०	(२९)	१०-४४-२६-४०
(६)	२-१३-२०- ०	(१८)	६-४०- ०- ०	(३०)	११- ६-४०- ०
(७)	२-३५-३३-२०	(१९)	७- २-१३-२०	(३१)	११-२८-५३-२०
(८)	२-५७-४६-४०	(२०)	७-२४-२६-४०	(३२)	११-५१- ६-४०
(९)	३-२०- ०- ०	(२१)	७-४६-४०- ०	(३३)	१२-१३-२०- ०
(१०)	३-४२-१३-२०	(२२)	८- ८-५३-२०	(३४)	१२-३५-३३-२०
(११)	४- ४-२६-४०	(२३)	८-३१- ६-४०	(३५)	१२-५७-४६-४०
(१२)	४-२६-४०- ०	(२४)	८-५३-२०- ०	(३६)	१३-२०- ०- ०

उदाहरण के लिये गत रेवती नक्षत्र ३ अं. ५७ क. २१ वि. है। (देखिये पृष्ठ ९५)। भाग (१०) ३-४२-१३-२० पर समाप्त होता है। भाग (११) ४-४-२६-४० पर समाप्त होता है। इस कारण गत भाग (१०) हुआ। इसका फल 'आंसू बहाते हुए' दिया गया है। अर्थात् ऐसा जातक दुःखी रहेगा।

जातके च मुहूर्ते च प्रश्ने चन्द्रक्रियादयः।
सम्यक् फलप्रदास्तस्माद्विशेषेण विचिन्तयेत्॥ २०॥

जन्म कुंडली, मुहूर्त तथा प्रश्न कुंडली में चन्द्रक्रिया आदि का फल बहुत मिलता है इसलिये इनका विशेष विचार करें॥ २०॥

पक्षोद्भवं हिमकरस्य विशेष्शमाहुः
स्थानोद्भवं तु बलमभ्यधिकं परेषाम् ।
तत्संप्रयुक्तमितरैरधिकाधिकं स्या-
दन्यानि तेन सदृशानि बहूनि ते स्युः ।। २१ ।।

चन्द्रमा के पक्षबल को विशिष्ट (विशेष महत्त्व का) कहा है। अन्य ग्रहों के स्थान बल को विशेष महत्त्व देना चाहिये।

वैसे कई प्रकार के बलों के योग से—षड् बल पिंड में ग्रहों के षड्बलों का योग—किसी का किसी से अधिक हो जाता है क्योंकि कई प्रकार के बलों में कोई किसी प्रकार के बल में अधिक होता है, कोई किसी अन्य प्रकार के बल में।

बलपिंड

साद्धानि षशतीक्ष्णकरो बलीयान् चन्द्रस्तु षशपञ्च वसुन्धराजः
सप्तेन्दुसूनो रविवद्गुरोस्तु साद्धानि पञ्चाथ सितो बली स्यात्।।२२।।

अब यह बात बताते हैं कि कितने 'रूप' बल प्राप्त होने पर ग्रह को बली कहना।

सूर्य को यदि ६।। रूप बल प्राप्त हों तो वह बली कहलाता है। चन्द्रमा ६ रूप बल मिलने से बली और मंगल ५ रूप बल प्राप्त करने से ही बली समझा जाता है। इसी प्रकार बुध को ७ रूप, बृहस्पति को ६।। और शुक्र को ५।। रूप बल प्राप्त होने से वह बली कहलाता है ।। २२ ।।

मन्दस्तु पञ्चैव हि षड्बलानां संयोग एवापरथान्यथा स्युः ।
एवं ग्रहाणां स्वबलाबलानि विचिन्त्य सम्यक्कथयेत्फलानि ।।२३।।

शनि को यदि ५ रूप बल भी प्राप्त हो तो वह बली कहलाता है। यदि किसी ग्रह का षड्बल पिंड ऊपर बतायी गई संख्या से कम हो तो वह निर्बल समझा जावेगा। इस प्रकार किस ग्रह का कितना बल है यह अच्छी तरह विचार कर फलादेश करना चाहिये ।। २३ ।।

ग्रहों को षड्बल पिंड में—प्रत्येक को कितने रूप प्राप्त होने से वह बली समझा जाना चाहिये यह बता चुके हैं। अब अन्य शास्त्रों के आधार पर यह बताया जाता है कि (१) स्थान, (२) दिक्, (३) चेष्टा, (४) काल और (५) और अयन—इन पांच प्रकार के बलों में प्रत्येक को कितना बल मिलने से वह बली समझा जावे। नैसर्गिक बल में कम-से-कम कितने रूप मिलने चाहिएं यह इसलिये नहीं कहा क्योंकि नैसर्गिक बल का परिमाण, प्रत्येक ग्रह का, प्रत्येक कुंडली में एक ही होता है।

ग्रह	स्थान	दिक्	चेष्टा	काल	अयन	योग
	रू. ष.	रू. ष.	रू. ष.	रू. ष.	रू. ष.	रू. ष.
सूर्य	२-४५	०-३५	०-५०	१-५२	०-३०	६-३२
चन्द्र	२-१३	०-५०	०-३०	१-४०	०-४०	५-५३
मंगल	१-३६	०-३०	०-४०	१- ७	०-२०	४-१३
बुध	२-४५	०-३५	०-५०	१-५२	०-३०	६-३२
वृहस्पति	२-४५	०-३५	०-५०	१-५२	०-३०	६-३२
शुक्र	२-१३	०-५०	०-३०	१-४०	०-४०	५-५३
शनि	१-३६	०-३०	०-४०	१- ७	०-२०	४-१३

एक रूप में ६० षष्ट्यंश होते हैं। यहाँ यह शंका नहीं करनी चाहिये कि श्लोक २२ में तो यह कह दिया कि सूर्य के ६ प्रकार के बलों का योग ६॥ (६ रूप ३० षष्ट्यंश) हो तो बली समझना और यहाँ केवल पांच प्रकार के बलों का योग ६ रूप ३२ षष्ट्यंश बता दिया। यह इसी प्रकार है जैसे परीक्षा में ६ पत्र हों तो टोटल में ३३ प्रतिशत में पास (सफल या उत्तीर्ण) समझा जाता है, परन्तु प्रति पत्र में ४० प्रतिशत से पास समझा जावे।

अब भाव बल बताते हैं :—

लग्नादिकानामधिपस्य पिण्डे रूपान्विते तद्बलपिण्डमाहुः।
गृहस्य यस्यां दिशि दिग्बलं स्यात्तद्भाववीर्यं सहितस्य दृष्ट्या॥२४॥

लग्न आदि किसी भाव का बल निकालना हो तो—जिस भाव का बल निकालना है तो उस भावेश को जितना बल (जितने रूप) प्राप्त हों[1] उसमें भाव दिक्बल तथा भाव पर जो दृक्बल हो वह जोड़ने से भाव बल निकल आता है भाव यदि अपने स्वामी, बृहस्पति, शुक्र या बुध से युत हो या अपने स्वामी, बृहस्पति, बुध से दृष्ट हो तो वह बल भी जोड़ना चाहिये। देखिये श्लोक ६ की व्याख्या पृष्ठ ८८ ॥ २४ ॥

भाव बल निकालने का प्रयोजन यह है कि भाव बली है तो उस भाव सम्बन्धी शुभ फल होगा। भाव निर्बल है तो उस भाव सम्बन्धी शुभ फल अल्प होगा, अशुभ फल अधिक होगा।

---

१. एक टीकाकार ने लिखा है कि भावेश बल में एक रूप और जोड़ दें।

पाँचवाँ अध्याय

कर्माजीव प्रकरण

इस पाँचवें अध्याय का नाम है "कर्माजीवः" अर्थात् किस कर्म (कार्य के करने) से या किस उपाय से या स्थान से आजीविका (जीवन चलाने का साधन) धन की प्राप्ति होगी। प्रायः बहुत से मनुष्य अपनी जन्मकुण्डली दिखाते समय यह पूछते हैं कि किस साधन से विशेष धन प्राप्ति की आशा है अथवा किस रोजगार या धन्धे से विशेष लाभ हो सकता है। उसी विषय को इस अध्याय में समझाया गया है।

अर्थाप्ति कथयेद्विलग्नशशिनोः प्राबल्यतः खेचरैः
कर्मस्थैः पितृमातृशात्रवसुहृद्भ्रात्रादिभिः स्त्रीधनात् ।
भृत्याद्वा दिननाथलग्नशशिनां मध्ये बलीयांस्ततः
कर्मेशस्थनवांशराशिपवशाद्वृत्तिं जगुस्तद्विदः ॥ १ ॥

धन प्राप्ति कराने वाला कौनसा ग्रह है? लग्न और चन्द्रमा इन दोनों में जो बलवान् हो उससे दशम में कौनसा ग्रह है? सूर्य हो तो पिता द्वारा धनप्राप्ति, चन्द्रमा हो तो माता से, मंगल हो तो शत्रु से, बुध हो तो मित्रों से, बृहस्पति हो तो भाई आदि से, शुक्र हो तो स्त्री से, शनि हो तो नौकरों से।

ऊपर रिश्तेदारों का निर्देश मात्र कर दिया गया है। जब ये ज्योतिष की पुस्तकें बनी थीं तब भारतवर्ष में आय के कार्य और साधन बहुत सीमित थे। किन्तु आजकल कारखाने, मशीनरी, इम्पोर्ट, एक्सपोर्ट आदि अनेक साधन नये हो गये हैं। इस कारण सूर्य से केवल

पिता ही नहीं कहना किन्तु सूर्य से जिन-जिन बातों का विचार किया जाता है उन सब साधनों में से एक या अधिक से द्रव्य प्राप्ति हो सकती है। इसी प्रकार चन्द्रमा आदि से समझना चाहिये। यदि लग्न से दशम में बलवान् चन्द्रमा हो तो सफ़ेद वस्तुओं से, जल से उत्पन्न पदार्थों से, चांदी से, मोती से, जल (समुद्र) से पार देशों से, व्यापार से, जनता के उपयोग में आनेवाले पदार्थों से धन प्राप्ति हो सकती है। इसी प्रकार अन्य ग्रहों से विविध साधनों द्वारा धन प्राप्ति कहनी चाहिये।

लग्न या चन्द्रमा से दशम में कौन सा ग्रह है। वह ग्रह अपने मार्ग से धन प्राप्ति करावेगा यह एक बात बतायी। अब दूसरी बात बताते हैं। यह देखिये कि लग्न, सूर्य और दशम इन तीनों में बलवान् कौन है। जो इन तीनों में अधिक बलवान् हो उससे दशम राशि कौनसी पड़ती है? उस दशम राशि का स्वामी किस नवांश में है? उस नवांश का स्वामी कौनसा ग्रह है? जो ग्रह आवे उस ग्रह के गुण, स्वभाव, साधन से जातक को धन प्राप्ति होगी। उदाहरण के लिये एक कुण्डली दी जाती है। इसमें सिंह लग्न है, सूर्य वृश्चिक में है, और चन्द्रमा मीन में है। मान लीजिये लग्न सबसे बलवान् है तो लग्न से दशम वृष राशि हुई। इसका स्वामी शुक्र मान लीजिये तुला राशि में ५ अंश का है तो शुक्र वृश्चिक नवांश में हुआ क्योंकि तुला राशि के ३°-२०′ से ६°-४०′ तक वृश्चिक नवांश रहता है। वृश्चिक नवांश का स्वामी मंगल है।

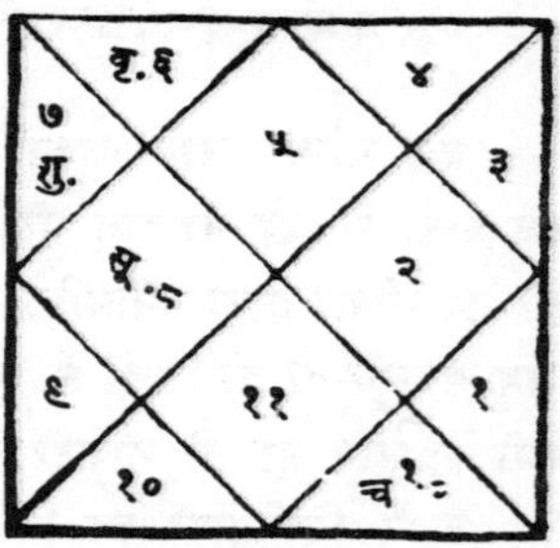

इस कारण मंगल के स्वभाव, गुण, साधन और वृत्ति द्वारा धन लाभ कहेंगे।

यदि सूर्य बलवान् हो तो सूर्य वृश्चिक में है इससे दशम सिंह राशि

हुई, इसका स्वामी सूर्य हुआ। यह मान लीजिये २६° का वृश्चिक में है। इस कारण कुम्भ नवांश में होने से (क्योंकि वृश्चिक राशि में २३°-२०′ से २६°-४०′ तक कुम्भ नवांश होता है) सूर्य का नवांशेश शनि हुआ (क्योंकि कुम्भ का स्वामी शनि होता है)। इस कारण शनि स्वभाव, शनि प्रकृति, शनि स्वरूप, शनि सम्बन्धित व्यापार, कार्य, पदार्थों से जातक को लाभ होगा। अब तीसरा उदाहरण लीजिये। मान लीजिये चन्द्रमा सबसे बलवान् है। तो चन्द्रमा से दशम धनु राशि हुई। धनु का स्वामी बृहस्पति हुआ। अब यदि बृहस्पति कन्या में १५° का है तो पञ्चम नवांश में होने के कारण वृष नवांश में हुआ (क्योंकि कन्या राशि में १३°-२०′ से १६°-४०′ तक वृष का नवांश रहता है) जिसका स्वामी शुक्र है। इस कारण शुक्र की आकृति, प्रकृति, स्वरूप, स्वभाव, गुण, धर्म वाले व्यक्तियों से तथा शुक्र से सम्बन्धित व्यापारों से लाभ होगा। ऊपर यह बताया गया है कि लग्न सूर्य और चन्द्रमा उनसे दशम राशि के स्वामी के नवांश के स्वामी के अनुसार धन लाभ होता है। क्या इनमें (लग्न, सूर्य, चन्द्र में) जो सबसे बली हों केवल उससे विचार किया जाय? बहुत से ज्योतिषियों का मत है कि तीनों से विचार करना चाहिये क्योंकि किसी-किसी को तो एक ही प्रकार से धन लाभ होता है और किसी-किसी को अनेक उपायों और मार्गों द्वारा धन प्राप्ति होती रहती है।

फलद्रुमैर्मन्त्रजपैश्च शाठ्याद् द्यूतानृतैः कंबलभेषजाद्यैः।
धातुक्रियाद्वा क्षितिपालपूज्याज्जीवत्यसौ पङ्कजवल्लभांशे ॥२॥

जलोद्भवानां क्रयविक्रयेण कृषिक्रियागोमहिषीसमुत्थैः।
तीर्थाटनाद्वा वनिताश्रयाद्वा निशाकरांशे वसनक्रयाद्वा ॥ ३ ॥

भौमांशके धातुरणप्रहारैर्महानसाद्भूमिवशात्सुवर्णात् ।
परोपतापायुधसाहसैर्वा म्लेच्छाश्रयात्सूचकचोरवृत्या ॥४॥

काव्यागमैर्लेखकलिप्युपायैर्ज्योतिर्गणज्ञानवशाद्बुधांशे ।
परार्थवेदाध्ययनाज्जपाच्च पुरोहितव्याजवशात्प्रवृत्तिः ॥ ५ ॥

जीवांशके भूसुरदेवतानां समाश्रयाद्भूमिपतिप्रसादात् ।
पुराणशास्त्रागमनीतिमार्गाद्धर्मोपदेशेन कुसीदवृत्या ॥ ६ ॥

स्त्रीसंश्रयाद्गोमहिषीगजाश्वैस्तौर्यत्रिकैर्वा रजतैश्च गन्धैः ।
क्षीराद्यलङ्कारपटीपटाद्यैः शुक्रांशकेऽमात्यगुणैः कवित्वात् ॥७॥

शन्यंशके मूलफलैः श्रमेण प्रेष्यैः खलैर्नीचधनैः कुधान्यैः ।
भारोद्वहात्कुत्सितमार्गवृत्या शिल्पादिभिर्दारुमयैर्वधाद्यैः ॥ ८ ॥

ऊपर यह बताया गया है कि सूर्य, चन्द्र, लग्न से दशमेश के नवांश राशि स्वामी के पदार्थ और कार्यों से लाभ होता है। किस ग्रह के क्या-क्या पदार्थ और कार्य समझें यह नीचे बताया जाता है।

सूर्य:—फल, फल वृक्ष, मन्त्र, जप, शठता (चालाकी, धोखा, शैतानी), जुआ, झूठ बोलना, कम्बल, ऊन, ऊनी वस्त्र, दवा, दवा के पदार्थ, धातु क्रिया, (विविध धातुओं का कार्य) किसी सम्मानित व्यक्ति की या राजा की (या सरकार की) नौकरी द्वारा।

चन्द्रमा:—जल से उत्पन्न पदार्थ, (मोती, मूंगा, सिंघाड़ा) अथवा जल-पार देशों से आने-जाने वाले माल से) खेती से, गाय, भैंस, दूध, दही, घी आदि से, तीर्थाटन से, किसी स्त्री के आश्रय से, या कपड़े की ख़रीद-फरोख्त से।

मंगलः—यदि नवांश का स्वामी मंगल हो तो आय के निम्नलिखित साधन हैं:—धातु (लोहा, तांबा, आदि विविध धातुओं का कार्य, बिजली, रेडियो आदि) लड़ाई-झगड़ा, युद्ध, डाकाजनी, फौज की नौकरी, सोना (सोने की ख़रीद-फरोख़्त या सुनार या सर्राफ का काम), भोजन बनाने का (क्योंकि यह अग्नि से सम्बन्धित कार्य है) रेस्टोरेन्ट, होटल, आदि का कार्य, दूसरे को कष्ट या पीड़ा पहुंचा कर शस्त्र या हथियार द्वारा, साहस के कार्यों से, म्लेच्छों के आश्रय से, खुफिया विभाग में काम करने से, पुलिस का कार्य या मुखबिर की हैसियत से, या चोरी से धन की प्राप्ति होती है।

बुधः—यदि नवांशेश बुध हो तो काव्य से, धार्मिक ग्रन्थों द्वारा, लेखक वृत्ति से (जिसमें लिखने-पढ़ने का काम अधिक पड़ता हो) किसी उपाय से (चतुरता, दलाली, कमीशन आदि) ज्योतिष से, पांडित्य से, दूसरे के लिये वेद आदि के अध्ययन से, पुरोहिती के कार्य से या बहानेबाजी से द्रव्य उपार्जन होता है।

हमारे विचार से आजकल की परिस्थिति को देखते हुए समाचार पत्रों में कार्य करने से, संवाददाता होने से, रेल, डाक, तार आदि विभागों में कार्य करने से या विदेशी दूतावासों में नौकरी करने से भी "बुध" द्रव्योपार्जन करवा सकता है। पुस्तक लेखन, आढ़त का कार्य यह सभी बुध के अन्तर्गत आ जाते हैं।

बृहस्पति :—यदि नवांशेश बृहस्पति हो तो ब्राह्मणों का आश्रय लेने से, देवालयों में रहने से, या मन्दिरों या मठों के आश्रय में रहने से, या राजा की कृपा द्वारा, पुराण, शास्त्र, वेदादि, के पठन-पाठन से, नीति के मार्ग में रहने से (अर्थात् सद्वृत्ति से, सुनीति से, अनीति और अन्याय द्वारा नहीं) धर्म के उपदेश द्वारा धन का लाभ होता है। बृहस्पति एक और प्रकार से भी धन लाभ कराता है वह है ब्याज (सूद) द्वारा। जिन व्यक्तियों को सूद की काफी आमदनी होती

है उनकी जन्मकुण्डली में अवश्य बृहस्पति बलवान् होता है ऐसा हमारा मत है। बैंक भी बृहस्पति के अन्तर्गत आते हैं।

शुक्र:—यदि नवांशेश शुक्र हो तो किसी स्त्री के आश्रय द्वारा (चाहे वह अपनी पत्नी हो या अन्य स्त्री या वेश्या या महारानी या फिल्म एक्ट्रेस या अन्य कोई महिला), गाय, भैंस, हाथी, घोड़े, आदि द्वारा, गाने-बजाने के उपायों द्वारा, या वाद्य यन्त्रों से, नाच-गान से चाँदी से, सुगन्धित वस्तुओं से, दूध, दही, घी आदि से अलंकारों से, रेशमी और बढ़िया वस्त्रों से, काव्य द्वारा या किसी राजा के या किसी उच्चाधिकारिणी महिला के मन्त्री के सहायक होने से, धन प्राप्ति होती है। हमारे विचार से सिनेमा, चलचित्र या अन्य जितने भी सौन्दर्य विलास और भोग के साधन हैं वह सब शुक्र के वर्ग में हैं। इस कारण इन उपायों द्वारा भी शुक्र धन दिलाता है।

शनि:—यदि नवांशेश शनि हो तो मूल (जो वनस्पति पृथ्वी के अन्दर रहती है) फल, शारीरक परिश्रम द्वारा, नौकरी द्वारा (स्वयं दूसरे की नौकरी करे या स्वयं अन्य व्यक्तियों को नौकर रक्खे), दुष्टों द्वारा या नीच जनों के धन से धनी हो। जिस व्यक्ति को नीच आदमियों से थोड़ा-थोड़ा धन प्राप्त होता हो और इस थोड़े-थोड़े द्रव्य के संग्रह द्वारा वह धनी हो जाये तो उसे नीच जनों से धनी होना कहेंगे। उदाहरण के लिये यदि कोई मजिस्ट्रेट मुलज़िमों से रिश्वत ले लेकर धनी हुआ हो या कोई सुपरिटेण्डेण्ट जेल कैदियों से रिश्वत ले लेकर धनी हुआ हो तो इन दोनों को ही नीच जनों के धन से धनी कहेंगे। शनि जब नवांशेश होता है तो कुधान्यों से (गेहूं, चावल आदि उत्तम धान्य समझे जाते हैं और मोटे धान्यों को कुधान्य कहते हैं) कुत्सित (अन्याय, अधर्म, अनीति) अर्थात् निन्दित मार्गों से धन दिलाता है। क़त्ल करने से जो धन प्राप्त हो या रिश्वत से या वेश्या के यहां दलाली करने से यह सब निन्दित मार्ग समझे जाते हैं। शनि परिश्रम द्वारा धन दिलाता है, अनपढ़ आदमी हो तो ज़मीन खोदेगा, बोझा

ढोयेगा, शिक्षित हो तो दिन भर कुर्सी पर परिश्रम करावेगा। शनि लकड़ी का काम (लकड़ी की खरीद-फ़रोख़्त, फर्नीचर आदि) द्वारा भी धन दिलाता है।

अंशेशे बलवत्ययत्नधनसंप्राप्ति बलोनेंशपे
स्वल्पं प्रोक्तफलं भवेदुदयतः कर्मक्षंदेशे फलम् ।
अंशस्योक्तदिशं वदेत्पतियुते दृष्टे स्वदेशे फलं
सत्यन्यैः परदेशजं तदधिपस्यांशे स्वदेशे स्थिरे ॥९॥

यह नवांश का स्वामी जो कि पहले श्लोक की व्याख्या में बताया गया है यदि बलवान् हो तो आसानी से धन प्राप्ति हो जाती है किन्तु यदि यह नवांशेश स्वयं दुर्बल हो तो बहुत थोड़े धन की प्राप्ति होती है। अब यहां यह विचार करते हैं कि किस देश में या किस दिशा में धन प्राप्ति होगी। (i) दशम स्थान में जो राशि है उसको व्यक्त करने वाले देश और उस राशि की दिशा में धन प्राप्ति होगी या (ii) दशम का स्वामी जिस नवांश में होगा उस नवांश राशि से सम्बन्धित देश और उस नवांश राशि की दिशा में धन प्राप्ति होगी। मान लीजिये प्रथम श्लोक की व्याख्या में जो उदाहरण कुण्डली दी गई है उसका विचार करना है और लग्न बलवान् है तो वृष राशि सम्बन्धित देश और दिशा में तथा वृष का स्वामी शुक्र वृश्चिक नवांश में है इस कारण वृश्चिक राशि से सम्बन्धित देश और दिशा में धन प्राप्ति होगी। किन्तु एक बात ध्यान में रखनी चाहिये। यदि यह राशि या नवांश राशि अपने स्वामी से युत या वीक्षित हो तो मनुष्य स्वयं अपने देश में रहकर धनोपार्जन करेगा। यदि दशमेश स्थिर नवांश में हो तो भी जातक अपने ही देश में धनोपार्जन करेगा। किन्तु यदि—ऊपर जो दशम राशि या दशमराशीश स्थित नवांश राशि यह जो दो राशियां बताई गई हैं इनमें उनके स्वामी के अतिरिक्त अन्य ग्रह बैठे

हों या स्वामी के अतिरिक्त अन्य ग्रह देखते हों तो अन्य देश में भाग्योदय होता है अर्थात् अपनी जन्म भूमि में भाग्योदय नहीं होता। विदेश में जीविका उपार्जन करता है। कुछ अन्य ज्योतिष ग्रन्थों में यह भी लिखा है कि भाग्येश चर राशि में हो तो विदेश में भाग्योदय यदि स्थिर राशि में हो तो स्वदेश में भाग्योदय और यदि द्विस्वभाव राशि में हो तो कभी स्वदेश में कभी परदेश में कार्य करने से धन प्राप्ति या भाग्योदय हो।

छठा अध्याय

योगाध्याय

रुचकभद्रकहंसकमालवाः
सशशका इति पञ्च च कीर्तिताः ।
स्वभवनोच्चगतेषु चतुष्टये
क्षितिसुतादिषु तान् क्रमशो वदेत् ॥ १ ॥

इस अध्याय में अनेक योग बताये गये हैं। सर्वप्रथम पञ्च महापुरुष योग दिये हैं। यदि मंगल मेष, वृश्चिक या मकर राशि का होकर जन्म-कुण्डली में केन्द्र में बैठे तो 'रुचक' योग होता है। यदि मिथुन या कन्या राशि में स्थित बुध केन्द्र में हो तो 'भद्र' योग होता है। यदि कर्क, धनु या मीन राशि में स्थित होकर बृहस्पति केन्द्र में हो तो 'हंस' योग होता है। यदि वृष, तुला या मीन राशि में स्थित शुक्र हो और केन्द्र में हो तो मालव्य योग होता है। यदि तुला, मकर या कुम्भ राशि में शनि बैठा हो और जन्म लग्न चतुर्थ, सप्तम, या दशम इन चारों स्थानों में से किसी एक में हो, तो 'शश' योग होता है। अब ऊपर पांचों में से किसी एक में उत्पन्न व्यक्ति का स्वरूप या भाग्योदय कैसा होगा यह बताते हैं। ॥ १ ॥

दीर्घास्यो बहुसाहसाप्तविभवः शूरोऽरिहन्ता बली
गर्विष्ठो रुचके प्रतीतगुणवान् सेनापतिर्जित्वरः ।
आयुष्मान् सकुशाग्रबुद्धिरमलो विद्वज्जनश्लाघितो
भूपो भद्रकयोगजोऽतिविभवश्चास्थानकोलाहलः ॥ २ ॥

हंसे सद्भिरभिष्टुतः क्षितिपतिः शङ्खाब्जमत्स्याङ्कुशै-
श्चिह्नैः पादकराङ्कितः शुभवपुर्मृष्टान्नभुग्धार्मिकः ।
पुष्टाङ्गो धृतिमान्धनी सुतवधूभाग्यान्वितो वर्धनो
मालव्ये सुखभुवसुवाहनयशा विद्वान्प्रसन्नेन्द्रियः ।। ३ ।।

शस्तः सर्वजनैः सुभृत्यबलवान् ग्रामाधिपो वा नृपो
दुर्वृत्तः शशयोगजोऽन्यवनितावित्तान्वितः सौख्यवान् ।
लग्नेन्द्वोरपि योगपञ्चकमिदं साम्राज्यसिद्धिप्रदं
तेष्वेकादिषु भाग्यवान् नृपसमो राजा नृपेन्द्रोऽधिकः ।।४।।

जो व्यक्ति रुचक योग में पैदा होता है उसका दीर्घ चेहरा हो, वहुत साहस से धन प्राप्त करे । शूर और बली हो, शत्रुओं को मारने* वाला और अभिमानी हो। ऐसा व्यक्ति अभिमानी प्रकृति का होता है और सेनापति हो (सेनापति से तात्पर्य समझना चाहिये उच्च पदाधिकारी) अपने गुणों के कारण प्रसिद्ध, कीर्तिमान् हो और प्रत्येक उद्योग में विजयी हो।

जो व्यक्ति भद्रयोग में पैदा होगा वह कुशाग्र* बुद्धि, शुद्ध हो (शरीर, वस्त्र, रहन-सहन स्वच्छ हो) और विद्वान् आदमी उसकी प्रशंसा करें। स्वभाव में, भाषण देने में बहुत चतुर हो। ऐसा व्यक्ति अत्यन्त वैभवशाली होता है और राजा (उच्च पदाधिकारी) होता है।

जो हंस योग में उत्पन्न हो उसके हाथ और पैरों में शंख, कमल, मत्स्य और अकुंश के चिह्न हों। उसका शरीर देखने में बहुत शुभ

* शत्रु को पछाड़ना या हराना भी मारने के बराबर है।

* कुश के अग्र भाग के सामान बुद्धिवाला अर्थात् तीव्र बुद्धि।

(सुन्दर, सौम्य) हो। ऐसा व्यक्ति उत्तम भोजन करने वाला हो और सज्जन लोग उसकी प्रशंसा करें।

जो व्यक्ति मालव्य योग में पैदा होता है वह धैर्यवान् और पुष्ट अंग वाला होता है। उत्तम भोजन करने वाला, विद्वान्, प्रसन्नमुख, शान्तचित्त, पुत्र और स्त्रियों के सुख से युक्त, सदैव वृद्धि को प्राप्त, यशस्वी और अच्छी सवारियों का (मोटर आदि) का भोक्ता हो।

जो व्यक्ति शश योग में उत्पन्न होते हैं वे अत्यन्त प्रभावशाली होते हैं। किसी ग्राम के मालिक हों या नृप (बहुत से मनुष्यों का स्वामी) अर्थात् उच्च पदाधिकारी हो। ऐसा व्यक्ति स्वयं बलवान् होता है और उसकी मातहती में अच्छे-अच्छे लोग काम करते हैं। ऐसे लोगों की अन्य लोग तारीफ़ जरूर करेंगे। किन्तु वास्तव में शश योग में उत्पन्न लोगों का आचरण उत्तम नहीं होता। ऐसे-व्यक्ति अन्य पुरुषों की स्त्रियों में आसक्त रहते हैं। ऐसे लोग धनी और सुखी होते हैं।

ऊपर पांच योग बताये गये हैं। मंगल, बुध, बृहस्पति, शुक्र, शनि-इनमें से कोई ग्रह स्वराशि या उच्च राशि का होकर केन्द्र में हो तो क्रमशः यह पांचों योग बनते हैं। यहां यह बात ध्यान में रखनी चाहिये कि मन्त्रेश्वर महाराज का कथन है कि यदि चन्द्र लग्न से केन्द्र में भी उपर्युक्त पांचों ग्रहों में कोई स्वराशि या उच्च राशि का होकर चन्द्र केन्द्र में हो तो साम्राज्य और सिद्धि प्रदान करने वाला होता है। कहने का तात्पर्य है कि जैसे जन्म लग्न से केन्द्र का विचार करना वैसे ही चन्द्र लग्न से भी विचार करना चाहिये। यदि कोई एक ग्रह उपर्युक्त प्रकार से योग कारक हो तो मनुष्य भाग्यवान् होता है। यदि दो ग्रह योग बनावें तो राजा के समान हो। तीन ग्रह योग बनावें तो राजा हो; चार ग्रह योग बनावें तो महाराजा हो और जिसकी कुण्डली में रुचक, भद्र, हंस, मालव्य और शश ये पाँचों योग हों वह इससे भी उच्च पदवी प्राप्त करता है।

इस कुण्डली में रुचक, मालव तथा शश योग हैं। जन्मलग्न से केन्द्र में स्वराशि का मंगल है इसलिये रुचक योग हुआ। जन्मलग्न से चतुर्थ (केन्द्र में) स्वराशि का शुक्र हुआ अतः मालव योग हुआ। और जन्म लग्न से सप्तम (केन्द्र) में स्वराशि का शनि होने से शश योग हुआ। यदि कन्या में बुध हो तो मिथुन में चन्द्रमा है, उससे केन्द्र में उच्च बुधहोने के कारण भद्र योग हो जावेगा। यदि मीन में बृहस्पति हो तो चन्द्रमा से दशम में स्वराशि का बृहस्पति हो जाने से चन्द्र लग्न से हंस योग भी बन जावेगा।

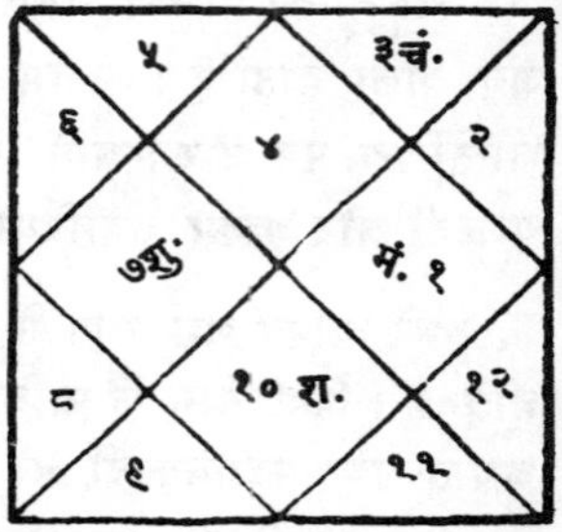

प्रायः ज्योतिष के प्रसिद्ध ग्रंथों में यह पंच महापुरुष योग बताये गये हैं। परन्तु मानसागरी नामक पुस्तक में इस महापुरुष योग का भंग कैसे हो जाता है यह भी लिखा है। मानसागरी कर्ता लिखते हैं कि यद्यपि मंगल, बुध, बृहस्पति, शुक्र या शनि के केन्द्र में, अपनी उच्च या राशि में स्थित होने से महापुरुष योग बताया गया है किन्तु यदि जो ग्रह महापुरुष योग बना रहा है वह सूर्य या चन्द्रमा के साथ हो तो—ऐसे महापुरुष योग के प्रभाव से जातक 'राजा' (या राजतुल्य) नहीं होता हैं परन्तु उसकी दशा में (या अन्तर्दशा में) केवल सत्फल (शुभ फल) होता है।

विधोस्तु सुनफानफाधुरुधुराः स्वरिः फोभय-
स्थितैर्विरविभिर्ग्रहैरितरथा तु केमद्रुमः।
हिमत्विषि चतुष्टये ग्रहयुतेऽथ केमद्रुमो
न होति कथितोऽथवा हिमकराद्ग्रहैः केन्द्रगैः ॥५॥

स्वयमधिगतवित्तः पार्थिवस्तत्समो वा
भवति हि सुनफायां धीधनख्यातिमांश्च।

प्रभुरगदशरीरः शीलवान् ख्यातकीर्ति-
र्विषयसुखसुवेषो निर्वृतश्चानफायाम् ॥ ६ ॥

उत्पन्नभोगसुखभाग्धनवाहनाढ्य-
स्त्यागान्वितो धुरुधुराप्रभवः सभृत्यः ।
केमद्रुमे मलिनदुःखितनीचनिःस्वाः
प्रेष्याः खलाश्च नृपतेरपि वंशजाताः ॥ ७ ॥

अब चार योग बताते हैं। इन चारों योगों का विचार चन्द्र राशि से किया जाता है। इन चारों योगों में जहां ग्रह का उल्लेख किया जावे वहां मंगल, बुध, बृहस्पति, शुक्र और शनि केवल इन पांच ग्रहों को समझना चाहिये। **सूर्य की गणना इनमें नहीं करनी चाहिये** :—यदि चन्द्रमा से द्वादश में कोई ग्रह हो और द्वितीय में कोई ग्रह नहीं हो तो अनफा योग होता है। यदि चन्द्रमा से द्वादश में कोई ग्रह न हो और केवल द्वितीय में हो तो सुनफा योग होता है। यदि चन्द्रमा से द्वितीय और द्वादश दोनों स्थानों में ग्रह हों तो दुरुधरा योग होता है। यदि चन्द्रमा से द्वितीय और द्वादश में—दोनों स्थानों से किसी में भी कोई ग्रह न हो तो केमद्रुम योग होता है। कुछ लोगों का मत है कि निम्नलिखित योगों में से कोई हो तो केमद्रुम योग नहीं होता।

(१) यदि चन्द्रमा के साथ कोई ग्रह हो।
(२) यदि लग्न से केन्द्र में कोई ग्रह हो।
(३) यदि चन्द्रमा से केन्द्र में कोई ग्रह हो।

मन्त्रेश्वर महाराज ने यह लिखकर कि कुछ अन्य लोगों का मत

---

* जन्म कुंडली में जिस राशि में चन्द्रमा हो उसे चन्द्र राशि या चन्द्र लग्न कहते हैं।

ऐसा है, यही पुष्ट किया कि उनके विचार से तो चन्द्रमा से द्वितीय और द्वादश में कोई ग्रह न हो तो केमद्रुम* योग होता है। केमद्रुम योग का फल अच्छा नहीं। केमद्रुम योग होने से मनुष्य मलिन, दुःखित, निर्धन, दूसरे की मातहती में काम करने वाला, नगण्य होता है।

केमद्रुम योग की इतनी निन्दा की गई है कि यदि राजवंश में पैदा हो तो भी उपर्युक्त बातें उसमें लागू हों। किन्तु पाठकों का विशेष ध्यान इस ओर दिलाया जाता है कि केवल किसी एक योग से नतीजे पर नहीं पहुंचना चाहिये।

अब ऊपर जो अनफा, सुनफा और दुरुधरा यह जो तीन योग पृथक्-पृथक् बताये गये हैं, उनका फल बताते हैं। जो सुनफा योग में पैदा होता है वह पार्थिव (राजा) हो या उसके समान हो। सुनफा योग वाला बुद्धिमान्, धनवान् होता है और उसको ख्याति प्राप्त होती है। जो अनफा योग में पैदा होता है वह देखने में उत्तम होगा, शीलवान् हो, उसको सांसारिक भोग के साधन उपलब्ध हों, सन्तोषी और प्रसन्न हो, उत्तम वस्त्र धारण करें और उसका शरीर स्वस्थ रहे। अनफा योग वाला शीलवान् होता है और समाज में प्रतिष्ठित होता है। जो व्यक्ति दुरुधरा योग में उत्पन्न हो वह त्यागशील हो, सुखी हो; धनी हो, उसको सवारियों की कमी न रहे और सांसारिक सुखों के अनेक साधन जैसे-जैसे उसे उपलब्ध हों वैसे वैसे उनका भोग करता रहे।

हित्वेन्दुं शुभसिवेवास्युभयचर्याख्याः स्वरिःफोभय-
स्थानस्थैः सवितुः शुभैः स्युरशुभैस्ते पपसंज्ञाः स्मृताः।
सत्पार्श्वे शुभकर्तरीत्युदयभे पापैस्तु पापाह्वयो
लग्नाद्वित्तगतैः शुभैस्तु सुशुभो योगो न पापेक्षितैः॥ ८॥

---

* इस सम्बन्ध में देखिये बृहज्जातक के अध्याय तेरह श्लोक २ की टीका।

ऊपर के श्लोकों में सूर्य के अतिरिक्त कोई ग्रह चन्द्रमा से द्वितीय, द्वादश या दोनों घरों में हो या न हो ऐसे योग बताये हैं। अब सूर्य से द्वितीय, द्वादश या इन दोनों घरों में कोई ग्रह (चन्द्रमा के अतिरिक्त) हो तो क्या योग होते हैं यह बताते हैं।

(१) सूर्य से द्वितीय, मंगल, बुध, बृहस्पति, शुक्र, शनि, इनमें से एक या अधिक ग्रह हों तो शुभवेसि योग होता हैं।

(२) यदि सूर्य से द्वादश मंगल, बुध, बृहस्पति शुक्र, शनि कोई ग्रह हो तो शुभवासि योग होता है।

(३) यदि इन पांचों ग्रहों में से एक या अधिक सूर्य से द्वादश में हो और एक या अधिक सूर्य से द्वितीय में हो तो उभयचरी योग होता है। उभयचरी का अर्थ है दोनों ओर। किसके? सूर्य जिस राशि में में है उस राशि के दोनों ओर चन्द्रमा के अतिरिक्त अन्य ग्रह होने से यह शुभ योग बनता है।

ऊपर जो तीन योग दिये गये हैं वे प्रायः सब ज्योतिष की पुस्तकों में उपलब्ध होते हैं परन्तु इस सम्बन्ध में मन्त्रेश्वर महाराज कुछ विशेव निर्देश करते हैं। यदि शुभ ग्रह सूर्य के एक या दोनों ओर योग बनावें तो उनके मत से शुभवेसि, शुभवासि तथा शुभ उभयचरी योग हुआ। किन्तु यदि शुभ ग्रह के बजाय पाप ग्रह योग बनावें तो क्रमशः पापवेसि पापवासि तथा पाप उभयचरी योग हुए।

जैसे सूर्य के एक ओर या दोनों ओर ग्रह होने से योग बताये हैं वैसे ही लग्न से भी विचार करना चाहिये। यदि लग्न के दोनों ओर (द्वितीय और द्वादश में) पाप ग्रह हों तो पाप कर्त्री योग हुआ। किन्तु यदि लग्न के दोनो ओर अर्थात् द्वितीय स्थान तथा द्वादश स्थान में शुभ ग्रह बैठे हों तो शुभ कर्त्री हुआ।

यदि द्वितीय में (लग्न से दूसरे) शुभ ग्रह बैठा हो और इस शुभ ग्रह को कोई पाप ग्रह नहीं देखता हो तो सुशुभ नामक योग होता है। स्मरण रहे कि लग्न से द्वितीय में अच्छा योग बताया गया है। लग्न

से द्वितीय में कोई शुभ ग्रह नहीं हो और लग्न से द्वादश में हो तो कोई योग नहीं होता। इसका कारण यह है कि द्वादश अनिष्ट स्थान माना गया है। ॥ ८ ॥

जातः स्यात् सुभगः सुखी गुणनिधिर्धीरो नृपो धार्मिको
विख्यातः सकलप्रियोऽतिसुभगो दाता महीशप्रियः।
चार्वङ्गः प्रियवाक्प्रपञ्चरसिको वाग्मी यशस्वी धनी
विद्यादत्र सुवेसिवास्युभयचर्याख्येषु पादक्रमात् ॥ ९ ॥

जो व्यक्ति शुभवेसि योग में उत्पन्न हो वह देखने में सुन्दर, सुखी, गुणनिधि, धीर, धार्मिक और अनेक व्यक्तियों पर हुकूमत करने वाला होता है। जो व्यक्ति सुवासि योग में उत्पन्न हो वह अति सुन्दर, दाता, राजा का प्रिय (अच्छे ओहदे वाला) और विख्यात हो; उसको सब लोग चाहें। जो व्यक्ति शुभ उभयचरी योग में उत्पन्न हो वह वाग्मी (अच्छा बोलने वाला-वक्ता) प्रिय वचन बोलने वाला यशस्वी और धनी होता है। उसके सब अंग मनोहर होते हैं और सबको प्रसन्न करने वाला होता है ॥ ९ ॥

अन्यायाज्जननिन्दको हतरुचिर्हीनप्रियो दुर्जनो
मायावी परनिन्दकः खलयुतो दुर्वृत्तशास्त्राधिकः।
लोके स्यादपकीर्तिदुःखितमना विद्यार्थभाग्यैश्च्युतो
जातश्चाशुभवेसिवास्युभयचर्याख्येषु पादक्रमात् ॥१०॥

जो व्यक्ति पापवेसि में पैदा हो वह अन्याय से दूसरों की निन्दा करे। कान्तिहीन हो, छोटे आदमी की सोहबत करे और स्वयं दुर्जन हो

---

* पापवेसि या अशुभवेसि एक ही बात है।

जो* अशुभवासि में उत्पन्न होता है वह भी दूसरों की निन्दा करने वाला, मायावी, दुष्टों का मित्र, स्वयं दुराचरण करने वाला लेकिन शास्त्रों की दुहाई देने वाला हो। जो अशुभ उभयचरी योग में उत्पन्न होते हैं वे विद्याहीन, भाग्यहीन, धनहीन रहते हैं। उनका चित्त सदैव दुःखित रहता है और उन्हें अपकीर्ति (निन्दा) प्राप्त होती है।

जैवातृको विभयरोगरिपुः सुखी स्या-
द्वाढ्यः श्रिया च शुभकर्तरियोगजातः।
निःस्वोऽशुचिर्विसुखदारसुतोऽङ्गहीनः
स्यात्पापकर्तरिभवोऽचिरमायुरेति ॥ ११ ॥

जो व्यक्ति शुभ कर्त्तरी योग में उत्पन्न होता है वह दीर्घायु, सुखी लक्ष्मीवान् और वैभव से युक्त होता है। उसे शत्रुओं तथा रोगों से भय नहीं होता अर्थात् न तो उसके शत्रु होते हैं न रोग होते हैं। किन्तु जो पाप कर्त्तरी में पैदा होते हैं वह दरिद्र, अपवित्र, दुःखी अंगहीन, अल्पायु, भार्यारहित, पुत्ररहित होते हैं; संक्षेप में यह है कि शुभ कर्त्तरी का शुभ फल है और पाप कर्त्तरी का पापफल है। यह आवश्यक नहीं कि सब लक्षण अक्षरशः मिलें, भावार्थ लेना चाहिये ॥ ११ ॥

आचारवान् धर्ममतिः प्रसन्नः
सौभाग्यवान् पार्थिवमाननीयः।
मृदुस्वभावः स्मितभाषणश्च
धनी भवेच्चामलयोगजातः ॥ १२ ॥

---

* अशुभवासि और पापवासि एक ही बात है।

जो अमला योग में पैदा होता है, वह आचारवान् धर्म में मति रखने वाला, प्रसन्न, सौभाग्यवान्, राजा द्वारा सम्मानित, मृदु स्वभाव का, मुस्कराकर बोलने वाला और धनी होता है। ॥ १२ ॥

सुशुभे शुभकर्तर्यां वेस्यादौ सुनभादिवत् ।
शुभैः क्रमात्फलं ज्ञेयं विपरीतमसद्ग्रहैः ॥ १३ ॥

सुशुभ, शुभकर्त्री और शुभवेसि का फल, सुनफा आदि योगों के ही समान समझना चाहिये अर्थात् सुवेसि और सुशुभ का वही फल समझे जो सुनफा का और शुभवासि का वही फल समझना चाहिये जो अनफा का। शुभ उभयचरी का फल दुरुधरा के समान समझना चाहिये। सूर्य के (१) आगे की राशि में (२) पीछे की राशि में (३) तथा दोनो ओर की राशियों में शुभ ग्रह होने से ही शुभ फल बताया है। यदि पाप ग्रह यह योग करें तो अशुभ फल समझना चाहिये। अर्थात् शुभवेसि आदि का जो फल बताया है उससे बिल्कुल उलटा। ॥ १३ ॥

ओजेष्वर्केन्दुलग्नान्यजनि दिवि पुमांश्चेन्महाभाग्ययोगः
स्त्रीणान्तद्व्यत्ययेस्याच्छशिनि सुरगुरोः केन्द्रगे केसरीति ।
जीवान्त्याष्टारिसंस्थे शशिनि तु शकटः केन्द्रगे नास्ति लग्ना-
च्चन्द्रे केन्द्रादिगेऽर्कादधमसमवरिष्ठाख्ययोगाः प्रसिद्धाः ॥१४॥

---

* ऊपर सुनफा, अनफा, दुरुधरा, केमद्रुम, सुवेसि, सुवासि, शुभ उभयचरी, पापवेसि, पापवासि, शुभ कर्त्री, पापकर्त्री और सुशुभ केवल इन योगों के लक्षण बताये गये हैं, अमला योग का लक्षण अभी तक मूल में नहीं आया है।

(क) यदि पुरुष की कुंडली हो और निम्नलिखित चारों योग उस कुण्डली में हों तो महाभाग्य योग होता है। (१) दिन में जन्म हो अर्थात् सूर्योदय के बाद और सूर्यास्त के पहले। (२) लग्न ऊनी*—विषम राशि का हो (३) सूर्य विषम राशि का हो (४) चन्द्रमा भी विषम राशि में हो। स्मरण रहे पुरुष की कुण्डली में चारों योग होंगे तभी महाभाग्य होगा। यदि एंक भी बात की कमी हुई तो योग नही होगा।

अब यह बताते हैं कि स्त्री की कुण्डली में महाभाग्य योग के लिये क्या-क्या बातें जरूरी हैं:—

(१) रात्रि में जन्म हो अर्थात् सूर्यास्त के बाद और सूर्योदय के पहले। (२) सम लग्न हो (३) सम राशि में चन्द्रमा हो (४) सम राशि में सूर्य हो। इन चारों बातों का रहना आवश्यक है तभी कन्या की कुण्डली महाभाग्य योगवाली कहलावेगी।

(ख) अब दूसरे योग बताते हैं चाहे स्त्री की कुण्डली हो चाहे पुरुष की कुण्डली हो निम्नलिखित योग दोनो में एक ही प्रकार से लागू होंगे। यदि चन्द्रमा बृहस्पति से केन्द्र में हो तो इसको केसरी योग कहते हैं। बहुत से ज्योतिष ग्रन्थों में इस योग का नाम गज केसरी योग भी है।

(ग) यदि चन्द्रमा से छठे, आठवें या बारहवें स्थान में बृहस्पति हो तो शकट योग होता है किन्तु यदि चन्द्रमा लग्न से केन्द्र में हो तो शकट योग नहीं होता।

(घ) यदि सूर्य से केन्द्र में चन्द्रमा हो तो अधम योग होता है।

---

* १, ३, ५, ७, ९, ११, यह ऊनी राशियां हैं, २, ४, ६, ८, १०, १२ यह पूरी (सम) राशियां हैं।

१ से मेष, २ से वृष, ३ से मिथुन, ४ से कर्क इसी प्रकार समझना चाहिये।

(ङ) यदि सूर्य से पणकर स्थान में चन्द्रमा हो तो सम योग होता है।

(च) यदि सूर्य से तृतीय, षष्ठ, नवम या द्वादश स्थान में चन्द्रमा हो तो वरिष्ठ योग होता है।

अब आगे के श्लोकों में उपर्युक्त छः योगों का पृथक्-पृथक् फल बताते हैं।

महाभाग्ये जातः सकलनयनानन्दजनको
वदान्यो विख्यातः क्षितिपतिरशीत्यायुरमलः।
वधूनां योगेऽस्मिन् सति धनसुमाङ्गल्यसहिता
चिरं पुत्रैः पौत्रैः शुभमुपगता सा सुचरिता ॥ १५ ॥

जो व्यक्ति महाभाग्य योग में उत्पन्न होता है वह सबके नेत्रों को आनन्द देने वाला, उदार, विख्यात, निर्मल चरित्र का, भूमि का स्वामी, राजा के समान ऐश्वर्य शाली होता है। जिन स्त्रियों की कुण्डलियों में यह योग हो वह उत्तम चरित्र की, सौभाग्य शालिनी, धनवती होतीं हैं। पति, पुत्र, पौत्रों का सुख उन्हें चिरकाल तक प्राप्त होता है और सदैव सौभाग्यवती रहती हैं। ॥ १५ ॥

केसरीव रिपुवर्गनिहन्ता प्रौढवाक् सदसि राजसवृत्तिः।
दीर्घजीव्यतियशाः पटुबुद्धिस्तेजसा जयति केसरियोगे ॥ १६ ॥

अब केसरी योग का फल बताते हैं। जो व्यक्ति केसरी योग में उत्पन्न होता है वह केसरी (शेर) की तरह अपने शत्रुवर्गों को नष्ट कर देता है। ऐसा व्यक्ति सभाओं में प्रौढ़ (जिसका वाणी पर आधिपत्य हो, किसी विषय पर गम्भीरतापूर्वक और अधिकार से बोलना

प्रौढ़ भाषण कहलाता है) भाषण करने वाला, राजसवृत्ति* का होता है। ऐसा व्यक्ति दीर्घायु हो। बहुत उसकी तीव्र बुद्धि हो, महान् यश प्राप्त करे और अपने स्वाभाविक तेज से ही ओरों को जीत ले। ॥ १६ ॥

क्वचित्क्वचिद्भाग्यपरिच्युतः सन् पुनः पुनः सर्वमुपैति भाग्यम्।
लोकेऽप्रसिद्धोऽपरिहार्यमन्तः शल्यं प्रपन्नः शकटेऽतिःदुखी ॥१७॥

अब शकट योग का फल बताते हैं। शकट योग में उत्पन्न व्यक्ति अत्यन्त दुःखी होता है, इसके हृदय मे ऐसा दुःख का काँटा लगा हुआ होता है कि उससे छुटकारा पाना कठिन है। ऐसा व्यक्ति प्रसिद्धि प्राप्त नहीं कर सकता और साधारण जीवन व्यतीत करेगा। कभी-कभी ऐसे व्यक्ति का सितारा बहुत तेज हो जाता है और कभी सितारा बिलकुल गिर जाता है। इसी कारण कहा है कि कभी-कभी भाग्य से हीन हो जाय और फिर भाग्य को प्राप्त हो।

साथ ही कुण्डली में चन्द्रमा से छठे बृहस्पति होने के कारण शकट योग होना चाहिये था परन्तु केन्द्र में चन्द्र होने से नहीं हुआ।

माननीय स्वर्गवासी पंडित जवाहरलाल जी की जन्म कुण्डली। प्रयाग में १४ नवम्बर सन् १८८९ को सूर्योदय से ४१ घड़ी ३८ पल पर जन्म हुआ।

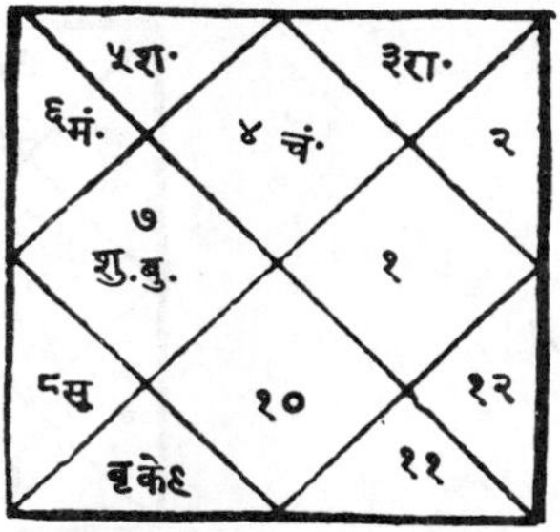

* रजोगुण प्रधान कार्य, शान, शौकत आदि।

एक अन्य स्थान पर यह भी लिखा है कि चन्द्रमा से ३, ६, १०, ११, में शुभ ग्रह हो तो वसुमान् योग होता है। लग्न से ३, ६, १०, ११ में शुभ ग्रह होने से अतिवसुमान योग होता* है, इसी प्रकार लिखा है कि यदि चन्द्रमा से ६, ७, ८ में सौम्य ग्रह हों तो बहुत उत्तम योग होता है। कहने का तात्पर्य यह है कि किसी-किसी योग में गुण और अवगुण दोनों होते हैं। साथ की कुण्डली में चन्द्रमा और बृहस्पति दोनों ग्रह बलवान् हैं और अपने-अपने घर के हैं। इस कारण शुभ फल करेंगे ही। ॥ १७ ॥

अब अधम, सय और वरिष्ठ योग का फल बताते है:—

(क) यदि अधम योग में उत्पन्न हो तो द्रव्य, सवारी, यश, सुख, सम्पत्ति, ज्ञान, बुद्धि, विनय, निपुणता, विद्या, उदारता और सुख योग, इनका बहुत कम फल प्राप्त हो।

स्व० जयनारायण जी व्यास (जो कभी जोधपुर के चीफ मिनिस्टर रहे और पदच्युत हो गये, कभी राजस्थान के चीफ़ मिनिस्टर रहे और पदच्युत हो गये) की जन्मकुण्डली में शकट योग है। इस कारण जीवन में अनेक चढ़ाव-उतार देखने पड़े।

श्री जयनारायण जी व्यास का जन्म विक्रम संवत् १९५५ में माघ कृष्ण नवमी शनिवार को सूर्योदय के १२ घड़ी ४८ पल पर हुआ।

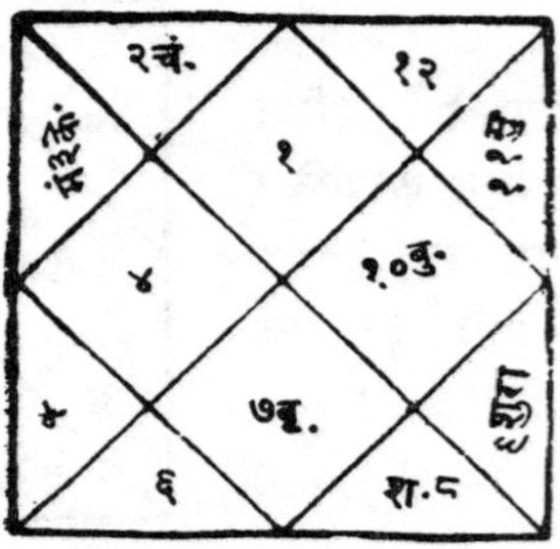

* वृहज्जातक अध्याय १३, श्लोक ९। तथा वृहज्जातक अध्याय १३, श्लोक २।

कष्टमध्यमवराह्वययोगे द्रव्यवाहनयशः सुखसंपत् ।
ज्ञानधीविनयनैपुणविद्यात्यागभोगजफलान्यपि तद्वत् ॥ १८ ॥

(ख) यदि सम योग में जन्म हो तो ऊपर जो बातें बतायी गई हैं उनका मध्यम सुख प्राप्त हो।

(ग) यदि वरिष्ठ योग में जन्म हो तो ऊपर बतायी गई सब बातों का श्रेष्ठ फल प्राप्त हो अर्थात् द्रव्य, सुख आदि प्रचुर मात्रा में मिलें।

चन्द्राद्वा वसुमांस्तथोपचयगैर्लग्नात्समस्तैः शुभै-
श्चन्द्राद्धोम्न्यमलाह्वयः शुभखगैर्योगो विलग्नादपि ।
जन्मेशे सहिते विलग्नपतिना केन्द्रेऽधिमित्रर्क्षगे
लग्नं पश्यति कश्चिदत्र बलवान्योगो भवेत्पुष्कलः ॥ १९ ॥

तिष्ठेयुः स्वगृहे सदा वसुमति द्रव्याण्यनल्पान्यपि
क्ष्मेशः स्यादमले धनी सुतयशः संपद्युतो नीतिमान् ।
श्रीमान् पुष्कलयोगजो नृपवरैः संमानितो विश्रुतः
स्वाकल्पाम्बरभूषितः शुभवचाः सर्वोत्तमः स्यात्प्रभुः ॥२०॥

इस श्लोक में चार योग बताये गये हैं, वसुमान्, अमला और पुष्कल। इन्हीं की क्रमशः व्याख्या करते हैं—

(१) यदि समस्त शुभग्रह लग्न से गिनने पर ३, ६, १०, ११ इन स्थानों में हों (यह लाज़मी नहीं कि एक तीसरे में, एक छठे, एक दसवें में एक ग्यारहवें में हो—सब ग्रह उपचय* स्थान में हों यह आवश्यक है) तो वसुमान् योग होता है।

---

* लग्न से ३, ६, १०, ११—इन स्थानों को उपचय स्थान कहते हैं।

(२) यदि, चन्द्रमा जिस राशि में है, उस राशि से उपचय राशि में—(अर्थात् तीसरे, छठे, दसवें, ग्यारहवें इन राशियों में सब शुभग्रह हों—चाहें किसी राशि में एक या अधिक शुभग्रह हों—परन्तु ३, ६, १०, ११ इन्हीं चारों राशियों में सब शुभग्रह—बुध, बृहस्पति, शुक्र हों तो भी वसुमान् योग होता है।

(३) यदि लग्न या चन्द्रमा से दशम में शुभ ग्रह हो तो अमला योग होता है।

(४) यदि लग्न का स्वामी और चन्द्रमा जिस राशि में हैं उनके स्वामी एक साथ केन्द्र में हों और किसी अधिमित्र के घर में हों और कोई बलवान् ग्रह लग्न को देखे तो पुष्कल योग होता है।

ऊपर जो चार योग बताये हैं उनका क्रमशः फल बताते हैं।

(१) जो वसुमान् योग में पैदा होता है वह सदैव अपने घर में रहेगा और उसके पास बहुत द्रव्य होगा। पहले समय में परदेश में रहना कष्ट का लक्षण और अपने घर में रहना सुख का लक्षण समझा जाता था।

(२) जो अमला योग में उत्पन्न हो वह भूमि का स्वामी, धनी, नीतिज्ञ, पुत्र और सम्पत्ति से युक्त, यशस्वी हो।

(३) जो पुष्कल योग में उत्पन्न हो वह राजाओं द्वारा सम्भानित किया जावे, धनी और प्रसिद्ध हो, उत्तम वस्त्र और आभूषण धारण करे। शुभ वाणी बोले, बहुतों का मालिक हो और श्रेष्ठ पदवी को प्राप्त हो।

सर्वे पञ्चसु षट्सु सप्तसु शुभा मालाश्च पङ्क्त्या स्थिता
यद्येवं मृतिषड्व्ययादिषु गृहेष्वत्राशुभाख्याः स्मृताः।
स्वर्क्षोच्चे यदि कोणकण्टकयुतौ भाग्येशशुक्रावुभौ
लक्ष्म्याख्योऽथ तथाविधे हिमकरे गौरीति जीवेक्षिते ॥२१॥

जनाधिकारी क्षितिपालशस्तो भोगी प्रदाता परकार्यकर्ता।
बन्धुप्रियः सत्सुतदारयुक्तो धीरः सुमालाह्वययोगजातः ॥२२॥

कुमार्गयुक्तोऽशुभमालिकाख्ये दुःखी परेषां वधकृत् कृतघ्नः ।
स्यात्कातरो भूसुरभक्तिहीनो लोकाभिशप्तः कलहप्रियः स्यात् ॥२३।

नित्यं मङ्गलशीलया वनितया क्रीडत्यरोगी धनी
तेजस्वी स्वजनान् सुरक्षति महालक्ष्मीप्रसादालयः ।
श्रेष्ठान्दोलिकया प्रयाति तुरगस्तम्बेरमध्यासितो
लोकानन्दकरो महीपतिवरो दाता च लक्ष्मीभवः ॥२४॥

सुन्दरगात्रः श्लाघितगोत्रः पार्थिवमित्रः सद्गुणपुत्रः ।
पङ्कजवक्त्रः संस्तुतजंत्रो राजति गौरीयोगसमुत्थः ॥ २५ ॥

इन श्लोकों में चार योग बताये हैं। शुभ माला, अशुभ माला, लक्ष्मी और गौरी। इन चारों योगों को क्रमशः बताते हैं।

(१) यदि सब ग्रह पंक्ति से पांचवें, छठे, सातवें घरों में हों तो शुभ माला योग होता है।

(२) यदि समस्त ग्रह छठे, आठवें, बारहवें इन स्थानों में क्रम से हों तो अशुभ माला योग होता है।

(३) यदि नवें स्थान का स्वामी और शुक्र दोनों अपने घर में या उच्चराशि में स्थित होकर लग्न से केन्द्र या त्रिकोण में हों तो लक्ष्मी योग होता है।

(४) यदि चन्द्रमा स्वराशि या उच्चराशि का होकर लग्न से केन्द्र

या त्रिकोण में हो और बृहस्पति उसे देखता हो तो गौरी योग होता है।

जो व्यक्ति सुमाला या शुभमाला योग में उत्पन्न होता है वह अनेक व्यक्तियों पर अधिकार रखने वाला भोगी, दाता, बन्धुप्रिय, उत्तम स्त्री पुत्रों से युक्त और धीर हो। और राजा द्वारा प्रशंसित या सम्मानित हो। ऐसा व्यक्ति 'परकार्यंकर्ता' हो। 'परकार्यंकर्ता' शब्द के दो अर्थ हैं। दूसरे का कार्य करने वाला अर्थात् नौकरी पेशा हो। इस शब्द का दूसरा अर्थ हो सकता है दूसरे का उपकार करने वाला।

जो अशुभ मालिका योग में उत्पन्न होते हैं वे दूसरों का वध करने वाले, कृतघ्न, कलहप्रिय (झगड़ालू) और कुमार्गगामी होते हैं। ऐसे लोग कायर होते हैं और लोग उनकी निन्दा करते हैं। ऐसे व्यक्ति ब्राह्मणों का (या बड़ों का) सम्मान नहीं करते और दुःख उठाते हैं।

जो लक्ष्मी योग में उत्पन्न होता है वह अच्छे स्वभाव वाली स्त्री के साथ नित्य क्रीड़ा करता है। ऐसा व्यक्ति तेजस्वी होता है। अपने आदमियों की अच्छी प्रकार रक्षा करने में समर्थ होता है और लक्ष्मी का कृपा पात्र बनता है। लक्ष्मी की कृपा पात्र होने का अर्थ है धनी होना। ऐसा व्यक्ति नीरोग रहे। घोड़ा, हाथी, पालकी की सवारी उसे प्राप्त हो। सब लोगों के लिये आनन्द कारक हो। उसकी दानवीरता की प्रशंसा हो और पृथ्वी का श्रेष्ठ स्वामी हो। संक्षेप में लक्ष्मी योग उत्तम राज योग माना गया है।

जो गौरी योग में उत्पन्न हो वह सुन्दर शरीर वाला, राजा का मित्र, सद्गुणों और पुत्रों से युक्त, शत्रुओं को जीतने वाला, प्रशंसित हो। उसकी वंश की सब लोग प्रशंसा करें और उसका मुख कमल के समान हो। संक्षेप में, इसे भी बहुत शुभ योग माना गया है।

शुक्रवाक्पतिसुधाकरात्मजैः केन्द्रकोणसहितैर्द्वितीयगैः।
स्वोच्चमित्रभवनेषु वाक्पतौ वीर्यगे सति सरस्वतीरिता ॥ २६ ॥

धीमन्नाटकगद्यपद्यगणनालङ्कारशास्त्रेष्वयं
निष्णातः कविताप्रबन्धरचनाशास्त्रार्थपारंगतः ।
कीर्त्याक्रान्तजगत्त्रयोऽतिधनिको दारात्मजैरन्वितः
स्यात् सारस्वतयोगजो नृपवरैः संपूजितो भाग्यवान् ॥२७॥

इन श्लोकों में "सरस्वती" योग तथा उसका फल बताते हैं। यदि बुध, बृहस्पति, शुक्र लग्न से केन्द्र (१, ४, ७, १०) कोण (५, ९) या द्वितीय स्थान में हों और बृहस्पति स्वराशि मित्र राशि या उच्च राशि में बलवान् हो तो 'सरस्वती' योग होता है। साथ में पूज्य स्वामी करपात्री जी महाराज की जन्मकुण्डली दी जाती है। इनका जन्म उत्तरप्रदेश में प्रतापगढ़ में ११ अगस्त सन् १९०७ को हुआ। इसमें बुध, बृहस्पति, शुक्र लग्न से केन्द्र में हैं और बृहस्पति उच्च राशि का बलवान् है। बृहस्पति के ५ अंश हैं और वह परमोच्च है उसे केन्द्र

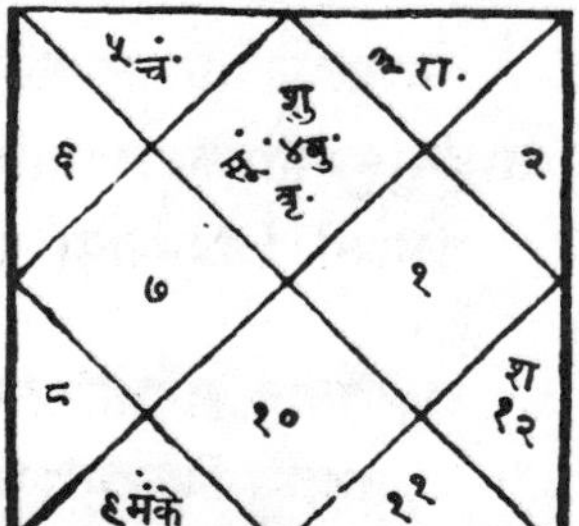

बल प्राप्त है तथा पूर्ण द्रिक्‌बल भी प्राप्त है। इस प्रकार बृहस्पति के पूर्ण बलवान् होने से बहुत उत्तम रूप से 'सरस्वती' योग घटित होता है।

अब सरस्वती योग का फल बताते हैं। जिस व्यक्ति की जन्मकुण्डली में सरस्वती योग हो वह बहुत बुद्धिमान्, नाटक, गद्य, पद्य (काव्य) अलंकार शास्त्र तथा गणित शास्त्र में महान् पटु और विद्वान् होता है। काव्य रचना, प्रबन्ध (सुन्दर लेख या सुन्दर पुस्तक लेखन) तथा शास्त्रार्थ में भी एसा व्यक्ति पारंगत (पूर्ण पंडित) होता है। तीनों लोकों में उसकी कीर्ति फैलती है। अति धनी होता है। स्त्री

पुत्र आदि के सुख से युक्त हो ऐसे योग वाले व्यक्ति राजाओं द्वारा पूजा किये जाते हैं अर्थात् सम्मानित किये जाते हैं । और बहुत भाग्यवान् होते हैं ।

लग्नाधीश्वरभास्करामृतकराः केन्द्रत्रिकोणाश्रिताः
स्वोच्चस्वर्क्षसुहृद्गृहानुपगताः श्रीकण्ठयोगो भवेत् ।
तद्वद्भार्गवभाग्यनाथशशिजाः श्रीनाथयोगस्तथा
वागीशात्मपसूर्यजा यदि तदा वैरिञ्चियोगस्ततः ॥२८॥

रुद्राक्षाभरणो विभूतिधवलच्छायो महात्मा शिवं
ध्यायत्यात्मनि सन्ततं सुनियमः शैवव्रते दीक्षितः ।
साधूनामुपकारकः परमतेष्वेव नसूयो भवेत्
तेजस्वी शिवपूजया प्रमुदितः श्रीकण्ठयोगोद्भवः ॥२९॥

लक्ष्मीवान् सरसोक्तिचाटुनिपुणो नारायणाङ्काङ्कितः
तन्नामाङ्कितहृद्यपद्यमनिशं संकीर्तयन् सज्जनैः ।
तद्भक्तापचितो प्रसन्नवदनः सत्पुत्रदारान्वितः
सर्वेषां नयनप्रियोऽतिसुभगः श्रीनाथयोगोद्भवः ॥ ३० ॥

ब्रह्मज्ञानपरायणो बहुमतिर्वेदप्रधानो गुणी
हृष्टो वैदिकमार्गतो न चलति प्रख्यातशिष्यव्रजः ।
सौम्योक्तिर्बहुवित्तदारतनयः सद्ब्रह्मतेजोज्वलन्दी-
र्घायुर्विजितेन्द्रियो नतनृपो वैरिञ्चियोगोद्भवः ॥ ३१ ॥

इन श्लोकों में तीन नये योग बताये हैं :—(१) श्रीकंठ योग (२) श्रीनाथ योग (३) और वैरिञ्चियोग । श्रीनाथ विष्णु को कहते

हैं। श्रीकंठ शिव को और विरञ्चि ब्रह्मा को। इन्हीं तीनों के नाम से यह तीन योग लिखे गये हैं।

(१) यदि लग्न का स्वामी, सूर्य और चन्द्रमा अपनी स्वराशि मित्रराशि या उच्चराशि में स्थित होकर लग्न से केन्द्र या त्रिकोण में स्थित हों तो श्रीकंठ योग होता है।

(२) यदि बुध, शुक्र और भाग्यस्थान का स्वामी यह तीनों उच्चराशि, स्वराशि या मित्रराशि में स्थित होकर, लग्न से केन्द्र या त्रिकोण में हों तो श्रीनाथ योग होता है।

(३) यदि पञ्चम का स्वामी, बृहस्पति और शनि ये तीनों उच्च-राशि, स्वराशि या मित्रराशि में स्थित होकर लग्न से केन्द्र या त्रिकोण में हों तो विरञ्चि योग होता है।

(१) जो व्यक्ति श्रीकंठ योग में पैदा होता है वह रुद्राक्ष धारण करने वाला, विभूति लगाने से शरीर की धवल कान्ति वाला महात्मा, सदैव भगवान् शंकर का ध्यान करने वाला, धार्मिक और सदाचार के नियमों को अच्छी तरह पालन करने वाला, भगवान् शिव के सम्प्रदाय में दीक्षित होता है। ऐसा व्यक्ति साधु लोगों का उपकार करता है। और दूसरे धार्मिक सम्प्रदायों से न द्वेष करता है न ईर्षा करता है। ऐसा व्यक्ति सतत शिवाराधन से सुप्रसन्न और तेजस्वी होता है। यह समस्त लक्षण श्रीकंठ योग वाले व्यक्ति में पाये जायेंगे

टिप्पणी:—यदि तीनों योग कारक ग्रह उच्च हों तो पूर्ण फल होगा। यदि स्वराशि के हों तो उससे न्यून फल और यदि भिन्न राशि के हों तो उससे भी न्यून फल समझना चाहिये। चतुर्थ अध्याय में जो

---

* मूल श्लोक में आत्मप शब्द आया है। इसका अर्थ है आत्म-स्थान का स्वामी, अध्याय १ श्लोक १२ में यह लिखा है कि आत्मा का विचार पंचम स्थान से करे, इस कारण आत्मप शब्द का अर्थ पञ्चमेश किया है।

ग्रहों का बल निकालना बताया गया है उसके अनुसार सूर्य, चन्द्र और लग्नेश जितने अधिक बली होंगे उतना ही अधिक विशिष्ट फल होगा ॥२९॥

(२) जो व्यक्ति श्रीनाथ योग में उत्पन्न होगा वह लक्ष्मीवान् (धनी) सरस,* वचन बोलने वाला (अर्थात् जिसके वचन, वाणी, लेख या उक्ति में सरसता हो) अपने वचनों से दूसरों को प्रसन्न करने में निपुण, भगवान् नारायण के चिह्नों से (शंख, चक्र आदि) से चिह्नित होता है । ऐसे व्यक्ति अन्य सज्जनों के साथ सदैव भगवान् नारायण सम्बन्धी हृद्य (हृदय को आनन्द देने वाले) स्तोत्रों या नामावली, का संकीर्तन करते रहते हैं । जो लोग विष्णु भक्त होते हैं उनका ये लोग बहुत प्रसन्न हृदय से आदर करते हैं । जो लोग श्रीनाथ योग में उत्पन्न होते हैं वे स्वय बड़े सुन्दर होते हैं और उनके दर्शन कर अन्य लोगों के नेत्रों को भी बहुत आनन्द प्राप्त होता है। ऐसे व्यक्तियों को अच्छे पुत्रों का और स्त्री का पूर्ण सुख प्राप्त होता है । ॥ ३० ॥

(३) अब विरञ्चि योग में उत्पन्न जातक का फल बताते हैं। जिसकी कुंडली में विरञ्चि योग हो वह बहुत बुद्धिमान् हो; वैदिक धर्माचार्य हो; ब्रह्मज्ञान परायण हो और गुणी हो । ऐसा व्यक्ति सदैव ही प्रसन्नचित्त रहेगा और वेदोक्त मार्ग से कभी विचलित नहीं होगा । उसके अनेक प्रख्यात शिष्य होंगे । सौम्य वचन वाला, बहुत धन, पुत्र स्त्री आदि के सुख से युक्त । ऐसे व्यक्ति के मुख-मण्डल पर सात्विक ब्रह्म तेज की उज्ज्वलता रहती है । ऐसे व्यक्ति दीर्घायु और जितेन्द्रिय होते हैं, और राजा लोग भी उन्हें नमस्कार करते हैं । ॥३१॥

अन्योन्यं भवनस्थयोर्विहगयोर्लग्नादिरिःफान्तकं
भावाधीश्वरयोः क्रमेण कथिताः षट्षष्टियोगा जनैः ।

---

* सरस की परिभाषा काव्य ग्रन्थों में देखिये ।

त्रिंशद्दैन्यमुदीरितं व्ययरिपुच्छिद्राधिनाथोत्थिता-
स्त्वष्टौ शौर्यपतेः खला निगदिताः शेषा महाख्याः
स्मृताः ॥३२॥

मूर्खः स्यादपवादको दुरितकृन्नित्यं सपत्नार्दितः
क्रूरोक्तिः किलदैन्यजश्चलमतिर्विच्छिन्नकार्योद्यमः ।
उद्वृत्तश्च खले कदाचिदखिलं भाग्यं लभेताखिलं
सौम्योक्तिश्च कदाचिदेवमशुभं दारिद्र्यदुःखादिकम् ॥३३।

श्रीकटाक्षनिलयः प्रभुराढ्यश्चित्रवस्त्रकनकाभरणश्च ।
पार्थिवाप्तबहुमानसमाज्ञो यानवित्तसुतवांश्च महाख्ये ॥३४॥

इन तीन श्लोकों में ६६ योग बताये हैं। यदि दो स्थानों (भाव) के स्वामी परस्पर स्थान परिवर्तन कर लें तो ये योग बनते हैं। (१) लग्नेश द्वितीय में, द्वितीयेश लग्न में, (२) लग्नेश चतुर्थ में, चतुर्थेश लग्न में '(३) लग्नेश पञ्चम में, पञ्चमेश लग्न में '(४) लग्नेश सप्तम में, सप्तमेश लग्न में (५) लग्नेश नवम में; नवमेश लग्न में (६) लग्नेश दशम में दशमेश लग्न में, (७) लग्नेश* लाभ में, लाभेश लग्न में (८) ठधनेश७ चतुर्थ में और चतुर्थेश धन में (९) धनेश पञ्चम में; पञ्चमेश धन में (१०) धनेश सप्तम में और सप्तमेश धन में (११) धनेश भाग्य में और भाग्येश धन में (१२) धनेश दशम में और दशमेश धन में (१३) धनेश

---

* लाभ ग्यारहवें स्थान को कहते हैं।

ठ धनेश दूसरे घर के मालिक को कहते हैं ।

७ भाग्य स्थान नवम स्थान को कहते हैं।

लाभ में, लाभेश धन में (१४)* सुखेश पञ्चम में और पञ्चमेश सुख में (१५) सुखेश सप्तम में और सप्तमेश सुख में (१६) सुखेश भाग्य में और भाग्येश सुख में (१७) सुखेश दशम में, दशमेश सुख में (१८) सुखेश लाभ में, लाभेश सुख में (१९) पञ्चमेश सप्तम में, सप्तमेश पंचम में (२०) पंचमेश भाग्य में और भाग्येश पंचम में (२१) पंचमेश दशम में और दशमेश पंचम में (२२) पंचमेश लाभ में तथा लाभेश पंचम में (२३) सप्तमेश भाग्य में और भाग्येश सप्तम में (२४) सप्तमेश दशम में और दशमेश सप्तम में (२५) सप्तमेश लाभ में और लाभेश सप्तम में (२६) भाग्येश राज्य† में और राज्येश भाग्य में (२७) भाग्येश लाभ में और लाभेश भाग्य में (२८) राज्येश लाभ में और लाभेश राज्य में ।

ऊपर जो २८ योग बताये गये हैं उन सबको 'महायोग' कहते हैं। अब इनका फल बताते हैं। जो व्यक्ति महायोग में पैदा होता है उस पर लक्ष्मी का कृपा कटाक्ष होता है अर्थात् वह धनी होता है। ऐसा जातक अनेक व्यक्तियों का स्वामी, धनिक, सुन्दर वस्त्र और आभूषण धारण करने वाला, राजा (या सरकार) से सम्मानित और पुरस्कृत होगा। उच्च पदवी पर काम करे और उसे राजा से अधिकार मिले। ऐसे व्यक्ति को धन, पुत्र और सवारी का सुख प्राप्त हो।

अब बाकी ३८ ऐसे योग बताते हैं जो अच्छे नहीं समझे जाते। इन ३८ योगों को दो भागों में बाँटा गया है। इनमें ८ तो खल योग कहलाते हैं और बाकी के ३० योग, दैन्य योग ।

---

* चौथे स्थान को सुख स्थान कहते हैं और चौथे घर के स्वामी को सुखेश कहते हैं।

† दशम स्थान को राज्य स्थान कहते हैं और दशमेश को राज्येश ।

(१) यदि व्ययेश* लग्न में हो और लग्नेश व्यय में (२) यदि व्ययेश द्वितीय में हों और द्वितीयेश व्यय में (३) यदि व्ययेश तृतीय में हो और तृतीयेश व्यय में (४) यदि व्ययेश सुख में हो और सुखेश व्यय में (५) यदि व्ययेश पंचम में हो और पंचमेश व्यय में (६) यदि व्ययेश षष्ठ में हो और षष्ठेश व्यय में (७) यदि व्ययेश सप्तम में हो और सप्तमेश व्यय में (८) यदि व्ययेश अष्टम में हो और अष्टमेश व्यय में (९) यदि व्ययेश भाग्य में हो और भाग्येश व्यय में (१०) यदि व्ययेश राज्य में हो और राज्येश व्यय में (११) यदि व्ययेश लाभ में हो और लाभेश व्यय में ।

(१२) यदि अष्टमेश लग्न में हो और लग्नेश अष्टम में (१३) यदि अष्टमश धन में हो और धनेश अष्टम में (१४) यदि अष्टमेश तृतीय में हो और तृतीयेश अष्टम में (१५) यदि अष्टमेश सुख में हो और सुखश अष्टम में (१६) यदि अष्टमेश पंचम में हो और पंचमेश अष्टम में (१७) यदि अष्टमेश छठे में हो और षष्ठेश अष्टम में (१८) यदि अष्टमेश सप्तम में हो और सप्तमेश अष्टम में (१९) यदि अष्टमेश भाग्य में हो और भाग्येश अष्टम में (२०) यदि अष्टमेश राज्य में और राज्येश अष्टम में (२१) यदि अष्टमेश लाभ में हो और लाभेश अष्टम में ।

(२२) यदि षष्ठेश लग्न में हो और लग्नेश षष्ठ में (२३) यदि षष्ठेश धन में और धनेश षष्ठ में (२४) यदि षष्ठेश तृतीय में और तृतीयेश षष्ठ में (२५) यदि षष्ठेश सुख में और सुखेश षष्ठ में (२६) यदि षष्ठेश पंचम में और पंचमेश षष्ठ में (२७) यदि षष्ठेश सप्तम में और सप्तमेश षष्ठ में (२८) यदि षष्ठेश भाग्य में और भाग्येश

---

* बारहवें घर को व्ययस्थान और इस स्थान के स्वामी को व्ययेश कहते हैं ।

षष्ठ में (२९) यदि षष्ठेश राज्य में और राज्येश षष्ठ में (३०) यदि षष्ठेश लाभ में और लाभेश षष्ठ में हो तो दैन्य योग होता है।

यह तीसों योग दैन्य योग कहलाते हैं। जो व्यक्ति दैन्य योग में उत्पन्न होता है वह स्वयं मूर्ख परन्तु दूसरों की निन्दा करने वाला, दुष्ट-कर्मा और सदैव शत्रुओं से पीड़ित रहता है। ऐसा व्यक्ति क्रूर बचन बोलता है और स्थिर मति का नहीं होता। वह जिस भी कार्य को प्रारम्भ करेगा उसमें विघ्न और विच्छेद उत्पन्न हो जावेंगे।

अब आठ खल योग बताये जाते हैं।

(१) लग्नेश तृतीय में—तृतीयेश लग्न में (२) धनेश तृतीय में—तृतीयेश धन में (३) तृतीयेश चतुर्थ में—चतुर्थेश तृतीय में (४) तृतीयेश पंचम में—पंचमेश तृतीय में (५) तृतीयेश सप्तम में सप्तमेश ततीय में (६) तृतीयेश भाग्य में – भाग्येश तृतीय में (७) तृतीयेश राज्य में – राज्येश तृतीय में (८) तृतीयेश लाभ में – लाभेश तृतीय में।

यह ८ योग खलयोग कहलाते हैं। यह आठों दुष्ट प्रभाव उत्पन्न करने वाले हैं इस कारण इन्हें 'खल' कहा है। जो व्यक्ति खल योग में उत्पन्न होता है वह कभी अनाचार के मार्ग पर चलने वाला कभी सदाचार के मार्ग पर आरूढ़ – कभी अखिल सौभाग्यशाली कभी पूर्ण दरिद्रता और दुःख प्राप्त करने वाला, कभी शुभवाणी बोलने वाला और कभी दुष्ट - इस प्रकार शुभ तथा अशुभ दोनों प्रभावों से युक्त होता हैं। शेष में इसका फल उत्तम नहीं माना है – शुभ प्रभाव कम और अशुभ प्रभाव अधिक है – इसीलिये 'खल' संज्ञा दी गई है। ३२-३४॥

यहाँ यह बताना आवश्यक है कि स्वयं मन्त्रेश्वर महाराज ने इसी अध्याय में आगे श्लोक ५७–७० में छठे घर का स्वामी यदि दुः 'स्थान में पड़े तो हर्षयोग, आठवें घर का स्वामी यदि दुः स्थान में पड़े तो 'सरल योग' और बारहवें घर का स्वामी यदि दुः स्थान में पड़े तो 'विमल योग' बतलाया है। फिर इन श्लोकों में जो छठे स्थान का स्वामी आठवे या बारहवे के स्वामी से स्थान परिवर्तन करे, या आठवें

का स्वामी बारहवें के मालिक से स्थान परिवर्तन करे तो दैन्य योग-जिसका फल अच्छा नहीं है, क्यों कहा ? इसमें हेतु यह है कि आगे के ५७ श्लोक से ७० श्लोक तक जो योग बताये गये हैं उनमें स्थान परिवर्तन वाली बात नहीं कही गई है और इन ३२ से ३४ श्लोकों में स्थान परिवर्तन की शर्त लगाई गई है।

किन्तु उत्तर कालामृत खंड ४ श्लोक २२ में छठे, आठवें, बारहवें घर के मालिकों के परस्पर स्थान परिवर्तन का जो उत्तम फल बताया गया है वह फलदीपिका के मत से बिल्कुल उलटा पड़ता है। उत्तर कालामृत का श्लोक है।

रन्ध्रेशो व्ययषष्ठगो रिपुपतौ रन्ध्रे व्यये वा स्थिते
रि:फेशोऽपि तथैव रन्ध्ररिपुभे यस्यास्ति तस्मिन्वदेत् ।
अन्योन्यर्क्षगता निरीक्षणयुताश्चान्यैरयुक्तेक्षिता
जातोऽसौ नृपतिः प्रशस्तविभवो राजाधिराजेश्वरः ॥

अर्थात् (१) यदि आठवें घर का स्वामी बारहवें या छठे घर में हो (२) यदि छठे घर का स्वामी आठवें या बारहव घर में हो (३) यदि बारहवें घर का स्वामी आठवें या छठे घर में हो और (४) यह तीनों स्वामी एक दूसरे की राशि में हों या एक दूसरे से देखे जाते हों और (५) अन्य भावों के स्वामियों से युत (सहित) या वीक्षित न हों (अर्थात् अन्यभवनों के स्वामियों से सम्बन्ध न करते हों तो) ऐसे योग में उत्पन्न मनुष्य बहुत वैभव वाला राजाधिराज नृपति होता है।

इसे विपरीत राजयोग कहते हैं। अर्थात् जो ग्रह सामान्यतः अनिष्ट फल उत्पन्न करने वाले हैं, उनसे शुभफल उत्पन्न हो। यह उनके साधारण फल से जो उलटा फल हुआ इस कारण (विपरीत उलटे को कहते हैं) इसे विपरीत राजयोग की संज्ञा दी है।

इसमें और फलदीपिका के योगों में कुछ विभिन्नता है। वह यह कि फलदीपिका में दो ग्रहों का (षष्ठेश, अष्टमेश, या द्वादशेश में से

कोई से दो ग्रहों के) परस्पर स्थान परिवर्तन का फल बताया गया है। परन्तु उत्तर कालामृत में छठे, आठवें तथा बारहवें के मालिक तीनों दुः-स्थान* में हों, परस्पर युत(सहित) या ईक्षित(एक दूसरे से देखे जाते) हों और अन्य किसी शुभ स्थान के स्वामियों से सम्बन्ध न करें यह आवश्यक शर्त लगाई गई है।

अस्तु, उत्तर कालामृत के इस श्लोक का हवाला तो प्रसंग वश दे दिया गया है। अब प्रस्तुत विषय पर आइये। शुभ स्थानों के स्वामियों के परस्पर स्थान परिवर्तन से जो महायोग कहे गये हैं उनके उदाहरण में कुछ जन्म कुण्डलियाँ नीचे दी जाती हैं।

नीचे श्रीमती इन्दिरा गांधी की जन्म कुण्डली दी जा रही है। इनका जन्म प्रयाग में सूर्योदय के ४१ घड़ी ५२ पल २३ विपल बाद १९ नवम्बर १९१७ को हुआ। स्पष्ट लग्न और स्पष्ट ग्रह निम्नलिखित हैं :—

लग्न ३–२७°–१३'
सूर्य ७–४°–८'
चन्द्र ९–५°–३७'
मंगल ४–१६°–२३'
बुध ७–१३°–१५'
बृहस्पति १–१५°–१' वक्री
शुक्र ८–२१°–०,
शनि ३–२१°–४७'
राहु ८–१०°–३३'
केतु २–१०°–३३'

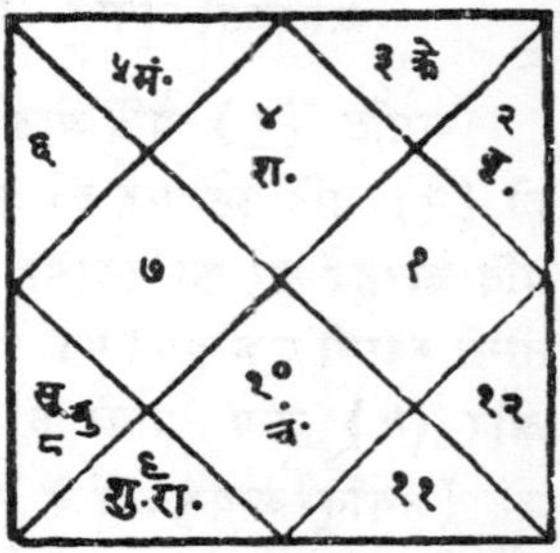

इनकी जन्म कुण्डली में लग्नेश सप्तम में तथा सप्तमेश में लग्न है, यह एक महायोग हुआ। द्वितीयेश पंचम में, पंचमेश द्वितीय में है। यह दूसरा महायोग हुआ। किन्तु षष्ठेश लाभ में और लाभेश षष्ठ में है यह दैन्य योग है।

---

* ६, ८, १२ स्थान को दुः स्थान कहते हैं।

अब इंग्लैण्ड की महारानी एलिज़बेथ की जन्म कुण्डली दी जाती है। इनका जन्म २१ अप्रैल १९२६ को लन्दन में २ बजकर ४० मिनिट पर हुआ। उस समय घड़ियाँ १ घंटे आगे बढ़ा दी गई थीं इसलिए वास्तविक समय एक बजकर ४० मिनिटि था। इनकी जन्म कुण्डली नीचे दी जाती है।

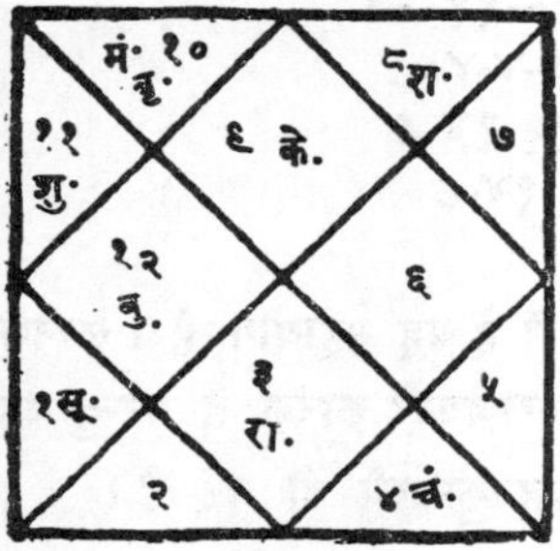

लग्न ८–२८–३८
सूर्य ०–७–२२
चन्द्र ३–१९–१७
मंगल ९–२८–३
बुध ११–११–५०
बृहस्पति ९–२९–१३
शुक्र १०–२२–८
शनि ७–१–३६
राहु २–२७–४१
केतु ८–२७–४१

इनकी कुण्डली में धनेश द्वादश में तथा द्वादशेश धन में है, यह दैन्य योग हुआ। सूर्य, मंगल अपनी उच्च राशि में है, चन्द्रमा अपने घर का है; यह सब उत्तम योग हैं। राजकन्या होने से महारानी हो गईं। परन्तु इनका राजयोग क्रमशः पतनोन्मुख है।

नीचे श्री रौवर्ट निक्सन की जन्म कुण्डली दी जा रही है। ये अमेरिका के प्रेजीडेन्ट हैं। इनका जन्म ९ जनवरी १९१३ को केलीफोर्निया में (अक्षांश ३३-४७ उत्तर, देशान्तर ११७-५१ पश्चिम

मे) वहां के स्टॅण्डर्ड समय के अनुसार रात्रि को ९ बजकर ३० मिनिट पर हुआ।

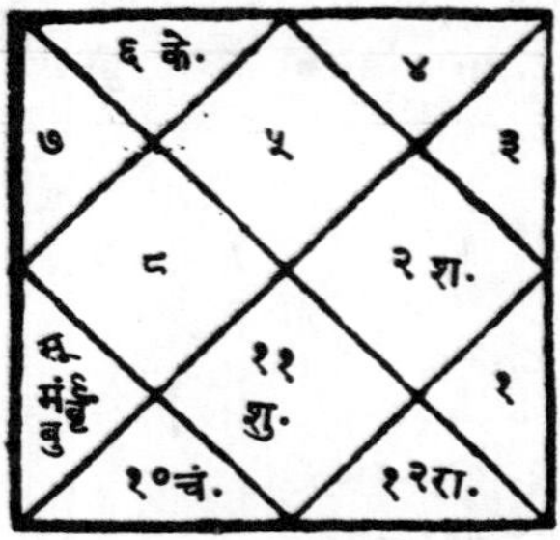

लग्न ४-२३-३३-२६
सूर्य ८-२६-४५-४८
चन्द्रमा ९-२७-२६
मंगल ८-७-७
बुध ८-७-२४
बृहस्पति ८-९-६
शुक्र १०-११-४३
शनि १-४-४०
राहु ११-१४-८
केतु ५-१४-८

सप्तमेश राज्य में, राज्येश सप्तम में है यह महायोग है। लग्नेश, चतुर्थेश, पंचमेश, नवमेश एक साथ भी राजयोग कारक है परन्तु यहाँ केवल महायोग के उदाहरण के लिए यह कुण्डली दी गई है।

नीचे स्वर्गीय महामहोपाध्याय श्री शिवकुमार शास्त्री जी की जन्म कुण्डली दी जाती है। शुभ विक्रम संवत् १९०४ फाल्गुन कृष्ण एकादशी बुधे श्री सूर्योदयादिष्टम् ४।३०।

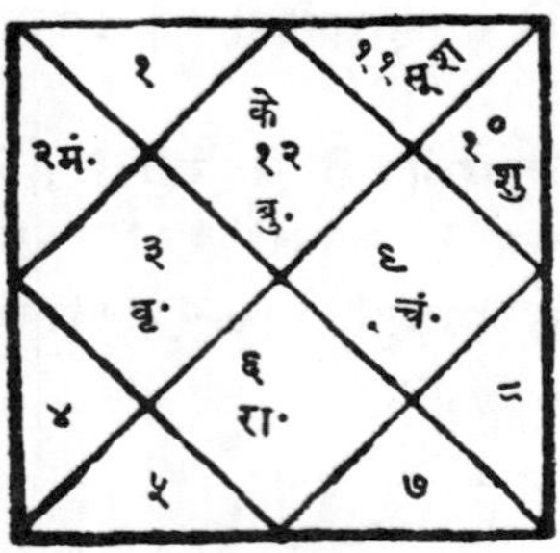

लग्नेश चतुर्थ में, चतुर्थेश लग्न में महायोग करता है।

लग्नाधिपाप्तभपतिस्थितराशिनाथः
स्वोच्चस्वभेषु यदि कोणचतुष्टयस्थः ।
योगःस काहल इति प्रथितोऽथतद्वत्
लग्नाधिपाप्तभपतिर्यदि पर्वताख्यः ॥ ३५ ॥

वर्द्धिष्णुरार्यः सुमतिः प्रसन्नः क्षेमङ्करः काहलजो नृमान्यः ।
स्थिरार्थसौख्यः स्थिरकार्यकर्त्ता क्षितीश्वरः पर्वतयोगजातः ॥३६॥

(१) जन्म कुण्डली में देखिये कि लग्नेश किस राशि में बैठा है—उस राशि का स्वामी जिस राशि में है — उस राशि का स्वामी अपनी उच्च राशि या स्वराशि में स्थित होकर केन्द्र या त्रिकोण में हो तो काहल योग होता है। साथ की कुण्डली में मेष लग्न है। इसका स्वामी मंगल हुआ। मंगल सिंह राशि में बैठा है इस सिंह राशि का स्वामी सूर्य है—सूर्य कुम्भ में बैठा है; और कुंभ का स्वामी शनि तुला में उच्च का होकर लग्न से केन्द्र में बैठा है इस कारण काहल योग हुआ। जो

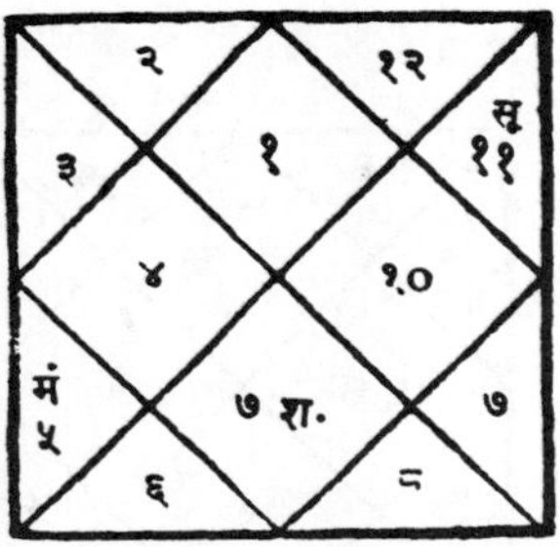

काहल योग में उत्पन्न होता है वह अच्छी बुद्धि वाला, वर्द्धिष्णु (वृद्धि को प्राप्त) श्रेष्ठ, प्रसन्न, दूसरों का कल्याण करने वाला और जनता द्वारा मान्य होगा अर्थात् लोग उसका आदर करेंगे।

देखिये श्री आशुतोष मुकर्जी की जन्म कुण्डली। इन बंगकेसरी का जन्म २९ जून सन् १९६४ को हुआ।

इस कुण्डली में लग्नेश शुक्र मेष में है। मेष का मालिक मंगल है। मेष का मालिक (मंगल) अपनी राशि में है। परन्तु केन्द्र या त्रिकोण में नहीं है इसलिये योग नहीं हुआ।

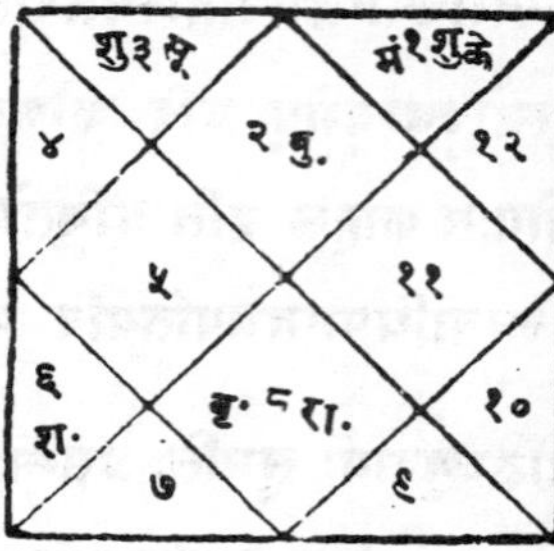

देखिये श्री के०के० शाह मंत्री भारत-सरकार की जन्म कुण्डली। इनका जन्म २७-१०-१९०८ को वृश्चिक लग्न में हुआ।

लग्न का स्वामी मंगल है। यह लग्नेश मकर में है, मकर का स्वामी शनि है। शनि कुंभ में, कुंभ का स्वामी शनि केन्द्र में है इसलिये काहल योग हुआ

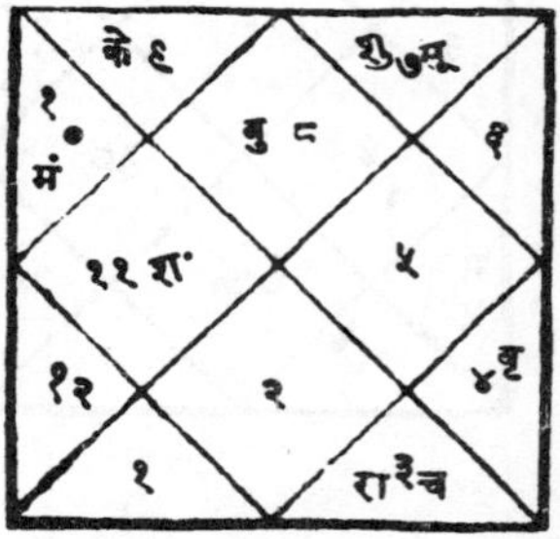

(२) इसी प्रकार यह देखिये कि जन्म कुण्डली में लग्नेश जिस राशि में है उस राशि का स्वामी कहां है। यदि लग्नेश जिस राशि में है उस राशि का स्वामी अपनी उच्च राशि या स्वराशि में स्थित होकर केन्द्र या त्रिकोण में हो तो पर्वत योग होता है।

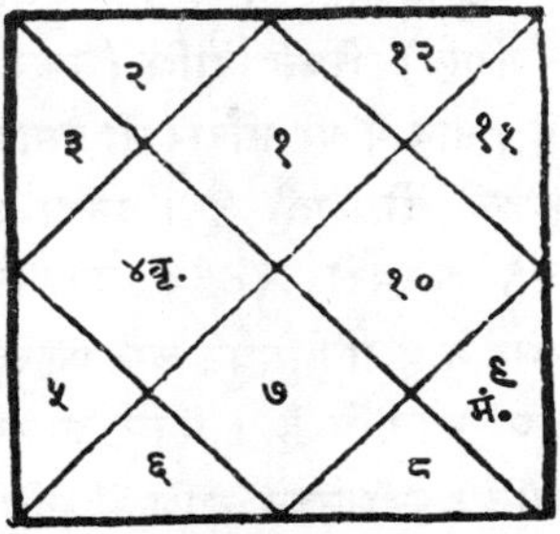

देखिये साथ की उदाहरण कुण्डली में लग्नेश, मंगल, धनु राशि में हैं और इस धनु राशि का स्वामी बृहस्पति अपनी उच्च राशि (कर्क में) स्थित होकर केन्द्र में है, इस कारण पर्वत योग हुआ। जो पर्वत योग में उत्पन्न होता है। उसका सुख और धन दोनों स्थिर रहते हैं वह स्थिर कार्य करने वाला होता है अर्थात् उसके किये हुये कार्य दीर्घ काल तक रहते हैं। मकान बनाना, बाग लगाना, फैक्टरी बनाना आदि स्थिर कार्य हैं। धर्मशाला बनाना, कुएँ या तालाव खुदवाना यह भी परोपकार के स्थिर कार्य हैं। पर्वत योग वाला मनुष्य क्षितीश्वर (पृथ्वी, भूमि का मालिक या उच्च पदाधिकारी होता है ॥ ३५-३६ ॥

धर्मकर्मभवनाधिपती द्वौ संयुतौ महितभावगतौ चेत् ।
राजयोग इति तद्वदिह स्यात् केन्द्रकोणयुतिर्यति शङ्खः ॥३७॥

भेरीशङ्खप्रणादैर्धृतमृदुपटिकाजातवृत्तातपत्रो
हस्त्यश्वान्दोलिकाद्यैः सह मगधकृतप्रस्तुतिर्भूमिपालः ।
नानारूपोपहारस्फुरितकरयुतैः प्रार्थितः सज्जनैः स्या-
द्राजा स्याच्छङ्खयोगे बहुवरवनिताभोगसम्पत्तिपूर्णः ॥३८॥

श्री शाह की जन्म कुण्डली में पर्वत योग भी होता है क्योकि लग्नेश (मंगल) स्थित राशि (मकर) का स्वामी शनि स्वराशि में केन्द्र में है। साथ में श्री मोरार जी देसाई की कुंडली दी जाती है। इनका जन्म, २९ फरवरी १८९६ को मिथुन लग्न में हुआ। मिथुन लग्न का स्वामी बुध मकर में है। मकर का स्वामी शनि अपनी उच्च राशि में त्रिकोण में है इस कारण पर्वत योग हुआ।

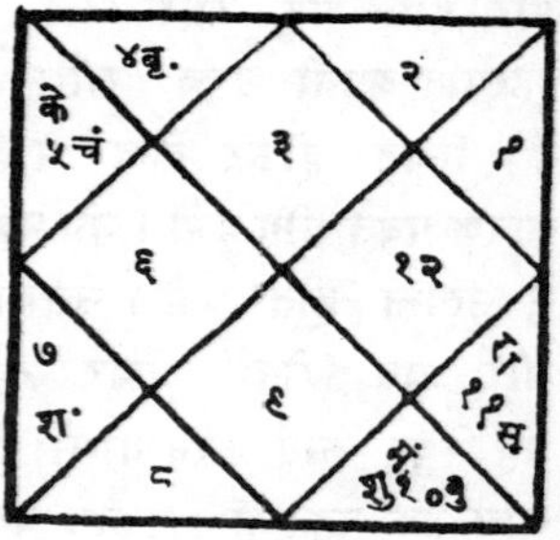

(१) यदि नवम और दशम भवन के स्वामी दोनों संयुक्त होकर किसी शुभ भाव में एक साथ बैठें तो राजयोग होता है।

(२) यदि किसी केन्द्र का स्वामी किसी त्रिकोण के स्वामी के साथ संयुक्त होकर किसी शुभ भाव में बैठे तो शंख योग होता है। ॥३७॥

जो व्यक्ति राजयोग में उत्पन्न होता है वह राजा या राजा* के समान पदवी वाला होता है। जब वह यात्रा करता है तो भेरी, शंख ढोल आदि बाजे साथ में बजते हुये चलते हैं; उसके सिर पर छत्र रहता है। उसके साथ-साथ, हाथी, घोड़े, पालकी आदि बहुत सी सवारी चलती हैं। भाट और चारण उसकी स्तुति या प्रशंसा गाते रहते हैं और बहुत से बड़े-बड़े आदमी नाना रूप के सुन्दर उपहार हाथों में लिये भेंट करने के लिये प्रस्तुत रहते हैं। बहुत सी श्रेष्ठ वनिताओं का भोग और सम्पत्ति प्राप्त होती है। ॥३८॥

---

* जिस समय आज से सैकड़ों वर्ष पहले मन्त्रेश्वर महाराज ने फलदीपिका का निर्माण किया उस समय भारतवर्ष में हजारों राजा थे। ऐसे-ऐसे व्यक्ति राजा थे जिनकी आय ३०-४० या ५० हजार

संख्यायोगाः सप्तसप्तर्क्षसंस्थै-
रेकापायाद्वल्लकीदामपाशम् ।
केदाराख्यः शूलयोगो युगं च
गोलश्चान्यान् पूर्वमुक्तान्विहाय ॥३९॥

वीणायोगे नृत्तगीतप्रियोऽर्थी
दाम्नि त्यागीभूपतिश्चोपकारी ।
पाशे भोगी सार्थसच्छीलबन्धुः
केदाराख्ये श्रीकृषिक्षेत्रयुक्तः॥४०॥

शूले हिंस्रः क्रोधशीलो दरिद्रः
पाषण्डी स्याद् द्रव्यहीनो युगाख्ये ।
निस्वः पापी म्लेच्छयुक्तः कुशिल्पी
गोले जातश्चालसोऽल्पायुरेव ॥ ४१ ॥

*(१) यदि सूर्य आदि सात ग्रह ७पृथक्-पृथक् राशियों में हों तो वल्लकी योग होता है। इसे वीणा योग भी कहते हैं। जो इस योग में उत्पन्न होता है वह नाचने, गाने बजाने का शौकीन और धनी होता है। (२) यदि सातों ग्रह कुल ६ राशियों में हों—चाहे किसी भी क्रम

से अधिक नहीं थी इसलिये जहां-जहां राजा शब्द आवे उसका शब्दार्थ न लेकर भावार्थ—उच्च पदाधिकारी, धन वैभव सम्पन्न—यह अर्थ लेना चाहिये।

* यहां जो योग बताये गये हैं उनमें सूर्य, चन्द्र, मंगल, बुध बृहस्पति, शुक्र, शनि इन सातों ग्रहों का विचार करना चाहिये। राहु और केतु का विचार इनमें नहीं किया जाता।

से तो दाम योग होता है। जो इस योग में उत्पन्न होता है वह राजा के समान दूसरों का उपकार करने वाला और स्वयं त्यागी होता है। (३) यदि ७ ग्रह केवल ५ राशियों में हों तो पाश योग होता है।इस योग में उत्पन्न भोगी, धनी, सुशील और बन्धुयुक्त होता है। (४) यदि सातों ग्रह कुल ४ राशियों में हों तो केदार योग बनता है। इस योग वाले व्यक्ति को खेत, खेती और लक्ष्मी का शुभ योग होता है (५) यदि कुल ग्रह ३ राशियों में हों तो शूल योग होता है। इस योग वाला व्यक्ति हिंसक प्रवृत्ति का क्रोधी और दरिद्र होता है। (६) यदि सूर्य आदि सातों ग्रह केवल दो राशियों में हों तो युग योग होता है। इस योग में उत्पन्न होने वाले व्यक्ति पाखण्डी और धनहीन होते हैं। (७) यदि सूर्य आदि सातों ग्रह एक ही राशि में हों तो गोल योग होता है। जो गोल योग में उत्पन्न हो वह आलसी अल्पायु, दरिद्री, पापी, म्लेच्छों की संगति में रहने वाला होता है। ऐसा व्यक्ति शिल्पकार्य में भी निपुण नहीं होता। ॥३९-४१॥

(१) यदि चन्द्रमा से छठे, सातवें, आठवें शुभ ग्रह हों तो अधियोग होता है।

सौम्यैरिन्दोर्द्यूनषड्रन्ध्रसंस्थैस्तद्वल्लग्नात्संस्थितैर्वाधियोगः ।
नेता मन्त्री भूपतिः स्यात्क्रमेण ख्यातः श्रीमान्दीर्घजीवी मनस्वी ॥
अधियोगभवो नरेश्वरः स्थिरसंपद्बहुबन्धुपोषकः ।
अमुना रिपवः पराजिताश्चिरमायुर्लभते प्रसिद्धताम् ॥४३॥

(२) यदि लग्न से छठे, सातवें, आठवें शुभ ग्रह हों तो भी अधियोग होता है। यदि यह तीनों पूर्ण बली हों अर्थात् बुध, बृहस्पति, शुक्र तीनों पूर्ण बली हों तो अधियोग में उत्पन्न मनुष्य भूपति होता है यदि तीनों मध्यबली हों तो जातक मन्त्री होता है यदि बुध, बृहस्पति शुक्र हीन बली हों तो मनुष्य नेता होता है किन्तु शुभ प्रभाव तब भी रहता

है। अधियोग* में उत्पन्न मनुष्य लक्ष्मीवान्, दीर्घायु और मनस्वी होते हैं। अधियोग में उत्पन्न होने वाले मनुष्य स्थिर सम्पत्ति वाले, बहुत से बन्धुओं का पोषण करने में तत्पर और अनेक व्यक्तियों पर हुकूमत करने वाले होते हैं। ऐसे व्यक्ति शत्रुओं को पराजित करने में सफल होते हैं और प्रसिद्धि प्राप्त करते हैं ॥४२-४३॥

भावैः सौम्ययुतेक्षितैस्तदधिपैः सुस्थानगैर्भास्वरैः
स्वोच्चस्वर्क्षगतैर्विलग्नभवनाद्योगाः क्रमाद्द्वादश ।
संज्ञाश्चामरधेनुशौर्यजलधिच्छत्रास्त्रक मासुरा-
भाग्यख्यातिसुपारिजातमुसलास्तज्ज्ञैर्यथा कीर्तिताः ॥४४॥

प्रत्यहं व्रजति वृद्धिमुदग्रां शुक्लचन्द्र इव शोभनशीलः ।
कीर्तिमान् जनपतिश्चिरजीवी श्रीनिधिर्भवति चामरजातः ॥४५॥
सान्नपान्नविभवोऽखिलविद्यापुष्कलोऽधिककुटुम्बविभूतिः ।
हेमरत्नधनधान्यसमृद्धो राजराज इव राजति धेनौ ॥४६॥

---

* बहुत से लोगों के विचार से चन्द्रमा से छठे, सातवें, आठवें तीनों घरों में बुध, गुरु, शुक्र हों—अर्थात् ६, ७, ८ इन तीनों में कोई घर खाली न हो तभी अधियोग होता है किन्तु ऐसा नहीं है क्योंकि श्रुतकीर्ति का वाक्य है कि व्यास तथा अन्य प्राचीन ज्योतिषियों के अनुसार चाहे ६, ७, ८ इन तीनों घरों में कोई खाली भी हो—यदि बुध, बृहस्पति, शुक्र एक साथ या अलग-अलग या दो एक साथ, एक अलग, किसी भी प्रकार से स्थित हों तो अधि-योग होता है ।

कीर्तिमद्भिरनुजैरभिष्टुतो लालितो महितविक्रमयुक्तः ।
शौर्यजो भवति राम इवासौ राजकार्यनिरतोऽतियशस्वी ॥४७॥

गोसंपद्धनधान्यशोभिसदनं बन्धुप्रपूर्णं वर-
स्त्रीरत्नाम्बरभूषणानि महितस्थानं च सर्वोत्तमम् ।
प्राप्नोत्यम्बुधियोगजः स्थिरसुखो हस्त्यश्वयानादिगो
राजेड्यो द्विजदेवकार्यनिरतः कूपप्रपाकृत्पथि ॥४८॥

सुसंसारसौभाग्यसन्तानलक्ष्मी
निवासो यशस्वी सुभाषी मनीषी ।
अमात्यो महीशस्य पूज्यो धनाढ्यः
स्फुरत्तीक्ष्णबुद्धिर्भवेच्छत्रयोगे ॥४९॥

शत्रून् बलिष्ठान् बलवन्निगृह्य क्रूरप्रवृत्त्या सहितोऽभिमानी ।
व्रणाङ्किताङ्गश्च विवादकारी स्यादस्त्रयोगे दृढगात्रयुक्तः ॥५०॥

परदारपराङ्मुखो भवेद्वरदारात्मजबन्धुसंश्रितः ।
जनकादधिकः शुभैर्गुणैर्महनीयां श्रियमेति कामजः ॥५१॥

हन्त्यन्यकार्यं पिशुनः स्वकार्यपरो दरिद्रश्च दुराग्रही स्यात् ।
स्वयंकृतानर्थपरंपरार्तः कुकर्मकृच्चासुरयोगजातः ॥५२॥

चञ्चच्चामरवाद्यघोषनिबिडामान्दोलिकां शाश्वतीं
लक्ष्मीं प्राप्य महाजनैः कृतनतिः स्याद्धर्ममार्गे स्थितः ।
प्रीणात्येष पितॄन् सुरान्द्विजगणांस्तत्तत्प्रियैः पूजनैः
स्वाचारः स्वकुलोद्वहः सुहृदयः स्याद्भाग्ययोगोद्भवः ॥५३॥

सत्क्रियां सकललोकसंमतामाचरन्नवति सज्जनान्नृपः ।
पुत्रमित्रधनदारभाग्यवान् ख्यातिजो भवति लोकविश्रुतः ॥५४॥

नित्यमङ्गलयुतः पृथिवीशः संचितार्थनिचयः सुकुटुम्बी ।
सत्कथाश्रवणभक्तिरभिज्ञो पारिजातजननः शिवतातिः ॥५५॥

कृच्छ्रलब्धधनवान् परिभूतो लोलसंपदुचितव्ययशीलः ।
स्वर्गमेव लभऽन्तेत्यवशायां जालमको मुसलजश्चपलश्च ॥५६॥

(१) यदि लग्न में शुभ ग्रह हों या लग्न को शुभ ग्रह देखते हों और लग्नेश अस्त न होकर उत्तम स्थान में स्वराशि का या स्वक्षेत्री होकर बैठा हो तो चामर योग होता है। जो इस योग में उत्पन्न होता है वह शुक्ल पक्ष के चन्द्रमा की तरह वृद्धि को प्राप्त होता है। शुक्ल पक्ष के चन्द्रमा की भाँति वह सुन्दर और सुशील भी होता है। ऐसा व्यक्ति लक्ष्मीवान्, कीर्तिवान्, दीर्घायु और जनपति (अनेक जनों पर हुकूमत करने वाला) हो।

(२) यदि दूसरे घर में शुभ ग्रह हों या दूसरे घर को शुभ ग्रह देखते हों और दूसरे घर का मालिक उदित होकर स्वराशि या उच्चराशि में स्थित होता हुआ सुस्थान में बैठा हो तो धेनु योग होता है। ऐसा व्यक्ति सुवर्ण, धन, धान्य और रत्न से समृद्ध, राजराज के समान होता है। राजराज के दो अर्थ हैं राजाओं का राजा और कुबेर। भावार्थ यह है कि ऐसा व्यक्ति धनी होता है। दूसरे घर से विद्या, कुटुम्ब, भोजन, पान

---

* शोभनशील का अर्थ उत्तम शील वाला भी हो सकता है।

* दुः स्थान का अर्थ है ६, ८, १२। बाकी के सुस्थान या उत्तम स्थान समझे जाते हैं।

(पीने की वस्तु) आदि का भी विचार किया जाता है। और दूसरा स्थान तथा दूसरे स्थान के स्वामी के बलवान् होने से ऐसे व्यक्ति को उत्तम भोजन, पेय पदार्थ, विद्या, बड़े कुटुम्ब का सुख, आदि प्राप्त होंगे। दक्षिण भारत में दूसरे घर से भी विद्या का विचार किया जाता है। वास्तव में दूसरा घर मुख, जिह्वा या वाणी का है। वाणी और विद्या में बहुत समानता है।

(३) यदि तृतीय भाव में शुभ ग्रह हों या इस भाव को शुभ ग्रह देखते हों और तृतीय भाव का स्वामी अस्त न हो और अपनी राशि या उच्चराशि में स्थित होकर उत्तम स्थान में हो तो 'शौर्य' योग होता है;

ऐसा व्यक्ति बहुत पराक्रमी होता है और उसके छोटे भाई यशस्वी और भ्रातृभक्त होते हैं। इसके भाई लोग जातक की प्रशंसा भी करते हैं। कहने का तात्पर्य यह है कि तृतीय स्थान का भाई बहिन, पराक्रम सम्बन्धी पूर्ण सुख प्राप्त होता है। ऐसा व्यक्ति स्वयं भी बहुत यशस्वी होता है और राज्य कार्य में निरत रहता है। फलितार्थ यह है कि अच्छे सरकारी ओहदे पर आसीन होता है। मन्त्रेश्वर महाराज ने तो यह भी लिखा है कि "राम" के समान पराक्रमी हो किन्तु इसे अर्थवाद समझना चाहिए।

(४) यदि चतुर्थ स्थान में शुभ ग्रह हों या शुभ ग्रह चौथे स्थान को देखते हों, चतुर्थेश अस्त न हो और अपनी स्वराशि या उच्चराशि में स्थित होकर उत्तम स्थान में हो तो अम्बुधि या जलधि योग होता है। अम्बुधि या जलधि समुद्र को कहते हैं। इस

---

* संस्कृत में राम के तीन अर्थ हैं परशुराम, रामचन्द्र और बलराम—तीनों ही बड़े पराक्रमी थें।

* अर्थवाद का अर्थ है किसी बात की बहुत प्रशंसा करना। जहाँ अर्थवाद हो वहाँ अक्षरशः अर्थ न लेकर भावार्थ मात्र लेना चाहिये यह संस्कृत शास्त्रों की परिपाटी है।

योग में उत्पन्न मनुष्य को गो सम्पत्ति (गाय, बैल आदि) धन-धान्य, आदि पर्याप्त मात्रा में प्राप्त होते हैं। इसका मकान बहुत सुन्दर होता है। बन्धुओं की बहुतायत रहती है। अर्थात् बन्धुओं से सुख प्राप्त होता है। उत्तम स्त्री, रत्न, वस्त्र, भूषण आदि के साथ-साथ आदरणीय उत्तम स्थान प्राप्त होता है। ऐसे मनुष्य का सुख स्थिर होता है अर्थात् दीर्घ काल तक वह सुखी रहता है। उसे हाथी, घोड़े, पालकी आदि का पूर्ण सुख प्राप्त हो और राजा भी उसका सम्मान करे। ऐसे मनुष्य देवताओं और ब्राह्मणों के भक्त अर्थात् धार्मिक कार्यों में प्रवृत्त रहते है और कुएँ खुदवाना, प्याऊ लगवाना आदि कार्य करते रहते हैं। संक्षेप में चतुर्थ सुख स्थान है इससे बन्धु, सुख, मकान, सवारी, जलकार्य, आदि जितनी बातों का विचार किया जाता है उन सबका सुख जातक को प्राप्त होता है।

(५) यदि पंचम भाव में शुभ ग्रह हों या इसे देखते हों और पांचवें घर का मालिक अस्त न हो और अपनी राशि का या अपनी उच्चराशि में स्थित होकर उत्तम स्थान में बैठा हो तो छत्र योग होता है। ऐसा जातक संसार के सब सौभाग्यों से युक्त, सन्तान सुख वाला, धनी, यशस्वी बुद्धिमान्, उत्तम भाषण करने वाला, तीक्ष्ण बुद्धि, जिसको बहुत स्फूर्ति हो (जिसके विचार में उत्तम बुद्धि की नवीन बातें जागृत हों) राजा का मन्त्री होता है। ऐसे व्यक्ति को राजा या सरकार से सम्मान प्राप्त होता है। सक्षेप में पंचम भाव और पंचम भावेश के सुधर जाने से पंचम भाव सम्बन्धी सब सुख प्राप्त होता है।

(६) यदि छठे भाव का स्वामी अस्त न होकर स्वराशि या उच्चराशि में स्थित होकर उत्तम स्थान में बैठा हो और छठा भाव शुभ ग्रह युत या शुभग्रहों से वीक्षित हो तो अस्त्र योग होता है। साधारणतः छठा स्थान दुःस्थान या निकृष्ट स्थान समझा जाता है किन्तु छठे का स्वामी छठे में हो तो इसे खराब नही कहेंगे क्योंकि वह स्वगृही हुआ। प्रायः ज्योतिषी कहा करते हैं कि छठे ग्रह में पाप ग्रह का होना अच्छा है 'षष्ठे पापाः वित्तलाभं प्रकुर्युः" उनके कथन का आधार यह होता है कि छठा

शत्रु स्थान है। पाप ग्रह शत्रुओं का नाश करेगा इसलिये उत्तम है। यह भी प्रसिद्ध उक्ति है कि ३, ६, ११ इन स्थानों में मंगल, शनि, राहु हो तो उत्तम हैं। इसका भी आशय यही है कि पाप ग्रह छठे में रहकर शत्रु और रोग को नष्ट करेगा। अब मन्त्रेश्वर महाराज का मत लीजिये। वे इस सिद्धान्त को पकड़ते हैं कि किसी भाव का सुख तभी प्राप्त होता है जब भावेश बलवान् हो—पहली बात। इसमें तो किसी को आपत्ति हो ही नही सकती। किन्तु दुःस्थान का स्वामी किसी दुःस्थान में बैठे तो भी अच्छा ही माना जाता है यह बात फलदीपिका में भी आगे इसी अध्याय के ५७वें श्लोक में बताई गई है। वह देखिये। दूसरी बात यह है कि शुभ ग्रह जहाँ बैठे हों उस भाव के सुख को बढावेंगे। इसी प्रकार शुभ ग्रह जिस भाव को देखते हों उस भाव सम्बन्धी फल में भलाई पैदा करेंगे। पंडित जवाहरलाल नेहरू की जन्म कुण्डली में (देखिये पृष्ठ १२१) छठे स्थान में बृहस्पति और केतु हैं; शनि इस भाव को आधी दृष्टि से देखता है मंगल पूर्ण दृष्टि से और शुक्र व बुध चौथई दृष्टि से देखते हैं इसलिये शुभाशुभ दोनों दृष्टियों के होने के कारण तथा शुभ ग्रह बृहस्पति एवं पाप ग्रह केतु दोनों के छठे घर में बैठने के कारण पूर्ण रूप से अस्त्र योग घटित नहीं होता किन्तु षष्ठेश का मालिक बलवान् होकर अपने घर में बैठा है इस कारण हम तो 'अस्त्र' योग मानेंगे। अब पाठक स्वयं देखे कि यह योग उनमें कहां तक घटित होता है। मन्त्रेश्वर महाराज ने अस्त्र योग का निम्नलिखित फल कहा है:—

जो अस्त्र योग में पैदा होता है वह बड़े बड़े बलवान् शत्रुओं को अपनी जबर्दस्त ताक़त से दबा देता है। बहुत क्रूर प्रवृत्ति वाला अभिमानी होता है। ऐसे व्यक्ति के शरीर के अवयव दृढ (मजबूत) होते हैं; किन्तु शरीर में व्रण के चिह्न भी होते हैं। अस्त्र योग में उत्पन्न व्यक्ति विवादकारी होता है। पंडित जी बहस मुबाहिसा में कितने बढे हुए थे और उनकी तकरीर कैसी होती थी यह पाठक स्वयं विचार कर लें।

(७) यदि सप्तम स्थान पर शुभ ग्रहों की दृष्टि हो और सप्तम स्थान में शुभ ग्रह बैठे हों एवं सप्तम स्थान का स्वामी स्वराशि या उच्चराशि का होकर उत्तम स्थान पर बैठा हो तो "काम" योग होता है। सप्तमेश अस्त नहीं होना चाहिए। जो व्यक्ति काम योग में उत्पन्न होते हैं वे लोग परदार पराङ्मुख होते हैं अर्थात् व्यभिचारी नहीं होते। ऐसे व्यक्ति को उत्तम स्त्री, सन्तान और बन्धुओं का सुख प्राप्त होता है। ऐसा आदमी अपने शुभ गुणों से बहुत लक्ष्मी प्राप्त करता है और अपने पिता से अधिक उच्च पदवी प्राप्त करता है।

(८) यदि अष्टम स्थान में शुभ ग्रह हों या शुभ ग्रह इस स्थान को देखते हों और अष्टमेश स्वराशि, उच्चराशि का अस्तंगत न होकर उत्तम स्थान में बैठा हो तो आसुर योग होता है। इसका फल निकृष्ट है। ऐसा आदमी स्वार्थी कुकर्मी, दरिद्री, दुराग्रही (बुरी तरह ज़िद करने वाला) चुगलख़ोर ओर दूसरों का काम बिगाड़ने वाला होता है। अपने किये हुये दुष्ट कार्यों के परिणाम स्वरूप ऐसा मनुष्य स्वयं हानि और दुःख उठाता है।

(९) यदि नवम भाव में शुभ ग्रह बैठे हों, नवम भाव को शुभ ग्रह देखते हों, नवम भाव का स्वामी सूर्य किरणों के सान्निध्य से अस्तंगत न होकर अपनी राशि या अपनी उच्चराशि में स्थित होता हुआ उत्तम स्थान में बलवान् बैठा हो तो 'भाग्य' योग होता है। ऐसा व्यक्ति जब पालकी में जाता है तो उसके दोनों ओर चंवर रहते हैं और उसके साथ-साथ आगे पीछे बाजे बजते हुये चलते हैं। प्राचीन समय में इस

---

* श्लोक ४४ से ५६ तक जो योग बनाये गये हैं उनमें यह स्मरण रखना चाहिये कि जिस भावेश का विचार कर रहे हों वह अस्त नहीं होना चाहिये। अस्त होने से उस ग्रह की किरणें—सूर्य की किरणों से मिश्रण हो जाने से जल जाती हैं, इस कारण उसका सब प्रभाव नष्ट हो जाता है, कमज़ोर ग्रह पूर्ण शुभ प्रभाव उत्पन्न नहीं कर सकता।

प्रकार की सवारी प्राप्त होना—चंवर पालकी और बाजों के साथ, परम ऐश्वर्य समझा जाता था। ऐसे आदमी को सदैव रहने वाली लक्ष्मी प्राप्त होती है अर्थात् सदैव पूर्ण धनी रहता है। बड़े बड़े आदमी ऐसे व्यक्ति को नमस्कार करते हैं। यह अपने माता पिता का, पितरों, ब्राह्मणों, और देवताओं का पूजन कर सदैव उनको प्रसन्न रखता है। भाग्य योग में उत्पन्न व्यक्ति अपते कुल की कीर्ति को बढाने वाला, आचारनिष्ठ, सहृदय होता है। नवम में शुभ ग्रह होने से शुभ हृदय वाला और पाप ग्रह होने से कुकर्म वृत्ति वाला मनुष्य होता है। नवम पर शुभाशुभ दृष्टि का भी यही अर्थ समझना चाहिये।

(१०) यदि दशम भाव में शुभ ग्रह बैठे हों और दशम भाव को शुभ ग्रह देखते हों तथा दशम का मालिक अस्त न होकर उत्तम स्थान में बैठकर अपनी उच्चराशि या स्वराशि में स्थित हो तो ख्याति योग होता है। जो इस योग में उत्पन्न हो वह उत्तम कर्म करता है और उसके कार्य की सव प्रशंसा करते हैं। ऐसा व्यक्ति नृप होकर अपनी प्रजा की अच्छी रक्षा करता है; और लोक में ख्याति प्राप्त करता है। ऐसे जातक को स्त्री, पुत्र, मित्र और धन का पूर्ण सुख प्राप्त होता है और भाग्यवान् होता है।

(११) यदि लाभेश अस्त न होकर अपनी स्वयं की राशि या उच्चराशि में स्थित होकर लग्न से उत्तम स्थान बैठा हो और लाभ

---

* ऊपर के बारहवों योगों में भाव विवेचन करते समय बारंबार यह आया है:—शुभ ग्रहों की भाव पर दृष्टि हो और भाव शुभ ग्रहों से युत हो। शुक्ल पक्ष का चन्द्रमा मिलाकर और शुभ ग्रहों सहित बुध को भी लेते हुये कुल चार शुभ ग्रह हुये और यह साधारणतः सम्भव नहीं कि दो बैठे हों और दो देखते हों इसलिये अर्थ यह समझना चाहिये कि पाप ग्रह बैठा न हो, शुभ ग्रह बैठा हो। पाप ग्रह देखना न हो, शुभ ग्रह देखता हो।

स्थान में शुभ ग्रह बैठे हों या इस स्थान (एकादश) को शुभ ग्रह देखते हों तो सुपारिजात योग होता है। जो इस योग में उत्पन्न होता है वह अच्छे कुटुम्ब वाला, अर्थ संग्रह करने से धनी, नित्य मंगल (शुभ) कार्यों में भाग लेने वाला, पुण्य कथाओं के सुनने में तथा भक्ति में समय लगाने वाला, विद्वान् और सत्कर्म करने वाला होता है।

(१२) यदि बारहवें घर में शुभ ग्रह बैठे हों या इस घर को शुभ ग्रह देखते हों ओर इस घर का मालिक स्वराशि या उच्चराशि में स्थित होकर लग्न से उत्तम स्थान में बैठा हो तो मुसल योग होता है जो मुसल योग में उत्पन्न होता है उसको बड़ी कठिनता से धन प्राप्ति होती है। उसकी सम्पत्ति चंचल होती है अर्थात् कभी धन रहता है और कभी नहीं रहता। ऐसा व्यक्ति बहुत व्यय करने वाला होता है परन्तु वाजिब काम में ही खर्च करता है। ऐसे व्यक्ति को अन्य लोग (शत्रु) दबा लेते हैं। मुसलयोग में उत्पन्न व्यक्ति चपल और मूर्ख होता है किन्तु उसे जीवन के अन्त में स्वर्ग प्राप्ति होती है।

लग्न से १२ भाव पर्यंत यदि प्रत्येक शुभ ग्रह से युत वीक्षित हो और भावेश उच्चराशि या स्वराशि में स्थित होकर लग्न से उत्तम स्थान में बैठा हो तो क्रमशः १२ योग होते हैं और उनके पृथक्-पृथक् क्या-क्या फल होते हैं यह ऊपर बताया गया है। अब अन्य १२ योग बताते हैं।

दुःस्थैर्भावगृहेश्वरैरशुभसंयुक्तेक्षितैर्वा क्रमा-
द्दू ाद्यैः स्युस्त्ववयोगनिःस्वमृतयः प्रोक्ताः कुहूः पामरः।
हर्षो दुष्कृतिरित्यथापि सरलो निर्भाग्यदुर्योगको
योगा द्वादश ते दरिद्रविमले प्रोक्ता विपश्चिज्जनैः ॥५७॥

अप्रसिद्धिरतिदुःसहदैन्यं स्वल्पमायुरवमानमसद्भिः।
संयुतः कुचरितः कुतनुः स्याच्चञ्चलस्थितिरिहाप्यवयोगे ॥५८॥

सुवचनशून्यो विफलकुटुम्बः कुजनसमाजः कुदशनचक्षुः ।
मतिसुतविद्याविभवविहीनो रिपुहृतवित्तः प्रभवति निःस्वे ॥५९॥

अरिपरिभूतः सहजविहीनो
मनसि विलज्जो हतबलवित्तः ।
अनुचितकर्मश्रमपरिखिन्नो
विकृतिगुणः स्यादिति मृतियोगे ॥६०॥

मातृवाहनसुहृत्सुखभूषाबन्धुभिर्विरहितः स्थितिशून्यः ।
स्थानमाश्रितमनेन हृतं स्यात् कुस्त्रियामभिरतः कुहुयोगे ॥६१॥

दुःखजीव्यनृतवागविवेकी वञ्चको मृतसुतोऽप्यनपत्यः ।
नास्तिकोऽल्पकुजनं भजतेऽसौ घस्मरो भवति पामरयोगे ॥६२॥

सुखभोगभाग्यदृढगात्रसंयुतो
निहताहितो भवति पापभीरुकः ।
प्रथितप्रधानजनवल्लभो धन-
द्युतिमित्रकीर्तिसुतवांश्च हर्षजः ॥६३॥

स्वपत्नीवियोगं परस्त्रीरतीच्छा
दुरालोकमध्वानसंचारवृत्तिः ।
प्रमेहादिगुह्यार्तिमुर्वीशपीडां
वदेद्दुष्कृतौ बन्धुधिक्कारशोकम् ॥६४॥

दीर्घायुष्मान् दृढमतिरभयः श्रीमान्विद्यासुतधनसहितः ।
सिद्धारम्भो जितरिपुरमलो विख्याताख्यः प्रभवति सरले ॥६५॥

पित्रार्जितक्षेत्रगृहादिनाशकृत्
साधून् गुरून्निन्दति धर्मवर्जितः ।
प्रत्नातिजीर्णाम्बरधृच्च दुर्गतो
निर्भाग्ययोगे बहुदुःखभाजनम् ॥६६॥

शरीरप्रयासैः कृतं कर्म यत्तत्
व्रजेन्निष्फलत्वं लघुत्वं जनेषु ।
जनद्रोहकारी स्वकुक्षिम्भरिः स्यात्
अजस्रं प्रवासी च दुर्योगजातः ॥६७॥

ऋणग्रस्त उग्रो दरिद्राग्रगण्यो
भवेत्कर्णरोगी च सौभ्रात्रहीनः ।
अकार्यप्रवृत्तो रसाभासवादी
परप्रेष्यकः स्याद्दरिद्राख्ययोगे ॥६८॥

किञ्चिद्व्ययो भूरिधनाभिवृद्धि
प्रयात्ययं सर्वजनानुकूल्यम् ।
सुखी स्वतन्त्रो महनीयवृत्ति
र्गुणैः प्रतीतो विमलोद्भवः स्यात् ॥६९॥

(१) यदि लग्न या लग्नेश अशुभ ग्रह से युत* या वीक्षित हो और लग्नेश दुःस्थान में हो तो "अवयोग" होता है। जो अवयोग में पैदा होता है उसकी स्थिति बहुत चचल होती है। ऐसा व्यक्ति असज्जनों के साथ रहता है; न उसका शरीर अच्छा रहता है (शरीर में कोई न कोई रोग लगा रहे); न उसका चरित्र ही अच्छा होता है । जातक स्वल्पायु और अप्रसिद्ध रहता है; और घोर दरिद्रता, तथा अपमान को प्राप्त होता है।

मन्त्रेश्वर महाराज ने बहुत सुन्दर लिखा है। लग्न और लग्नेश के बलवान् होने से सारी कुण्डली सुधर जाती है और लग्न तथा लग्नेश के दुर्बल होने से सारी कुंडली बिगड़ जाती है, ऐसा हमारा विचार है।

---

* साथ रहने को युत कहते हैं । वीक्षित का अर्थ है —'देखा जाता हो"

(२) यदि दूसरे घर का मालिक पाप ग्रह से युत वीक्षित हो या ६,८,१२ इन तीनों स्थानों में से कहीं हो और दूसरे घर में पाप ग्रह बैठे हों या पाप ग्रह दूसरे भाव को देखते हो तो "निःस्वयोग" होता है। जिसके पास अपना कुछ नही अर्थात् दरिद्री—यह "नि.स्व" का अर्थ है। ऐसे जातक के दांत और नेत्र खराब होते हैं। अच्छे वचन नहीं बोलता। इसका कुटुम्ब भी विफल होता है। जिसके कुटुम्ब में बहुत से आदमी हों वह सफल कुटुम्ब जिसके घर में स्त्री, पुत्र कन्या आदि न हों मान लीजिये कि केवल मात्र स्त्री है तो वह विफल कुटुम्ब हुआ। निःस्व योग वाला मनुष्य अच्छी संगति में नहीं रहता। ऐसा व्यक्ति बुद्धि, पुत्र, विद्या और वैभव से हीन होता है। उसके धन को शत्रु लोग हर लेते हैं।

संक्षेप में जिन-जिन बातों का विचार दूसरे घर से किया जाता है उन सबकी हानि होती है।

(३) यदि तृतीय स्थान का स्वामी दुःस्थान में स्थित हो और तृतीय भवन और तृतीयेश अशुभ ग्रहों से युत या वीक्षित हो तो 'मृति' योग होता है। ऐसे योग में उत्पन्न मनुष्य शत्रुओं से पराजित, अनुचित कर्म करने वाला, परिश्रम से खिन्न (बहुत परिश्रम करना पड़े जिसके कारण चित्त में खेद हो) और निर्लज्ज हो। उसके बल और धन का हरण हो जाए। और उसे भाई बहिनों का सुख न हो। ऐसे व्यक्ति का अपने ऊपर काबू नहीं रहता। इस कारण ऐसे कर्म करता है जिसके लिये उसे बाद में पश्चात्ताप होता है।

(४) यदि लग्न से चौथा घर या चतुर्थेश अशुभ ग्रहों से युत या वीक्षित हो और चतुर्थेश ६,८,१२ इन स्थानों में से किसी में हो, तो कुहूयोग होता है। जो इस योग में उत्पन्न हो उसे माता, सवारी, मित्र, आभूषण तथा बन्धुओं का सुख प्राप्त नहीं होता। चौथा घर सुख स्थान कहलाता है और इस घर के बिगड़ जाने से मनुष्य सुखहीन होता

* ६, ८, १२ इन भावों को दुःस्थान कहते हैं

है। ऐसे व्यक्ति को कहीं आश्रय नही मिलता—कोई न कोई संकट ऐसा उपस्थित हो जाता है कि अपना स्थान छोड़ना पड़ता है। ऐसा व्यक्ति कुस्त्री (खराब औरत) में अभिरत होता है।

संक्षेप में चौथे घर से जिन बातों का विचार किया जाता है उन सबके कारण क्लेश उठाना पड़ता है। चौथे घर से स्त्री का विचार नहीं किया जाता। सुख का विचार किया जाता है। कुस्त्री में रत होना सबसे बड़े क्लेश की जड़ है।

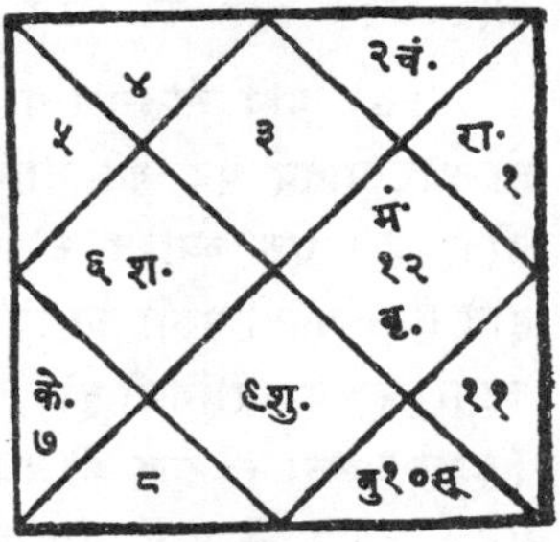

यद्यपि मन्त्रेश्वर महाराज ने यह नहीं लिखा है, परन्तु हमारा अनुभव है कि शनि यदि चौथे घर में हो और चौथे घर का मालिक भी बिगड़ा हो तो बुढ़ापा बहुत दरिद्रता में बीतता है। साथ वाली कुडली एक ऐसे सज्जन की है जिन्होंने विलायत की यात्रा की और लन्दन के सुप्रसिद्ध सैवोय होटल में ठहरे। जवानी में बड़े-बड़े बाग वाली आलीशान कोठियों में रहे परन्तु बुढ़ापा घोर दरिद्रता में बिता रहे हैं।

(५) यदि पंचमेश या पंचम स्थान अशुभ ग्रह से युत वीक्षित हो और पंचमेश दुःस्थान में पड़ा हो तो पामर योग होता है। ऐसा मनुष्य दुःख से जीवन व्यतीत करता है। ऐसा व्यक्ति असत्य बोलने वाला अविवेकी तथा वंचक (दूसरे को ठगने वाला) होता है। ऐसे जातक को संतान सुख नहीं होता—या तो संतान होवे ही नहीं या होकर मर जावे। यदि सन्तान चिरजीवी हों तो भी उनसे सुख प्राप्त न हो। पिता के प्रति कर्त्तव्य पालन न करने वाली बल्कि पिता को संताप देने वाली पितृद्वेषी सन्तान होती है। ऐसा व्यक्ति नास्तिक होता है और छोटे तथा दुष्ट आदमियों की सोहबत करता है। ऐसे व्यक्ति बहुत अधिक भोजन करते हैं अर्थात् पेटू होते हैं।

(६) यदि छठा घर अशुभ ग्रहों से युत या वीक्षित हो और छठे घर का मालिक दुःस्थान स्थित हो तो हर्ष योग होता है। ऐसा व्यक्ति भाग्यवान्, दृढ़ शरीर वाला, सुखी, भोगी, शत्रुओं को पराजित करने वाला और पाप भीरु होता है। (जो व्यक्ति पाप से डरे और पुण्य कर्म करे उसे पाप भीरु कहते हैं। यह गुण है) ऐसा व्यक्ति विख्यात और प्रधान व्यक्तियों का प्यारा होता है। और उसे धन, पुत्र, मित्र का पूर्ण सुख मिलता है। हर्ष योग वाले व्यक्ति यशस्वी होते हैं और उनके चेहरे पर शोभा रहती है।*

(७) यदि सप्तमेश या सातवां घर अशुभ ग्रहों से युत वीक्षित हो और सातवें घर का मालिक दुःस्थान में पड़ा हो तो दुष्कृति योग होता है। ऐसे व्यक्ति को सप्तम स्थान सम्बन्धी सभी कष्ट प्राप्त होते हैं—अपनी पत्नी का वियोग (चाहे वह मर जाय चाहे उससे अलग रहना पड़े या रोगिणी हो), दूसरे की स्त्री से रति हो, इसकी इच्छा रहे (हृदय जलता रहे सुख की प्राप्ति न हो) कष्टमय मंज़िल (सफर) करनी पड़े। जातक के बन्धु लोग उसे धिक्कारें, इस कारण उसे शोक प्राप्त हो। राजा या सरकार से पीड़ा मिले। सप्तम स्थान से जननेन्द्रिय का विचार किया जाता है। सप्तम भाव और सप्तमेश दोनो बिगड़े हों तो प्रमेह (सुजाक, आतशक आदि) इन्द्रिय सम्बन्धी एक या अधिक रोग हों।

(८) यदि अष्टम भाव का स्वामी छठें, आठवें बारहवें घर में बैठा हो सरल योग होता है। जो सरल योग में पैदा होता है वह दीर्घायु, दृढ़ मति (मुस्तकिल मिज़ाज) निर्भय, लक्ष्मीवान्, विद्या, पुत्र और धन से युत, अपने उद्योग में सफलता प्राप्त करने वाला निर्मल और शत्रुओं

* षष्ठेश दुःस्थान में हो तो भी अच्छा फल बताया और सुस्थान में हो तो भी अच्छा फल। देखिये पृष्ठ १४९-१५०। छठे स्थान में शुभ ग्रह हो तो भी अच्छा फल और पाप ग्रह हो तो भी अच्छा फल।

को जीतने वाला, विख्यात पुरुष होता है। मन्त्रेश्वर महाराज के विचार से अष्टम दुःस्थान होने के कारण इसका मालिक भी यदि दुःस्थान में जावे तो उसी प्रकार उत्तम गिना जाता है जैसे यदि अपना दुश्मन गढ्ढे में में पड़ा हुआ हो तो इसे उत्तम कहेंगे। वी० सुब्रहमण्य शास्त्री ने टीका करते हुए लिखा है, कि अष्टम भाव पाप ग्रह युतवीक्षित हो तो भी 'सरल' योग होता है। परन्तु हमारे विचार से अष्टम ग्रह को यदि पाप ग्रह देखें या अष्टम में पाप ग्रह बैठें तो जिस भाव के वे स्वामी हैं उनको तो बिगाड़ेंगे ही साथ में अष्टम भाव को भी बिगाड़ेंगे— केवल मात्र शनि के सम्बन्ध में यह कहा जाता है कि अष्टम में शनि आयु को बढ़ाता है। अष्टम में मंगल तो बहुत ही खराब है; गुदा रोग करता है और मनुष्य को प्रायः कर्ज़दार रखता है। अष्टम में केतु भी गुदा सम्बन्धी रोग देता है जैसे कांच निकलना। इन सब उदाहरणों द्वारा हमारा अभिप्राय यह है कि अष्टमेश दुःस्थान में बैठे अर्थात् छठे या बारह में बैठे तो सरल योग होगा किन्तु अष्टम भाव में पाप ग्रह का बैठना उत्तम नहीं।

(९) यदि नवें भवन का स्वामी लग्न से ६, ८, या १२वें भाव में हो और नवमेश तथा नवम गृह पर अशुभ ग्रहों की दृष्टि हो या वहां अशुभ ग्रह बैठे हों (या नवमेश पाप ग्रह युत वीक्षित हो) तो "निर्भाग्य" योग होता है। जो व्यक्ति निर्भाग्य योग में पैदा होता है वह बहुत दुःख उठाने वाला, पुराने कपड़े पहनने वाला दुर्गति को प्राप्त होता है। नवम भाव धर्म भाव है यह बिगड़ने से मनुष्य साधुओं की और गुरुओं की निन्दा करता है। ऐसे व्यक्ति को जो कुछ पैत्रिक सम्पति प्राप्त होती है (घर, खेत, ज़मीन, जायदाद) वह सब नष्ट हो जाती है।

(१०) यदि दशम में क्रूर ग्रह बैठे हों और दशमेश अशुभ ग्रहों से वीक्षित या युत हो और वह (दशम ग्रह का मालिक) ६, ८, या बारहवें स्थान में पड़ा हो तो "दुर्योग" होता है। जिस व्यक्ति की कुण्डली में यह

योग हो उस मनुष्य के द्वारा पूर्ण परिश्रम से किए हुये कार्यों में भी सफलता प्राप्त नहीं होती। उसके प्रयास निष्फल होते हैं। ऐसा मनुष्य प्रायः प्रवासी (घर से वाहर परदेश में) रहता है। दुर्योग में उत्पन्न मनुष्य का आदर नहीं होता। वह और लोगों से द्रोह करता रहता है और अपने पेट पालने की ही फ़िक्र में रहता है।

(११) यदि ११वें भाव का स्वामी दुःस्थान में हो तो दरिद्रयोग होता है। हमने ऊपर अनेक स्थानों पर यह लिखा है कि भावपति दुःस्थान में हो और भाव अशुभ ग्रह से युत वीक्षित हो तो योग होगा। वास्तव में यह एक टीकाकार का मत है। मन्त्रेश्वर महाराज ने ५७वें श्लोक की प्रारम्भिक दो पंक्तियों में जो शब्द उपयोग किये हैं उनका यह अर्थ करना विशेष उपयुक्त होगा कि भावेश दुःस्थान में हो और भावेश अशुभ ग्रहों से युत वीक्षित हो और भाव भी अशुभ ग्रहों से युत वीक्षित हो तो विविध योग होते हैं। किन्तु इसके अपवाद हैं यदि भाव में सर्वत्र अशुभ ग्रह होने से खराब योग बने तो एकादश भाव में पाप ग्रह के बैठने से दरिद्रयोग बनना चाहिये? किन्तु ज्योतिषियों का आप्त वाक्य है कि "लाभे सर्वे प्रशस्ताः" सारावली में भी लिखा है कि

लग्नस्थाः सुखसंस्थाः दशमस्थापि कारकाः सर्वे।
एकादशमपि केचित् वाञ्छन्ति न तन्मतं मुनीन्द्राणाम् ॥

अतः हम यही अर्थ करेंगे कि यदि एकादशेश त्रिक में हो या अशुभ ग्रहों से युत वीक्षित हो तो दरिद्रयोग होता है। जिसकी जन्मकुण्डली में यह योग हो वह कर्जदार, अत्यन्त दरिद्री कान की बीमारी से तकलीफ पाने वाला, अच्छे भाइयों से हीन, दुष्कार्य करने वाला, अप्रशस्त वचन बोलने वाला, दूसरे का नौकर और दुःख उठाने वाला होता है।

(१२) यदि १२वें घर का मालिक दुःस्थान में हो और अशुभ ग्रहों से युत वीक्षित हो तो विमल योग होता है। ऐसा व्यक्ति व्यय

थोड़ा करता है। उसके धन की अधिक बृद्धि होती है। ऐसा मनुष्य सुखी, स्वतन्त्र, अपने सद्‌गुणों के लिये विख्यात, उत्तम कार्य करने वाला होता है और सब व्यक्तियों के अनुकूल आचरण करता है।

ऊपर योगों मे दो बात बताई गई हैं।

(१) भावेश दुःस्थान में हों।

(२) भाव अशुभग्रह से युत वीक्षित हो।

यदि भावेश अशुभग्रह युत वीक्षित हो तो और भी दुष्ट फल होगा।

इस फलदीपिका के टीकाकार श्री सुब्रह्मण्य शास्त्री ने ५७वें श्लोक की टीका करते हुए लिखा है कि यदि भावेश दुःस्थान में हो और भाव अशुभ युत वीक्षित हो। संस्कृत के मूल श्लोक में जो 'अशुभ संयुक्तेक्षितैर्वा क्रमात्' यह पद आये हैं वह देहली दीपक न्याय (अर्थात् देहली पर रक्खा हुआ दीपक—जिन दो कमरों के बीच की देहली पर रक्खा होता है उन दोनों में प्रकाश करता है) से भावेश, और भाव दोनों में लग सकता है अर्थात्

(i) यदि भावेश दुःस्थान में हो और अशुभग्रहों से युत वीक्षित हो तथा भाव अशुभ ग्रहों से युत वीक्षित हो।

(ii) यदि भावेश दुःस्थान में हो और भाव अशुभ ग्रहों से युत वीक्षित हो।

वास्तव में सिद्धान्ततः

(१) भावेश का खराब जगह बैठना।

(२) भावेश का दुष्ट ग्रहों से युत होना।

(३) भावेश का पापग्रहों से वीक्षित होना।

(४) भाव में अशुभग्रहों का बैठना।

(५) भाव का अशुभग्रहों से देखा जाना।

यह पाँच बातें भाव को खराब करतों हैं। जितनी अधिक खराब ग्रह स्थिति होगी उतना ही उस भाव सम्बन्धी कष्ट होगा।

छिद्रारिव्ययनायकाः प्रबलगाःकेन्द्रत्रिकोणाश्रिताः
लग्नव्योमचतुर्थभाग्यपतयः षड्रन्ध्ररिःफस्थिताः
निर्वीर्या विगतप्रभा यदि तदा दुर्योग एव स्मृत-
स्तद्व्यस्ते सति योगवान्धनपतिर्भूपः सुखी धार्मिकः ॥७०॥

यदि षष्ठ, अष्ठम तथा द्वादश के स्वामी प्रबल (बलवान्) होकर केन्द्र (१, ४, ७, १०) या त्रिकोण (५, ९) में हों और लग्न, चतुर्थ, नवम तथा दशम इन चारों भवनों के स्वामी निर्वीय (बलहीन) और अस्त (सूर्य के समीप रहने के कारण) होकर ६, ८, १२ स्थान या स्थानों में हो तो 'दुर्योग ही होता है। अर्थात् यह खराब योग है।

यदि इससे उलटा हो अर्थात् ६, ८, १२ के मालिक बलहीन हो कर दुःस्थान में पड़ें और लग्न चतुर्थ नवम दशम के स्वामी बलवान् पूर्ण प्रभा से युक्त (अस्त नहीं) सुस्थान में पड़ें तो ऐसा योगवाला धनपति (लक्ष्मीवान्) राजा (अर्थात् ऐश्वर्यशाली) सुखी और धार्मिक होता है।

कहने का तात्पर्य यह है कि ६,८,१२ दुःस्थान हैं। इनके स्वामी निर्बल होने चाहियें। १,४,९,१० विशिष्ट स्थान हैं इनके स्वामी बलवान् होने चाहियें। विष जितना थोड़ा और कमजोर हो उतना अच्छा। अमृत जितना अधिक और बलशाली हो उतना अच्छा। ॥७०॥

---

* हमारे विचार से ५७–७० स्लोकों में जो योग गनाए गए हैं। वे प्रधानतः भावेंशों से विचार करना चाहिए, भाय से भी। परन्तु तारतम्य कर लेना चाहिए, जैसे द्वादश का स्वामी दुःस्थान में हो तो विमल योग होगा। बारहवें भाव में अशुभ ग्रह होने से योग नहीं होगा। हमने अपने विचार से तारतम्य करते हुए ग्रंथकार का अभिप्राय वर्णन किया है।

सातवां अध्याय

राजयोग

**त्र्याद्यैः खेटैः स्वोच्चगैः केन्द्रसंस्थैः स्वर्क्षस्थैर्वा भूपतिः स्यात्प्रसिद्धः।
पञ्चाद्यैस्तैरन्यवंशप्रसूतोऽप्युर्वीनाथो वारणाश्वौघयुक्तः ॥१॥**

यदि किसी की जन्मकुण्डली में तीन या अधिक ग्रह उच्च राशि या स्वराशि में स्थित होते हुए केन्द्र में हों तो वह प्रसिद्ध राजा होता है, यदि पाँच या पाँच से अधिक ग्रह स्वराशि या उच्चराशि में स्थित होकर केन्द्र में हों तो चाहे वह किसी भी वंश में पैदा हुआ हो, वह पृथ्वी पति होता है और उसके पास हाथी और घोड़ों के झुंड रहते हैं अर्थात् बहुत वैभवशाली राजा होता है। ॥१॥

**भूपाः स्युर्नृपवंशजास्तु यदि दुर्योगे न जातास्तथा
ह्यन्तर्धिर्नहि चेत्कराद्दिनकराज्जाताः स्फुरन्त्येव ते ।
त्र्याद्यैः केन्द्रगतैः स्वभोच्चसहितैर्भूपोद्भवाः पार्थिवाः
मर्त्यास्त्वन्यकुलोद्भवाः क्षितिपतेस्तुल्याः कदाचिन्नृपाः ॥२॥**

यदि कोई राजा के वंश में पैदा हो और उसकी कुण्डली में कोई दुर्योग न हो और न उसके ग्रह सूर्य के सान्निध्य के कारण अस्त हों तो वह राजा होता है। यदि तीन या तीन से अधिक ग्रह स्वराशि या उच्चराशि में स्थित होकर केन्द्र में हों और ऐसा जन्मकुण्डली वाला राज वंश में उत्पन्न हो तो वह राजा होता है। किन्तु यदि किसी साधारण वंश में उत्पन्न व्यक्ति की कुण्डली में यह योग हो तो वे राजा

के समान वैभवशाली हो जाते हैं। या कदाचित् राजा भी हो जाँय। ॥ २ ॥

यद्येकोऽपि विराजितांशुनिकरः सुस्थानगो वक्रगो
नीचस्थोऽपि करोति भूपसदृशं द्वौ वा त्रयो वा ग्रहाः।
एवं चेज्जनयन्ति भूपतिममी शस्तांशराशिस्थिता
स्तद्वच्चेद्बहवो नृपं समकुटच्छत्रोल्लसच्चामरम् ॥३॥

एक भी ग्रह यदि सुस्थान में हो (६,८ या १२वें भाग में न हो) और वक्री हो (चाहे, नीच भी हो), किन्तु यदि अस्त न हो और उज्ज्वल प्रभा से *युक्त हो तो वह राजा के सदृश वैभवशाली बना देता है। यदि ऐसे दो या तीन ग्रह हों तो जातक राजा हो जाता है। यदि ऐसे बहुत से ग्रह हों और वे उत्तम राशि और उत्तम नवांश में स्थित हों तो मुकुट, छत्र और चाँवर से शोभायमान अत्यन्त वैभवशाली राजा होता है। हमारे विचार से राजवंश प्रसूत नरों में ही यह योग विशेष लागू करना चाहिये। ॥३॥

द्वौ वा त्र्याद्या दिग्बलयुक्ता यदि जातः
क्ष्माभृद्वंशे भूमिपतिः स्याज्जयशीलः।
हित्वा मन्दं पञ्चखगा दिग्बलयुक्ता-
श्चत्वारो वा भूपतिरन्यान्वयजोऽपि ॥४॥

---

*सूर्य के सान्निध्य के कारण ग्रहों की किरणें सूर्य प्रकाश में लय होने से नहीं दिखाई देती उस दशा में ग्रह को अस्त कहते हैं किन्तु जब ग्रह सूर्य से दूर होता है तो वह खूब उज्ज्वल भा पूर्ण दिखाई देता है। ऐसा ग्रह बलवान् होता है।

यदि जातक राजवंश में उत्पन्न हुआ हो और उसकी कुण्डली में दो या अधिक ग्रह दिग्बली हों जो वह राजा होता है और सर्वत्र विजय प्राप्त करता है। सूर्य और मंगल दशम भाव मध्य में पूर्ण दिग्बली होते हैं। बुध और बृहस्पति प्रथम भाव मध्य में पूर्ण दिग्बली होते हैं, चन्द्रमा तथा शुक्र चतुर्थ भाव मध्य में पूर्ण दिग्बली होते हैं तथा शनि सप्तम भाव मध्य में पूर्ण दिग्बली होता है।

यदि शनि को छोड़कर बाकी ६ ग्रहों में से कोई से पांच दिग्बली हों या ४ भी दिग्बली हों तो चाहे किसी भी वंश में पैदा हो (यह जरूरी नहीं कि राजा के ही वंश में पैदा हो) तो राजा होता है॥ ४ ॥

गणोत्तमे लग्ननवांशकोद्गमे निशाकरश्चापि गणोत्तमेऽपि वा।
चतुर्ग्रहैश्चन्द्रविर्वाजतैस्तदा निरीक्षितः स्यादधमोद्भवो नृपः ॥५॥

यदि लग्न में वर्गोत्तम* नवांश हो और चन्द्रका भी वर्गोत्तम नवांश हो और लग्न को चन्द्रमा के अतिरिक्त अन्य चार ग्रह देखते हों तो ऐसा जातक चाहे अधम वंश में भी पैदा हुआ हो राजा हो जाता है। ॥५॥

श्रीरवीन्द्रनाथ ठाकुर की कुंडली नीचे दी जाती है। इनका जन्म लग्नमीन है और नवांश लग्न भी मीन ही है इस कारण वर्गोत्तमलग्न हुआ। रेवती नक्षत्र में जन्म होने के कारण मीन राशि का चन्द्रमा था। और रेवती नक्षत्र के चतुर्थ चरण में जन्म होने के कारण चन्द्रमा मीन नवांश में था। अतः चन्द्रमा भी वर्गोत्तम हुआ। लग्नेश बृहस्पति

---

*जो राशि हो वही नवांश भी हो तो वर्गोत्तम कहलाता है। जैसे मेष राशि मेष नवांश वर्गोत्तम। वृषभ राशि, वृषभ नवांश वर्गोत्तम, मिथुन राशि, मिथुन नवांश वर्गोत्तम इत्यादि।

लग्न तथा चन्द्रमा को पूर्ण दृष्टि से देखता है। उपर्युक्त श्लोक के अनुसार चार ग्रह तो लग्न को पूर्ण दृष्टि से नहीं देखते किन्तु जितनी सी मात्रा में यह योग घटित होता है—उससे कहीं अधिक उच्च पदवी उन्होंने प्राप्त की। सूर्य तथा बृहस्पति का उच्चराशि में होना भी राज योग में सहायक हुआ। इनका जन्म ७ मई सन् १८६१ को प्रातः ४ बजकर २ मिनट पर हुआ था।

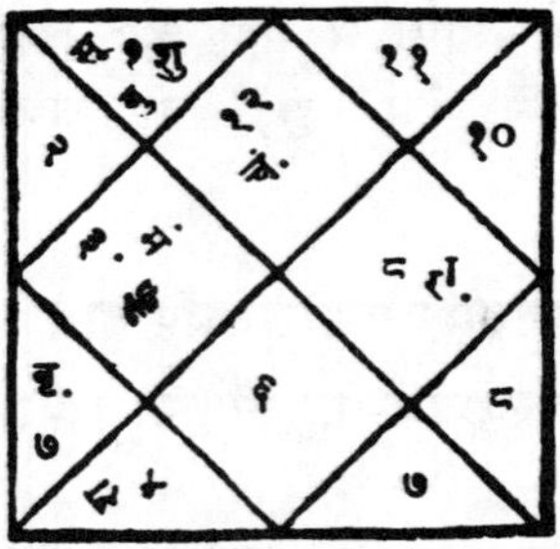

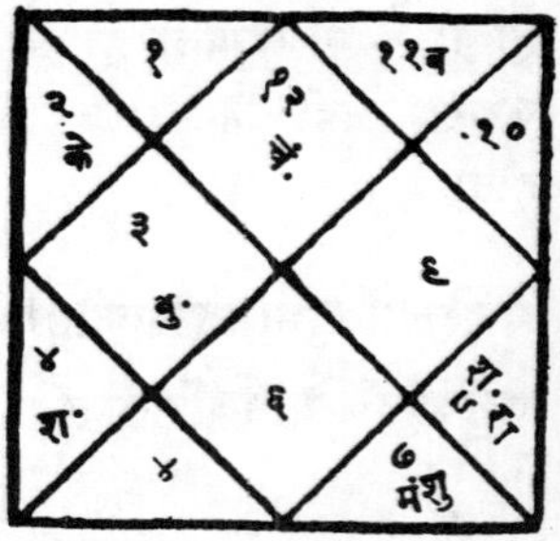

नवांश में बुध और शुक्र स्वनवांश में हैं।

विलग्नेशः केन्द्रे यदि तपसि वर्गोत्तमगतः
स्वतुङ्गे स्वर्क्षे वा गुरुपतिरपि स्याद्यदि तथा।
गजस्कन्धे कार्तस्वरकृतविमानेऽतिसुषमे।
सुखासीनं भूपं जनयति लसच्चामरयुगम् ॥६॥

यदि लग्नेश १-४-७-९-१० इन भावों में से किसी में वर्गोत्तम हो कर पड़ा हो और नवें स्थान का स्वामी अपनी स्वराशि या उच्चराशि में वर्गोत्त म होकर केन्द्र या नवम में हो तो अत्यन्त वैभवशाली राजा होता है, जो हाथी के कन्धे पर रखे हुए सोने के सुन्दर विमान में चलता है और जिसमें दोनों ओर चंवर हिलते रहते हैं। ॥६॥

निषादमपि पार्थिवं जनयतीन्दुरुच्चस्वभ-
स्थितग्रहनिरीक्षितो धवलकान्तिजालोज्ज्वलः ।
विहाय तनुभं कलास्फुरितपूर्णकान्तिः शशी
चतुष्टयगतो नृपं जनयति द्विपाश्वान्वितम् ।।७।।

(क) जिस जातक की कुण्डली में धवल कान्ति से उज्ज्वल (चन्द्रमा में पक्ष बल होना चाहिये) चन्द्रमा को स्वराशि या उच्चराशि में बैठा हुआ ग्रह पूर्ण दृष्टि से देख रहा हो, वह चाहे निषाद के कुल में पैदा हुआ हो, राजा होता है।

(ख) यदि लग्न के अतिरिक्त अन्य तीनों केन्द्रों में से किसी में कला स्फुरित (जिसकी कलाएं प्रकाशमान हों) पूर्ण कान्ति (पूर्णिमा का) चन्द्रमा स्थित हो तो ऐसा जातक हाथी और घोड़ों से युक्त राजा होता है। ।।७।।

अश्विन्यामुदयगतो भृगुर्ग्रहेन्द्रै-
र्दृष्टश्चेज्जनयति भूपति जितारिम् ।
नीचार्योगृहमपहाय वित्तसंस्थो
लग्नेशः सह कविना बली च भूपम् ।।८।।

(क) यदि शुक्र अश्विनी नक्षत्र में स्थित होकर लग्न में स्थित हो और उसे तीन ग्रह देखते हों तो ऐसा व्यक्ति प्रबल राजा होता है जो अपने शत्रुओं को जीतता है।

(ख) यदि लग्नेश बलवान् हो और शुक्र के साथ द्वितीय स्थान में स्थित हो (यह द्वितीय भावस्थ राशि लग्नेश या शुक्र की शत्रु राशि

---

* जहां जहां राजा शब्द आया है वहां वहां वैभवशाली अधिकार सम्पन्न व्यक्ति समझना चाहिये क्योंकि अब राजा, महाराजाओं का सम्प्रदाय उठ गया ।

या नीच राशि नहीं होनी चाहिये) तो ऐसा व्यक्ति राजा होता है । ॥८॥

भौमश्चेदजहरिचापलग्नसंस्थः
पृथ्वीशं कलयति मित्रखेटदृष्टः ।
कर्मेशो नवमगतश्च भाग्यनाथो
मध्यस्थो भवति नृपो जनैः प्रशस्तः ॥९॥

(क) यदि मंगल, मेष, सिंह या धनु राशि में स्थित होकर लग्न में हो और उसको मित्र ग्रह देखता हो तो मनुष्य राजा होता है ।

(ख) यदि दशम स्थान का स्वामी नवम भाव में स्थित हो और नवम भाव का स्वामी दशम भाव में हो तो ऐसा व्यक्ति राजा होता है और सब उसकी प्रशंसा करते हैं। तात्पर्य यह है कि यह योग प्रबल-राजयोग कारक है । ॥९॥

चापार्द्धे भगवान् सहस्रकिरणस्तत्रैव ताराधिपो
लग्ने भानुसुतेऽतिवीर्यसहितः स्वोच्चे च भूनन्दनः ।
यद्येवं भवति क्षितेरधिपतिः संश्रुत्य दूरं भयात्
त्रस्ता एव नमन्ति तस्य रिपवो दग्धाः प्रतापाग्निना ॥१०॥

यदि धनु राशि के आधे में (पन्द्रह अंश तक) सूर्य हो और वहीं चन्द्रमा हो और लग्न में शनि* हो तथा अति बलवान् मंगल उच्च

---

* मन्मेश्वर महाराज ने यहां नहीं लिखा है किन्तु अन्य आचार्यों के मत से तुला धनू मकर कुम्भ और मीन इन पांच राशियों में लग्नस्थ शनिश्चर को प्रशस्त माना गया है ।

राशि में हो तो जातक बड़ा पराक्रमी राजा होता है उसके भय से उसके शत्रु उसे दूर से ही नमस्कार करते हैं ॥१०॥

सुधामृणालोपमविम्बशोभितः शशी नवांशे नलिनीप्रियस्य
यदि क्षितीशो बहुहस्तिपूर्णः शुभाश्च केन्द्रेषु न पापयुक्ताः ॥११॥

यदि अमृत या मृणाल के समान सफेद पूर्ण विम्ब वाला (पूर्णिमा के आस पास का) चन्द्र सिंह नवांश में हो और शुभ ग्रह (पाप ग्रहों से संयुत नहीं होने चाहिये) केन्द्र में हों तो ऐसा जातक राजा होता है और उसके बहुत से हाथी होते हैं ॥११॥

नीचारिवर्गरहितैर्विहगैस्त्रिभिस्तु
स्वांशोपगैर्बलयुतैः शुभदृष्टिजुष्टैः।
गोक्षीरशङ्खधवलोमृगलाञ्छनश्च
स्याद्यस्य जन्मनि स भूमिपतिर्जितारिः ॥१२॥

यदि चन्द्रमा गाय के दूध या शंख के समान उज्ज्वल कान्ति वाला हो (पक्ष बली हो) और तीन और ग्रह (चन्द्रमा मिलाकर चार) बलवान् होकर अपने-अपने अंशो में हो। नीच राशि या नीच वर्ग में न हों, शत्रु राशि या शत्रु वर्ग में न हों और उनको शुभ ग्रह देखते हों तो ऐसा व्यक्ति भूमिपति होता है और शत्रुओं पर विजय प्राप्त करता है। ॥१२॥*

कुमुदगहनबन्धुं श्रेष्ठमंशं प्रपन्नं
यदि बलसमुपेतः पश्यति व्योमचारी।
उदयभवनसंस्थः पापसंज्ञो न चैवं
भवति मनुजनाथः सार्वभौमः सुदेहः ॥१३॥

---

* कुछ लोगों के मत से चन्द्रमा लग्न में होना चाहिये।

यदि लग्न में कोई पाप ग्रह न हो, और चन्द्रमा श्रेष्ठ* अंश में हो और चन्द्रमा को बलवान् ग्रह देखता हो तो जातक सुन्दर शरीर वाला, सर्व भूमि पर अधिकार वाला राजा होता है ॥१३॥

जीवो बुधो भृगुसुतोऽथ निशाकरो वा
धर्मे विशुद्धतनवः स्फुटरश्मिजालाः ।
मित्रैर्निरीक्षितयुता यदि सूतिकाले
कुर्वन्ति देवसदृशं नृपतिं महान्तम् ॥१४॥

बृहस्पति, बुध, शुक्र या चन्द्रमा—अस्त न हों और विशुद्ध शरीर वाले होकर नवम भाव में बैठे हों (मूल श्लोक में धर्मे शब्द आया है। नवम भाव से धर्म का विचार किया जाता है इसलिये धर्म स्थान का अर्थ हुआ लग्न से नवम स्थान) और मित्र ग्रहों से युत या वीक्षित हों तो जातक महान् राजा होता है। और उसकी प्रजा उसे देवता के सदृश मानती है। मूल श्लोक में विशुद्धतनु शब्द आया है इसका शब्दार्थ हुआ विशुद्ध शरीर वाला। ग्रह को विशुद्ध शरीर वाला कब और कैसे समझा जाय? जब वह पाप ग्रह या शत्रु की राशि या नवांश में न हो और पाप ग्रहों से युत या वीक्षित न हो, उच्च राशि, नवांश आदि में स्थित ग्रह—उस पर शुभ दृष्टि होने से विशुद्धतनु कहेंगे। जिस ग्रह पिंड में दोष न हो वह विशुद्ध हुआ। जिन कारणों से ग्रह निकृष्ट समझा जाय, वे उसके दोष समझे जाते हैं ॥१४॥

---

* श्री सुब्रह्मण्य शास्त्री ने श्रेष्ठ अंश का अर्थ किया है—उत्तम वर्ग। कोई ग्रह तीन अधि मित्र वर्गों में हो तो उसे उत्तम वर्ग कहते हैं। परन्तु मान्य ज्योतिषियों का सम्प्रदाय यह है कि स्व राशि, स्वद्रेष्काण, स्वनवांश होने पर ही उत्तम वर्ग होता है।

शुक्रेड्यौ सवितुः शिशुस्तिमियुगे स्वोच्चे च पूर्णः शशी
दृष्टस्तीव्रविलोचनेन दिनकृन्मेषोदयेऽसौ नृपः।
सेनायाश्चलनेन रेणुपटलैर्यस्य प्रविष्टे रवा-
वस्तभ्रान्तिसमाकुला कमलिनी संकोचमागच्छति ॥१५॥

शुक्र, बृहस्पति और शनि मीन राशि में हों, चन्द्रमा पूर्ण हो (पूर्णिमा का) और अपनी उच्च राशि में हो, सूर्य को मंगल देखता हो और मेष लग्न हो तो ऐसा व्यक्ति बहुत बड़ा राजा होता है। जिसकी सेना के चलने के कारण इतनी धूल उड़ती है कि दिन में भी संध्या की भ्रान्ति होने से कमलिनी संकोच को प्राप्त हो जाती है। ॥१५॥

नीचारिस्थैर्भवभवनगैः षष्ठवृश्चिकयगैर्वा ।
सौम्यैः स्वोच्चं परमुपगतैर्निर्मलैः केन्द्रगैर्वा ।
आज्ञां याते शिशिरकिरणे कर्कटस्थे निशाया-
मेकच्छत्रं त्रिभुवनमिदं यस्य स क्षत्रियेशः ॥१६॥

(क) यदि रात्रि में जन्म हो (ख) चन्द्रमा कर्कट राशि में स्थित ग्रह दशम में हो (ग) नीच या शत्रु राशि में स्थित ग्रह लग्न से ३, ६, ११ इन स्थानों में हों या समस्त शुभ ग्रह परमोच्च होकर केन्द्र में हों और कोई शुभ ग्रह अस्त न हो तो ऐसा जातक समस्त संसार का एक छत्रपति राजा होता है ॥१६॥

वर्गोत्तमे हिमकरः सकलः स्थितोंऽशे
कुर्यान्महीपतिमपूर्वयशोऽभिरामम् ।
यस्याश्ववृन्दखुरघातरजोऽभिभूतो
भानु प्रभातशशिनोऽनुकरोति रूपम् ॥१७॥

यदि पूर्णिमा का चन्द्र वर्गोत्तमांश में हो तो केवल एक इसी योग से मनुष्य महा प्रतापशाली राजा होता है, जिसकी सेना के घोड़ों के खुरों से उड़ी हुई धूलि सूर्य को ऐसा म्लान कर देती है कि सूर्य प्रातः कालीन चन्द्र सा नज़र आता है।

कन्द्रगो यदि च जीवशशाङ्कौ
यस्य जन्मनि च भार्गवदृष्टौ।
भूपतिर्भवति सोऽतुलकीर्ति
र्नीचगो यदि न कश्चिदिह स्यात् ॥१८॥

यदि जन्म के समय बृहस्पति और चन्द्रमा केन्द्र में हों और उनको शुक्र देखता हो और कोई ग्रह नीच राशि में न हो तो मनुष्य अतुलकीर्ति वाला राजा होता है। ॥१८॥

जलचरराशिनवांशक इन्दुस्तनुभवने शुभवस्वकवर्गे।
अशुभकरः खलु कण्टकहीनो भवति नृपो बहुवारणनाथः ॥१९॥

यदि चन्द्रमा जलचर राशि और नवांश में स्थित होकर लग्न में अपने वर्ग में या शुभ ग्रह के वर्ग में हो और कोई पाप ग्रह केन्द्र में न हो तो मनुष्य राजा होता है और बहुत हाथी उसके पास होते हैं। ॥१९॥

शुक्रो जीवनिरीक्षितो वितनुते भूपोद्भवं भूपति
देवेड्यो मृगभं विहाय तनुगो मत्तेभयुक्तं नृपम्।
केन्द्रे जन्मपतिर्बलाधिकयुतः कुर्याद्धरित्रीपति
दृष्टे वाक्पतिना बुधे दधति पृथ्वीशाश्च तच्छासनम् ॥२०॥

इस श्लोक में चार योग बताए हैं। चारों पृथक्-पृथक् हैं(क) यदि जातक राजवंश में उत्पन्न हुआ हो और शुक्र हो बृहस्पति देखता हो तो मनुष्य राजा होता है। (ख) यदि मकर राशि के अलावा अन्य किसी राशि में स्थित होकर बृहस्पति लग्न में हो तो यह उत्तम राजयोग है। (ग) यदि लग्नेश* बलवान् होकर केन्द्र में हो तो यह अकेला प्रबल योग है (घ) जिसकी जन्म कुण्डली में बुध को बृहस्पति देखता है उसकी सलाह को महाराजा भी मानते हैं। ॥२०॥

एकोप्युच्चक्षेत्रगो मित्रदृष्टः
कूर्याद्भूपं मित्रयोगाद्धनाढ्यम्।
स्वांशे सूर्ये स्वर्क्षगश्चन्द्रमा-
श्चेद्देशाधीशं साश्वनागं विधत्ते ॥२१॥

(क) यदि एक भी ग्रह उच्च राशि में हो और उसको मित्र ग्रह देखते हों तो ऐसा व्यक्ति राजा होता है। यदि ऐसा उच्च ग्रह मित्र ग्रह से युक्त हो तो मनुष्य धनवान् होता है।

(ख) यदि सूर्य अपने नवांश में हो और चन्द्रमा कर्क राशि में हो तो भी उत्तम राजयोग है। यद्यपि मूल श्लोक में सूर्य का अपने अंश में होना और चन्द्रमा का अपनी राशि में होना ये दो ही बात कही गई हैं किन्तु सूर्य की राशि भी बलवान् होनी चाहिये और चन्द्रमा का नवांश भी बलवान् होना चाहिये। ऐसा हम अपने विचार से समझते हैं। सूर्य और चन्द्रमा इन दो ग्रहों के बलवान् होने से सारी कुण्डली सुधर जाती है ॥ २१ ॥

---

*मूल श्लोक में शब्द आया है जन्मपति, इसका बहुत से अर्थ करते है जन्म लग्नेश और बहुत से अर्थ करते हैं जन्म राशि का स्वामी।

मीने पूर्णज्योतिषि मित्रग्रहदृष्टे चन्द्रे
लोकानन्दकरः स्यान्नृपमुख्यः ।
पूर्णज्योतिः स्वोच्चगतश्चेत्तुहिनांशु-
स्त्यागाधिक्यं सज्जनशस्तं जगदीशम् ॥

(क) यदि चन्द्रमा पूर्ण प्रकाशमान होकर मीन राशि में हो और इसको मित्र ग्रह देखता हो तो उत्तम राज योग है ।

(ख) यदि चन्द्रमा पूर्ण हो और अपनी उच्चराशि में हो तो ऐसा व्यक्ति बहुत उदार होता है और उसकी सज्जन लोग बहुत प्रशंसा करते हैं; वह एक उत्तम राज योग है । ॥२२॥

चन्द्रेऽधिमित्रांशगते सुदृष्टे शुक्रेण लक्ष्मीसहितो नृपः स्यात्
तथा स्थिते वासवमन्त्रिदृष्टे पूर्णां धरित्रीं परिपालयेत्सः ॥२३॥

(क) यदि चन्द्रमा अपने अधिमित्र के अंश में हो और उस पर शुक्र की दृष्टि हो तो लक्ष्मी प्राप्ति के साथ-साथ उत्तम राज योग होता है ।

(ख) ऊपर (क) में जो योग बताया गया है उसके साथ-साथ यदि चन्द्रमा पर बृहस्पति की भी दृष्टि हो तो राजा हो ।* ॥२३॥

---

*बराहमिहिर के मत से यदि दिन में जन्म हो और अपने या अधिमित्र अंश में स्थित चन्द्रमा पर बृहस्पति की दृष्टि हो तो राजयोग होता है और यदि रात्रि में जन्म हो और अपने या अधिमित्र अंश में स्थित चन्द्रमा पर शुक्र की दृष्टि हो तो विशेष वैभव होता है।

पापास्त्रिशत्रुभवगा यदि जन्मनाथा-
ल्लग्नाद्धने कुजबुधौ हिबुकेऽर्कशुक्रौ ।
कर्मायलग्नसहिताः कुजमन्दजीवा-
स्तज्ज्ञा वदन्ति चतुरस्त्विह राजयोगान् ॥२४॥

(क) इस श्लोक में चार राज योग बताये गये हैं। यदि जन्म नाथ से ३, ६ और ११वें स्थान में पाप ग्रह हों।

(ख) मंगल और बुध लग्न से दूसरे स्थान में हों

(ग) सूर्य और शुक्र लग्न से चौथे हों ।

(घ) मंगल, बृहस्पति और शनि क्रमशः दशम में, लग्न में और एकादश में हों तो यह उत्तम राजयोग होते हैं । मूल श्लोक के प्रथम चरण में जन्मनाथ शब्द आया है अर्थात् जन्म नाथ से । बहुत से लोग इसका अर्थ लग्नेश करते हैं और बहुत से लोगों के मतानुसार जन्मनाथ का अर्थ होता है—जन्म के समय चन्द्रमा जिस राशि में हो उसका स्वामी । हमारे विचार से द्वितीय अर्थ विशेष उपयुक्त हैं ।

इस श्लोक का तृतीय चरण है "कर्मायलग्न सहिताः कुजमन्दजीवाः" इसका अर्थ हुआ दशम, एकादश और लग्न में मंगल, शनि, बृहस्पति हों। यद्यपि मूल श्लोक में क्रमशः यह शब्द नहीं है। परन्तु हमारे विचार से मंगल दशम में दिग्बली होता है। बृहस्पति लग्न में दिग्बली होता है और शनि लाभ स्थान में प्रशस्त माना जाता है। इस कारण १०, ११ और १ में क्रमशः मंगल, शनि और बृहस्पति हों यह अर्थ विशेष उत्तम होगा। ॥२४॥

लाभेशधर्मेशधनेश्वराणामेकोऽपि चन्द्रग्रहकेन्द्रवर्ती ।
स्वपुत्रलाभाधिपतिर्गुरुश्चेदखण्डसाम्राज्यपतित्वमेति ॥२५॥

यदि (क) द्वितीय, नवम और एकादश इन तीनों के स्वामियों में से एक भी ग्रह चन्द्रमा से केन्द्र में हो और (ख) द्वितीय, पञ्चम और एकादश इनमें से किसी का मालिक बृहस्पति हो—यह दोनों बातें घटित होती हों तो उत्तम राजयोग होता है। ॥२५॥

नीचभंग राजयोग

नीचस्थितो जन्मनि यो ग्रहः स्यात्तद्राशिनाथोऽपि तदुच्चनाथः।
स चन्द्रलग्नाद्यदि केन्द्रवर्ती राजा भवेद्धार्मिकचक्रवर्ती ॥२६॥

जन्म कुण्डली में किसी ग्रह का नीच राशि में स्थित होना खराब योग माना गया है। किन्तु कभी-कभी ग्रह नीच राशि में स्थित होकर भी बहुत उत्तम प्रभाव दिखाते हैं अर्थात् उनके नीच होने का जो दोष है वह भंग हो जाता है--और वह फायदेमन्द साबित होते हैं। ऐसा कब होता है ? यह नीचे के पांच श्लोकों में बताया गया है।

यदि किसी के जन्म के समय कोई ग्रह नीच राशि में पड़ा हो और (क) इस नीच राशि का स्वामी चन्द्रमा से केन्द्र में हो और (ख) जो ग्रह नीच है और उसका उच्चनाथ भी चन्द्रमा से केन्द्र में हो तो नीच भंग हो जाता है वल्कि उत्तम राज योग वनाता है। यह समस्त एक योग है। उच्चनाथ शब्द का क्या अर्थ ? इसके अर्थ में मतभेद है; मान लीजिये शनि मेष राशि का नीच का है। इसका उच्चनाथ कौन हुआ ? एक मत तो यह कि शनि तुला राशि का उच्च का होता है और तुला का स्वामी शुक्र होता है इस कारण उच्चनाथ शुक्र हुआ। दूसरा मत यह है कि शनि मेष राशि में है और मेष में सूर्य उच्च का होता है इस कारण उच्चनाथ सूर्य हुआ। हमारे विचार से पहला अर्थ विशेष उपयुक्त है। सूर्य का उच्चनाथ मंगल, चन्द्रमा का उच्चनाथ शुक्र, बुध का उच्चनाथ बुध, बृहस्पति

का उच्चनाथ चन्द्रमा, शुक्र का उच्चनाथ बृहस्पति और शनि का उच्चनाथ शुक्र जैसा ऊपर समझाया गया है।

ऊपर नीचभंग होने के लिये (क) और (ख) दो शर्तें बताई गई हैं। जब दोनों ही पूरी होंगी तब ही नीच भंग होगा। अब नीच भंग का एक अन्य योग बताते हैं। ॥२६॥

एक टीकाकार इस श्लोक का अथ करते हैं कि (i) जो ग्रह नीच राशि में हो उसका स्वामी लग्न से केन्द्र में हों या (ii) जो नीच राशि में ग्रह है उसका स्वामी चन्द्रमा से केन्द्र में हो (iii) या जो ग्रह नीच राशि में है उसका उच्चनाथ लग्न से केन्द्र में हो या (iv) जो ग्रह नीच राशि में है उसका उच्चनाथ चन्द्रमा से केन्द्र में हो—इन चारों परिस्थितियों में नीच भंग हो जावेगा। परन्तु हम इस अर्थ से सहमत नहीं हैं क्योंकि मूल संस्कृत श्लोक में 'अपि' शब्द आया है जिस का अर्थ है कि जो ग्रह नीच राशि में है उसका स्वामी और उसका उच्चनाथ भी-अर्थात् दोनों, केवल एक नहीं।

इसी प्रकार मूल श्लोक में लिखा है 'चन्द्रलग्नात्' जिसका श्री सुब्रह्मण्य शास्त्री ने अर्थ किया है 'चन्द्रमा से या लग्न से' परन्तु यदि दोनों से अभिप्राय होता तो मूल संस्कृत में चन्द्रलग्नात्' यह पञ्चमी का एक वचन नहीं आता। चन्द्र लग्नात् का अर्थ है चन्द्रलग्न से अर्थात् चन्द्रमा जिस राशि में है उससे। यदि इस श्लोक में दी गई चार शर्तों को अलग-अलग चार योग मान लेंगे तब तो प्रायः सभी नीच ग्रहों का भंग हो जावेगा क्योंकि जो ग्रह नीच राशि का है उसका स्वामी यदि लग्न से केन्द्र में हो (चार घर इसके अन्तर्गत आ गये) या चन्द्रमा से केन्द्र में हो (चार घर इस परिभाषा में आ गये) या उच्चनाथ लग्न से केन्द्र में हो (चार घर इसमें आ गये) या चन्द्र से केन्द्र में हो (चार घर इसमें आ गये) इस प्रकार १६ निर्दिष्ट स्थानों में से कहीं न कहीं आ जावेगा ही। परन्तु आगे २९वें श्लोक में यही कहा है।

एक टीकाकार यह भी अर्थ करते हैं कि यदि कोई ग्रह नीच राशि में हो और उस नीच राशि का स्वामी या उस नीच ग्रह का उच्चनाथ उस नीच ग्रह से केन्द्र में हो तो नीच भंग राजयोग होता है।

यद्येको नीचगतस्तद्राश्यधिपस्तदुच्चपः केन्द्रे।
यस्य स तु चक्रवर्ती समस्तभूपालवन्द्यांघ्रिः ॥२७॥

यदि कोई ग्रह नीच राशि में हो तो (क) उस नीच राशि का स्वामी और जो ग्रह नीच का है उसका उच्चनाथ यदि दोनों परस्पर केन्द्र में हों तो नीच भंग राजयोग होता है। यहां भी उच्चनाथ के दो अर्थ हो सकते हैं परन्तु हम यही अर्थ लेंगे कि नीच ग्रह जिस राशि में उच्च होता है उस राशि का स्वामी उच्चप या उच्चनाथ कहलावेगा ॥२७॥

यस्मिन्राशौ वर्तते खेचरस्तद्राशीशेन प्रेक्षितश्चेत्स खेटः।
क्षोणीपालं कीर्तिमन्तं विदध्यात् सुस्थानश्चेत्किंपुनः पार्थिवेन्द्रः॥

एक अन्य नीच भग राजयोग बताते हैं। जिस राशि में नीच ग्रह हो उस राशि का स्वामी यदि नीच ग्रह को पूर्ण दृष्टि से देखता हो तो नीच भंग राज योग होता है। यदि यह नीच ग्रह ६-८-१२ दुःस्थान में हो तो इतना अच्छा राजयोग नहीं होगा किन्तु यदि सुस्थान में हो तो बहुत उत्तम नीचभंग राजयोग बनता है ॥२८॥

---

*श्लोक २७ का एक अन्य अर्थ भी हो सकता है। वह यह है कि यदि कोई ग्रह नीच हो तो उस नीच राशि के स्वामी का जो उच्चनाथ है वह उच्चनाथ यदि केन्द्र में हो तो नीच भंग राजयोग होता है. उदाहरण के लिये किसी की कुण्डली में सूर्य नीच राशि का है, तुलाराशि नाथ शुक्र है। शुक्र उच्च होता है मीन में। मीन का स्वामी हुआ बृहस्पति, यह बृहस्पति यदि केन्द्र में हो तो नीच भंग राज योग हुआ।

नीचे तिष्ठति यस्तदाश्रितगृहाधीशो विलग्नाद्यदा
चन्द्राद्वा यदि नीचगस्य विहगस्योच्चर्क्षनाथोऽथवा ।
केन्द्रे तिष्ठति चेत्प्रपूर्णविभवः स्याच्चक्रवर्ती नृपो
धर्मिष्ठोऽन्यमहीशवन्दितपदस्तेजोयशोभाग्यवान् ॥२९॥

यदि कोई ग्रह नीच राशि में हो तो (क) इस नीच राशि का स्वामी अथवा (ख) नीच ग्रह का उच्चनाथ इन दोनों में से एक भी जन्म लग्न या चन्द्र लग्न से केन्द्र में हो तो नीचभंग राजयोग होता है।॥ २९ ॥

नीचे यस्तस्य नीचोच्चभेशौ द्वावेक एव वा
केन्द्रस्थश्चेच्चक्रवर्ती भूपः स्याद्भूपवन्दितः ॥३०॥

यदि कोई ग्रह नीच राशि में हो और उस नीच राशि का स्वामी और नीच ग्रह जिस राशि में उच्च होता है उसका स्वामी वह—एक या दोनों लग्न से केन्द्र में हो तो नीचभंग राज योग होता है।

नोट: —श्लोक २६ से ३० तक नीच भंग राजयोग दिए गये हैं इनमें कइयों में पुनरावृत्ति है।

आठवाँ अध्याय

भावाश्रय फल

इस अध्याय में सूर्य आदि ग्रहों के भाव फल बताये गये हैं।

लग्नेऽर्केऽल्पकचः क्रियालसतमः क्रोधी प्रचण्डोन्नतो
मानी लोचनरूक्षकः कृशतनुः शूरोऽक्षमो निर्घृणः।
स्फोटाक्षः शशिभे क्रिये सतिमिरः सिंहे निशान्धः पुमान्
दारिद्र्योपहतो विनष्टतनयो जातस्तुलायां भवेत् ॥१॥

विगतविद्याविनयवित्तं स्खलितवाचं धनगतः
सबलशौर्यश्रियमुदारं स्वजनशत्रुं सहजगः।
जनयतीमं सुहृदि सूर्यो विसुखबन्धुक्षितिसुहृद्
भवनमुक्तं नृपतिसेवा जनकसंपद्व्ययकरम् ॥२॥

सुखधनायुस्तनयहीनं सुमतिमात्मन्यटविगं
प्रथितमुर्वीपतिमरिस्थः सुगुणसंपद्विजयगम्।
नृपविरुद्धं कुतनुमस्तेऽध्वगमदारं ह्यवमतं
हतधनायुः सुहृदमर्को विगतदृष्टिं निधनगः ॥३॥

विजनकोऽर्के ससुतबन्धुस्तपसि देवद्विजमनाः
ससुतयानस्तुतिमतिश्रीबलयशाः खे क्षितिपतिः।
भवगतेऽर्के बहुधनायुर्विगतशोको जनपतिः
पितुरमित्रं विकलनेत्रो विधनपुत्रो व्ययगते ॥४॥

यदि जन्म के समय सूर्य लग्न में हो तो जातक बहुत थोड़े केश वाला, कार्य करने में आलसी, क्रोधी, प्रचण्ड, लम्बा, मानी (घमण्डी) शूर, क्रूर, क्षमा न करने वाला होगा। उसके नेत्र रूखे होंगे। यदि जन्म लग्न कर्क हो और उसमें सूर्य हो तो मनुष्य स्फोटाक्ष होता है—यदि मेष में स्थित सूर्य लग्न में हो तो भी उसे नेत्र रोग होता है (तिमिर रोग) यदि सिंह राशि का सूर्य लग्न में हो तो उसे रात्रि में नहीं दीखता। यदि तुला राशि का सूर्य लग्न में हो तो बहुत अनिष्ट फल होते हैं। मनुष्य दरिद्री रहता है और उसके पुत्र नष्ट हो जाते हैं। ।।१।।

यदि सूर्य द्वितीय में हो तो मनुष्य विद्या, विनय, और धन से हीन होता है; उसकी वाणी में भी दोष होता है। हकलाना या इसी प्रकार का दोष हो। यदि सूर्य तृतीय में हो तो मनुष्य बलवान् शूरवीर,, धनी और उदार होता है, किन्तु अपने (सम्बन्धी) लोगों से शत्रुता रखता है। यदि चौथे स्थान में सूर्य हो तो सुख हीन, बन्धु-हीन, मित्रहीन और भूमिहीन हो। मकान हीन भी हो। चतुर्थ से इन सब बातों का विचार किया जाता है और क्रूर ग्रह के बैठने का यह फल है। ऐसा व्यक्ति अपने पिता से पाई हुई जायदाद या सम्पत्ति को व्यय कर देता है। और राजा (सरकार)की सेवा करता है।। २ ।।

अगर सूर्य पंचम में हो तो सुख हीन, धन हीन, आयु हीन और सुत हीन हो। यह हमारा बहुत बार का देखा हुआ अनुभव है कि पंचम भाव का सूर्य जेष्ठ पुत्र का नाश करता है। किन्तु जातक बुद्धिमान् होता है और जंगल में घूमने का शौकीन होता है। यदि षष्ठ स्थान में सूर्य हो तो मनुष्य राजा के समान श्रेष्ठ वैभव वाला, प्रसिद्ध, धनी,

---

* स्फोट का अर्थ होता हैं कोई व्रण, घाव, फोड़ा या नेत्रों का फूलना कोई फूला आदि। कहने का तात्पर्य यह है कि लग्न में मेष, कर्क, और सिंह का सूर्य नेत्र रोग देता है।

विजयी और गुणवान् होता है। यदि सूर्य सप्तम में हो तो कुतन (ख़राब शरीर वाला—शरीर में कोई विकार हो) ऐसा व्यक्ति राज विरुद्ध कार्य करता है अर्थात् सरकार का विरोध करता है। ऐसा मनुष्य व्यर्थ घूमता है और अपमान को प्राप्त होता है। सप्तम में सूर्य स्त्री सुख को भी नष्ट करता है। यदि अष्टम में सूर्य हो तो धन नष्ट हो, आयु नष्ट हो (अल्पायु हो) उसके मित्र नष्ट हों (मित्र न रहें) और विगत दृष्टि हो अर्थात् नेत्रों की ज्योति मन्द पड़ जावे। हमने सैकड़ों कुण्डलियों में देखा है अष्टम का सूर्य दक्षिण* नेत्र को बहुत बिगाड़ता है ॥ ३ ॥

यदि सूर्य नवम भाव में हो तो पिता से हीन हो अर्थात् कम उम्र में ही पिता का सुख न रहे। दक्षिण भारत में नवम भाव से पिता का विचार किया जाता है। इस कारण सूर्य का नवम भाव स्थित होने का पितृ कष्ट फल लिखा है। नवम में सूर्य सन्तान सुख और बन्धु सुख देता है। ऐसा व्यक्ति ब्राह्मण और देवताओं का आदर करता है। यदि दशम में सूर्य हो तो जातक को सन्तान सुख, सवारियों का सुख हो। ऐसा व्यक्ति बुद्धिमान्, लक्ष्मीवान्, बलवान् और यशस्वी होता है। लोग उसकी प्रशंसा करते हैं और वह राजा के समान वैभवशाली होता है। यदि ग्यारहवें भाव में सूर्य हो तो मनुष्य धनी और दीर्घायु हो; ऐसे व्यक्ति को शोक नहीं होता अर्थात् वह सुखी रहता है। और बहुत से आदमियों के ऊपर हुकूमत करता है। यदि बारहवें घर में सूर्य हो तो अपने पिता से शत्रुता करे। ऐसा जातक नेत्र रोग से युक्त होता है। हमारे विचार से बाएँ नेत्र में विशेष कमज़ोरी होनी चाहिए। ऐसा जातक धनहीन, पुत्रहीन भी होता है ॥ ४ ॥

सिते चन्द्रे लग्ने दृढतनुरदभ्रायुरभयो
बलिष्ठो लक्ष्मीवान् भवति विपरीतं क्षयगते।

---

* दक्षिण =दाहिना

धनाढ्योऽन्तर्वाणिर्विषयसुखवान् वाचि विकलः
सहोत्थे सभ्रातृप्रमदबलशौर्योऽतिकृपणः ॥५॥

सुखी भोगी त्यागी सुहृदि ससुहृद्वाहनयशाः
सुपुत्रो मेधावी मृदुर्गतिरमात्यः सुतगते ।
क्षतेऽल्पायुश्चन्द्रेऽमतिरुवररोगी परिभवी
स्मरे दृष्टेः सौम्यो वरयुवतिकान्तोऽतिसुभगः ॥६॥

मृतौ रोग्यल्पायुस्तपसि शुभधर्मात्मसुतवान्
जयी सिद्धारम्भो नभसि शुभकृत्सत्प्रियकरः ।
मनस्वी बह्वायुर्धनतनयभृत्यैः सह भवे
व्यये द्वेष्यो दुःखी सविनि परिभूतोऽलसतमः ॥७॥

यदि शुक्ल पक्ष का चन्द्रमा लग्न में हो तो मनुष्य निर्भय, दृढ़ शरीर वाला, बलिष्ठ, लक्ष्मीवान् और दीर्घायु होता है। किन्तु यदि कृष्ण पक्ष का चन्द्रमा हो तो इसका विपरीत फल समझना चाहिये*। यदि चन्द्रमा धन स्थान में हो तो मनुष्य मृदु वचन बोलने वाला, विषय सुखवान् (सांसारिक विषयों में सुख उठाने वाला) और धनाढ्य होता है। किन्तु उसकी वाणी में कुछ विकलता होती हैं। यदि तृतीय भाव में चन्द्रमा हो तो भाइयों का सुख हो; ऐसा व्यक्ति मदयुक्त, बली और शूर किन्तु अत्यन्त कृपण होता है ॥ ५ ॥

---

* शुक्ल पक्ष में चन्द्रमा निरन्तर वृद्धि को प्राप्त होता है इस कारण इसका शुभ फल दिया है किन्तु यदि चन्द्रमा क्षय को प्राप्त हो तो इसका दुष्ट फल होता है।

यदि चतुर्थ भाव में चन्द्रमा हो तो जातक सुखी, भोगी, त्यागी, अच्छे मित्रों वाला, सवारी के सुख को प्राप्त और यशस्वी होता है। यदि पंचम में चन्द्रमा हो तो मृदु गति* वाला, मेधावी (बुद्धिमान्) और अच्छे पुत्र वाला हो। ऐसा व्यक्ति राजा का मन्त्री होता है। यदि छठे में चन्द्रमा हो तो मनुष्य अल्पायु, बुद्धि हीन और उदर रोगी हो और परिभव (अपमान या हार) को प्राप्त हो। यदि सप्तम स्थान में चन्द्रमा हो तो स्वयं सौम्य और सुन्दर हो और श्रेष्ठ पत्नी का प्यारा हो (अर्थात् उसकी पत्नी भी बहुत सुन्दर हो और पति-पत्नी में प्रेम भी हो)।

यदि अष्टम में चन्द्रमा हो तो जातक रोगी और अल्पायु होता है चन्द्रमा नवम में हो तो जातक शुभ धर्मा (शुभ धार्मिक आचरण करने वाला) होगा और उसके पुत्र भी होंगे। यदि दशम में चन्द्रमा हो तो ऐसा जातक विजयी होता है; जिस काम में वह हाथ लगाता है उसमें प्रारम्भ में ही सफलता हो जाती है। ऐसा व्यक्ति शुभ कर्म करने वाला और सज्जनों के साथ उपकार करने वाला होता है। यदि चन्द्रमा ग्यारहवें भाव मे हो तो मनुष्य मनस्वी, दीर्घायु, धनवान्, पुत्रवान्, होता है। और उसे नौकर का भी सुख प्राप्त होता है। व्यय भावगत चन्द्रमा का निकृष्ट फल है। ऐसा व्यक्ति आलसी, अपमानित, दुःखी होता है और उससे अन्य द्वेष करते हैं।

क्षततनुरतिक्रूरोऽल्पायुस्तनौ धनसाहसी
वचसि विमुखो निर्विद्यार्थः कुजे कुजनाश्रितः।
सुगुणधनवाञ्छूरोऽधृष्यः सुखी ह्यनुजोऽनुजे
सुहृदि विसुहृन्मातृक्षोणीसुखालयवाहनः ॥८॥

---

* गति से अभिप्राय पैदल चलने का है।

** हमारे विचार से अन्य राजयोग होंगे तभी राज मन्त्री होगा।

विसुखतनयोऽनर्थप्रायः सुते पिशुनोऽल्पधीः
प्रबलमदनः श्रीमान् ख्यातो रिपौ विजयी नृपः ।
अनुचितकरो रोगार्तोऽस्तेऽध्वगो मृतदारवान्
कुतनुरधनोऽल्पायुश्छिद्रे कुजे जननिन्दितः ॥९॥

नृपसुहृदपि द्वेष्योऽतातः शुभ जनघातको
नभसि नृपतिः क्रूरो दाता प्रधानजनस्तुतः ।
धनसुखयुतोऽशोकः शूरो भवे सुशीलः कुजे
नयनविकृतः क्रूरोऽदारो व्यये पिशुनोऽधमः ॥१०॥

अब मंगल का द्वादश भाव फल बताते हैं। यदि लग्न में मंगल हो तो अति क्रूर और अति साहसी हो। किन्तु ऐसा व्यक्ति अल्पायु होता है और उसके शरीर में चोट लगती है। यदि द्वितीय भाव में मंगल हो तो या तो चेहरा अच्छा न हो या बोलने में प्रवीण न हो। विद्याहीन, धनहीन हो और कुजन (कुत्सित) आदमियों की नौकरी में रहे। तृतीय में मंगल हो तो गुणवान्, धनवान् सुखी और शूर हो; ऐसे आदमी को दूसरा न दबा सके किन्तु तृतीय मे मंगल वाले को छोटे भाइयों का सुख नही होता। यदि चतुर्थ में मंगल हो तो मनुष्य मातृ हीन, मित्रहीन, सुख हीन, वाहन हीन, और भूमि हीन हो। कहने का तात्पर्य यह है कि चतुर्थ भाव से जिन-जिन बातों का विचार किया जाता है उन सबके सुख में कमी करे।

यदि पंचम में मंगल हो तो सन्तान का सुख न हो; उसके भाग्य में बहुत से अनर्थ (ख़राबी की बातें) होते रहें। ऐसा व्यक्ति बहुत बुद्धिमान् नही होता और चुगल खोर होता है। छठे में मंगल हो तो मनुष्य लक्ष्मीवान्, विख्यात, शत्रुओं को जीतने वाला राजा के समान ऐश्वर्य शाली होता है। छठे में मंगल होने से "प्रबलमदनः" विशेष कामी हो। यदि सप्तम में मंगल हो तो अनुचित कर्म करने वाला, रोग से

पीड़ित, मार्ग चलन वाला और मृत दारावान् (जिसकी स्त्री मर जाय) होता है।

सप्तम पत्नी का स्थान है। सप्तम में मंगल होने से जातक प्रबल मंगलीक होते है इस कारण उनकी पत्नी मर जावे यह लिखा है। किन्तु यदि पत्नी भी मंगलीक हो तो-दोनो (पति-पत्नी) के मंगलीक होने से यह दोष नहीं होता। अर्थात् इस दोष की निवृत्ति हो जाती है। जिस मनुष्य की कुंडली मंगलीक हो उसे मंगलीक कन्या से ही विवाह करना चाहिये तथा जो कन्या मंगलीक हो उसका विवाह मंगलीक वर से ही करना उचित है।

मंगल, शनि, राहू केतु, सूर्य यह पाँच ग्रह क्रूर हैं। लग्न से, द्वितीय, (दूसरा घर कुटुम्ब स्थान कहलाता है। पत्नी 'कुटुम्ब' का प्रधान केन्द्रीय स्तभ है यदि केन्द्रीय स्तभ टूट जावे तो शामियाना गिर पड़ता है। इस प्रकार यदि पत्नी नष्ट हो जावे तो कुटुम्ब कैसे बढेगा) चतुर्थ (चतुर्थ सुख स्थान है घर का विचार भी चौथे घर से करते हैं। गृहिणी-घर वाली ही न रहे तो घर कैसा? चतुर्थ में मंगल 'घर' का सुख नष्ट करता है) सप्तम (पत्नी का स्थान), अष्टम (लिंग मूल से गुदावधि अष्टम भाव होता है इस भाग का पत्नी से सम्बन्ध स्पष्ट है। व्याख्या की आवश्यकता नहीं। पत्नी की कुंडली में इस स्थान का पति से सम्बन्ध सुस्पष्ट है। विवरण व्यर्थ है), तथा द्वादश (बारहवाँ घर "शयन सुख" कहलाता है शय्या का परम सुख कान्ता है। बारहवें में मंगल शयन की सुख हानि करता है-इस कारण) इन पांच स्थानों में क्रूर ग्रह मंगल, शनि राहु, केतु, सूर्य जिस भाव में हो उस भाव सम्बन्धी सुख की कमी करने के कारण-इनका विचार जन्म कुंडली, चन्द्र कुंडली (चन्द्रमा जिस राशि में हो उसे लग्न मान) तथा शुक्र से (शुक्र 'काम' का अधिष्ठाता है-सप्तम भाव का कारक है इसलिये वैवाहिक सुख विचार में शुक्र का महत्व है) करना चाहिये।]

स्त्रियों की कामवासना का मंगल से विशेष विचार करना चाहिये। स्त्रियों के मासिक धर्म प्रवाह का वर्ण रक्त है। पुरुष की कामवासना का विचार शुक्र से इसी कारण शुक्र वीर्य को भी कहते हैं जिसका सफ़ेद वर्ण है) किया जाता है। मंगल' मकर' में उच्च का होता है शुक्र मीन में उच्च का होता है। इसी कारण कन्दर्प या कामदेव का नाम संस्कृत में मकरध्वज (मकर जिसकी ध्वजा या झंडे में है) और मीन केतन (मीन जिसके झंडे में है) कहा जाता है। न काम देव नाम का कोई शारीरक जन्तु या व्यक्ति है। न उसका कोई झंडा है। केवल एक सिद्धान्त को व्यक्त करने वाले यह विशेषण हैं। काम का जल तत्व से विशेष सम्बन्ध है। समुद्र (जल) से लक्ष्मी हुई। लक्ष्मी की उत्पत्ति समुद्र से इसी कारण मानी गई है। चन्द्रमा जल तत्व प्रधान होने से लक्ष्मी का भाई माना गया। लक्ष्मी का पुत्र कामदेव भी इसी जल तत्व के कारण माना गया है। वसन्त पंचमी को जब प्राय: शुक्र उच्च का होता है—कामदेव का जन्म दिन माना जाता है, वनस्पति जगत् में पहले कली होता हैइसमें जो पराग होता हैं उसे 'रज' कहते हैं।कन्याओं में काम प्रकट होने का प्रथम लक्षण रजोदर्शन है। इसी कारण दोनों (कलियों तथा कन्याओं) के सम्बन्ध में 'रज' शब्द का प्रयोग किया गया है। पुष्प विकसित रूप है। इसीलिये मासिक धर्म में जब स्त्री होती है तो उसे संस्कृत में पुष्पिणी कहते हैं। इन्हें-पुष्प को कामदेव का बाण कहते हैं। उसके पाँच बाण हैं—जो फूलों के हैं। शब्द स्पर्श, रूप ,रस गंध इन्हीं पाँच से मनुष्य में कामवासना उत्पन्न होती है, यही उसके पाँच बाण हैं। इस प्रकार ज्योतिष शास्त्र में, जो निर्देश किये गये हैं वे गूढ़ सिद्धान्तों पर आधारित हैं, केवल थोड़ा सा दिग्दर्शन करा दिया गया है। अब आठवे घर के मंगल का फल बताते हैं।

अष्टम में भी मंगल का निकृष्ट फल है। ऐसा व्यक्ति कुतनु (ख़राब शरीर वाला अर्थात् शरीर में कहीं रोग हो), धनहीन और अल्पायु होता है और लोग उसकी निन्दा करते हैं। ॥९॥

यदि मंगल नवम में हो तो मनुष्य चाहे राजा का प्यारा भी हो ऐसे व्यक्ति से अन्य लोग द्वेष करते हैं, उसे पिता का सुख प्राप्त नहीं होता ओर ऐसा व्यक्ति जन घातक (जो जनों का घात करे या पीड़ा पहुँचाए) होता है। यदि दशम में मंगल हो तो आदमी क्रूर, दाता, राजा के समान, पराक्रमी हो और बड़े मुख्य आदमी भी उसकी प्रशंसा करें। ११ वें स्थान में मंगल हो तो मनुष्य धनवान्, सुखवान्, शूर, सुशील और शोक रहित होता है। यदि द्वादश में मंगल हो तो ऐसा आदमी चुगल खोर, क्रूर, अदार (पत्नी रहित) और अधम होता है। ऐसे व्यक्ति के नेत्र में भी विकार होता है। ॥१०॥

अब बुध का द्वादश भाव फल बताते हैं।

दीर्घायुर्जन्मनि ज्ञे मधुरचतुरवाक् सर्वशास्त्रार्थबोधः
स्याद्बुद्ध्योर्राजितस्वः कविरमलवचा वाचि मिष्टान्नभोक्ता।
शौर्ये शूरः समायुः सुसहजसहितः सश्रमो दैन्ययुक्तः
संख्यावान् चाटुवाक्यः सुहृदि सुखसुहृत्क्षेत्रधान्यार्थभोगी ॥११॥

विद्यासौख्यप्रतापः प्रचुरसुतयुतो मान्त्रिकः पञ्चमस्थे
जातक्रोधो विवादैर्द्विषि रिपुबलहन्ताऽलसो निष्ठुरोक्तिः।
प्राज्ञोऽस्ते चारुवेषः ससकलमहिमा याति भार्यां सवित्तां
विख्याताख्यश्चिरायुः कुलभृदधिपतिर्ज्ञेऽष्टम दण्डनेता ॥१२॥

विद्यार्थाचारधर्मैः सह तपसि बुधे स्यात्प्रवीणोऽतिवाग्मी
सिद्धारम्भः सुविद्याबलमतिसुखसत्कर्मसत्यान्वितः खे।

---

*हमारा ऐसा अनुभव है कि अष्टम या द्वादश में मंगल होने से मनुष्य प्रायः ऋणी रहता है। अष्टम में मंगल बबासीर, भगन्दर, या अन्य गुदा रोग भी करता है।

बह्वायुः सत्यसन्धो विपुलधनसुखी लाभगे भृत्ययुक्तो
दीनो विद्याविहीनः परिभवसहितोऽन्त्ये नृशंसोऽलसश्च ॥१३॥

यदि लग्न में बुध हो तो ऐसा व्यक्ति सब शास्त्रों में विद्वान्, मधुर और चतुर वाणी बोलने वाला और दीर्घायु होता है। यदि द्वितीय में बुध हो तो अपनी बुद्धि से धनोपार्जन करता है। कवि (बुद्धिमान् या कविता करने वाला) होता है और उसकी वाणी निर्मल होती है और उसे भोजन में मिष्टान्न प्राप्त होते रहते हैं। यदि तृतीय में बुध हो तो मनष्य शूरवीर हो किन्तु मध्यायु हो। उसके अच्छे भाई बहिन हों परन्तु ऐसे व्यक्ति को श्रम बहुत करना पड़ता है और दैन्ययुक्त होता है। यदि चतुर्थ में बुध हो तो मनुष्य विद्वान्, चाटु वाक्य कहने वाला (जो वचन दूसरों को प्रसन्न करें उन्हें चाटु वाक्य कहते है) होता है। उसे मित्र, क्षेत्र, धान्य, धन आदि का भोग भी प्राप्त होता है और सुखी होता है। ॥११॥

पञ्चम में बुध हो तो उसके सुख और प्रताप की वृद्धि विद्या के कारण होती है; उसके बहुत सुत होते हैं और ऐसा व्यक्ति मन्त्र शास्त्र का ज्ञाता होता है। यदि छठे में बुध हो तो मनुष्य आलसी निष्ठुर वचन बोलने वाला, अपने शत्रुओं के बल को हनन (नाश) करने वाला किन्तु विवाद करने में ऐसे मनुष्य को बहुत जल्दी और बहुत अधिक क्रोध होजाता है। यदि सप्तम में बुध हो तो ऐसा व्यक्ति बुद्धिमान् सुन्दर वेष वाला, महामहिमाशाली (सकल महिमा को प्राप्त) होता है और उसकी पत्नी धनिक होती है अर्थात् धनी कुल में विवाह होता और दहेज मिलता है। यदि अष्टम में बुध हो तो मनुष्य दण्ड नेता

---

*दीनता के भाव को दैन्य कहते हैं।

**जिसे राज्य से ऐसा अधिकार प्राप्त हो कि औरों को दण्ड दे सके।

होता है। ऐसा व्यक्ति बहुत विख्यात, दीर्घायु, अपने कुल का पालन करने वाला श्रेष्ठ व्यक्ति होता है। ॥ १२ ॥

यदि नवम में बुध हो तो मनुष्य विद्वान् धनवान्, धार्मिक और आचारवान् होता है। ऐसा व्यक्ति बहुत बोलने वाला (इसे सद्गुण के अर्थ में लेना चाहिये अवगुण में नहीं) और प्रवीण होता है। दशम में बुध हो तो विद्वान्, बलवान्, बुद्धिमान्, सुखी, सत्कर्म करने वाला सत्यान्वित (सत्य पर कायम रहने वाला होता है) और सफलता प्राप्त करता है। जिस कार्य को प्रारम्भ करता है उसमें प्रारम्भ में ही सिद्धि (सफलता) प्राप्त होती है। यदि ग्यारहवें में बुध हो तो दीर्घायु सच बात पर कायम रहने वाला (अर्थात् जो वचन दे दिया उसे पूरा करने वाला) विपुल धन वाला, सुखी होता है। ऐसे व्यक्ति को नौकरों का सुख भी प्राप्त होता है। द्वादश में बुध का निकृष्ट फल है। ऐसा व्यक्ति दीन, आलसी, क्रूर, विद्याहीन होता है तथा अपमान को भी प्राप्त होता है। ॥ १३ ॥

शोभावान् सुकृती चिरायुरभयो लग्ने गुरौ सात्मजो
वाग्मी भोजनसारवांश्च सुमुखो वित्ते धनी कोविदः।
सावज्ञः कृपणः प्रतीतसहजः शौर्येऽघकृद्दुष्टधी-
र्बन्धौ मातृसुहृत्परिच्छदसुतस्त्रीसौख्यधान्यान्वितः ॥१४॥

पुत्रैः क्लेशयुतो महीशसचिवो धीमान् सुतस्थे गुरौ
षष्ठे स्यादलसोऽरिहा परिभवी मन्त्राभिचारे पटुः।
सत्पत्नीसुतवान्मदेऽतिसुभगस्तातादुदारोऽधिको
दीनो जीवति सेवया कलुषभाग्दीर्घायुरिज्येऽष्टमे ॥१५॥

ख्यातः सन् सचिवः शुभेऽर्थसुतवान् स्याद्धर्मकार्योत्सुकः
स्वाचारः सुयशा नभस्यतिधनी जीवे महीशप्रियः।

आयस्थे धनिकोऽभयोऽल्पतनयो जैवातृको यानगो
द्वेष्यो विकृतवाग्व्यये वितनयः सान्धोऽलसः सेवकः ॥१६॥

अब बृहस्पति का द्वादश भाव फल बताते हैं।

यदि लग्न में बृहस्पति हो तो शोभावान्, सत्कर्म करने वाला, दीर्घायु और निर्भय हो; उसे पुत्र सुख भी प्राप्त हो। यदि द्वितीय में बृहस्पति हो तो बुद्धिमान्, सुन्दर मुख वाला और वाग्मी (बोलने में कुशल) होता है। ऐसे मनुष्य को उत्तम भोजन प्राप्त होते हैं। अर्थात् द्वितीय भाव से जो-जो बातें देखी जाती हैं उन सबका सुख प्राप्त होता है। यदि तृतीय में बृहस्पति हो तो पापकर्मा, दुष्ट बुद्धि वाला, कृपण और अवज्ञा (अनादर) सहित हो। किन्तु उसका भाई किसी प्रतिष्ठित पद पर पहुंचे या विख्यात हो। मूल में प्रतीतसहज शब्द आया है। इसका यह अर्थ भी हो सकता है कि जिसका भाई में विश्वास हो। यदि चतुर्थ में बृहस्पति हो तो माता मित्र, भृत्य, पुत्र स्त्री, धान्य आदि का सुख प्राप्त हो और सुखी हो। ॥ १४ ॥

यदि पंचम में बृहस्पति हो तो मिश्रित फल है। जातक बुद्धिमान् और राजा का मन्त्री होता है; किन्तु पुत्रों के कारण क्लेशयुक्त भी होता है। पुत्र उत्पन्न न होना भी क्लेश है, पुत्र का अभाव भी पुत्र-क्लेश है। पुत्र उत्पन्न होने पर नष्ट हो जावें यह भी पुत्रों से क्लेश है, तथा पुत्रों के आचरण से, व्यवहार से क्लेश उठाना पड़े या मन को क्लेश हो यह भी पुत्रों से क्लेश हुआ। छठे में बृहस्पति हो तो शत्रुओं का नाश करने वाला, आलसी, स्वयं अपमान को प्राप्त होने वाला, किन्तु मन्त्राभिचार (मन्त्रों का अनुष्ठान) करने वाला तथा चतुर होता है। यदि सप्तम में बृहस्पति हो तो सत्पत्नीवान् (उत्तम स्त्री

---

*वाग्मी—जिसकी वाक् (बोलने की) शक्ति अच्छी हो उसे वाग्मी कहते हैं।

वाला), पुत्रवान्, सुन्दर, अपने पिता से अधिक उदार होता है। कुछ अन्य पुस्तकों में यह भी लिखा है कि जिसके सप्तम में बृहस्पति हो वह अपने पिता से श्रेष्ठ पदवी को प्राप्त हो। अष्टम में बृहस्पति का निकृष्ट फल है। ऐसा व्यक्ति दीन होता है और नौकरी से धनोपार्जन करता है। अष्टम में बृहस्पति वाला जघन्यकर्म (निकृष्ट कर्म करने वाला) किन्तु दीर्घायु होता है।। १५ ।।

यदि नवम में बृहस्पति हो तो जातक धनवान्, पुत्रवान्, विख्यात, धर्म कार्य के लिए उत्सुक और राजा का मन्त्री होता है। ऐसे व्यक्ति की धार्मिक कार्यों में प्रवृत्ति रहती है और शुभ कर्म करने में तत्पर रहता है। इसी कारण उसे धर्म कार्य में उत्सुक कहा। यदि बृहस्पति दशम भाव में हो तो जातक अत्यन्त धनी और राजा का प्यारा होता है। ऐसा व्यक्ति उत्तम आचरण करने वाला और यशस्वी भी होता है। यदि ग्यारहवें घर में बृहस्पति हो तो मनुष्य धनिक, निर्भय और दीर्घायु होता है। ऐसे व्यक्ति के पास सवारियां भी होती हैं किन्तु सन्तान थोड़ी होती है। यदि बृहस्पति बारहवें घर में हो तो ऐसे व्यक्ति से अन्य लोग द्वेष करते हैं और जातक स्वयं बुरे शब्द बोलने वाला, सन्तान हीन, पापकर्मा, आलसी, और सेवक (सेवा करने वाला) होता है।। १६ ।।

तनौ सुतनुदृक्प्रियं सुखिनमेव दीर्घायुषं
करोति कविरर्थगः कविमनेकवित्तान्वितम् ।
विदारसुखसम्पदं कृपणमप्रियं विक्रमे
सुवाहनसुमन्दिराभरणवस्त्रगन्धं सुखे ।।१७।।

अखण्डितधनं नृपं सुमतिमात्मजे सात्मजं
विशत्रुमधनं क्षते युवतिदूषितं विक्लवम् ।

सुभार्थमसतीरतं मृतकलत्रमाढ्यं मदे
चिरायुषमिलाधिपं धनिनमष्टमे संस्थितः ॥१८॥

सदारसुहृदात्मजं क्षितिपलब्धभाग्यं शुभे
नभस्यतियशःसुहृत्सुखितवृत्तियुक्तं प्रभुम्।
धनाढ्यमितराङ्गनारतमनेकसौख्यं भवे।
भृगुर्जनयति व्यये सरतिसौख्यवित्तद्युतिम् ॥१९॥

यदि लग्न में शुक्र हो तो जातक सुन्दर शरीर वाला, नेत्रों को प्यारा लगने वाला, सुखी और दीर्घायु होता है। यदि द्वितीय स्थान में शुक्र हो तो अनेक प्रकार के धन से युक्त, जातक स्वयं कवि भी होता है। शुक्र यदि तृतीय स्थान में हो तो निकृष्ट फल है। ऐसा व्यक्ति कृपण, अप्रिय, सुख और सम्पत्ति से हीन, बिना स्त्री के रहता है। यदि चतुर्थ में शुक्र हो तो अच्छी सवारी, अच्छा मकान, आभूषण, वस्त्र, सुगन्धित पदार्थों से सम्पन्न हो। ॥ १७ ॥

यदि शुक्र पंचम भाव में हो तो मनुष्य पूर्ण धनयुक्त राजा के समान वैभव वाला, पुत्र सौख्य से युत स्वयं बहुत बुद्धिमान् होता है। यदि शुक्र छठे घर में हो तो उसके कोई शत्रु नहीं होंगे किन्तु धन हीन होगा। अनेक युवतियों से उसका सम्बन्ध हो और वह स्वयं दुःखी हो। सप्तम में शुक्र हो तो मनुष्य को अच्छी पत्नी प्राप्त होगी लेकिन हो सकता है पत्नी शान्त (मृत) हो जाय। ऐसा व्यक्ति धनी होता है और असती स्त्रियों में आसक्त रहता है। अष्टम में शुक्र हो तो धनी, दीर्घायु, और भूमिपति हो ॥ १८ ॥

यदि नवम में शुक्र हो तो राजा (सरकार) की कृपा से भाग्योदय होता है। ऐसे व्यक्ति को स्त्री, पुत्र, तथा मित्रों का सुख प्राप्त रहता है। यदि शुक्र दशम भाव में हो तो जातक को अच्छा कार्य करने

को मिले। उसे मित्रों का सुख हो, अत्यन्त सम्मान, यश और ऊंची पदवी प्राप्त हो। यदि एकादश में शुक्र हो तो धनी हो, दूसरों की स्त्रियों में रत रहे और अनेक प्रकार के सुख प्राप्त हों। यदि शुक्र बारहवें घर में हो तो ऐसे व्यक्ति को रति (स्त्रियों के साथ संयोग का सुख) धन और वैभव प्राप्त हो॥ । १९ ॥

अब शनि का विविध भावगत फल बताते हैं।

स्वोच्चे स्वकीयभवने क्षितिपालतुल्यो
लग्नेऽर्कजे भवति देशपुराधिनाथः।
शेषेषु दु:खपरिपीडित एव बाल्ये
दारिद्र्यदुःखवशगो मलिनोऽलसश्च ॥२०॥

विमुखमधनमर्थेऽन्यायवन्तं च पश्चा
दितरजनपदस्थं यानभोगार्थयुक्तम्।
विपुलमतिमुदारं दारसौख्यं च शौर्ये
जनयति रविपुत्रश्चालसं विश्लवं च ॥२१॥

दुःखी स्याद्गृहयानमातृवियुतो बाल्ये सरुग्बन्धुभे
भ्रान्तो ज्ञानसुतार्थहर्षरहितो धीस्थे शठो दुर्मतिः।
बह्वाशी द्रविणान्वितो रिपुहतो धृष्टश्च मानी रिपौ
कामस्थे रविजे कुदारनिरतो निःस्वोऽध्वगो विह्वलः ॥२२॥

शनैश्चरे मृतिस्थिते मलीमसोऽशंसोऽवसुः।
करालधीर्बुभुक्षितः सुहृज्जनावमानितः ॥२३॥

भाग्यार्थात्मजताधर्मरहितो मन्दे शुभे दुर्जनो
मन्त्री वा नृपतिर्धनी कृषिपरः शूरः प्रसिद्धोऽम्बरे ।
बह्वायुः स्थिरसंपदायसहितः शूरो विरोगो धनी
निर्लज्जार्थसुतो व्ययेऽङ्गविकलो मूर्खो रिपूत्सारितः ॥२४॥

यदि शनि अपनी उच्चराशि (तुला) या स्वराशि (मकर या कुंभ) में स्थित होकर लग्न में हो तो राजा के समान किसी देश या नगर का स्वामी हो। ऊपर जो तीन राशियां बताई गई हैं इनके अलावा यदि किसी राशि में स्थित शनि यदि लग्न में हो तो बचपन में दुःख परिपीड़ित हो और बाद में भी दरिद्री, दुःखी, मलिन और आलसी हो*।

यदि शनि दूसरे घर में हो तो उसका चेहरा देखने में अच्छा न होगा। ऐसा व्यक्ति अन्याय मार्ग पर चलेगा और धनहीन होगा। किन्तु बाद में (जीवन के उत्तरार्द्ध में) वह अपना निवास स्थान छोड़कर किसी दूसरे स्थान पर चला जावेगा और वहां धन, सवारी तथा भोग (सुख के साधन) प्राप्त करेगा। यदि तृतीय में शनि हो तो जातक, बहुत बुद्धिमान् और उदार हो तथा उसे स्त्री सुख भी प्राप्त हो। किन्तु वह आलसी और दुःखी होता है। ॥ २१ ॥

यदि जन्म कुण्डली में शनि चौथे घर में हो तो मनुष्य गृहहीन, यानहीन और मातृहीन होता है। ऐसा व्यक्ति बचपन में रोगी भी रहता है। चतुर्थ सुख स्थान है। शनि यहां बैठकर सुख को नष्ट

---

* कुछ अन्य ग्रन्थों के मत से यदि धनु या मीन राशि में स्थित होकर शनि लग्न में हो तो बहुत उत्तम फल दिखाता है।

तुला कोदण्ड मीनानां लग्नस्थोऽपि शनिश्चरः
करोति भूपतेर्जन्म वंशे च नृपति र्भवेत् ।

यह मान सागरी का वचन है।

कर देता है इसलिये ऐसा मनुष्य सदैव दुःखी रहता है। चौथे घर से माता, मकान, यान (सवारी) आदि का विचार किया जाता है इसलिये इनके सुख में भी कमी करे। यदि पंचम में शनि हो तो मनुष्य शठ (शैतान) और दुष्ट बुद्धि वाला होता है और ज्ञान, सुत, धन तथा हर्ष इन चारों से रहित होता है—अर्थात् इन चीजों के सुख में कमी करता है। ऐसा मनुष्य भ्रमण करता है अथवा उसकी बुद्धि भ्रान्त रहती है। यदि छठे घर में शनि हो तो जातक बहुत भोजन करने वाला, धनी, अपने शत्रुओं का नाश करने वाला (अर्थात् जातक के शत्रु को जातक ही हानि पहुंचावें), धृष्ट (ढीठ) अभिमानी होता है। यदि सप्तम में शनि हो तो कुदार निरत (कुत्सित स्त्री में रत) दरिद्री, मार्ग चलने वाला और दुःखी होता है। पहले मार्ग चलना या यात्रा करना भी कष्ट का लक्षण समझा जाता था। ॥ २२ ॥

यदि अष्टम भाव में शनि हो तो जातक मलिन, बवासीर के रोग से पीड़ित धनहीन, क्रूर बुद्धि वाला, बुभुक्षित (भूखा) हो और उसके मित्र उसकी अवहेलना करें। ॥ २३ ॥

यदि नवम में शनि हो तो भाग्यहीन, धनहीन, सन्तानहीन, पितृ-हीन, धर्महीन होता है। नवम भाव से जिन बातों का विचार किया जाता है उन सबके सुख में कमी करता है। ऐसा व्यक्ति दुर्जन भी होता है।

हमारे विचार से नवम धर्म स्थान होने के कारण, यदि उच्चस्थ

---

* पहले समय में घर पर आराम से बैठना सुख का लक्षण समझा जाता था और देश विदेश घूमना या बाहर भ्रमण करना कष्ट का लक्षण समझते थे। मूल संस्कृत श्लोक में भ्रान्त शब्द आया है। इसके दो अर्थ हो सकते हैं एक तो यह कि जिसकी बुद्धि भ्रान्त हो—उचित निर्णय न कर सके और दूसरा अर्थ जो ऊपर दिया गया है अर्थात् घर से बाहर भ्रमण करने वाला।

शनि नवम में हो तो धार्मिक विचारों में क्रान्ति लावेगा। बलवान् शनि यदि धर्म स्थान पर बैठे और उसपर गुरु की शुभ दृष्टि हो तो मनुष्य धार्मिक तथा तपस्वी होता है। नवम तपस्या का स्थान है—यहां शनि वैराग्य उत्पन्न करता है।

(१) आनन्दमयी 'मा' उच्च कोटि की तपस्विनी हैं। उनके तुला का शनि नवम में है।

(२) स्वामी करपात्री जी के मीन का शनि नवम में तथा सूर्य बृहस्पति, शुक्र, बुध, कर्क राशि के लग्न में है। बलवान् बृहस्पति पूर्ण दृष्टि से नवम भाव में बैठे शनि को देखता है।

(३) महाराजा साहिब डूंगरपुर की कुण्डली में भी कर्क राशि स्थित बृहस्पति लग्न में बैठा है और नवमस्थ मीन राशि के बृहस्पति को देखता है। यह तीनों ही नवम शनि वाले हैं। परन्तु शुभ राशि में स्थित होने से तथा शुभ ग्रह की दृष्टि होने से धार्मिक हैं। दो तो सन्यासावस्था में ही है। स्वामी करपात्री जी की कुण्डली में चार ग्रह एकत्रित होने से सन्यास योग हुआ।

शनि को सदैव ख़राब नहीं समझना चाहिए। अच्छे शनि तथा खराब शनि में वही अन्तर है जो कोयले और हीरे में। दोनों में कार्बन (तत्व विशेष) होता है किन्तु कहाँ हीरा और कहाँ कोयला? रुद्र ने लिखा है कि रात्रि शेष में (जब रात समाप्त होने में चार घड़ी बाकी रहें) तब जिस जातक की जन्म कुंडली में शनि निर्बल होता है वह जातक निद्रा, आलस्य में अपना समय बिताता है किन्तु जिसकी कुंडली में शनि बलवान् होता है वह उस समय आध्यात्मिक चिन्तन, देवार्चन-आदि में समय व्यतीत करता है।

शनि "स्पर्श" (शब्द, स्पर्श, रूप, रस, गंध इनमें से वायु प्रधान होने के कारण) का अधिष्ठाता है। बलवान् शनि दर्शनीय स्पर्श सुखप्रद पट्ट वस्त्र आदि दिलावेगा किन्तु निर्बल शनि यदि वस्त्र दिलावेगा तो मोटा, खुरदरा कम्बल प्राप्ति करावेगा।

कहने का तात्पर्य यह है कि कोई ग्रह अच्छा ही फल करेगा या निकृष्ट ही फल करेगा यह किसी एक बात से निश्चय नहीं कर लेना चाहिये। २४ प्रकार के बल होते हैं। उन सब का तथा अष्टक वर्ग में शुभ रेखा, सर्वाष्टक वर्ग की रेखा, ग्रह आरोही है या अवरोही, उस पर शुभ ग्रहों की दृष्टि है या पाप ग्रहों की, किस भाव में है—भाव मध्य से कितनी दूर है—किस नक्षत्र में है—उस नक्षत्र का स्वामी कौन सा ग्रह है—वह ग्रह किन राशियों और किन भावों का स्वामी है—कहाँ बैठा है—उस पर किन ग्रहों की दृष्टि है आदि अनेक बातों का तारतम्य कर बुद्धिमान् ज्योतिषी को ग्रह का प्रभाव निश्चित करना चाहिये।

यदि दशम में शनि हो तो उत्कृष्ट फल है। ऐसा व्यक्ति राजा हो या राजा का मन्त्री हो, अत्यन्त धनी, प्रसिद्ध और शूर हो और कृषि कार्य में तत्पर हो। पहले कृषि कार्य सबसे उत्तम व्यवसाय माना जाता था इसीलिये ऐसा लिखा है। आधुनिक समय में इसका अर्थ करना चाहिये कि उत्तम व्यवसाय करे। यदि ग्यारहवें घर में शनि हो तो आय सहित, शूर, निरोगी (स्वस्थ), धनी, दीर्घायु और स्थिर सम्पत्ति वाला हो। बारहवें भाव में शनि हो तो अनिष्ट फल है। ऐसा व्यक्ति निर्लज्ज, धन हीन, पुत्र से वंचित, विकलांग (शरीर के किसी भाग में विकलता) और मूर्ख होता है। उसके शत्रु उसे उत्सारित (दूर फेंकना) कर देते हैं। हमारा अनुभव है कि द्वादश में शनि दाँतों को भी ख़राब करता और नेत्रों को भी हानि पहुंचाता है।

अब राहु का विविध भाव फल बताते हैं

लग्नेऽह्वावचिरायुरर्थबलावानूर्ध्वाङ्गरोगान्वित-
श्छन्नोक्तिर्मुखरुग्घृणी नृपधनी वित्ते सरोषः सुखी।
मानी भ्रातृविरोधको दृढमतिः शौर्ये चिरायुर्धनी
मूर्खो वेश्मनि दुःखकृत्ससुहृदल्पायुः कदाचित्सुखी ॥२५॥

नासोद्यद्वचनोऽसुतः कठिनहृद्राहौ सुते कुक्षिरु-
ग्धिट्क्रूरग्रहपीडितः सगुदरुक्क्लीमांश्चिरायुः क्षते ।
स्त्रीसंगादधनो मदेऽथ विधुरोऽवीर्यः स्वतन्त्रोऽल्पधी-
रन्ध्रे ऽल्पायुरशुद्धिकृच्च विकलो वातामयोऽल्पात्मजः ॥२६॥

धर्मस्थे प्रतिकूलवाग्गणपुरग्रामाधिपोऽपुण्यवान्
ख्यातः खेऽल्पसुतोऽन्यकार्यनिरतः सत्कर्महीनोऽभयः ।
श्रीमान्नातिसुतश्चिरायुरसुरे लाभे सकर्णामयः
प्रच्छन्नाघरतो बहुव्ययकरो रि:फेऽम्बुरुक्पीडितः ॥२७॥

यदि लग्न में राहु हो तो अचिरायु (थोड़ी आयु वाला) धनी, बलवान् होता है। किन्तु इसके शरीर के ऊपर के हिस्से में कोई रोग हो। यदि द्वितीय स्थान में राहु हो तो वह छन्नोक्ति होगा अर्थात् गुप्त बात बोलने वाला या दो अर्थ की बात बोलने वाला हो। ज्योतिष में राहु को चोर माना गया है। और द्वितीय स्थान वाणी का स्थान है। इस कारण जिसके द्वितीय में राहु होगा वह कपट की वाणी बोलेगा। द्वितीय में राहु होने से मुख रोग भी होता है। ऐसा व्यक्ति क्रोधी, राजा के धन से धनी और सुखी होता है। मूल श्लोक में घृणी शब्द आया है। घृणी शब्द के कई अर्थ हैं। सुब्रह्मण्य शास्त्री ने इसका अर्थ दयालु किया है किन्तु हमारे विचार से इसका अर्थ होना चाहिए जिससे "घृणा" हो। कारण यह कि 'मुख के रोगी' के साथ-साथ इसका प्रयोग किया गया है। यदि राहु तृतीय में हो तो जातक मानी, भाइयों का विरोधी, धनी, दीर्घायु, और दृढ़ बुद्धि वाला होता है। यदि चतुर्थ में राहु हो तो जातक मूर्ख, दुःख देने वाला, किन्तु मित्रों सहित होता है; ऐसा व्यक्ति अल्पायु होता है और कभी ही सुखी होता है ॥ २५ ॥

यदि पंचम में राहु हो तो पुत्रहीन, कठोर हृदय, और कुक्षि में रोग वाला हो। पेट का नीचे का बगली भाग कुक्षि कहलाता है। ऐसा व्यक्ति नाक से बोलता है—अर्थात् उसके बोलने में अनुनासिकता विशेष रहती है। यदि छठे स्थान में राहु हो तो लक्ष्मीवान् और दीर्घायु हो, किन्तु छठे में राहु गुदा रोग उत्पन्न करता है। ऐसा व्यक्ति शत्रु द्वारा या क्रूर ग्रह द्वारा पीड़ित भी होता है। यदि सप्तम में राहु हो तो जातक स्वतन्त्र, किन्तु अल्पबुद्धि वाला हो, स्त्री संग से धन नष्ट हो जाय, ऐसा व्यक्ति विधुर और अवीर्य (कम पुंस्त्व वाला) हो जाता है। पत्नी रहित हो जाने को विधुर कहते हैं। यदि अष्टम में राहु हो तो जातक विकल, वात रोग से पीड़ित, अल्प सुत वाला, अल्पायु और अशुद्ध कर्म करने वाला होता है ॥ २६ ॥

यदि नवम में राहु हो तो जातक प्रतिकूल वचन बोलने वाला और अपुण्यवान् होता है (अर्थात् पुण्य कर्म न करने वाला) किन्तु किसी समुदाय, नगर या ग्राम का नेता होता है। यदि दशम में राहु हो तो थोड़े पुत्र वाला, दूसरे के कार्य में निरत, सत्कर्महीन, निर्भय, किन्तु विख्यात हो। यदि एकादश में राहु हो तो लक्ष्मीवान् और दीर्घायु होता है किन्तु पुत्र थोड़े होते हैं और कान में कोई रोग होता है। द्वादश में राहु का निकृष्ट फल है। ऐसा व्यक्ति किसी जल रोग से पीड़ित और बहुत अधिक व्यय करने वाला होता है। ऐसा व्यक्ति प्रच्छन्न पाप भी करता है।

अब केतु का विविध भावगतफल बताते हैं।

लग्ने कृतघ्नमसुखंपिशुनं विवर्णं
स्थानच्युतं विकलदेहमसत्समाजम्।
विद्यार्थहीनमधमोक्तियुतं कुदृष्टि
पातः परान्ननिरतं कुरुते धनस्थः ॥ २८ ॥

आयुर्बलं धनयशःप्रमदान्नसौख्यं
केतौ तृतीयभवने सहजप्रणाशम् ।
भूक्षेत्रयानजननीसुखजन्मभूमि-
नाशं सुखे परगृहस्थितिमेव दत्ते ॥२९॥

पुत्रक्षयं जठररोगपिशाचपीडां
दुर्बुद्धिमात्मनि खलप्रकृतिं च पातः ।
औदार्यमुत्तमगुणं दृढतां प्रसिद्धि
षष्ठे प्रभुत्वमरिमर्दनमिष्टसिद्धिम् ॥३०॥

द्यूनेऽवमानमसतीरतिमान्त्ररोगं
पातः स्वदारवियुतिं मदधातुहानिम् ।
स्वल्पायुरिष्टविरहं कलहं च रन्ध्रे
शस्त्रक्षतं सकलकार्यविरोधमेव ॥३१॥

पापप्रवृत्तिमशुभं पितृभाग्यहीनं
दारिद्र्यमार्यजनदूषणमाह धर्मे ।
सत्कर्मविघ्नमशुचित्वमवद्यकृत्यं
तेजस्विनं नभसि शौर्यमतिप्रसिद्धम् ॥३२॥

लाभेऽर्थसंचयमनेकगुणं सुभोगं
सद्द्रव्यसोपकरणं सकलार्थसिद्धिम् ।
प्रच्छन्नपापमधमव्ययमर्थनाशं
रिःफे विरुद्धगतिमक्षिरुजं च पातः ॥३३॥

यदि केतु लग्न में हो तो जातक कृतघ्न, सुखहीन, चुगलखोर, असज्जनों के साथ रहने वाला, विकल देह (शरीर के किसी अंग में विकलता हो), स्थानच्युत, तथा विवर्ण होता है। विवर्ण शब्द के दो अर्थ हो सकते हैं। वर्ण शब्द के दो अर्थ होते हैं १. जाति और २. शरीर

का रंग, इसलिये विवर्ण का अर्थ हो सकता है जातिभ्रष्ट और दूसरा अर्थ हो सकता है जिसके शरीर का रंग अच्छा न हो। यदि केतु दूसरे स्थान में हो तो विद्याहीन, धनहीन, निकृष्ट बचन बोलने वाला, कुदृष्टि[1] वाला, और दूसरे के यहाँ भोजन करने में निरत होता है। परान्ननिरत होना महान् दोष है।

तृतीय भवन में केतु हो तो दीर्घायु, बलवान्, धनी और यशस्वी हो, ऐसे व्यक्ति को स्त्री सुख और अन्न सुख भी हों किन्तु तृतीय में केतु भाई को नष्ट करता है। यदि चतुर्थ में केतु हो तो जातक दूसरे के घर में रहता है और उसकी अपनी भूमि, खेत, माता, सुख आदि नष्ट हो जाते हैं। उसे जन्म भूमि भी छोड़नी पड़ती है।

पंचम में केतु पुत्र क्षय करता है। उदर रोग भी होता है। जिनके पंचम में केतु हो वे प्रायः खल प्रकृति के और दुर्बुद्धि होते हैं। उन्हें पिशाचबाधा[2] भी होती है। यदि षष्ठ में केतु हो तो जातक उदार, उत्तम गुण वाला, दृढ़, प्रसिद्ध, प्रभु (श्रेष्ठपद प्राप्त करने वाला) अरिमर्दक (शत्रुओं को पराजित करने वाला) होता हैं ऐसे व्यक्ति को प्रायः इष्ट सिद्धि होती है।

यदि सप्तम में केतु हो तो जातक का अपमान होता है। ऐसा जातक व्यभिचारिणी स्त्रियों में रति करता है, स्वयं अपनी पत्नी से

---

१. नेत्र विकार अथवा जिसके देखते हुए कोई भोजन करे तो 'नज़र' लगजावे

२. जिन आत्माओं की सद्गति नहीं होती है वे भूत या पिशाच की अवस्था में रहते हैं। यह आत्माएं जब किसी स्वस्थ मनुष्य के शरीर में प्रवेश कर जाती हैं तो ऐसा व्यक्ति रोगी हो जाता है और उसे घोर मानसिक यातना होती है; ऐसे रोगी को भूताविष्ट या पिशाचाविष्ट कहते हैं। विशेष विवरण के लिये देखिये ज्योतिष का सुप्रसिद्ध ग्रन्थ प्रश्नमार्ग।

वियोग हो। अंतड़ियों का रोग हो और धातु (वीर्य) रोग भी हो। हमारा अनुभव है कि जिसके सप्तम में केतु हो उसकी पत्नी रोगिणी रहती है। यदि अष्टम में केतु हो तो इष्ट (प्रियजनों) का विरह हो, कलह करे और जातक स्वल्पायु हो। अष्टम में केतु वाले को प्रायः शस्त्र से चोट लगती है और उसके सब उद्योगों में विरोध होता है।

यदि केतु नवम भाव में हो तो पाप प्रवृत्ति वाला, अशुभ कर्मा, पितृहीन, भाग्यहीन, दरिद्री, और सज्जनों की निन्दा करने वाला होता है। यदि दशम में केतु हो तो सत्कर्म करने में अनेक विघ्न आवें या जातक स्वयं सत्कर्म में विघ्न उपस्थित करे, ऐसा व्यक्ति अत्यन्त तेजस्वी और अपनी शूर वीरता के लिए प्रसिद्ध हो। किन्तु ऐसा व्यक्ति .दुष्ट कर्मा और अशुद्ध होता है।

यदि लाभ स्थान में केतु हो तो उत्तम द्रव्य वाला, द्रव्य संग्रह करने वाला, अनेक गुणान्वित, उत्तम भोगों से युक्त होता है। ऐसे व्यक्ति के पास बहुत से भोग्य पदार्थ रहते हैं और सब कार्यों में उसे सिद्धि प्राप्त होती है। द्वादश भावस्थ केतु का अनिष्ट फल है। ऐसा व्यक्ति गुप्त रूप से पाप करता है और दुष्ट कार्यों में धन व्यय करता है। ऐसे व्यक्ति प्रायः अपना धन नष्ट कर देते हैं और जो सज्जनोचित कार्य का मार्ग है, उससे विरुद्ध चलते रहते हैं। ऐसे लोगों को नेत्र रोग भी होता है।

उदयर्क्षांशस्फुटतुल्यांशे निवसन् पूर्णं फलमाधत्ते।
शनिवद्राहुः कुजवत्केतुः फलदाता स्यादिह संप्रोक्तः ॥३४॥

ऊपर जो विविध ग्रहों के भाव फल बताये गये हैं उनके विषय में कुछ विशेष कहते हैं। लग्न के जितने अंश गये हों उतने ही अंश का जब कोई ग्रह राशि में हो तो उस भाव का पूर्ण फल देता है।

उदाहरण के लिये कुण्डली नं० (१) में लग्न का एक अंश है। और शनि भी पञ्चम में एक अंश का है, तो पंचम भाव का पूर्ण फल

कुंडली नं० (१)

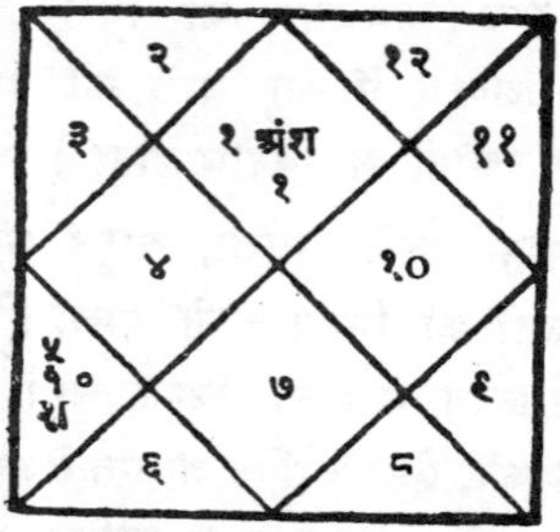

कुंडली नं० (२)

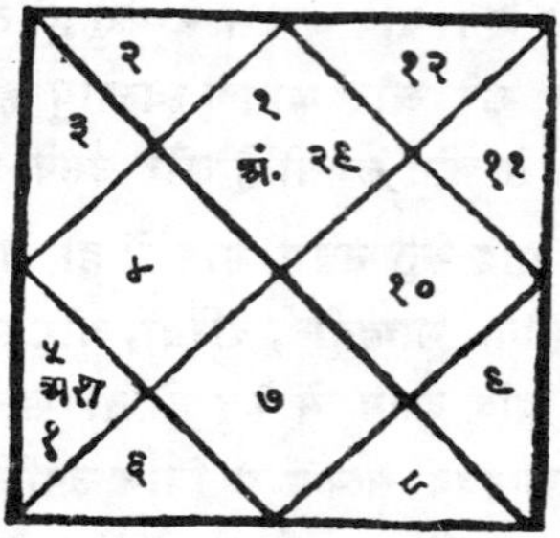

देगा किन्तु कुण्डली नं० (२) में लग्न के २९ अंश हैं और शनि का पंचम राशि में एक अंश ही है तो ऐसा शनि पंचम का पूर्ण फल नहीं देगा। मन्त्रेश्वर महाराज का तात्पर्य यह है कि जितना ग्रह भाव मध्य के समीप होगा उतना ही अधिक उस भाव का फल देगा। यहाँ पर यह सिद्धान्त माना गया है कि लग्न के जितने अंश—उतने ही अंश का प्रत्येक भाव मध्य। उदाहरण के लिये यदि मेष लग्न है और लग्न स्पष्ट ०-१ अर्थात् मेष राशि का पहला अंश है तो प्रत्येक भाव का मध्य एक ही अंश पर होगा। द्वितीय भाव मध्य वृष के एक अंश पर, तृतीय भाव मध्य मिथुन के एक अंश पर, चतुर्थ भाव मध्य कर्क के एक अंश पर इत्यादि। भाव स्पष्ट करने की प्रचलित परिपाटी उपर्युक्त रीति से भिन्न है। प्रचलित परिपाटी के लिये देखिये सुगम ज्योतिष प्रवेशिका।

ज्योतिषियों का आप्त वाक्य यह है कि राहु का फल शनि के समान होता है और केतु का फल मंगल के समान।

भावसमांशकसंस्था भावफलं पूर्णमेव कलयन्ति।
न्यूनाधिकांशवशतः फलवृद्धिर्ह्रासता वाच्या ॥३५॥

इसमें वही बात समझायी गई है जो हम ऊपर बता चुके है। ग्रह का भाव फल विचार करना हो तो यह देखिये कि वह भाव मध्य से कितनी दूर है। भाव मध्य के जितने समीप होगा उतना ही उस भाव सम्बन्धी विशेष फल करेगा। भाव मध्य से जितना दूर होगा उतना ही उस भाव सम्बन्धी कम फल करेगा।

नवाँ अध्याय

राशिफल

वृत्तेक्षणो दुर्बलजानुरुग्रो भीरुर्जले स्याल्लघुभुक् सुकामो ।
संचारशीलश्चपलोऽनृतोक्तिर्व्रणाङ्कितांङ्गः क्रियभे प्रजातः ॥१॥

पृथूरुवक्त्रः कृषिकर्मकृत्स्यान्-
मध्यान्तसौख्यः प्रमदाप्रियश्च ।
त्यागी क्षमी क्लेशसहश्च गोमान्
पृष्ठास्यपार्श्वेऽङ्कयुतो वृषोत्थः ॥२॥

श्यामेक्षणः कुञ्चितमूर्द्धजः स्त्रीक्रीडानुरक्तश्च परेङ्गितज्ञः ।
उत्तुङ्गनासः प्रियगीतनृत्तो वसन् सदान्तः सदने च युग्मे ॥३॥

स्त्रीनिर्जितः पीनगलः समित्रो बह्वालयस्तुङ्गकटिर्धनाढ्यः ।
ह्रस्वश्च वक्रो द्रुतगः कुलीरे मेधान्वितस्तोयरतोऽल्पपुत्रः ॥४॥

पिङ्गेक्षणः स्थूलहनुर्विशालवक्त्रोऽभिमानी सपराक्रमः स्यात् ।
कुप्यत्यकार्ये वनशैलगामी मातुर्विधेयः स्थिरधीर्मृगेन्द्रे ॥५॥

त्रस्तांसबाहुः परवित्तगेहैः
संपूज्यते सत्यरतः प्रियोक्तिः ।
व्रीडालसाक्षः सुरतप्रियः स्या-
च्छास्त्रार्थविच्चाल्पसुतोऽङ्गनायाम् ॥६॥

चलत्कृशाङ्गोऽल्पसुतोऽतिभक्तो
देवद्विजानामटनो द्विनामा ।

प्रांशुश्च दक्षः क्रयविक्रयेषु
धीरोऽव्ययस्तौलिनि मध्यवादी ॥७॥

वृत्तोरुजङ्घः पृथुनेत्रवक्षा
रोगी शिशुत्वे गुरुतातहीनः ।
क्रूरक्रियो राजकुलाभिपुज्यः
कीटेऽब्जरेखाङ्कितपाणिपादः ॥८॥

दीर्घास्यकण्ठः पृथुकर्णनासः
कर्मोद्यतः कुब्जतनुर्नृपेष्टः ।
प्रागल्भ्यवाक्त्यागयुतोऽरिहन्ता
साम्नैकसाध्योऽश्विभवो बलाढ्यः ॥९॥

अधः कृशः सत्त्वयुतो गृहीत-
वाक्योऽलसोऽगम्यजराङ्गनेष्टः ।
धर्मध्वजो भाग्ययुतोऽटनश्च
वातार्दितो नक्रभवो विलज्जः ॥१०॥

प्रच्छन्नपापो घटतुल्यदेहो
विघातदक्षोऽध्वसहोऽल्पवित्तः ।
लुब्धः परार्थी क्षयवृद्धियुक्तो
घटोद्भवः स्यात्प्रियगन्धपुष्पः ॥११॥

अत्यम्बुपानः समचारुदेहः
स्वदारगस्तोयजवित्तभोक्ता ।
विद्वान्कृतज्ञोऽभिभवत्यमित्रान्
शुभेक्षणो भाग्ययुतोऽन्त्यराशौ ॥१२॥

यदि मेष लग्न या मेष राशि हो (जन्म के समय मेष लग्न उदित हो या मेष राशि में चन्द्रमा हो) तो जातक की गोल आंखें होती हैं, उसके घुटने कमजोर होते हैं, वह उग्र प्रकृति का होता है, किन्तु जल से डरता है। ऐसा व्यकि चपल और घूमने का शौकीन होता है उसके शरीर में व्रण का चिन्ह होता है। ऐसे व्यक्ति कामी होते हैं किन्तु भोजन थोड़ा करते हैं। ऐसे व्यक्ति मिथ्याभाषी भी होते हैं। ॥१॥

यदि जातक का वृष लग्न हो या जन्म के समय चन्द्रमा वृष राशि में हो तो चेहरा और जांघें बड़ी होती हैं। जातक कृषि कर्म करने वाला होता है। यदि उसके जीवन को तीन भागों में बांटा जाय तो अन्तिम दो भाग सुख से व्यतीत होते हैं। ऐसा व्यक्ति प्रमदाप्रिय (स्त्रियों का शौकीन), त्यागी क्षमावान्, क्लेश सहने वाला (परिश्रमी) होता है। ऐसे व्यक्ति गोधन (गाय, बैल आदि) से युक्त होते हैं। किन्तु जातक के पीठ में, चेहरे पर, या बगल में निशान होता है— मस्से, लहसन का या व्रण का। ॥ २ ॥

यदि जन्म के समय मिथुन राशि का चन्द्रमा हो या मिथुन लग्न उदित हो तो जातक के नेत्र काले होते हैं और बाल घुंघराले। ऐसे जातक स्त्री-विलास में बहुत अनुरक्त रहते हैं परन्तु बुद्धिमान् होते हैं और दूसरे की मन्शा समझ लेते हैं। इनकी नाक ऊंची होती है, और नाच गान के शौकीन होते हैं। ऐसे लोग अपने मकान में (कमरे के अन्दर) ही रहना ज्यादा पसन्द करते हैं अर्थात् मकान के बाहर मेष लग्न वालों की तरह इन्हें भ्रमण पसन्द नही। ॥३ ॥

यदि जातक की कर्क राशि हो या जन्म के समय कर्क लग्न हो तो जातक स्त्रीनिर्जित (स्त्रियों से जीता हुआ या स्त्रियों के वशीभूत) स्थूल गले वाला और मित्रवान् होता है। ऐसे जातक के स्वयं के कई मकान होते हैं और धनाढ्य होता है। उसकी कमर मोटी होती है किन्तु कद ऊँचा नहीं होता। ऐसा जातक बुद्धिमान् और जलविहार का शौकीन होता है। वह शीघ्र चलने वाला होता है। उसके पुत्र थोड़े

होते हैं। मूल श्लोक में शब्द आया है कि वह वक्र (टेढ़ा) भी होता है। यहां हम वक्र का कुटिल अर्थ करें तो विशेष उपयुक्त होगा। ॥४॥

यदि जातक का सिंह लग्न हो या सिंह राशि में चन्द्रमा हो तो जातक का स्वरूप निम्नलिखित होता है :—

पीले नेत्र, मोटी ठोढ़ी, बड़ा चेहरा। ऐसे व्यक्ति अभिमानी, पराक्रमी, स्थिर बुद्धि वाले और अपनी माता के विशेष प्यारे होते हैं। ऐसे जातक वनों में और पहाड़ों में भ्रमण करने के शौकीन होते हैं। सिंह लग्न या सिंह राशि वाले जातक छोटी-सी बात पर जिस में क्रोध नहीं करना चाहिये उसमें भी, क्रोध करते हैं। ॥ ५ ॥

यदि जन्म के समय कन्या लग्न हो या चन्द्रमा कन्या राशि में हो तो जातक सत्य में रत (सत्य का पालन करने वाला), प्रिय वचन बोलने वाला होता है। ऐसे व्यक्ति के नेत्रों में लज्जा रहती है और सुरत प्रिय होता है। कन्या लग्न या राशि के जातक शास्त्रों को जानने वाले (विद्वान्) होते हैं। दूसरे के द्रव्य और दूसरों के मकान का लाभ उठाते हैं। इनके कन्धे और बाहु ढीले होते हैं और पुत्र सन्तति भी थोड़ी होती है। ॥ ६ ॥

यदि तुला लग्न हो या तुला राशि का चन्द्रमा हो तो देवताओं और ब्राह्मणों का भक्त किन्तु चंचल और कृश शरीर वाला होता है। ऐसा व्यक्ति लम्बा, खरीद फ़रोख्त में होशियार, धैर्यवान्, इन्साफ़ पसन्द होता (ऐसे आदमी को अन्य लोग पंच मुकर्रर करते हैं)। तुला लग्न या तुला राशि के जातकों के प्रायः दो नाम होते हैं। सन्तान थोड़ी होती है, और जातक घूमने का शौकीन होता है। ऐसे व्यक्तियों का भाग्योदय विलम्ब से होता है।

यदि जन्म के समय वृश्चिक लग्न हो या चन्द्रमा वृश्चिक राशि में हो तो छाती और नेत्र विशाल होते हैं। जांघ और पिडलियाँ गोल होती हैं। हाथ पैर में पद्म रेखा होती है। ऐसे जातक बचपन में बीमार रहते हैं और उन्हें पिता तथा गुरु का सुख पूर्ण नहीं होता। ऐसे व्यक्ति क्रूर क्रिया करने वाले और राजकुल में बहुत ऊँची पदवी

धारण करने वाले अर्थात् उच्चाधिकारी होते हैं। ॥ ८ ॥

जिनके जन्म के समय धनु लग्न हो या धनु राशि में चन्द्रमा हो उनकी नाक, कान, चेहरे और कण्ठ बड़े होते है। ऐसे व्यक्ति किसी न किसी कार्य में लगे रहते हैं अर्थात् निठल्ले नहीं बैठते। बोलने में बहुत प्रगल्भ और त्यागी होते हैं। इनका कद बहुत ऊचा नही होता। या कुछ झुक कर चलते हैं। ये लोग साहसी होते हैं और अपने शत्रुओं को पछाड़ देते हैं। ये लोग बलाढ्य और राजा के प्यारे भी होते हैं। ऐसे व्यक्ति को समझा कर ही अपने वश में किया जा सकता है। उनसे कोई काम कराना हो तो वश करने के जो चार साधन* हैं उनमें से केवल "साम" से, उनसे कार्य कराया जा सकता है।

जिनका मकर लग्न हो या जन्म के समय चन्द्रमा मकर राशि में हो उनके शरीर के नीचे का भाग अर्थात् (कमर से पैर तक) कृश होता है। किन्तु ऐसे व्यक्ति में सत्व (शारीरिक, मानसिक तथा आत्मिक शक्ति) काफी होती है। ऐसे व्यक्ति दूसरों की बातमानते हैं किन्तु स्वभाव से आलसी होते हैं। ऐसे व्यक्तियों का सम्बन्ध किसी अधिक वयवाली अगम्या स्त्री से होता है। ऐसा व्यक्ति धर्मध्वज होता है अर्थात् उसका बाहरी आवरण बहुत धार्मिकता का होता है। वह घूमने का शौकीन और भाग्यवान् किन्तु लज्जाहीन होता है। मकर लग्न या मकर-चन्द्र के जातक वात रोग से पीड़ित होते हैं। ॥ १० ॥

अब कुंभ लग्न वाले या जिनके जन्म के समय चन्द्रमा कुंभ राशि में हो उनका फल बताते हैं। ऐसे व्यक्ति छिपकर पाप करने वाले, थोड़े द्रव्य वाले, लोभी, दूसरे के धन के इच्छुक, मार्ग चलने का परिश्रम सहन करने वाले और दूसरों को चोट पहुंचाने मे दक्ष होते हैं। इनका शरीर भी घड़े के आकार का होता है। पुष्पों के और सुगन्धित द्रव्यों के ये शौकीन होते हैं। कभी यह क्षय को प्राप्त

* साम, दान, दण्ड, भेद।

होते हैं और कभी वृद्धि को अर्थात् इनकी आर्थिक स्थिति में उतार चढ़ाव आता रहता है। ॥१॥

जिनकी मीन राशि होती है या जन्म के समय मीन लग्न होता है उनके शरीर के अंग बराबर (जितने बड़े होने चाहिएँ) और सुन्दर होते हैं। ऐसे व्यक्ति की दृष्टि बहुत सुन्दर होती है। ये लोग विद्वान्, कृतज्ञ, अपनी स्त्री में सन्तुष्ट रहने वाले (अर्थात् अन्य स्त्री प्रसंग से रहित) भाग्यवान् होते हैं। जल से उत्पन्न पदार्थों द्वारा इन्हें धन प्राप्त होता है। आजकल के समय में समुद्र पार से आने जाने वाले पदार्थों को भी हम लोग जल से उत्पन्न या सम्बन्धित मान सकते हैं। ऐसे जातक अपने अमित्रों (शत्रुओं) को परास्त कर उन पर विजय प्राप्त करते हैं।

राशेः स्वभावाश्रयरूपवर्णान्
ज्ञात्वानुरूपाणि फलानि तस्य।
युक्त्या वदेदत्र फलं विलग्ने
यच्चन्द्रलग्नेऽपि तदेव वाच्यम् ॥१३॥

ग्रहे सति निजोच्चगे भवति रत्नगर्भाधिपो
महीपतिकृतस्तुतिर्महितसंपदामालयः।
उदारगुणसंयुतो जयति विक्रमार्को यथा
नये यशसि विक्रमे वितरणे धृतौ कौशले ॥१४॥

स्वमन्दिरगते ग्रहे प्रभुपरिग्रहाद्वार्याति
प्रभुत्वमपि वा गृहस्थितिमचञ्चलां प्राप्नुयात्।
नवं भुवनमुर्वराक्षितिमुपैति काले स्वके
जने बहुमतिं पुनः सकलनष्टवस्तून्यपि ॥१५॥

ग्रहः सुहृत्क्षेत्रगतः सुहृद्भिः
कार्यस्य सिद्धिं नवसौहृदं च।

सत्पुत्रजायाधनधान्यभाग्यं
ददात्ययं सर्वजनानुकूल्यम् ॥१६॥

गते ग्रहे शत्रुगृहं निकृष्टतां
परान्नवृत्तिं परमन्दिरस्थितिम् ।
अकिंचनत्वं रिपुपीडनं सदा
स्निग्धोऽपि तस्यातिरिपुत्वमाप्नुयात् ॥१७॥

नीचे ग्रहेऽधः पतनं स्ववृत्तेर्दैन्यं दुराचारमृणाप्तिमाहुः ।
नीचाश्रयं कीकटदेशवासं भृत्यत्वमध्वानमनर्थकार्यम् ॥१८॥

ग्रहो मौढ्यं प्राप्तो मरणमचिरात् स्त्रीसुतधनैः
प्रहीणत्वं व्यर्थं कलहमपवादं परिभवम् ।
समर्क्षस्थः खेटो न कलयति वैशेषिकफलं
सुखं वा दुःखं या जनयति यथापूर्वमचलम् ॥१९॥

वक्रं गतः स्वोच्चफलं विदध्या
त्सपत्ननीचर्क्षगतोऽपि खेटः ।
वर्गोत्तमांशस्थितखेचरोऽपि
स्वक्षेत्रगस्योक्तफलानि तद्वत् ॥२०॥

जिस राशि का विचार करना हो उस राशि का जो आश्रय स्वभाव, रूप वर्ण आदि बताया गया हो उसका पूर्ण विचार रखना चाहिये। राशीश (राशि का स्वामी) पूर्ण बलवान् है या नहीं—कहां बैठा है, किसके साथ बैठा है, राशीश पर किस-किस की दृष्टि है तथा उस राशि में कौन-कौन से ग्रह बैठे हैं तथा कौन-कौन से ग्रह उस राशि को देखते हैं इन सबका विचार करके युक्तिपूर्वक (अर्थात् उपर्युक्त सभी बातों को मद्देनज़र रखते हुए—किस व्यक्ति की जन्मकुण्डली का विचार कर रहे हैं इस सम्बन्ध में भी देश-काल पात्र का विचार करके) फलादेश करना चाहिये। लग्न और चन्द्रराशि का फल प्रायः एक सा होता है। उदाहरण के लिये जैसा मेष लग्न

का फल उस से मिलता जुलता फल मेष राशि (मेष में चन्द्रमा हो) का भी कहना चाहिये। इसी कारण ऊपर के बारहों श्लोकों का भावार्थ देते हुए हमने लग्न और राशि दोनों का एक साथ फल दे दिया है। ॥१३॥

अब ग्रहों का फलादेश कहते हैं। यदि ग्रह अपनी उच्चराशि में हो तो जातक रत्नगर्भा* (पृथ्वी) का स्वामी होता है; राजा लोग उसकी प्रशंसा करते हैं और उसके पास बहुत सी कीमती सम्पत्ति रहती है। जातक में बहुत से विशिष्ट गुण होंगे और नीति, यश, विक्रम, दानशीलता, धैर्य तथा चतुरता में वह महाराज विक्रमादित्य की तरह तेजस्वी होगा।**

अब स्वराशि गत ग्रह का फलादेश कहते हैं। यदि ग्रह अपनी राशि में हो तो उसकी दशा में प्रभु (विशिष्ट पुरुष) के अनुग्रह से शक्ति, उच्च स्थिति और गृह का दृढ़ सुख होता है अर्थात् ऐसा जातक आराम से अपने घर में बैठा रहता है। पहले के समय में घर में आराम से बैठना सबसे बड़ा सुख समझा जाता था। इसके अतिरिक्त स्वगृही ग्रह का फल यही होना चाहिए कि स्वगृह में बैठावे अर्थात् अपने घर में आराम से रक्खे, परदेश में न घुमावे। नवीन मकान प्राप्त हो और ऐसी नवीन भूमि प्राप्त हो जिसमें सब प्रकार की फसलें पैदा होती हों। स्वगृही ग्रह की दशा में मनुष्य लोकसम्मान प्राप्त करता है और यदि पहले की अनिष्ट महादशा में कोई वस्तु नष्ट हो गई हो तो वह भी उसे पुनः प्राप्त हो जाती है। ॥ १५ ॥

---

* रत्नगर्भा का यह भी अर्थ हो सकता है कि जिसके गर्भ में अर्थात् तहखानों में रत्न भरे हों और उच्चराशि का ग्रह मनुष्य को धनिक बनाता है।

** उच्चग्रह की जो इतनी प्रशंसा लिखी है वह वास्तव में तभी फलीभूत होती है जब वह उत्तम घर का स्वामी हो और उत्तम स्थान पर बैठा भी हो, साथ ही नवांश आदि वर्गों में भी बलवान् हो।

अब मित्र राशि में स्थित ग्रह का फल बताते हैं। यदि ग्रह अपने मित्र की राशि में हो तो मित्रों द्वारा कार्य सिद्धि होती है और नवीन मित्र भी पैदा होते हैं। इसके कारण उत्तम पुत्र, स्त्री सुख, धन सुख, धान्य सुख तथा भाग्योदय होता है और सब जनों की अनुकूलता रहती है। ॥ १६ ॥

अब शत्रु राशि स्थित ग्रह का फल बताते हैं। यदि ग्रह शत्रु राशि में हो तो मनुष्य दूसरे के अन्न पर (दूसरे की सेवा पर) निर्भर रहता है; उसे दूसरे के मकान में पड़ा रहना पड़े। अकिंचनता (दरिद्रता) हो और ऐसा जातक शत्रुओं से पीड़ा पाता रहे। जो उसके प्रिय मित्र भी हों वह भी शत्रु हो जायें अर्थात् मित्रों से लाभ कुछ न हो बल्कि उनके व्यवहार से कष्ट हो। शत्रुओं से पीड़ा हो। ॥ १७ ॥

अब नीच राशि स्थित ग्रह का फल बताते हैं।

यदि ग्रह नीच हो तो उसकी दशा में अधःपतन होता है अर्थात् स्थिति में गिरावट होती है। इसका फल दीनता, दुराचार और कर्ज़दारी भी है। अर्थात् नीच ग्रह की दशा में बुद्धिविपर्यय होने के कारण मनुष्य कुत्सित आचरण करता है, धन की कमी के कारण ऋण भार से दबना पड़ता है। नीच ग्रह की दशा में नीच जनों की मातहती करनी पड़ती हैं। कुत्सित देश में रहना पड़ता है। कष्टपूर्ण यात्रायें करनी पड़ती है; दूसरे का भृत्यत्व (नौकरी का कष्ट—प्रायः मातहती) उठानी पड़ती है और अनर्थ परम्परा उपस्थित होती है। ॥१८॥

---

* यहां जो मित्र राशि शब्द आया है उससे नैसर्गिक मित्र राशि समझना चाहिए। यदि तात्कालिक मित्र भी हो तो और भी उत्तम, यदि मित्र की राशि में होकर नीच राशि में हो जैसे शुक्र कन्या में। बुध शुक्र का मित्र है और बुध की राशि कन्या में शुक्र मित्र गृही किन्तु नीच हुए तो श्लोक १६ में वर्णित फल नहीं होगा। नीच राशि स्थित ग्रह के लिए देखिये श्लोक १८।

अब मूढ़* ग्रह और समराशि स्थित ग्रह का फल बताते हैं।

(क) यदि कोई ग्रह अस्त हो तो उस ग्रह की दशा लगते ही शीघ्र ही मृत्यु (या मृत्यु समान कष्ट) हो। स्त्री, सुत, धन तीनों से हीनता हो अर्थात् इन सबके कारण भी दुःख उठाना पड़े। व्यर्थ कलह हो, अपवाद लगे और जातक की हार या अपमान हो।

(ख) अब समराशि स्थित ग्रह का फल बताते हैं। जो ग्रह न मित्र हो न शत्रु हो वह सम कहलाता है। समराशि स्थित ग्रह की दशा में कोई विशेष भला या विशेष बुरा फल नहीं होता। न वह विशेष सुख उत्पन्न करने में समर्थ होता है और न विशेष दुःख ही उत्पन्न करता है। जैसी स्थिति ग्रह की दशा लगने के पहले रहती है वैसी ही कायम रहती है। ॥ १९ ॥

अब वक्रीग्रह तथा वर्गोत्तम ग्रह का फल बताते हैं।

(क) चाहे ग्रह शत्रु राशि में हो, चाहे ग्रह नीच राशि में हो, चाहे ग्रह शत्रु राशि, नीच राशि दोनों में हो यदि वह वक्री है तो उच्च ग्रह (उच्चराशि स्थित ग्रह) के समान उत्तम फल करेगा।

(ख) यदि ग्रह वर्गोत्तम* में हो—अर्थात् जिस राशि में हो उसी नवांश में भी हो तो वह स्वगृही ग्रह के समान जोरदार शुभ फल करता है। ॥ २० ॥

नीचे लिखे अंशों में ग्रह वर्गोत्तम होता है।

		अंश कला		अंश कला	
मेष	राशि	०- ०	से	३-२०	तक
वषभ	,,	१३-२०	से	१६-४०	,,
मिथुन	,,	२६-४०	से	३०- ०	,,
कर्क	,,	०- ०	से	३-२०	,,

* जो ग्रह सूर्य के इतने समीप होता है कि २४ घंटे में कभी भी दिखाई न दे वह अस्त कहलाता है। अस्त ग्रह का प्रभाव प्रायः अच्छा नहीं होता। इसी अस्त ग्रह को कोई मूढ़, कोई विकल कहते हैं।

* मेषराशि, मेष नवांश; वृष राशि वृष नवांश; मिथुन राशि मिथुन नवांश; कर्क राशि कर्क नवांश; इस प्रकार ग्रह जिस राशि में हो उसी नवांश में भी हो तो वर्गोत्तम कहलाता है।

सिंह	,,	१३-२०	से	१६-४०	,,
कन्या	,,	२६-४०	से	३०- ०	,,
तुला	,,	०- ०	से	३-२०	,,
वृश्चिक	,,	१३-२०	से	२६-४०	,,
धनु	,,	२६-४०	से	३०- ०	,,
मकर	,,	०- ०	से	३-२०	,,
कुंभ	,,	१३-२०	से	१६-४०	,,
मीन	,,	२६-४०	से	३०- ०	,,

जिनको ज्योतिष का अभ्यास है उनको तो अपने आप ही वर्गोत्तम अंश किस राशि में किस अंश किस कला से किस अंश किस कला तक होता है, यह याद ही रहता है किन्तु जो नवीन ज्योतिष प्रेमी है उनको वर्गोत्तम किन अंशों में रहता है यह याद रखने के लिये यह सुन्दर नियम है कि चर राशि (मेष, कर्क, तुला. मकर) का प्रथम नवांश, स्थिर राशि (वृष, सिंह, वृश्चिक तथा कुंभ) का मध्य नवांश और द्विस्वभाव राशि का अंतिस नवांश वर्गोत्तम होता है।

एक राशि के ९ हिस्से किये जावें तो एक हिस्से का नाम नवांश (नव=९, अंश=भाग या हिस्सा) होता है। इसलिये चर राशि का पहला हिस्सा, स्थिर राशि का बीच का हिस्सा, द्विस्वभाव का आखिरी हिस्सा वर्गोत्तम हुआ।

एक हिस्से में ३ अंश २० कला होते हैं। ३० अंश कुल एक राशि में होते हैं। इसको यदि ९ से विभक्त किया जावे (भाग दिया जावे) तो ३ अंश २० कला होते हैं। इसी कारण एक नवांश ३ अंश २० कला का होता है।

मूल में 'तद्वत्' शब्द आया है—जिसका अर्थ है—इसी प्रकार। किस प्रकार? अर्थात् शत्रु राशि या नीच राशि में भी वर्गोत्तम हो तो अच्छा फल करेगा। उच्च राशि में वर्गोत्तम सबसे उत्तम फल करेगा। उसके बाद स्वराशि में वर्गोत्तम। इसके बाद अधिमित्र राशि, मित्र राशि, सम राशि, शत्रु, अधिशत्रु, नीच राशि में वर्गोत्तम में क्रमशः शुभ फल कम होता जावेगा।

दसवाँ अध्याय

कलत्र भाव

शुभाधिपयुतेक्षिते सुतकलत्रभे लग्नतो
विधोरपि तयोः शुभं त्वितरथा न सिद्धिस्तयोः।
सिताद्व्ययसुखाष्टगैः खरखगैरसन्मध्यगे
सितेऽप्यथ शुभेतरेक्षितयुते च जायावधः ॥१॥

दारेशे सुतगे प्रणष्टवनितोऽपुत्रोऽथवा धीश्वरो
द्यूने वा निधनेश्वरोऽपि कुरुते पत्नीविनाशं ध्रुवम्।
क्षीणेन्दौ सुतगे व्ययास्ततनुगैः पापैरदारात्मजः
स्त्रीसंगाद्धननाशनं मदगयाः स्वर्भानुभान्वोर्वदेत् ॥२॥

शुक्रे वृश्चिकगे मदे मृतवधूः कामे वृषस्थे बुधे
स्त्रीनाशस्त्वथ नीचगे सुरगुरौ द्यूनाधिरूढे तथा।
जामित्रे झषगे शनौ सति तथा भौमेऽथवा स्त्रीमृति-
श्चन्द्रक्षेत्रगयोर्मदेऽर्ककुजयोः पत्नी सती शोभना ॥३॥

अस्ते वास्तपतावसद्ग्रहयुते दृष्टेऽप्यसन्मध्यगे
नीचारातिगृहेऽर्ककान्त्यभिहते ब्रूयात्कलत्रच्युतिम्।
कामे वा सुतभाग्ययोर्विकलदारोऽसौ सपापे भृगौ
शुक्रे वा कुजमन्दवर्गसहिते दृष्टे परस्त्रीरतः ॥४॥

भौमार्क्यंस्ते भृगुजशशिनोर्दारहीनोऽसुतो वा
क्लीबेऽस्ते वा भवति भवगौ द्वौ ग्रहौ स्त्रीद्वयं स्यात्।

द्वन्द्वर्क्षांशे मदपतिसितौ तस्य जायाद्वयं स्यात्
ताभ्यां युक्तैर्गगननिलयैर्दारसंख्यां वदन्तु ।।५।।

स्त्रीसंख्यां मदगैर्ग्रहैर्मृतिमसत्खेटैश्च सद्भिः स्थितिं
द्यूनेशे सबले शुभे सति वधूः साध्वी सुपुत्रान्विता ।
पापोऽपि स्वगृहं गतः शुभकरः पत्न्याश्च कामस्थिता
हित्वा षड्व्ययरन्ध्रपान्मदनगाः सौम्यास्तु सौख्यावहाः ।।६।।

भार्यानाशस्त्वशुभसहितौ वीक्षितौ वार्थकामौ
तत्र प्राहुस्त्वशुभफलदां क्रूरदृष्टिं विशेषात् ।
एवं पत्न्या अपि सति मदे चाष्टमे चास्ति दोषः
सौम्यैर्दृष्टे सति शुभयुते दंपती भाग्यवन्तौ ।।७।।

चन्द्रे समन्दे मदगे पुनर्भूः
पतिर्भवेद्वाप्यसुतो विदारः ।
नीचारिभस्थैरशुभैर्मदे स्त्री-
पुंसोर्मृतिः स्यान्निधने धने वा ।।८।।

लग्नात्कलत्रभवने समराशिसंज्ञे
भावाधिपेऽपि च तथैव गतेऽसुरेड्ये ।
सूर्याभितप्तरहिते सुतदारनाथे
वीर्यान्विते तु जननं ससुतं कलत्रम् ।।९।।

कुटुम्बदारव्ययराशिनाथा
जीवेक्षिताः कोणचतुष्टयस्थाः ।
दारेश्वराद्वित्तकलत्रलाभे
सौम्याः कलत्रं ससुतं सुखाढ्यम् ।।१०।।

लग्नास्तनाथस्थितभांशकोणे
नीचोच्चभे स्त्रीजननं च पत्युः ।
चन्द्राष्टवर्गेऽधिकबिन्दुराशौ
कलत्रजन्मेति तथा धवस्य ॥११॥

कामस्थकामाधिपभार्गवाना
मृक्षं दिशं शंसति तस्य पत्न्याः ।
शुक्रोऽस्तपो वा तनुनाथभांश-
त्रिकोणमायाति तदा विवाहः ॥१२॥

कलत्रसंस्थस्य कलत्रदृष्टे
र्दशागमेवाथ कलत्रपस्य ।
यदा विलग्नाधिपतिः प्रयाति
कलत्रभं तत्र कलत्रलाभः ॥१३॥

कलत्रनाथस्थितभांशकेशयोः
सितक्षपानायकयोर्बलीयसः ।
दशागमे द्यूनपयुक्तभांशक-
त्रिकोणगे देवगुरौ करग्रहः ॥१४॥

कलत्रनाथे रिपुनीचसंस्थे
मूढेऽथवा पापनिरीक्षिते वा
कलत्रभे पापयुतेऽथ दृष्टे
कलत्रहानिं प्रवदन्ति सन्तः ॥१५॥

यदि लग्न से पाँचवाँ और सातवाँ स्थान शुभ ग्रह या अपने स्वामी से युत या दृष्ट हो और चन्द्रमा से पंचम तथा सप्तम स्थान अपने स्वामी या शुभ ग्रह से युत या वीक्षित (देखा जाता) हो तो पांचवें तथा

सातवें भाव सम्बन्धी सिद्धि (उत्तम फल प्राप्ति) होती है। यदि ऐसा न हो तो विपरीत फल समझना।

(क) शुक्र यदि पाप ग्रहों के बीच में हो या (ख) शुक्र से चतुर्थ, अष्टम, द्वादश पापग्रह हों या (ग) शुक्र यदि पाप ग्रहों से युत या दृष्ट हो—इन तीनों योगों का फल यह है कि जिस पुरुष की कुंडली में यह योग हो उसकी स्त्री की मृत्यु हो जाती है। जितने ही दुर्योग अधिक होंगे उतना ही दुष्प्रभाव अधिक होगा। ॥ १ ॥

सप्तम भाव का स्वामी पंचम में हो तो उसकी स्त्री की मृत्यु हो जावे या अपुत्र हो। यदि पंचमेश या अष्टमेश सप्तम में हो तो भी पत्नी का विनाश हो जाता है। यदि क्षीण चन्द्रमा पांचवें घर में हो और पाप ग्रह लग्न, सप्तम और बारहवें घरों में हो तो जातक पत्नी हीन, पुत्रहीन होता है। यदि सूर्य और राहु सप्तम में हों तो स्त्री संग से धन नाश होता है। ॥ २ ॥

(क) यदि वृश्चिक राशि का शुक्र सप्तम में हो या (ख) वृष राशि का बुध सप्तम में हो या (ग) मकर राशि का बृहस्पति सप्तम में हो या (घ) मीन राशि का शनि सप्तम में हो या (ङ) मीन राशि का मंगल सप्तम में हो; इन योगों में से कोई भी योग हो तो पत्नी की मृत्यु हो जाती है। यदि कर्क राशि सप्तम में हो और उसमें मंगल तथा शनि हों तो उस मनुष्य की सुन्दर और सच्चरित्र पत्नी होगी। ॥ ३ ॥

यदि सातवें घर का स्वामी या सातवां घर, पाप ग्रह से युत या दृष्ट हो या पाप ग्रहों के बीच में हो या सप्तमेश नीच राशि या शत्रु राशि में हो या अस्त हो (सूर्य के समीप होने के कारण) तो स्त्री नष्ट हो जाती है। ये सब स्त्रीनाशक योग है। यदि शुक्र पापग्रह के साथ पांचवे या सातवें या नवम भाव में हो तो उसकी स्त्री रोगिणी (जिसके शरीर का कोई अवयव ठीक काम न करता हो) होती है या स्त्री सुख के अभाव के कारण विकल रहता है। शुक्र, मंगल या

शनि के वर्ग में हो या इनसे देखा जाता हो तो अपनी पत्नी के अतिरिक्त—अन्य स्त्री में रत होता है। ॥ ४ ॥

यदि शुक्र और चन्द्रमा से सप्तम मंगल और शनि हों तो स्त्री हीन हो। यदि सप्तम में नपुंसक ग्रह हो और ग्यारहवें घर में दो ग्रह हों तो जातक के दो स्त्री हों। यदि शुक्र और सप्तमेश दोनों द्वंद्व राशि और अंश में हों तो जातक के दो स्त्री हों। सप्तमेश और शुक्र जितने ग्रहों से युक्त हो उतनी ही स्त्रियों की प्राप्ति कहना।* ॥ ५ ॥

जितने ग्रह सप्तम में हों उतनी स्त्रियां होंगी यह समझना। इन ग्रहों में जितने पापग्रह हों उतनी स्त्रियाँ नष्ट होंगी और जितने शुभग्रह हों उतनी कायम रहेंगी। अब कानून द्वारा हिन्दुओं में बहु-विवाह प्रथा समाप्त हो चुकी है। अतः बहुविवाह वाला ज्योतिष का नियम लागू नहीं होगा क्योंकि ज्योतिष के सिद्धान्त देश, काल, पात्र के अनुसार लागू किये जाते हैं। यदि सप्तम भाव का स्वामी शुभग्रह हो, बलवान् हो तो उसे साध्वी और पुत्रवती स्त्री प्राप्त हो। पाप ग्रह भी सप्तम में यदि स्वगृही हो तो शुभ फल ही करता है। शुभ ग्रह (यदि वह छठे, आठवें या बारहवें का स्वामी न हो) सप्तम भाव में हो तो सुख बढ़ाता है, अर्थात् स्त्री सुख प्रदान करता है। ॥६॥

यदि द्वितीय और सप्तम स्थान अशुभ ग्रहों से युत या वीक्षित हों तो भार्या (स्त्री) का नाश होता है। इन में भी (युत या वीक्षित में) क्रूर दृष्टि ख़ास तौर पर अशुभ फल देने वाली होती है। इसी प्रकार पत्नी की कुण्डली में सप्तम या अष्टम अथवा दोनों भाव अशुभग्रहों से युत या वीक्षित हो तो पति के लिये अनिष्ट कहना अर्थात् दोषकारक होता

---

*यदि अधिक ग्रहों से युत हो और उतने विवाह की संभावना न हो तो विवाह के अतिरिक्त स्त्री समागम समझना चाहिये।

है। किन्तु यदि दोनों भाव[१] शुभग्रहों से युत या दृष्ट हों तो पति पत्नी भाग्यवान् होते हैं ।।७।।

यदि स्त्री की जन्मकुंडली में चन्द्रमा और शनि दोनों सप्तम में हों तो वह पुनर्विवाह करती है। पुरुष की कुंडली में यह योग हो तो वह स्त्रीहीन या पुत्रहीन होता है । यदि अशुभ ग्रह अपनी नीच या शत्रु राशि में द्वितीय, सप्तम और अष्टम में हों तो—यह योग स्त्री की जन्म कुंडली में हो तो पति का मरण हो और पुरुष की कुंडली में हो तो पत्नी का मरण हो ।।८।।

यदि लग्न से सप्तम भाव में सम[२] राशि हो, सप्तमेश और शुक्र भी सम राशि में हों और पंचमेश तथा सप्तमेश बली हों और सूर्य से अस्त न हों तो स्त्री और पुत्र का सुख होता है ।।९।।

यदि द्वितीय, सप्तम और द्वादश (२,७,१२ घरों) के स्वामी त्रिकोण या केन्द्र में हों और बृहस्पति से देखे जाते हों; सप्तमेश जहां बैठा है उससे दूसरे, सातवें और ग्यारहवें स्थान में सौम्य ग्रह हों तो जातक सुखी, पुत्रवान्, कलत्रवान् होता है ।।१०।।

पुरुष की कुंडली में यह देखिये कि लग्नेश और सप्तमेश किस राशि और किस नवांश में हैं। ऐसी राशि या नवांश की त्रिकोण राशि स्त्री की जन्म राशि होगी या पति की कुंडली में लग्नेश या सप्तमेश की उच्च-राशि या नीच राशि स्त्री की जन्म राशि होगी । या पति के चन्द्राष्टक वर्ग में जिस राशि में सबसे अधिक शुभ बिन्दु होंगे-वह स्त्री की जन्म राशि होगी ।।११।।

---

१. दोनों भाव का अर्थ है स्त्री की कुंडली में सप्तम और अष्टम-पुरुष की कुंडली में द्वितीय और सप्तम।

२. वृषभ, कर्क, कन्या, वृश्चिक, मकर और मीन सम राशि हैं।

कलत्र=पत्नी ।

पुरुष की कुंडली में यह देखिये कि (१) सप्तय भाव में कौन सी राशि है (२) सप्तमेश किस राशि में है (३) शुक्र किस राशि में है। इन तीनों राशियों में से किसी राशि की दिशा में विवाह होगा। अर्थात् उस दिशा में रहने वाली लड़की से विवाह होगा। लग्नेश जिस राशि या नवांश में हो-उससे त्रिकोणराशि में जब गोचर वश शुक्र वा सप्तमेश आता है तब विवाह होता है ॥१२॥

(१) जो ग्रह लग्न से सप्तम हो (२) जो ग्रह सप्तम भाव को देखता हो (३) सप्तमेश-इन तीनो की जब दशा* हो और लग्नेश गोचर वश सप्तम स्थान में आवे तब विवाह का योग होता है ॥१३॥

जिस राशि में सप्तमेश हो उस राशि का स्वामी तथा जिस नवांश में सप्तमेश हो उसका स्वामी-इन दोनों में तथा शुक्र और चन्द्र इन दोनों में कौन बलवान् है ? जब इस बलवान् ग्रह को दशा (या अन्तर्दशा हो) और सप्तमेश जिस राशि या नवांश में है-उससे त्रिकोण राशि में गोचर वश बृहस्पति आवे तो विवाह का योग होता है ॥१४॥

यदि सातवें घर का स्वामी नीच राशि में, शत्रु राशि में, अस्त या पाप ग्रह से दृष्ट हो और सप्तम भाव में पाप ग्रह हो या सप्तम भाव को पाप ग्रह देखते हों तो कलत्र (स्त्री) हानि होती है, ऐसा विद्वानों का मत है। ॥ १५ ॥

---

* दशा से महादशा तथा अन्तर्दशा दोनों समझना।

ग्यारहवाँ अध्याय

स्त्री जातक

यद्यत्पुंप्रसवे क्षमं तदखिलं स्त्रीणां प्रिये वा वदे-
न्माङ्गल्यं निधनात् सुतांश्च नवमाल्लग्नात्तनोश्चारुताम्।
भर्तारं सुभगत्वमस्तभवनात्संगं सतीत्वं सुखात्
सन्तस्तेषु शुभप्रदास्त्वशुभदाः क्रूरास्तदीशं विना ॥१॥

उदयहिमकरौ द्वौ युग्मगौ सौम्यदृष्टौ
सुतनयपतिभूषासंपदुत्कृष्टशीला।
अशुभसहितदृष्टौ चोजगौ पुंस्वभावा
कुटिलमतिरवश्या भर्तुरुग्रा दरिद्रा ॥२॥

सद्राश्यंशयुते मदे द्युतियशोविद्यार्थवांस्तत्पति-
र्व्यत्यस्ते कुतनुर्जडश्च कितवो निःस्वो वियोगस्तयोः।
आग्नेयैर्मदनस्थितैश्च विधवा मिश्रैः पुनर्भूर्भवेत्
क्रूरेष्वायुषि भर्तृहन्त्र्यपि धने सन्तः स्वयं स्त्रीमृतिः ॥३॥

सुतस्थेऽलिस्त्रीगोहरिषु हिमगौ चाल्पतनया।
यमाराकांशर्क्षे मदनसदने सामयभगा।
सुखे पापैर्युक्ते भवति कुलटा मन्दकुजयो-
र्गृहेंऽशे लग्नेन्दू भृगुरपि च पुंश्चल्यभिहिता ॥४॥

शुभक्षेत्रांशेऽस्ते सुभगजघना मङ्गलवती
विधाः सत्संबन्धेऽप्युदयसुखयोः साध्व्यतिगुणा।

त्रिकोणे सौम्याश्चेत्सुखसुतसंपद्गुणवती
बलोनाः क्रूराश्चेद्यदि भवति वन्ध्या मृतसुता ॥५॥

चन्द्रे भौमगृहे कुजादिकथितैस्त्रिंशांशकेषु क्रमात्
दुष्टा दास्यसती सुशीलविभवा मायाविनी दूषणी ।
शुक्रर्क्षे बहुदूषणान्यपतिगा पूज्या सुधीर्विश्रुता
भर्क्षे च्छद्मवती नपुंसकसमा साध्वी गुणाढ्योत्सुका ॥६॥

स्वच्छन्दा भर्तृघातिन्यतिमहितगुणा शिल्पिनी साधुवृत्ता
चान्द्रे अंशे गुणाढ्या विरतिरतिगुणा ज्ञातशिल्पातिसाध्वी ।
मान्दे दास्यन्यसक्ताश्रितपतिरसती निष्प्रजार्थार्कभे स्याद्
दुर्भार्या हीनवृत्ता धरणिरतिवधूः पुंविचेष्टान्यसक्ता ॥७॥

शशिलग्नसमायुक्तैः फलं त्रिंशांशकैरिदम् ।
बलाबलविकल्पेन तयोरेवं विचिन्तयेत् ॥८॥

ज्येष्ठभ्रातरमम्बिकां च पितरं भर्तुः कनिष्ठं क्रमात्
ज्येष्ठा ह्यासुरशूर्पजाश्च वनिता घ्नन्तीति तज्ज्ञा विदुः ।
चित्रार्द्राभुजगस्वराट्च्छतभिषङ्मूलाग्नितिष्योद्भवा
वन्ध्या वा विधवाथवा मृतसुता त्यक्ता प्रियेणाधना ॥९॥

चन्द्रास्तोदयभाग्यपाः सह शुभैः सुस्थानगा भास्वराः
पूज्या बन्धुषु पुण्यकर्मकुशला सौन्दर्यभाग्यान्विता ।
भर्तुः प्रीतिकरी सुपुत्रसहिता कल्याणशीला सती
तावद्भाति सुमङ्गली च सुतनुर्यावच्छुभाढ्येऽष्टमे ॥१०॥

शीतज्योतिषि योषितोऽनुपचयस्थाने कुजेनेक्षिते
जातं गर्भफलप्रदं खलु रजः स्यादन्यथा निष्फलम् ।

दृष्टेऽस्मिन् गुरुणा निशोपचयगे कुर्यान्निषेकं पुमान्
अत्याज्ये समये शुभाधिकयुते पर्वादिकालोज्झिते ॥११॥

जिन योगों का फल पुरुषों की कुंडली में बताया गया है उनके फल स्त्रियों की कुंडली में भी बताने चाहियें। जहां राजयोग आदि का फल स्त्री की कुंडली में भी घटित होने की संभावना न हो (क्यों कि जो स्त्रियां स्वय नौकरी या व्यापार नहीं करतीं वे उच्चाधिकारिणी कैसे हो सकती हैं?) वहां वे योग उन स्त्रियों के पति में घटित होंगे। इसी प्रकार जहां एक पुरुष के अनेक विवाह का योग हो—वैसा ही योग स्त्री की कुंडली में हो किन्तु स्त्री ऐसे समाज की हो जहां अनेक विवाह की संभावना न हो तो वे योग भी स्त्रियों की कुडली में घटित नहीं होंगे। स्त्री की कुंडली में अष्टम स्थान से मांगल्य (सधवापन) नवम से पुत्र (सन्तान) और लग्न से शरीर सौन्दर्य का विचार करे। पति तथा सुभगत्व का विचार सातवें घर से और संग (अन्य लोगों से समागम) तथा सतीत्व का विचार चतुर्थ से। यदि शुभ ग्रह इन गृहों में होंगे तो शुभ फल करेंगे-अशुभ ग्रह बैठे होंगे तो अशुम फल करेंगे—किन्तु अशुभ (क्रूर) ग्रह भी यदि वहां स्वराशि का होगा तो अच्छा ही फल करेगा—अनिष्ट फल नहीं करेगा ॥१॥

यदि स्त्री की कुंडली में लग्न और चन्द्रमा दोनों सम राशि में हों ओर सौम्य ग्रहों से दृष्ट हों तो वह अच्छे पुत्र, पति वाली, सुशीला आभूषण सम्पत्ति से युक्त होती है। किन्तु लग्न और चन्द्रमा दोनो विषम राशि में, अशुभ ग्रहों से युत या दृष्ट हों तो कुटिल बुद्धि की, पति से उग्र (क्रोध पूर्ण) व्यवहार करने वाली, मर्दाना, काबू में न रहने वाली दरिद्र होती है ॥२॥

यदि सप्तम* में सत् (उत्तम-शुभग्रहों की, शुभयुत, शुभ दृष्टि)

---

* सप्तम भाव मध्य पर कौनसी राशि कौन सा नवांश है, यह देखना चाहिये।

राशि और सत् (अच्छा, शुभग्रह का, शुभयुक्त शुभदृष्ट) नवांश हो तो उस स्त्री को सौन्दर्य, यश, विद्या, तथा धन से युक्त पति मिलेगा। यदि इसका उलटा हो अर्थात् सप्तम भाव मध्य पर अशुभ राशि, अशुभ नवांश हो तो-कुतनु (कुत्सित शरीर वाला) मूर्ख, चालाक, निर्धन पति होगा और उनका (पति पत्नी) का वियोग भी होगा (एक साथ न रहें या मृत्यु के कारण)। यदि सप्तम में मंगल हो तो विधवा हो, यदि शुभ और पाप दोनों प्रकार के ग्रह सप्तम में हों तो पुनर्विवाह करे। यदि अष्टम में क्रूर ग्रह हों तो पति की आयु का हरण करती हैं अर्थात् पति अल्पायु होता है किन्तु यदि द्वितीय भाव में (लग्न से दूसरे) अशुभ ग्रह हों तो स्त्री की स्वयं की मृत्यु हो जाती है।

हमारा अनुभव है कि वर और कन्या यदि दोनों की कुंडली में मंगल, शनि, राहु, केतु, सूर्य का दोष बराबर हो तो दोनों कुंडलियाँ एक दूसरे के दोष को काट देती हैं ॥३॥

यदि पंचम भाव में वृष, सिंह, कन्या या वृश्चिक राशि हो और उसमें चन्द्रमा हो तो उस स्त्री के थोड़ी संतान हों। सप्तम भाव मध्य मंगल या शनि की राशि या मंगल या शनि के नवांश में हो तो उसकी योनि में रोग हो। यदि चतुर्थ स्थान में पाप ग्रह हों तो कुलटा हो, यदि लग्न, चन्द्र और शुक्र मंगल या शनि के राशि ओर अंश में हों तो पुंश्चली (व्यभिचारिणी) हो ॥४॥

यदि सप्तम भाव मध्य शुभ ग्रह की राशि और नवांश में हो तो सुन्दर जघन (कमर के नीचे जांघों के बीच का भाग जघन कहलाता है) वाली, मंगल वती (पति सुख सम्पन्न) होती है। यदि लग्न चतुर्थ और चन्द्रमा का शुभ ग्रहों से सम्बन्ध हो तो सच्चरित्रा, अनेक गुणों से युक्त हो, यदि त्रिकोणों में (पांचवे तथा नवम घर में) सौम्यग्रह हों, तो सुखी, पुत्रवती, गुणवती, सम्पत्ति-शालिनी हो। यदि उपर्युक्त घरों में निर्बल क्रूर ग्रह हों तो बाँझ हो या उसकी सन्तति अल्पायु हो ॥ ५ ॥

यह देखिये कि लग्न और चन्द्रमा दोनों में कौन बलवान् है। जो बलवान् हो वह यदि।

(१) मेष या वश्चिक राशि में हो और मंगल के त्रिंशांश में हो दुष्टा, यदि शनि के त्रिंशांश में हो तो दासी गुरु के त्रिंशांश में हो तो सुशीला और धनीं, बुव के त्रिंशांश में हो तो मायाविनी और शुक्र के त्रिंशांश में हो तो चरित्र दोष से युक्त होता है।

(२) वृष या तुला राशि में हो और मंगल के त्रिंशांश में हो तो बहुत दूषण (चरित्र दोष) से युक्त, शनि के त्रिशांश में हो तो अन्य पति से समागम करने वाली (अन्य के पति से या स्वयं दूसरा विवाह करें), गुरु के त्रिंशांश में हो तो पूज्या (आदरणीया), बुध के त्रिंशांश में हो तो विदुषी ओर शुक्र के त्रिंशांश में हो प्रसिद्ध-ख्याति वाली हो।

(३) यदि मिथुन या कन्या की राशि में हो और मंगल के त्रिंशांश में हो तो कपटिनी, शुक्र के त्रिंशांश में हो तो नपुंसक के समान, गुरु के त्रिंशांश में हो तो साध्वी, बुध के त्रिंशांश में हो तो गुणवती और शुक्र के त्रिंशांश में हो तो विलास के लिये उत्सुक रहे।

(४) यदि कर्क राशि में हो और मंगल के त्रिंशांश में हो तो स्वच्छन्दा, शानि के त्रिशांश में पति घातिनी, गुरु के त्रिशांश में विशिष्ट गुणों से युक्त, बुध के त्रिशांश में शिल्पकला में कुशल और शुक्र के त्रिंशांश में उत्तम आचरण वाली होती है।

(५) यदि धनु या मीन राशि में हो और मंगल के त्रिंशांश में हो तो गुणवती, शनि के त्रिंशांश में हो तो संभोग की कम इच्छा रखने वाली, गुरु के त्रिशांश में ही तो गुणशालिनी, बुध के त्रिशांश में हो तो कला कुशल और शुक्र के त्रिंशांश में हो तो सच्चरित्रा होती है।

(६) यदि मकर या कुंभ राशि में हो और मंगल के त्रिंशांश में हो तो दासी, शनि के त्रिंशांश में हो तो अन्य पुरुष में आसक्त, गुरु के त्रिंशांश में हो तो पति को अपने अधीन रखने वाली, बुध के त्रिंशांश

में हो तो असती और शुक्र के त्रिंशांश में हो निस्सन्तान ओर दरिद्रा होती है।

(७) यदि सिंह राशि में हो ओर मंगल के त्रिंशांश में हो तो दुष्ट भार्या, शनि के त्रिंशांश में हो तो आचरण हीन, गुरु के त्रिंशांश में हो तो राजा या जंमीदार की पत्नी, यदि बुध के त्रिंशांश में हो तो मर्दाना (स्त्रियोचित चेष्टा के विरुद्ध) और शुक्र के त्रिंशांश में हो तो अन्य पुरुष में आसक्त होती है। ॥ ६-८ ॥

नीचे कुछ नक्षत्रों में उत्पन्न कन्या किन-किन के लिए अनिष्ट होती हैं यह बताया जाता है : ज्येष्ठा में उत्पन्न कन्या पति के बड़े भाई की मृत्यु करे, आश्लेषा में उत्पन्न सास के लिये घातक, मूल में उत्पन्न ससुर के लिये अनिष्ट और विशाखा में उत्पन्न देवर के लिये घातक।

जो कन्याएँ चित्रा, आर्द्रा, आश्लेषा, शतभिषा ज्येष्ठा, मूल, कृत्तिका या पुष्य नक्षत्र में उत्पन्न होती हैं वे वंध्या, विधवा, मृतसुता (जिसके बच्चे मर जावें), स्वामी से परित्यक्ता (पति छोड़ दे) या निर्धना होती हैं ॥ ९ ॥*

यदि लग्नेश, सप्तमेश, नवमेश और जिस राशि में चन्द्रमा है उस का स्वामी शुभग्रहों के उत्तम स्थानों में स्थित हों ओर अस्त न हों तो स्त्री भाग्यशालिनी, सुन्दरी, बंधुओं में पूज्य और पुण्य कर्म करने में कुशल होती है। वह अपने पति का प्रिय करने वाली, कल्याण-शीला, सच्चरित्रा, सत्पुत्रवती होती है। अष्टम भाव पर जितने अधिक शुभ ग्रहों की दृष्टि होगी उतने ही अधिक काल तक वह सुमंगली (सधवा) रहेगी ॥ १० ॥

*हमारे विचार से नक्षत्र में उत्पन्न होने का, फल का, जन्म कुंडली के अन्य ग्रहों के फल से तारतम्य कर किसी परिणाम पर पहुँचना उचित है।

स्त्री का मासिक धर्म जब प्रारंभ हो (प्रथम बार ही नहीं-कभी-भी, तब यदि चन्द्रमा गोचर वश जन्म कुंडली में अनुपचय (पहले, दूसरे, चौथे, पाँचवे, सातवें, आठवे, नवें बारहवें स्थान में हो और मंगल से देखा जाता हो तो उस महीने उसको गर्भ रह सकता है। यदि चन्द्रमा ऐसे स्थान में नहीं है तो उसे उस महीने में गर्भ नहीं रहेगा।

यदि चन्द्रमा पुरुष की जन्म कुडली में उपचय स्थान (३, ६, १०, ११) में हो और उसे गुरु देखता ही उस समय गर्भाधान करे। गर्भाधान त्याज्य समय बचाकर करना चाहिये। धर्मशास्त्र में यह बताया गया है कि कौन-कौन से समय त्याज्य है—यथा एकादशी, अमावास्या पूर्णिमा, माता, पिता का श्राद्ध दिन आदि। ऐसे लग्न में —जिस पर शुभ दृष्टि अधिक हो और जब चन्द्रमा पर भी शुभग्रहों की दृष्टि अधिक हो गर्भाधान करना श्रेयस्कर है॥ ११ ॥

बारहवां अध्याय

पुत्रभाव फल

सुस्था विलग्नशशिनोः सुतभेशजीवाः
सुस्थाननाथशुभदृष्टियुते सुतर्क्षे ।
लग्नात्मपो यदि युतौ च मिथः सुदृष्टौ
क्षेत्रे परस्परगतौ यदि पुत्रसिद्धिः ॥१॥

यदि लग्न से पांचवे भाव का स्मामी, चन्द्रमा से पांचवे स्थान का स्वामी और बृहस्पति अच्छे स्थानों में बैठे हों और पंचम भाव पर पंचमेश की तथा शुभ-ग्रहों की दृष्टि हो तथा चतुर्थ, नवम, आदि के शुभ ग्रह स्वामियों की दृष्टि हो और छठें, आठवे, बारहवे घर के स्वामी की दृष्टि पाँचवे घर पर न हो और लग्नेश, पंचमेश एक साथ बैठे हों या एक दूसरे के घर में बैठे हों या लग्नेश, पंचमेश में परस्पर मित्र दृष्टि हो तो पुत्रसिद्धि होती है । अर्थात् यह सब योग पुत्रकारक हैं। ॥ १ ॥

लग्नामरेड्यशशिनां सुतभेषु पापै
र्युक्तेक्षितेष्वथ शुभैरयुतेक्षितेषु ।
पापोभयेषु सुतभेषु सुतेश्वरेषु
दुस्थानगेषु न भवन्ति सुताः कथंचित् ॥२॥

अब नीचे वह योग दिये जाते हैं जिनके कारण सन्तान नहीं होती या होकर नष्ट हो जाती है । अर्थात् निम्नलिखित योग सन्तान के बाधाकारक हैं ।

(i) लग्न, चन्द्रमा और बृहस्पति से पंचम स्थान पाप-ग्रहों से युक्त या दृष्ट हों और उन स्थानों में न शुभ-ग्रह बैठे हों न उनको शुभ-ग्रह देखते हों।

(ii) लग्न, चन्द्रमा और बृहस्पति से पाँचवें स्थानों के स्वामी दुःस्थान में पड़ें हो। छठा, आठवाँ और बारहवाँ घर दुःस्थान कहलाता है।

(iii) लग्न, चन्द्रमा और बृहस्पति से पाँचवें स्थान पाप-ग्रहों के बीच में पड़े हों।* ॥ २ ॥

पापे स्वर्क्षगते सुते तनयभाक् तस्मिन् सपापे पुनः
पुत्राः स्युर्बहुलाः शुभस्वभवने सोग्रे सुते पुत्रहा।
संज्ञां चाल्पसुतर्क्षमित्यलिवृषस्त्रीसिंहभानां विदुः
तद्राशौ सुतभावगेऽल्पसुतवान् कालान्तरेऽसाविति ॥३॥

यदि कोई पाप-ग्रह पंचम स्थान का स्वामी होकर उसी स्थान में हो तो पुत्र हो लेकिन यदि कोई शुभ-ग्रह स्वराशि का स्वामी होकर पंचम में हो और साथ ही पचम में पाप-ग्रह हो तो सन्तान नष्ट करेगा। कहने का तात्पर्य यह है कि पाप-ग्रह यदि स्वराशि का हो तो अपने स्थान को नहीं बिगाड़ता, किन्तु यदि दूसरे घर में बैठा हो तो जिस घर में बैठता है उसको बिगाड़ता है।

बृष, सिंह, कन्या और वृश्चिक अल्प सुत (कम सन्तान वाली) राशि कहलाती है। यदि यह राशियाँ पंचम में हों तो थोड़ी सन्तति होगी और वह भी बहुत समय के बाद ॥३॥

---

*नोट—जिस राशि के दूसरे और बारहवें घर में पाप-ग्रह हों वह राशि पाप-ग्रहों के बीच में समझी जाती है।

सूर्ये चाल्पसुतर्क्षगे निधनगे मन्दे कुजे लग्नगे
लग्नाष्टव्ययगैः शनीड्यरुधिरैश्चाल्पात्मजर्क्षे सुते ।
चन्द्रे लाभगते गुरुस्थितसुतस्थाने सपापे भवे-
ल्लग्नेऽनेकखगान्विते तनयभाक्कालान्तरे यत्नतः ॥४॥

इस श्लोक में तीन पृथक्-पृथक् योग बताये गये हैं। इन तीनों योगों में से यदि कोई भी योग हो तो जातक के बहुत काल के बाद (जवानी बीत जाने पर) और बहुत यत्न करने पर पुत्र होता है :

(क) पंचम में अल्पसुत राशि हो और उसमें सूर्य हो, शनि आठवें घर में हो और मंगल लग्न में हो।

(ख) शनि लग्न में हो, बृहस्पति अष्टम में हो और मंगल बारहवें घर में तथा पाँचवें घर में अल्पसुत राशि हो।

(ग) चन्द्रमा ग्यारहवें हो, बृहस्पति से पाँचवें घर में पापग्रह हो और लग्न में कई ग्रह हों।* ॥४॥

सूर्ये नान्ययुते सुतर्क्षसहिते चन्द्रस्य गेहे स्थिते
भौमे वा भृगुजेऽपि वा सति सुतप्राप्ति द्वितीयस्त्रियाम् ।
मन्दे वा बहुपुत्रवाङ्च्छशिनि वा सौम्येऽपि वाल्पात्मजो
देवेड्ये बहुदारिका शशिगृहे तद्वत्सुताधिष्ठिते ॥५॥

(क) यदि सूर्य अकेला ही कर्क राशि में स्थित होकर पाँचवें घर में हो।

या (ख) मंगल अकेला कर्क राशि में पंचम में हो।

या (ग) कक राशि का शुक्र अकेला पंचम में हो।

तो दूसरा विवाह करने पर पुत्र प्राप्ति होती है। यदि कर्क राशि

* वृष, सिंह, कन्या, और वृश्चिक अल्पसुत राशि है।

में स्थित होकर शनि अकेला पंचम में हो तो बहुत पुत्र होंगे। यदि कर्क राशि का बुध अकेला पंचम में हो तो थोड़े पुत्र हों। यदि स्वराशि का चन्द्रमा पंचम स्थान में हो और चन्द्रमा के साथ दूसरा कोई ग्रह न हो तो भी थोड़े पुत्र हों। किन्तु यदि एकाकी (अकेला) बृहस्पति अपनी उच्च राशि में स्थित होकर पंचम में हो तो जातक के बहुत सी कन्या होती हैं ॥५॥

सुखास्तमदनस्थितैरशुभकाव्यशीतांशुभि-
र्व्ययाष्टतनयोदयेष्वशुभगेषु वंशक्षयः ।
मदे कविविदौ सुतो गुरुरसद्भिरंबुस्थितैः
सुते शशिनि नैधनव्ययतनुस्थपापैरपि ॥६॥

नीचे चार योग दिये जाते हैं। इन चारों में से कोई भी योग हो तो जातक का वंश आगे नहीं चलता।

(i) चतुर्थ में अशुभ ग्रह हों, सातवें शुक्र हो और दसवें घर में चन्द्रमा हो।

(ii) पहले, पाँचवें, आठवें और बारहवें घर में अशुभ ग्रह हों।

(iii) सातवें घर में बुध और शुक्र हो, बृहस्पति पाँचवे हो और क्रूर-ग्रह चौथे घर में हो।

(iv) चन्द्रमा पांचवें हो और पहले, आठवें तथा बारहवें घर में पापग्रह हों ॥६॥

पापे लग्ने लग्नपे पुत्रसंस्थे
क्षीणे वीर्ये वेश्मनीन्द्वावपुत्रः ।
ओजर्क्षांशे पुत्रगे सूर्यदृष्टे
चन्द्रे पुत्रक्लेशभाक् स्यादसूनुः ॥७॥

नीचे दो योग दिये जाते हैं। यदि इन दोनों में से कोई योग हो तो जातक के पुत्र न हो या पुत्र के कारण क्लेश हो।

(i) पाप-ग्रह लग्न में हो, लग्नेश पंचम में हो, पंचमेश तीसरे घर में हो और चन्द्रमा चौथे घर में। इस योग से पुत्र नहीं होता।

(ii) चन्द्रमा ओज राशि और ओज अंश में स्थित होकर पांचवे घर में हो और सूर्य से देखा जाता हो। यह योग होने से या तो पुत्र न हो या पुत्र के कारण क्लेश हो।[1] ॥७॥

मान्दं सुतर्क्षं यदि वाऽप्यबोधं
मान्द्यर्कपुत्रान्वितवीक्षितं चेत्।
दत्तात्मजः स्यादुदयास्तनाथ-
संबन्धहीनो विबलः सुतेशः ॥८॥

नीचे दो योग दिये जाते हैं। इन दोनों योगों में से यदि कोई योग हो तो जातक के औरस पुत्र नहीं होते किन्तु वह लड़का गोद लेता है। अपने शरीर से, अपनी भार्या में जो पुत्र होता है वह औरस कहलाता है।

(i) यदि पंचम भाव पर मिथुन, कन्या, मकर या कुम्भराशि हो और मान्दि[2] या शनि वहां बैठे हों या पंचम को देखते हों।

(ii) यदि पंचमेश निर्बल हो और लग्नेश तथा सप्तमेश से कोई सम्बन्ध न करे ॥८॥

नीचारिमूढोपगते सुतेशे
रिःफारिरन्ध्राधिपसंयुते वा।

---

१. मेष, मिथुन, सिंह, तुला, धनु और कुम्भ ओज राशि कहलाती हैं।
२. मान्दि को गुलिक भी कहते हैं।

सुतस्य नाशः कथितोऽत्र तज्ज्ञैः
शुभैरदृष्टे सुतभे सुतेशे ॥९॥

यदि पांचवें घर का मलिक नीच राशि में हो, शत्रु राशि में हो, या अस्त हो, या षष्ठेश, व्ययेश अथवा अष्टमेश के साथ हो तो सन्तान नष्ट होती है। किन्तु यदि पंचमेश और पंचमभाव को शुभ-ग्रह देखें तो सन्तान नष्ट नहीं होगी ॥९॥

सुतनाथजीवकुजभास्करेषु वै
पुरुषांशकेषु च गतेषु कुत्रचित्।
मुनयो वदन्ति बहुपुत्रतां तदा
सुतनाथवीर्यवशतः सुपुत्रताम् ॥१०॥

यदि पांचवे घर का स्वामी, बृहस्पति, मंगल और सूर्य यह चाहे कहीं भी हों किन्तु पुरुष नवांश में हो तो मुनियों का मत हैं कि ऐसे व्यक्ति के बहुत पुत्र होते हैं। यदि पंचमेश बली होगा तो सुपुत्र होंगे; यदि पंचमेश निर्बल होगा तो कुपुत्र होंगे।* ॥१०॥

पुंराश्यंशेऽधीश्वरे पुंग्रहेन्द्रै-
र्युक्ते दृष्टे पुंग्रहे पुंप्रसूतिः।
स्त्रीराश्यंशे स्त्रीग्रहैर्युक्तदृष्टे
स्त्रीणां जन्म स्यात्सुतर्क्षे सुतेशे ॥११॥

किसी व्यक्ति के कन्या विशेष होंगी या पुत्र विशेष इसका सिद्धांत इस श्लोक में बताया गया है। यदि पंचम भाव पुरुष राशि, पुरुष अंश

** मेष, मिथुन, सिंह, तुला, धनु और कुम्भ पुरुष राशि या पुरुष नवांश कहलाते हैं। वृष, कर्क, कन्या, वृश्चिक, मकर तथा मीन स्त्रीराशि या स्त्री नवांश हैं।

में स्थित हो और पंचम में पुरुष-ग्रह बैठे हों या पंचम को पुरुषग्रह देखते हों और पंचमेश भी पुरुष राशि, पुरुष अंश में स्थित हो तथा पुरुष-ग्रहों द्वारा देखा जाता हो या पुरुषग्रहों के साथ हो तो पुत्र होंगे। किन्तु यदि पंचम भाव में स्त्री राशि, स्त्री नवांश हो, पंचम में स्त्री ग्रह बैठे हों या स्त्री ग्रह पंचम को देखते हों और पंचमेश स्त्री-राशि, स्त्री-नवांश में स्थित हो, स्त्री-ग्रहों से युक्त या दृष्ट हो तो कन्यायें होंगी। प्रायः सब बातें किसी कुण्डली में पूर्ण रूप से घटित नहीं होतीं इसलिये मिला-जुला प्रभाव होता है। ॥ ११ ॥

बलयुक्तौ स्वगृहांशेष्वर्कसितावुपचयर्क्षगौ पुंसाम् ।
स्त्रीणां वा कुजचन्द्रौ यदा तदा संभवति गर्भः ॥१२॥

यदि पुरुष की कुण्डली में सूर्य और शुक्र अपने गृह और अपने अंश में बलवान् होकर उपचय स्थानों में जा रहे हों और स्त्री की कुण्डली में मंगल और चन्द्रमा अपने घर और अंश में बलवान् होकर उपचय स्थान में जा रहे हों तो गर्भ रहता है ॥ १२ ॥

अशत्रुनीचारिनवांशकैः सुते
सुतेशयुक्तैरपि तैस्तथाविधैः ।
सुतर्क्षगैर्वा गुरुभाविनांशकात्सुते
फलैः पुत्रमितिर्विचिन्त्यते ॥१३॥

इस श्लोक में यह देखना बताता गया है कि कितने पुत्र होंगे।

लग्न से १, २, ४, ५, ७, ८, ९, १२ स्थान अपचय स्थान कहलाता है। लग्न से ३, ६, १०, ११ उपचय स्थान कहलाता है।

यह देखिये कि कौन से ग्रह पांचवें घर में बैठे हैं या पांचवे घर के स्वामी के साथ बैठे हैं और उनमें से कितने ऐसे हैं जो मित्र, नीच और शत्रु नवांश में है। इसी प्रकार यह विचारिये कि बृहस्पति से पंचम स्थान में कौन-कौन से ग्रह हैं—वे तथा बृहस्पति से पंचम स्थान का स्वामी मित्र नवांश में है या नहीं। यह भी देखना चाहिये कि सूर्य जिस नवांश में है उससे पंचम में जो ग्रह है या उससे पंचम का जो स्वामी है यह सब मित्र नवांश में हैं या नहीं ॥१३॥

जीवेन्दुक्षितिजस्फुटैक्यभवने युग्मे च युग्मांशके
स्त्रीणां क्षेत्रबलं वदन्ति सुतदं मिश्रे प्रयासात्फलम्
भास्वच्छुक्रगुरुस्फुटैक्यभवनेप्योजांशकेऽप्योजभे
पुंसां बीजबलं सुतप्रदमिमं मिश्रे तु मिश्रं वदेत् ॥१४॥

इस श्लोक में यह बताया गया है कि किसी पुरुष की जन्मकुण्डली देखकर यह कैसे बताना कि इस पुरुष के वीर्य में सन्तान उत्पन्न करने की ताकत है या नहीं और किसी स्त्री की जन्मकुण्डली देखकर यह कैसे बताना कि इसमें सन्तान उत्पन्न करने की ताकत है या नहीं। पहले पुरुष की कुण्डली का विचार किया गया है।

पुरुष की कुण्डली में सूर्य-स्पष्ट, शुक्र-स्पष्ट और बृहस्पति-स्पष्ट अर्थात् सूर्य, बृहस्पति, शुक्र इन तीनों ग्रहों की राशि, अंश, कला, विकला जोड़ लीजिए। इनके जोड़ने पर यदि ऊनी राशि, ऊना नवांश आवे तो समझिये कि इस पुरुष के वीर्य में पुत्र उत्पन्न करने की पूर्ण क्षमता है। यदि राशि और नवांश इनमें से एक ऊना, एक पूरा आवे तो मिलाजुला फल समझिये और यदि सम राशि, सम नवांश आवे तो समझिये कि इस पुरुष में पुत्रोत्पत्ति की क्षमता नहीं है।

यदि स्त्री की कुण्डली का विचार करना हो तो उसकी कुण्डली का चन्द्र स्पष्ट, मंगल-स्पष्ट और बृहस्पति-स्पष्ट (अर्थात् इन

तीनों ग्रहों की राशि, अंश, कला, विकला जोड़िये) जो जोड़ आवे वह यदि सम राशि, सम नवांश में हो तो उस स्त्री में सन्तान उत्पन्न करने की पूर्ण क्षमता समझनी चाहिए। राशि और नवांश इन दोनों में एक सम, एक विषम आवे तो आधी क्षमता और दोनों विषम आवें तो पूर्ण अक्षमता समझनी चाहिये ॥१४॥

पञ्चाघ्नाच्छशिनः स्फुटाद्विषुहतं भानुस्फुटं शोधये-
न्नीत्वा तत्र तिथिं सिते शुभतिथौ पुत्रोऽस्त्ययत्नादपि ।
कृष्णे नास्ति सुतस्तिथेर्बलवशाद्ब्रूयाद्द्वयोः पक्षयोः
दर्शे च्छिद्रतिथौ च विष्टिकरणे न स्यात् स्थिराख्ये सुतः ॥ १५ ॥

अब एक दूसरा प्रकार बताते हैं। सूर्य-स्पष्ट को पांच से गुणा कीजिये और चन्द्र-स्पष्ट को भी पांच से गुणा कीजिए फिर चन्द्र-स्पष्ट को जो पांच से गुणा किया है उसमें से सूर्य-स्पष्ट×५ के गुणनफल को घटाइये। यह सन्तान तिथि स्फुट हुआ। हमने "सुगम ज्योतिष प्रवेशिका" के पृष्ठ ३८ और ३९ पर यह समझाया है कि सूर्य और चन्द्र के कितने अंश के फ़ासले पर कौन-सी तिथि होती है। तिथि का आधा भाग करण कहलाता है। इस कारण सूर्य और चन्द्र का कितना फासला है यह ज्ञात होने पर करण भी निकाला जा सकता है।

ऊपर बताया गया है कि सूर्य-स्पष्ट×५ के गुणनफल को चन्द्र-स्पष्ट×५ के गुणनफल में से घटाइये जो उत्तर आवे उससे यह निकालिये कि कौन सी तिथि निकलती है और कौन सा करण आता है। ऊपर लिखे प्रकार से यदि शुक्लपक्ष की शुभ तिथि आवे तो बिना यत्न के भी पुत्र प्राप्ति होती है। यदि कृष्ण पक्ष की तिथि आवे तो संतान की सम्भावना कम रहती है। कृष्णपक्ष की तिथि हो या शुक्लपक्ष की तिथि—शुभ है या नहीं—उसका बलाबल देखकर फल कहना चाहिये। यदि अमावास्या तिथि आवे या छिद्र तिथि आवे तो सन्तान सुख में

बाधा होगी। इसी प्रकार यह भी देखना चाहिये कि करण कौन सा आता है। यदि विष्टि, चतुष्पाद, नागव, किंस्तुघ्न या शकुन करण आवे तो भी सन्तान सुख में बाधा उत्पन्न होती है।

ऊपर बताया गया है कि अमावास्या या छिद्र तिथि आवे तो शुभ फल नहीं समझना। छिद्र तिथि किसे कहते हैं? चतुर्थी, षष्ठी, अष्टमी, नवमी, द्वादशी और चतुर्दशी छिद्र तिथियां कहलाती हैं ॥१५॥

सन्तान दोष परिहार

विष्टिः स्थिरं वा करणं यदि स्यात्
कृष्णं यजेत् पौरुषसूक्तमन्त्रैः।
षष्ठ्यां गुहाराधनमत्र कार्यं
यजेच्चतुर्थ्यां किल नागराजम् ॥१६॥

रामायणस्य श्रवणं नवम्यां
यद्यष्टमी चेच्छ्रवणव्रतं च।
चतुर्दशी चेद्यदि रुद्रपूजा
स्याद्द्वादशी चेत्स्मृतमन्नदानम् ॥१७॥

तृप्तिं पितॄणामिह पञ्चदश्यां
कृष्णे दशम्याः परतोऽतियत्नात्।
पक्षत्रिभागेष्वपि नागराजं
स्कन्दं च सेवेत हरिं क्रमेण ॥१८॥

पिछले श्लोक में यह बताया गया है कि उपर्युक्त प्रकार से तिथि और करण निकालने से यदि अनिष्ट तिथि और अनिष्ट करण

आवे तो सन्तान सुख में बाधा होगी अब इन श्लोकों में उस दोष की शान्ति का उपाय बताते हैं।

यदि उपर्युक्त प्रकार से विष्टि,* चतुष्पाद, नागव, किंस्तुघ्न या शकुन करण आवे तो भगवान् कृष्ण का पुरुषसूक्त मन्त्रों से पूजन करे। यदि षष्ठी तिथि आवे तो भगवान् कार्तिक स्वामी का पूजन करना चाहिये। चतुर्थी तिथि आवे तो नागराज (सर्पों के देवता) का पूजन करना चाहिये। नवमी तिथि हो तो रामायण का श्रवण करे और अष्टमी तिथि हो तो श्रवण व्रत करे। यदि चतुर्दशी आवे तो भगवान् रुद्र की पूजा करे और द्वादशी हो तो उसकी शान्ति के लिये अन्नदान श्रेयस्कर है। और अमावास्या या पूर्णिमा हो तो पितरों की तृप्ति करे। यदि कृष्णपक्ष की दशमी, एकादशी, द्वादशी, त्रयोदशी, चतुर्दशी या अमावास्या हो तो और भी विशेष यत्न पूर्वक शान्ति की आवश्यकता है।

एक प्रकार से सारे कृष्ण पक्ष को ही अशुभ माना है। और लिखते हैं कि यदि कृष्णपक्ष की पड़वा से पंचमी तक कोई तिथि आवे तो नागराज (सर्पों के देवता) की सेवा करे। यदि कृष्णपक्ष की षष्ठी से दशमी तक कोई तिथि आवे तो भगवान् स्कन्द (कार्तिक स्वामी) की आराधना करे और यदि कृष्णपक्ष की एकादशी से अमावास्या तक कोई तिथि हो तो हरि का भजन-पूजन करे॥१६, १७, १८॥

पुत्रेशो रिपुनीचगोऽस्तमयगो रिःफाष्टमारिस्थित
स्तद्वत्पुत्रगृहस्थितोऽपि यदि वा दुःस्थानपस्तद्वशात्।
पुत्राभावनिदानमेव कथयेत् तत्खेचराक्रान्तभ-
प्रोक्तैर्देवतभूरुहैरपि मृगैः सन्तानहेतुं वदेत ॥१९॥

---

*विष्टिकरण को भद्रा भी कहते हैं।

यदि जन्मकुण्डली में पांचवें घर का स्वामी शत्रु राशि का हो, नीच राशि का हो या अस्त हो और लग्न से छठे, आठवें या बारहवें पड़ा हो तो सन्तान प्राप्ति में बाधा होती है। इसी प्रकार कोई ग्रह नीचराशि का, शत्रुराशि का या अस्त होकर पचम में बैठा हो या छठे आठवें, बारहवें घर का मालिक होकर पांचवें घर में बैठ जावे तो भी पुत्र का अभाव या पुत्र कष्ट करता है।

ऊपर कहे हुए जितने योग अधिक हों उतनो ही अधिक बाधा समझनी चाहिये। बाधाकारक ग्रह जिस राशि में बैठा हो उसके अनुसार यह निर्णय करना चाहिये कि किस देवता, वृक्ष या जीव के कारण बाधा हो रही है और उसकी शान्ति का उपाय करना चाहिये।

द्रोहाद्ध्वंभुसुपर्णयोर्नहि सुतः शापात्पितॄणांरवे
रिन्दोर्मातृसुवासिनीभगवतीकोपान्मनोदोषतः ।
स्वग्रामस्थितदेवतागुहरिपुज्ञात्युत्थदोषात्कुजे
शापाद्बालकृताद्विलालवधतः श्रीविष्णुकोपाद्बुधे ॥२०॥

पारंपर्यसुरप्रियद्विजगुरुद्रोहात्फलाढ्यद्रुम-
च्छेदाद्देवगुरौ तथा सति भृगौ पुष्पद्रुमच्छेदनात् ।
साध्वीगोकुलजातदोषवशतो यक्ष्यादिकामेन सा
मन्देऽश्वत्थवधाद्रुषा पितृपतेः प्रेतैः पिशाचादिभिः ॥२१॥

स्वर्भानौ सुतगे सुतेशसहिते सर्पस्य शापात्तथा
केतौ ब्राह्मणशापतश्च गुलिके प्रेतोत्थशापं वदेत् ।
शुक्रेन्दू गुलिकान्वितौ यदि वधूगोहत्तिमाहुः सुते
जीवो वाथ शिखी समान्दिरिह चेद्दू देवहत्याऽसुतः ॥२२॥

यदि सन्तान बाधाकारक ग्रह सूर्य है तो समझना चाहिये कि भगवान् शम्भु और गरुड़ से द्रोह करने के कारण या पितरों के शाप का फल है। यदि सन्तान प्रतिवन्धक ग्रह चन्द्रमा है तो माता या किसी अन्य सधवा स्त्री के चित्त को दुःख पहुँचाने के कारण या भगवती का शाप सन्तान में बाधा हैं। यदि सन्तान प्रतिबन्धक ग्रह मंगल हो तो ग्रामदेवता, भगवान् कार्तिक स्वामी के प्रति अवज्ञा से या शत्रुओं अथवा भाईबन्धुओं के शाप से सन्तान कष्ट है। यदि बुध सन्तान में बाधा डाल रहा है तो समझिये कि बिल्ली को मारने के कारण या मछलियों के या अन्य प्राणियों के अण्डों को नष्ट करने के कारण या कम उम्र के बालक-बालिकाओं के शाप से या भगवान् विष्णु के कोप से सन्तान नहीं हो रही है।

यदि जन्म कुण्डली में बृहस्पति बिगड़ा हुआ है और उसके कारण सन्तान नहीं हो रही है तो इस व्यक्ति ने इस जन्म में या पूर्व जन्म में फलदार वृक्षों को कटाया है या अपने कुलगुरु या कुल पुरोहित से द्रोह किया है। यदि शुक्र के कारण सन्तान नहीं हो रही है तो समझिये कि इस व्यक्ति ने पुष्प के वृक्षों को कटवाया है या गौ के प्रति कोई पाप किया है अथवा किसी साध्वी स्त्री के शाप से ऐसा हुआ है। प्रायः ऐसी स्थिति में यक्षिणी का शाप समझना चाहिये। यदि जन्म-कुण्डली में शनि बिगड़ा हुआ है तो समझिये कि इसने पीपल के पेड़ कटवाये और पिशाच, प्रेत तथा यमराज के शाप से ऐसा हुआ है। मृतआत्मा को प्रेत कहते हैं।

यदि राहु पंचम में हो या पंचमेश को दूषित करता हो और उसके कारण सन्तान में बाधा हो रही हो तो समझिये कि सर्प के शाप से ऐसा हुआ है। यदि केतु कें कारण यह दोष हो तो उसमें हेतु ब्राह्मण का शाप समझना चाहिये। यदि मान्दि पंचम में हो या पंचमेश के साथ हो और इस कारण अपुत्रता हो तो समझिये कि किसी प्रेत के

शाप के कारण ऐसा है। यदि शुक्र और चन्द्रमा दोनों मान्दि के साथ हों तो यह समझना चाहिये कि इस व्यक्ति ने किसी गाय या युवती स्त्री की पूर्वजन्म में हत्या की है। किन्तु यदि केतु या बृहस्पति, मान्दि के साथ पंचम में हो तो समझिये कि इसने पूर्व जन्म में किसी ब्राह्मण की हत्या की है ॥२०, २१, २२॥

एवं हि जन्मसमये बहुपूर्वजन्म-
कर्मार्जितं दुरितमस्य वदन्ति तज्ज्ञाः ।
तत्तद्ग्रहोक्तजपदानशुभक्रिया-
भिस्तद्दोषशान्तिमिह शंसतु पुत्रसिध्यै ॥२३॥

इस प्रकार जन्म-कुण्डली के ग्रहों से यह पता चलता है कि पिछले अनेक जन्मों में इसने क्या-क्या पाप किये जिसके कारण सन्तान हीनता है। पुत्रोत्पत्ति के लिये यह आवश्यक है कि जो-जो ग्रह बाधाकारक हो उस-उस ग्रह के लिए जो-जो जप, दान और शुभ-क्रिया बतायी है वह-वह करे। दोष शान्ति होने से पुत्रोत्पत्ति हो सकती है ॥२३॥

सेतुस्नानं कीर्तनं सत्कथायाः
पूजां शंभोः श्रीपतेः सद्व्रतानि ।
दानं श्राद्धं कर्जनागप्रतिष्ठां
कुर्यादेतैः प्राप्नुयात्सन्ततिं सः ॥२४॥

ऊपर के श्लोक में उल्लेख आया है कि विविध शुभ क्रिया करे। इस श्लोक में यह बताते हैं कि कौन-कौन सी शुभ-क्रिया करने से सन्तान प्रतिबन्धक दोष की शान्ति होकर पुत्र प्राप्ति हो सकती है :

सेतुस्नान (समुद्रस्नान), सत्कथाओं का कीर्तन, शम्भु पूजा, भगवान् विष्णु के व्रत, दान, श्राद्ध, नाग-प्रतिष्ठा (सर्प देवता की मूर्ति की प्रतिष्ठा) आदि को करने से सन्तान प्राप्ति हो सकती है ॥२४॥

लग्नास्तपुत्रपतिजीवदशापहारे
पुत्रेक्षकस्य सुतगस्य च पुत्रसिद्धिः ।
पुत्रेशराशिमथवा यमकण्टकर्क्षं
जीवेगते तनयसिद्धिरथांशभे वा ॥२५॥

निम्नलिखित ग्रहों में से किसी एक की महादशा, या, अन्तर्दशा हो तो पुत्रोत्पत्ति होती है : (क) लग्नेश (ख) सप्तमेश (ग) पंचमेश (घ) बृहस्पति (ण) जो ग्रह पांचवे घर को देखता है।

पंचमेश या यम-कंटक जिस राशि या नवांश में है उससे त्रिकोण में जब गोचरवश बृहस्पति आता है तब भी पुत्रोत्पत्ति हो सकती है ॥२५॥

लग्नाधीशः पुत्रनाथेन योगं
स्वोच्चे स्वर्क्षे चारगत्या समेति ।
पुत्रप्राप्तिः स्यात्तदा लग्ननाथः
पुत्रर्क्षं वा याति धीशाप्तभं वा ॥२६॥

लग्नेश जब गोचरवश (i) पंचमेश से योग करे (ii) अपनी उच्चराशि में आवे (iii) अपनी स्वराशि में आवे तब पुत्रप्राप्ति हो सकती है। यदि लग्नेश गोचरवश पंचम में आवे या पंचमेश जहां स्थित है उस राशि में आवे तो भी सन्तान प्राप्ति के लिये अनुकूल अवसर होता है। ॥ २६ ॥

विलग्नकामात्मजनायकानां योगात्समानीय दशां महाख्याम् ।
सुतस्थतद्वीक्षकतत्पतीनां दशापहारेषु सुतोद्भवः स्यात् ॥२७॥

पुत्र प्राप्ति कब होगी यह समय निकालने के लिये एक अन्य प्रकार और बताते हैं । नीचे लिखे तीनों को जोड़िये--

(क) लग्नेश की राशि, अंश, कला, विकला ।
(ख) सप्तमेश की राशि, अंश, कला, विकला ।
(ग) पंचमेश की राशि, अंश, कला, विकला ।

इनको जोड़ने से जो राशि, अंश, कला, विकला आवे वह किस नक्षत्र के अन्तर्गत पड़ती है यह निकालिये ।* इस नक्षत्र के स्वामी को जब महादशा हो और निम्नलिखित में से किसी की अन्तर्दशा हो तो पुत्रोत्पत्ति होती है ।

(i) पंचम भाव में जो ग्रह हो ।
(ii) जो ग्रह पंचम को देखता हो ।
(iii) पंचमेश ।

सुतपतिगुर्वोरथवा तद्युक्तराश्यंशकाधिपानां वा ।
बलसहितस्य दशायामपहारे वा सुतप्राप्तिः ॥२८॥

एक अन्य प्रकार और बताते हैं । यह देखिये कि निम्नलिखित में से कौन बलवान् है । (i) पंचमेश (ii) पंचमेश जिस राशि में है उसका स्वामी (iii) पंचमेश जिस नवांश में हैं उसका स्वामी (iv) बृहस्पति (v) बृहस्पति जिस राशि में है उसका स्वामी (vi) बृहस्पति जिस नवांश में है उसका स्वामी ।

---

*राशि, अंश, कला, विकला से नक्षत्र कैसे निकालना यह "सुगम ज्योतिष प्रवेशिका" के पृष्ठ २३-४४ पर समझाया गया है ।

उपर्युक्त में जो बलवान् हो उसकी दशा-अन्तर्दशा में पुत्रोत्पत्ति होती है। ॥२८॥

जीवे तु जीवात्मजनाथभांशक-
त्रिकोणगे पुत्रजनिर्भवेन्नृणाम् ।
अथान्यशास्त्रेण च जन्मकालतो
निरूपयेत्सन्ततिलक्षणं बुधः ॥२९॥

पुत्रोत्पत्ति का समय जानने के लिये एक दूसरा प्रकार निम्नलिखित है। यह देखिये कि बृहस्पति से पंचम कौन सा स्थान है। बृहस्पति से पंचम जो राशि हो उसका स्वामी किस राशि और नवांश में है? उस राशि या नवांश से जब त्रिकोण में गोचरवश बृहस्पति आवे तब पुत्र होगा। यह गोचरवश विचार है। कुछ अन्य शास्त्रों का कथन है कि जन्म कालीन ग्रहों से सन्तान लक्षण बताना चाहिये। ॥२९॥

जन्मनक्षत्रनाथस्य प्रत्यर्यर्क्षाधिपस्य च ।
स्फुटयोगं गते जीवे त्रिकोणे वा सुतोद्भवः ॥३०॥

यह देखिये कि चन्द्रमा किस नक्षत्र में है। इस नक्षत्र का स्वामी और इस नक्षत्र से पाँचवें नक्षत्र का स्वामी जो ग्रह हो उनकी राशि अंश, कला, विकला जोड लीजिये। जो योग आवे उस राशि, अंश, कला, विकला पर या उससे नवम, पंचम गोचरवश बृहस्पति आवे तब पुत्रोत्पत्ति होगी। ॥३०॥

निषेकलग्नाद्दिनपस्तृतीये
राशौ यदा चारवशादुपैति ।

आधानलग्नादथवा त्रिकोणे
रवौ यदा जन्म वदेन्नराणाम् ॥३१॥

बच्चा किस समय पैदा होगा?

(क) जिस राशि में गर्भाधान हुआ है उस राशि से तृतीय में जब गोचर वश सूर्य आवे।

(ख) गर्भाधान जिस लग्न से हुआ है उससे पांचवीं या नवीं राशि में जब गोचर वश सूर्य आवे। ॥३१॥

आधानलग्नात्सुतभेशजन्म
भाग्येऽपि वा पुण्यवशाच्च वाच्यम्
आधानलग्ने शुभदृष्टियोगे
दीर्घायुरैश्वर्ययुतो नरः स्यात् ॥३२॥

जिस लग्न में गर्भाधान हुआ है उस लग्न से नवम या पंचम लग्न में यदि जन्म हो तो यह समझना चाहिये कि यह पुण्य कर्म का फल है।

यदि आधान लग्न में शुभ-ग्रह बैठे हों या आधान लग्न को शुभ-ग्रह देखते हों तो जो बच्चा पैदा होता है वह दीर्घायु और ऐश्वर्य-शाली होता है। जिस लग्न में गर्भ रहे उसको आधान लग्न कहते हैं। ॥३२॥

तत्कालेन्दुद्वादशांशे मेषात्तावति भेऽपि वा।
तस्मात्तावति भे वापि जन्मचन्द्रं वदेद्बुधः ॥३३॥

यह गणित कीजिये कि जब गर्भाधान हुआ है उस समय चन्द्रमा किस राशि और किस द्वादशांश में था। मेष से उतने ही द्वाद-

शांश गिनने पर जो राशि आवे वह बालक की जन्म राशि होगी। अथवा मेष से गिनने की बजाय गर्भाधान चन्द्र की राशि से गिनिये और इस गिनती से जो राशि आवे वह बालक की जन्म राशि होगी। ।।३३।।

प्रश्नात्मजस्वीकरणोपनीतिकन्याप्रदानाभिनवार्तवेषु ।
आधानकालेऽपि च जन्मतुल्यं फलं वदेज्जन्मविलग्नतश्च ।।३४।।

जैसे जन्म कुण्डली से सन्तान विचार करना बताया गया है वैसे ही निम्नलिखित समयों में से किसी भी समय की कुण्डली बनाकर यह निर्णय कर सकते हैं कि सन्तान सम्बन्धी क्या भविष्य है। कहने का तात्पर्य यह है कि इस अध्याय में ग्रहों की शुभाशुभता के जो सिद्धान्त बताये गये हैं उन्हें केवल जन्म कुण्डली में ही नहीं अपितु निम्नलिखित कुण्डलियों में भी लागू करना चाहिये :—

(i) प्रश्न कुण्डली अर्थात् प्रश्न करने के समय की कुण्डली।

(ii) बच्चे को दत्तक पुत्र लेने के समय की कुण्डली।

(iii) उपनयन के समय की कुण्डली।

(iv) कन्यादान के समय की कुण्डली।

(v) जब कन्या को पहली बार रजोदर्शन हो उस समय की कुण्डली।

(vi) गर्भाधान के समय की कुण्डली।

इन सब कुण्डलियों में लग्न तथा चन्द्र लग्न (चन्द्रमा जिस राशि में हो) दोनों से उसी प्रकार ग्रह स्थिति का विचार करना जैसे जन्म कुण्डली में किया जाता है।

तेरहवां अध्याय

आयुर्भाव

जाते कुमारे सति पूर्वमायुँ
रायुर्विचिन्त्यं हि ततः फलानि ।
विचारणीया गुणिनि स्थितेतद्
गुणाः समस्ताः खलु लक्षणज्ञैः ॥१॥

केचिद्यथाधानविलग्नमन्ये शीर्षोदयं भूपतनं हि केचित् ।
होराविदश्चेतनकाययोन्योर्वियोगकालं कथयन्ति लग्नम् ॥२॥

आद्वादशाब्दान्नरयोनिजन्मना-
मायुष्कला निश्चयितुं न शक्यते ।
मात्रा च पित्रा कृतपापकर्मणा
बालग्रहैर्नाशमुपैति बालकः ॥३॥

आद्ये चतुष्के जननीकृताघै
र्मध्ये च पित्रार्जितपापसङ्घैः ।
बालस्तदन्त्यासु चतुःशरत्सु
स्वकीयदोषैः समुपैति नाशम् ॥४॥

जब बच्चा पैदा हो तब सबसे पहले उसकी आयु का विचार करे, उसके बाद अन्य फल देखें। यदि जन्म कुण्डली में अन्य राजयोग आदि हों तो ज्योतिषियों की सहायता से उनका विचार बाद में करे ॥ १॥

जन्म का समय कौन-सा लिया जाय ? कोई तो गर्भाधान के लग्न को ही मुख्य मानते हैं और कुछ लोगों के मत से जब बच्चे का सिर माँ के शरीर से बाहर निकल आवे उस समय को मुख्य मानना चाहिये। कुछ अन्य लोगों का मत है कि जब बालक का पूरा शरीर पृथ्वी पर आ जाय वह समय लेना चाहिये और कुछ अन्य ज्योतिषियों का मत है कि जब नाल काटी जाय तब का समय लेना चाहिये क्योंकि जब तक नाल नहीं कटती तब तक बालक का पृथक् अस्तित्व नहीं होता ॥ २ ॥

बारह वर्ष की अवस्था तक आयु का विचार निश्चय पूर्वक नहीं किया जा सकता। बालक की कुण्डली में आयु योग होने पर भी माता-पिता के किये हुए पाप कर्म से या बालग्रहों के कारण बच्चे की मृत्यु हो जाती है ॥ ३ ॥

प्रथम चार वर्ष की आयु तक माता के पापों के कारण अपमृत्यु हो जाती है। चार वर्ष से आठ वर्ष तक पिता के पापों के कारण और आठ वर्ष से बारह वर्ष तक बच्चे के अपने पूर्व जन्म के पापों के कारण अपमृत्यु होती है ॥ ४ ॥

तद्दोषशान्त्यै प्रतिजन्मतार-
माद्वादशाब्दं जपहोमपूर्वम् ।
आयुष्करं कर्म विधाय ताता
बालं चिकित्सादिभिरेव रक्षेत् ॥५॥

अष्टौ बालारिष्टमादौ नराणां
योगारिष्टं प्राहुराविंशति स्यात् ।
अल्पं चाद्वात्रिंशतं मध्यमायु-
श्चासप्तत्याः पूर्णमायुः शतान्तम् ॥६॥

नृणां वर्षशतं ह्यायुस्तस्मिंस्त्रेधा विभज्यते ।
अल्पं मध्यं दीर्घमायुरित्येतत्सर्वसम्मतम् ॥७॥

ऊपर जो दोष बताये गये हैं उनकी शान्ति के लिये प्रतिवर्ष बालक की जन्म तिथि (नक्षत्र) के दिन (चान्द्र मास के हिसाब से) जप होम आदि से शान्ति करे । ऐसा १२ वर्ष की अवस्था तक करना चाहिये । बच्चे के पिता को यह भी उचित है कि चिकित्सा तथा अन्य आयु वृद्धि के साधनों द्वारा बालक की पूरी तौर से रक्षा करे ॥ ५ ॥

जन्म से आठ वर्ष तक बालारिष्ट कहलाता है। आठ वर्ष से बीस वर्ष की अवस्था तक योगारिष्ट। बीस वर्ष से ३२ वर्ष तक अल्पायु कहलाती है। ३२ से ७० तक मध्यायु और ७० से १०० वर्ष तक पूर्णायु ।* ॥ ६ ॥

साधारणतः १०० वर्ष मनुष्य की पूर्णायु मानी गयी है। इसे तीन भागों में विभाजित किया गया है। अल्पायु, मध्यायु और दीर्घायु ॥ ७ ॥

मृत्युः स्याद्द्विनमृत्युरुग्विषघटीकालेऽथ तिष्येऽम्बुभे
तातम्बासुतमातुलान्पदवशात्स्वाष्ट्रे च हन्यात्तथा
मूलर्क्षे पितृमातृवंशविलयं तस्यान्त्यपादे श्रियं
सार्पे व्यस्तमिदं फलं न शुभसम्बन्धं विलग्नं यदि ॥८॥

यदि जन्म "दिनमृत्यु", "दिनरोग" या 'विषघटी काल" में हो तो बच्चा बहुत शीघ्र मर जावेगा ।

---

* ग्रहों की ऐसी स्थिति जिससे बच्चे बीमार पड़ते हैं या बच्चों की मृत्यु हो जाती है बालारिष्ट कहलाता है। उदाहरण के लिये क्षीण चन्द्रमा का छठे, आठवें होना । तिथि, वार नक्षत्र, ग्रह आदि के कारण जो योगों से अरिष्ट होते है वे योगारिष्ट कहलाते हैं ।

दिन मृत्यु—दिन मृत्यु किसे कहते हैं?—धनिष्ठा और हस्त का प्रथम चरण; विशाखा और आर्द्रा का द्वितीय चरण; उत्तराभाद्रपद और आश्लेषा का तृतीयचरण तथा भरणी और मूल का चतुर्थ चरण हो और दिन का समय हो तो दिन मृत्यु योग होता है। यदि रात्रि में जन्म हो तो दोष नहीं होता।

दिनरोग—आश्लेषा और उत्तराभाद्रपद का प्रथम चरण, भरणी और मूल का द्वितीय चरण; उत्तरा फाल्गुनी और श्रवण का तृतीय चरण, तथा स्वाती और मृगशिर् का चतुर्थ चरण यदि दिन के समय हो तो 'दिनरोग' कहलाता है। यदि रात्रि में जन्म हो तो दोष नहीं होता।

"विष घटी"—प्रत्येक नक्षत्र में चार घड़ी का समय विषघटी काल होता है। यह नीचे दिया जाता है। अश्विनी ५०-५४; भरणी २४-२८; कृत्तिका ३०-३४; रोहिणी ४०-४४; मृगशिर् १४-१८, आर्द्रा २१-२५ पुनर्वसु ३०-३४; पुष्य २०-२४; आश्लेषा ३२-३६; मघा ३०-३४; पूर्वाफाल्गुनी २०-२४; उत्तरा फाल्गुनी १८-२२; हस्त २१-२५; चित्रा २०-२४; स्वाती १४-१८; विशाखा १४-१८ अनुराधा १०-१४ ज्येष्ठा १४-१८ मूल ५६-६०; पूर्वाषाढ़ २४-२८; उत्तराषाढ़ २०-२४; श्रवण १०-१४; धनिष्ठा १०-१४; शतभिषा १८-२२; पूर्वाभाद्र १६-२०; उत्तराभाद्र २४-२८; रेवती ३०-३४।

अश्विनी नक्षत्र के ५० घड़ी बीत जाने पर ४ घड़ी काल—अर्थात् ५४वीं घड़ी समाप्त होने तक विषघटी काल समझा जाता है। इसी प्रकार सर्वत्र समझना चाहिये।

यदि पुष्य, पूर्वाषाढ़ और चित्रा के प्रथम चरण में जन्म हो तो बालक के पिता की मृत्यु हो; यदि द्वितीय चरण में जन्म हो तो माता की; यदि तृतीय चरण में हो तो बच्चे की स्वयं की और यदि चतुर्थ में

हो तो जातक के मामा की मृत्यु हो ।[1]

यदि लग्न का शुभ-ग्रहों से सम्बन्ध न हो और मूल या आश्लेषा नक्षत्र में जन्म हो तो निम्नलिखित फल होता है :

मूल प्रथम चरण	आश्लेषा चतुर्थ चरण	पिता की मृत्यु
मूल द्वितीय चरण	आश्लेषा तृतीय चरण	माता की मृत्यु
मूल तृतीय चरण	आश्लेषा द्वितीय चरण	वंश नाश
मूल चतुर्थ चरण	आश्लेषा प्रथम चरण	लक्ष्मी और समृद्धि

॥ ८ ॥

पापाप्तेक्षितराशिसन्धिजनने सद्यो विनाशं ध्रुवं
गण्डान्ते पितृमातृहा शिशुमृतिर्जीवेद्यदि क्ष्मापतिः ।
जातः सन्धिचतुष्टयेऽप्यशुभसंयुक्तेक्षिते स्यान्मृति-
र्मृत्योर्भागगते च सा सति विधौ केन्द्रेऽष्टमे वा मृतिः ॥९॥

दो राशियों की सन्धि में यदि जन्म हो और यदि राशि[2] पाप-ग्रहों से युत या दृष्ट हो तो बालक की मृत्यु शीघ्र हो जाती है। यदि गण्डान्त में जन्म में तो उसके माता पिता या बच्चे का स्वयं का नाश हो जाता है किन्तु यदि बच्चा जी जाये तो राजा के समान वैभवशाली होता है। मीन और मेष की सन्धि, कर्क और सिंह की सन्धि, वृश्चिक और धनु की सन्धि गण्डान्त कहलाती है। जो बालक पाप-ग्रहों से युत या दृष्ट, सन्धियों में पैदा होते हैं उनकी अल्पायु हो जाती है।

---

१ इस सम्बन्ध में हमारे विचार देखिये हमारी लिखी सुगम ज्योतिष प्रवेशिका में ।

२ राशि—मूल श्लोक में यह स्पष्ट नहीं है कि लग्न राशि से तात्पर्य है या चन्द्र राशि से। हमारे विचार से यहाँ लग्न से तात्पर्य है।

चन्द्रमा यदि केन्द्र या अष्टम में हो और मृत्यु भाग में हो तो भी बालक की शीघ्र मृत्यु होती है। किस राशि में किस अंश में चन्द्रमा और लग्न मृत्यु भाग में होता है यह आगे के दो श्लोकों में बताया गया है।

चान्द्रं रूपं लोकशूरो वरज्ञः
कुड्ये चित्रं भाग्यलोके सुखानाम् ।
मेने राज्यं मृत्युभागाः प्रविष्टा
मेषादीनां वर्णसंख्यैर्हिमांशोः ॥१०॥

दानं धेनो रुद्र रौद्री मुखेन
भाग्या भानुर्गोत्र जाया नखेन ।
पुत्री नित्यं मृत्युभागाः क्रमेण
मेषादीनां तेषु जाता गतायुः ॥११॥

किस राशि में किन-किन अंशों पर रहने से चन्द्रमा या लग्न मृत्य भाग में कहलाता हैं यह नीचे के चक्र से स्पष्ट होगा।

	चन्द्रमा का	लग्न का
	अंश	अंश
मेष	२६	८
वृष	१२	९
मिथुन	१३	२२
कर्क	२५	२२
सिंह	२४	२५
कन्या	११	१४
तुला	२६	४
वृश्चिक	१४	२३

धनु	१३	१८
मकर	२५	२०
कुंभ	५	२१
मीन	१२	१०

जन्म के समय चन्द्रमा या लग्न इन अंशों पर हो तो अल्पायु हो। ॥ १०-११ ॥

रन्ध्रे केन्द्रेषु पापैरुदयनिधनगैर्वाथ लग्नास्तयोर्वा
लग्नेऽब्जेवोग्रमध्ये व्ययमृतिरिपुगे दुर्बले शीतभानौ।
क्षीणेन्दौ साशुभे वा तनुमदगुरुधीभाजि रन्ध्रास्तगोग्रै-
मृत्युः स्यादाशु केन्द्रे न यदि शुभखगाः सद्युतिर्वीक्षणं वा ॥१२॥

निम्नलिखित योगों में भी शीघ्र मृत्यु होती है: (१) पाप-ग्रह केन्द्र और अष्टम में हों (२) पाप-ग्रह लग्न और अष्टम में हों (३) पाप-ग्रह लग्न और सप्तम में हों (४) लग्न या चन्द्रमा पाप-ग्रहों के बीच में हो (५) दुर्बल चन्द्रमा छठे, आठवें या बारहवें घर में हो (६) क्षीण चन्द्रमा पाप-ग्रह के साथ १ ले, ५वें, ७वें या ९वें घर में हो (७) उग्र अर्थात् पाप-ग्रह ७ वें और ८वें घर में हों।

ऊपर सातों स्थितियों में बालक की शीघ्र मृत्यु होती है किन्तु यदि शुभ-ग्रहों की युति या दृष्टि हो (लग्न या चन्द्रमा पर या पाप-ग्रहों पर) या केन्द्र में शुभ-ग्रह हों तो ऊपर लिखे शीघ्र मृत्यु करने वाले योगों का दुष्प्रभाव नहीं होता। ॥ १२ ॥

जन्मेशोऽथ विलग्नपो यदि भवेद्दुस्थोऽबलो वत्सरै-
स्तद्राशिप्रमितैश्च मारयति तन्मासैर्दृगाणाधिपः।

---

* छठे, आठवें, बारहवें घर को दुःस्थान कहते हैं।

अंशेशो दिवसैस्तथा यदि मृतिर्द्व्यादियोगान्बहू-
नालोच्य प्रवदेत्सुताष्टमगतैः पापैररिष्टं शिशोः ॥१३॥

(१) यदि लग्नेश या चन्द्रराशि का स्वामी दुर्बल होकर दुःस्थान में हो तो जिस राशि में ऐसा लग्नेश या चन्द्र राशीश पड़ा है उस राशि की संख्या के समान वर्ष तक जीता है। मेष की १, वृष की २, मिथुन की ३ इस प्रकार संख्या गिननी चाहिये।

(२) यदि लग्न द्रेष्काण का स्वामी या चन्द्र द्रेष्काण का स्वामी दुर्बल होकर दुःस्थान में पड़ा हो तो जिस राशि में पड़ा है उस राशि की संख्या के समान महीने तक बालक जीवेगा।

(३) यदि लग्न नवांश का स्वामी या चन्द्र नवांश का स्वामी दुर्बल होकर दुःस्थान में पड़ा हो तो लग्न नवांश राशि या चन्द्र नवांश राशि की जो संख्या है उतने दिन तक बालक जीता है।

उपर्युक्त तीनों योगों में कौन सबसे प्रबल है यह विचार कर और यह देख कर कि लग्न से पाँचवें और आठवें कौन-कौन पाप-ग्रह बैठे हुए हैं, बालक की आयु का विचार करना चाहिये। ॥ १३ ॥

लग्नेन्द्वोस्तदधीशयोरपि मिथो लग्नेशरन्ध्रेशयो-
द्रेक्काणात्स्वनवांशकादपि मिथस्तद्द्वादशांशात्क्रमात्।
आयुर्दीर्घसमाल्पतां चरनगद्व्यंगैश्चरेऽथ स्थिरे
ब्रूयाद्द्वन्द्वचरस्थिरैरुभयभैः स्थास्नुद्विदेहाटनैः ॥१४॥

यह देखिये कि निम्न लिखित चर है या स्थिर या द्विस्वभाव ?

(क) लग्न द्रेष्काण राशि और चन्द्र द्रेष्काण राशि। यदि दोनों चर में हों या एक स्थिर में दूसरी द्विस्वभाव में तो दीर्घायु ? यदि दोनों स्थिर या एक चर एक द्विस्वभाव राशि में हो तो अल्पायु।

यदि दोनों द्विस्वभाव या एक चर एक स्थिर राशि में हो तो मध्यायु होता है।

(ख) लग्नेश नवांश राशि और चन्द्रेश नवांश राशि। यदि दोनो चर में हों या एक स्थिर में दूसरी द्विस्वभाव में तो दीर्घायु। यदि दोनों स्थिर या एक चर एक द्विस्वभाव में हो तो अल्पायु। यदि दोनों द्विस्वभाव में या एक चर एक स्थिर में हों तो मध्यायु होती है।

(ग) लग्नेश द्वादशांश राशि और रन्ध्रेश द्वादशांश राशि। यदि दोनों चर राशि में हों या एक स्थिर में दूसरी द्विस्वभाव में तो दीर्घायु। यदि दोनों स्थिर में या एक चर एक द्विस्वभाव में तो अल्पायु। यदि दोनों द्विस्वभाव में वा एक चर एक स्थिर में हो तो मध्यायु होती है।

तीनों मत से विचार करने पर बहुमत से जो निर्णय आये वह निर्णय मानना चाहिये।॥ १४॥

लग्नाधीशशुभाः क्रमाद्बहुसमाल्पायूंषि केन्द्रादिगाः
रन्ध्रेशोग्रखगास्तथा यदि गता व्यस्तं विदध्युः फलम्।
जन्मेशाष्टमनाथयोरुदयपच्छिद्रेशयोर्मैत्रतो
भास्वल्लग्नपयोश्चिरायुरहितेऽल्पायुः समे मध्यमः॥१५॥

यदि लग्न का स्वामी और सब शुभ-ग्रह केन्द्र में हों तो दीर्घायु (२) पणफर में हो तो मध्यायु (३) और आपोक्लिम में हों तो

नोट—रन्ध्रेश अष्टमेश को कहते हैं।

टिप्पणी : यदि तीनों से विभिन्न मत आवे तो जैमिनि के मतानुसार विचार करें। जैमिनि के मत के लिये देखिये सुगम ज्योतिष प्रवेशिका पृ० १२६

अल्पायु। यदि आठवें घर का स्वामी और सब क्रूर-ग्रह (१) केन्द्र में हो तो अल्पायु (२) पणफर में हो तो मध्यायु और (३) आपोक्लिम में हों तो दीर्घायु होता है।

यह देखिये कि निम्नलिखित परस्पर मित्र हैं या सम या शत्रु;

(क) चन्द्र जिस राशि में है उसका स्वामी और चन्द्रमा जिस राशि में है उससे अष्टम का स्वामी आपस में।

(ख) लग्नेश और अष्टमेश आपस में।

(ग) लग्नेश और सूर्य आपस में।

यदि ये परस्पर मित्र हों तो दीर्घायु; सम हों तो मध्यायु; शत्रु हों तो अल्पायु ॥ १५ ॥

लग्नाधिपो लग्ननवांशनायको
जन्मेश्वरो जन्मनवांशनायकः ।
स्वस्वाष्टमेशाद्यदि चेद्बलान्विता
दीर्घायुषः स्युर्विपरीतमन्यथा ॥१६॥

यदि लग्न का स्वामी अपने अष्टमेश से अधिक बली हो, यदि लग्न नवांश का स्वामी अपने अष्टमेश से अधिक बली हो, यदि जन्म राशि का स्वामी अपने अष्टमेश से अधिक बली हो और चन्द्रमा जिस नवांश में है उसका स्वामी अपने अष्टमेश से अधिक बली हो तो दीर्घायु होतो है किन्तु यदि लग्नेश आदि अपने अपने अष्टमेश की अपेक्षा दुर्बल हों तो अल्पायु होती है।

ऊपर जो विचार दिया गया है उसमें लग्न कुण्डली के साथ साथ नवांश कुण्डली की भी आवश्यकता पड़ेगी। निम्नलिखित चारों का अपने अपने अष्टमेशों से बलवान् होना आवश्यक है। (१) लग्न का स्वामी (२) लग्न नवांश का स्वामी (३) चन्द्र राशि का स्वामी (४) चन्द्र नवांश का स्वामी—तभी दीर्घायु होगी।॥ १६ ॥

लग्नेश्वरादतिबली निधनेश्वरोऽसौ
केन्द्रस्थितो निधनरिः फगतैश्च पापैः ।
तस्यायुरल्पमथवा यदि मध्यमायु-
रुत्साहसंकटवशात्परमायुरेति ॥१७॥

यदि लग्नेश की अपेक्षा अष्टमेश अत्यन्त बलवान् हो और केन्द्र में हो तथा पाप-ग्रह अष्टम और द्वादश में हों तो जातक अल्पायु होता है या मध्यम आयु ; यदि दीर्घायु प्राप्त भी करे तो जीवन संकट की दशा में बीतेगा । ॥ १७ ॥

नरोऽल्पायुर्योगे प्रथमभगणे नश्यति शने-
र्द्वितीये मध्यायुर्यदि भवति दीर्घायुषि सति ।
तृतीये निर्याणं स्फुटजशनिगुर्वर्कहिमगून्
दशां भुक्ति कष्टामपि वदति निश्चित्य सुमतिः ॥१८॥

नीचे लिखे चारों ग्रहों की राशि, अंश, कला, विकला जोड़ लीजिये :

सूर्य, चन्द्र, बृहस्पति तथा शनि

उदाहरण के लिये जिसकी जन्मकुंडली का विचार कर रहे हैं उसके यह चारों ग्रह स्पष्ट जोड़े ।

सूर्य	७—२६	
चन्द्र	११—२०	
गुरु	६—१४	
शनि	०—७	
योग	२६—७	या २—७

अर्थात् मिथुन के सात अंश ।

यदि इस जातक की अल्पायु है तो गोचर वश जब शनि प्रथम बार

मिथुन राशि के सात अंश पर आवेगा तब इसकी मृत्यु होगी। यदि मध्यायु है तो जब शनि द्वितीय बार मिथुन के सात अंश पर आवेगा तब मृत्यु होगी और यदि दीर्घायु है तो शनि जब गोचरवश तृतीय बार मिथुन के ७ अंश पर आवेगा तब मृत्यु होगी। यह विचार करते समय दशा और अन्तर्दशा का भी विचार कर लेना चाहिए। ॥१८॥

सपापो लग्नेशो रविहतरुचिर्नीचरिपुगो
यदा दुःस्थानेषु स्थितिमुपगतो गोचरवशात्।
तनौ वा तद्योगो यदि निधनमाहुस्तनुभृतां
नवांशाद्द्रेक्काणाच्छिशिरकरलग्नादपि वदेत् ॥१९॥

यदि लग्नेश किसी क्रूर ग्रह के साथ हो और नीच या शत्रु राशि में रहकर अस्त हो तो जब वह गोचरवश दुस्थान में जावे या लग्न में आवे या लग्न से सम्बन्ध करे तो जातक की मृत्यु होगी। जो विचार ऊपर लग्नेश द्वारा बताया गया है उसी प्रकार नवांश लग्न के स्वामी, द्रेष्काण लग्न के स्वामी तथा चन्द्र राशि के स्वामी से भी करना चाहिए ॥१९॥*

शशी तदारूढगृहाधिपश्च
लग्नाधिनाथश्च यदा त्रयोऽमी

नोट: ऊपर के श्लोक १९ में कई बातें बता दीं। गोचरवश जब ६, ८, १२ वें या लग्न में ग्रह आवे—किन्तु प्रायः गोचरवश ग्रह इन स्थानों में घूमते ही रहते हैं। इसलिये हमारे विचार से यदि कोई व्यक्ति बीमार हो और सूक्ष्म काल निर्णय करना हो तभी इस श्लोक में दिया गया विचार काम में लाया जा सकता है।

गुणाधिकाः सद्ग्रहदृष्टियुक्ता
गुणाधिकं तं कथयन्ति कालम् ॥२०॥

जब चन्द्रमा, चन्द्रराशि का स्वामी और लग्नेश ये तीनों गोचर-वश बलवान् और शुभ-ग्रहों से दृष्ट हों तो वह समय जातक के लिए बहुत अच्छा अर्थात् शुभ व्यतीत होगा । यहाँ यह भी विचार कर लेना चाहिये कि लग्नेश, चन्द्रमा और चन्द्रराशि के स्वामी जहाँ जहां जन्म कुण्डली में बैठे है वहाँ वहां उन पर भी गोचर द्वारा शुभ-दृष्टि पड़ रही है या नहीं । उदाहरण के लिये किसी का सिंह लग्न है और सूर्य वृश्चिक में है तो न केवल गोचर वश सूर्य बलवान् होना चाहिये बल्कि जन्म कुण्डली में वृश्चिक में जो सूर्य है उस पर भी गोचरवश गुरु की दृष्टि आदि होनी चाहिये । ॥२०॥

लग्नाधिपोऽतिबलवानशुभैरदृष्टः
केन्द्रस्थितः शुभखगैरवलोक्यमानः ।
मृत्यु विहाय विदधाति स दीर्घमायुः
सार्द्धं गुणैर्बहुभिरूर्जितराजलक्ष्म्या ॥२१॥

यदि लग्न का स्वामी अति बलवान् हो, अशुभ ग्रहों से न देखा जाता हो, केन्द्र में बैठा हो और शुभ-ग्रहों से देखा जाता हो तो ऐसा बलवान् लग्नेश मारकों को रोकता है और दीर्घायु के साथ-साथ गुण, लक्ष्मी और ऐश्वर्य प्रदान करता है । ॥२१॥

सर्वातिशाय्यतिबलः स्फुरदंशुजालो
लग्ने स्थितः प्रशमयेत् सुरराजमन्त्री ।

एको बहूनि दुरितानि सुदुस्तराणि
भक्त्या प्रयुक्त इव चक्रधरे प्रणामः ॥२२॥

यदि बलवान्, बृहस्पति लग्न में बैठा हो (किन्तु अस्त नहीं होना चाहिये) तो वह अनेक दोषों को शान्त करता है जैसे यदि भक्ति पूर्वक भगवान विष्णु को एक बार प्रणाम किया जाय तो अनेक संकट दूर हो जाते हैं ॥२२॥

मूर्तेस्त्रिकोणगमकण्टकेषु रवीन्दुजीवर्क्ष नवांशसंस्थः ।
सुकर्मकृन्नित्यमशेषदोषान्मुष्णाति वर्द्धिष्णुरनुष्णरश्मिः ॥२३॥

यदि शुल्क पक्ष में जन्म हो और चन्द्रमा लग्न से प्रथम, चतुर्थ, पंचम, सप्तम, नवम, दशम या एकादश में स्थित होकर कर्क, सिंह, धनु या मीन नवांश में स्थित हो तो अनेक दोषों को दूर करता है और बहुत शुभ होता है। ॥२३॥

केन्द्रत्रिकोणनिधनेषु न यस्य पापा
लग्नाधिपः सुरगुरुश्च चतुष्टयस्थौ ।
भुक्त्वा सुखानि विविधानि सुपुण्यकर्मा
जीवेच्च वत्सरशतं स विमुक्तरोगः ॥२४॥

जिसकी जन्मकुण्डली में केन्द्र, त्रिकोण और अष्टम में पाप-ग्रह न हो तथा लग्न का स्वामी और बृहस्पति केन्द्र में हो तो ऐसा व्यक्ति पुण्य कर्म करने वाला होता है, अनेक सुखों का भोग करता है और नीरोग रहता हुआ सौ वर्ष तक जीता है। ॥२४॥

श्रीपत्युदीरितदशाभिरथाष्टवर्गात्-
यत्कालचक्रदशयोडुदशाप्रकारात् ।

सम्यक्स्फुटाभिहतया क्रिययाप्तवाक्या-
दायुर्बुधो वदतु भूरिपरीक्षया च ॥२५॥

जन्म-कुण्ली में आचार्यों के आदेशानुसार ग्रह—स्पष्ट, दशा आदि का गणित कर श्रीपति ने जो दशायें बतायी हैं वे तथा अष्टकवर्ग, कालचक्र दशा आदि का पूरा विचार कर आयु का निर्णय करना चाहिये ॥२५॥

चौदहवाँ अध्याय

रोगनिर्णय

रोगस्य चिन्तामपि रोगभावस्थितैर्ग्रहैर्वा व्ययमृत्युसंस्थैः ।
रोगेश्वरेणापि तदन्वितैर्वा द्वित्र्यादिसम्भाववशाद्वदन्तु ॥१॥

इस अध्याय में रोग, मृत्यु, पूर्व जन्म और भविष्य जन्म के विषय में बताया गया हैं ।

१. रोग के विषय में नीचे लिखे हुए ग्रहों से विचार करना चाहिये :—(क) जो ग्रह छठे घर में हों (ख) जो ग्रह अष्टम में हों (ग) जो ग्रह बारहवें घर में हों (घ) छठे घर के मालिक से (ङ) जो ग्रह छठे घर के मालिक के साथ हों । इस प्रकार इन ग्रहों के विचार से, दो तीन प्रकार से जब एक ही रोग निर्दिष्ट मालूम पडे तब वह रोग होगा यह नतीजा निकालना चाहिये ॥ १ ॥

पित्तोष्णज्वरतापदेहतपनापस्मारहृत्क्रोडज-
व्याधीन्वक्ति रविर्दृगार्त्यरिभयं त्वग्दोषमस्थिस्रुतिम् ।
काष्ठाग्न्यस्त्रविषार्तिदारतनयव्यापच्चतुष्पाद्भयं
चोरक्ष्मापतिधर्मदेवफणभृद्भूतेशभूतं भयम् ॥२॥

निद्रालस्यकफातिसारपिटकाः शीतज्वरं चन्द्रमाः
शृङ्ग्यब्जाहतिमग्निमान्द्यमरुचिं योषिद्व्यथाकामिलाः ।
चेतःशान्तिमसृग्विकारमुदकाद्भीतिं च बालग्रहाद्
दुर्गाकिन्नरधर्मदेवफणभृद्यक्ष्याभ्र भीतिं वदेत् ॥३॥

तृष्णासृक्कोपपित्तज्वरमनलविषास्त्रार्तिकुष्ठाक्षिरोगान्
गुल्मापस्मारमज्जाविहतिपरुषतापामिकादेहभङ्गान् ।
भूपारिस्तेनपीडां सहजसुतसुहृद्वैरियुद्धं विधत्ते
रक्षोगन्धर्वघोरग्रहभयमवनीसूनुरूर्ध्वाङ्गरोगम् ॥४॥

भ्रान्तिं दुर्वचनं दृगामयगलघ्राणोत्थरोगं ज्वरं
पित्तश्लेष्मसमीरजं विषमपि त्वग्दोषपाण्ड्वामयान् ।
दुःस्वप्नं च विचर्चिकाग्निपतने पारुष्यबन्धश्रमान् ।
गन्धर्वक्षितिहर्म्यवाहिभिरपि ज्ञो वक्ति पीडां ग्रहैः ॥५॥

गुल्मान्त्रज्वरशोकमोहकफजान् श्रोत्रार्तिमोहामयान्
देवस्थाननिधिप्रपीडनमहीदेवेशशापोद्भवम् ।
रोगं किन्नरयक्षदेवफणभृद्विद्याधराद्युद्भवं
जीवः सूचयति स्वयं बुधगुरूत्कृष्टापचारोद्भवम् ॥६॥

पाण्डुश्लेष्ममरुत्प्रकोपनयनव्यापत्प्रमेहामयान्
गुह्यास्यामयमूत्रकृच्छ्रमदनव्यापत्तिशुक्लस्रुतिम् ।
वारस्त्रीकृतदेहकान्तिविहतिं शोषामयं योगिनी-
यक्षीमातृगणाद्भयं प्रियसुहृद्भङ्गं सितः सूचयेत् ॥७॥

वातश्लेष्मविकारपादविहतिं चापत्तितन्द्राश्रमान् ।
भ्रान्तिं कुक्षिरुगन्तरुष्णभृतकध्वंसं च पार्श्वाहतिम् ।
भार्यापुत्रविपत्तिमङ्गविहतिं हृत्तापमर्कात्मजो
वृक्षाश्मक्षतिमाह कश्मलगणैः पीडां पिशाचादिभिः ॥८॥

स्वर्भानुर्हृदि तापकुष्ठविमतिव्याधिं विषं कृत्रिमं
पादार्तिं च पिशाचपन्नगभयं भार्यातनूजापदम् ।
ब्रह्मक्षत्रविरोधशत्रुजभयं केतुस्तु संसूचयेत्
प्रेतोत्थं च भयं विषं च गुलिको देहार्तिमाशौचजम् ॥९॥

जब सूर्य रोग कारक ग्रह होता है तब निम्नलिखित रोगों की सम्भावना होती हैं, या यह समझिये कि सूर्य निम्नलिखित रोग और क्लेशों का कारक है।

(१) पित्त (१) उष्ण ज्वर (बुख़ार) (३) शरीर में जलन रहना (४) अपस्मार (मिर्गी) (५) हृदय रोग (हार्ट डिज़ीज) (६) नेत्र रोग (७) नाभि से नीचे प्रदेश में या कोख में बीमारी (८) चर्मरोग (९) अस्थि स्रुति (१०) शत्रुओं से भय, (११) काष्ठ (१२) अग्नि, अस्त्र या विष से पीड़ा (१३) स्त्री या पुत्रों से पीड़ा (१४) चोर या चौपायों से भय (१५) सर्प से भय (१६) राजा, धर्मराज (यम) भगवान्‌भूतेश (रुद्र) से भय होता है।

चन्द्रमा निम्नलिखित रोग या कष्ट उत्पन्न करता है (१) निद्रा रोग (या तो नींद न आवे या बहुत नींद आवे या सोते सोते चलना इसे सन्यास रोग भी कहते हैं) (२) आलस्य (३) कफ, (४) अतिसार (संग्रहणी)(५) पिटक, कारबंकिल (६) शीतज्वर (ठंड देकर जो बुखार आवे या ठंड के कारण जो बुखार हो (७) सींग वाले जानवर वा जल में रहने वाले जानवर मगर मच्छ आदि से भय (८) मंदाग्नि (भूख न लगना)(९) अरुचि (यह भी मन्दाग्नि का एक प्रकार है—जब जठराग्नि के मन्द हो जाने से भूख नहीं लगती है तो भोजन की इच्छा नहीं होती है) (१०) स्त्रियों से व्यथा (११) पीलिया (१२) खून खराबी (१३) जल से भय। (१४) चित्त की थकावट। (१५) बाल ग्रह-दुर्गा-किन्नर- धर्मराज (यम)-सर्प और यक्षिणी से भय होता है॥ ३॥

मंगल निम्नलिखित रोग और क्लेश उत्पन्न करता है। (१) तृष्णा-बहुत अधिक प्यास लगना (२) प्रकोप (वायु जनित या पित्त प्रकोप) (३) पित्तज्वर, अग्नि, विष या शस्त्र से भय (४) कुष्ठ (कोढ़) (५) नेत्र रोग- (६) गुल्म (पेट में फोड़ा या एपिन्डिसाइटीज) (७) अपस्मार (८) मज्जा रोग (हड्डी के अन्दर मज्जा होती है उसकी कमी से जो रोग हो जाते हैं (९) खुजली (१०) चमड़े में खुर्दरापन (११)

देह भंग (शरीर का कोई भाग टूट जाय) (१२) राजा, अग्नि, और चोरों से भय (१३) भाई, मित्र पुत्रों से कलह (१४) शत्रुओं से युद्ध (१५) राक्षस, गन्धर्व घोर ग्रह से भय और शरीर के ऊपर के भाग में बीमारियाँ होती हैं ।। ४ ।।

बुध नीचे लिखे हुये रोग और क्लेश उत्पन्न करता है, (१) भ्रान्ति (बहम,) सोचने में अव्यवस्था हो जाय, विचार में तर्क शक्ति न रहे, व्यर्थ की चिन्ता से मन उलटा पलटा सोचने लगे, मन में मिथ्या चिन्ता, बिना कारण भय, आशंका बनी रहे, जो बात यथार्थ हो उसको भूल कर गलत बात याद रहे या गलत धारणा हो जावे —यह सब भ्रान्ति के लक्षण हैं (२) दुर्वचन बोलना— (३) नेत्र रोग (४) गले का रोग (५) नासिका रोग (६) वात, पित्त कफ इस त्रिदोष से उत्पन्न ज्वर (७) विष की बीमारी (८) चर्म रोग (९) पीलिया (१०) दुःस्वप्न, खुजली (११) अग्नि में पड़ने का डर—लोग जातक के साथ परुषता (कठोरता) का व्यवहार करें या जातक स्वयं अन्य लोगों के साथ परुषता का व्यवहार करे (१२) श्रम (परिश्रम का काम करना पड़े) (१३) गन्धर्व आदि से उत्पन्न रोग। यह सब बुध के कारण होते हैं।

अब बृहस्पति के कारण जो रोग, क्लेश आदि होते हैं वह सब बताते हैं। (१) गुल्म, पेट का फोड़ा-रसोली आदि का रोग, एपिन्डिसाइटीज (२) अंतड़ियों का ज्वर (मोती झरा) (३) मूर्छा यह सब रोग कफ के दोष से होते है क्योंकि कफ का अधिष्ठाता बृहस्पति है (४) कान के रोग (५) देव स्थान सम्बन्धी पीड़ा अर्थात् मन्दिर आदि की जायदाद लेकर मुकदमे बाजी (६) ब्राह्मणों के शाप से कष्ट (७) किसी खजाने, ट्रस्ट या बैंक के मामलों के कारण कलह या अदालती कार्रवाई। (८) विद्याधर, यक्ष-किन्नर, देवता, सर्प आदि के द्वारा किया हुआ उपद्रव (९) अपने गुरुओं—माननीयों तथा बड़ों के साथ किया हुआ अभद्र या अशिष्ट व्यवहार या उनके

प्रति कर्तव्य पालन न किया हो तो उस अपराध का दंड बृहस्पति कीं दशा, अन्तर्दशा में होता है यह दैवी नियम है। ॥ ६ ॥

अब शुक्र ग्रह के कारण क्या क्या रोग, क्लेश आदि होते हैं वह बताये जाते हैं। :—(१) रक्त की कमी के कारण पीलापन (२) कफ और वायु के दोष से नेत्र रोग, मूत्र रोग, प्रमेह जननेन्द्रिय आदि में रोग—पेशाब करने में कठिनता या कष्ट (उपदंश, सुजाक आदि के कारण या प्रोस्ट्रेट ग्लैण्ड बढ़ जाने की वजह से) (४) वीर्य की कमी (५) संभोग में अक्षमता (६) अत्यन्त संभोग के कारण शरीर में कमजोरी तथा चेहरे पर कान्ति हीनता (७) शोष (शरीर का सूखना) (८) योगिनी, यक्षिणी एवं मातृगण से भय। (९) शुक्र क्लेश कारक होने से मित्रों से मित्रता भी टूट जाती है।

अब उन रोग और क्लेशों का वर्णन करते हैं जो शनि के कारण उत्पन्न होते हैं :—

(१) वात और कफ के द्वारा उत्पन्न रोग (२) टांग में दर्द या लंगड़ाना, (३) अत्यधिक श्रम के कारण थकान (४) भ्रान्ति (भ्रान्ति किसे कहते हैं? जहां बुध के रोग बताये गये हैं वहां विस्तार से समझाया गया है)। (५) कुक्षि (कोंख में रोग) (६) शरीर के भीतर बहुत उष्णुता हो जाय (७) नौकरों से कष्ट—नौकर नौकरी छोड़ कर चलें जायें या धोखा या दगा दें। (८) भार्या और पुत्र सम्बन्धी विपत्ति (९) अपने शरीर के किसी भाग में चोट (१०) हृदय ताप (मानसिक चिन्ता) पेड़ या पत्थर से चोट (११) पिशाच आदि की पीडा (१२) आपत्ति ॥८॥

अब राहु ग्रह के कारण क्या क्लेश, रोग चिन्ता आदि होते हैं वह बताते हैं :—(१) हृदय रोग (२) हृदय में ताप (जलन) (३) कोढ़ (४) दुर्मति (५) भ्रान्ति (६) विष के कारण उत्पन्न हुई बीमारियां (७) पैर में पीड़ा या चोट (८) स्त्री, पुत्र को कष्ट या उनके कारण कष्ट (९) सर्प और पिशाचों से भय।

अब केतु क्या शारीरिक या मानसिक कष्ट, क्लेश उत्पन्न करता है यह बताते हैं—ब्राह्मणों और क्षत्रियों से कलह के कारण कष्ट, शत्रुओं से भय। अब गुलिक के कारण क्या कष्ट होते हैं यह बताते हैं। गुलिक को ही मान्दि भी कहते हैं। गुलिक यदि छठे घर में हो या छठे ग्रह के स्वामी के साथ हो तो शरीर में पीड़ा, किसी स्वजन की मृत्यु और प्रेत से भय होता है ॥९॥

मन्दारान्वितवीक्षिते व्ययधने चन्द्रारुणौ चाक्षिरुक्
शौर्यायाङ्गिरसो यमारसहिता दृष्टा यदि श्रोत्ररुक्।
सोग्रे पञ्चमभे भवेदुदररुग्रन्ध्रारिनाथान्विते
तद्वत्सप्तमनैधने सगुदरुक्छुक्रे च गुह्यामयः ॥१०॥

षष्ठेऽर्केऽप्यथवाष्टमे ज्वरभयं भौमे च केतौ व्रणं
शुक्रे गुह्यरुजं क्षयं सुरगुरौ मन्दे च वातामयम्।
राहौ भौमनिरीक्षिते च पिलकां सेन्दौ शनौ गुल्मजं
क्षीणेन्दौ जलभेषु पापसहिते तत्स्थेऽम्बुरोगं क्षयम् ॥११॥

अब रोग के कुछ अन्य योग बताये जाते हैं:—(१) यदि चन्द्रमा और सूर्य बारहवें या दूसरे स्थान में हों और उनको मंगल और शनि देखते हों तो नेत्र रोग होता है। यहाँ यह ध्यान रखना चाहिए कि यदि सूर्य चन्द्र दोनों एक साथ या एक दूसरे घर में हो और उनको मंगल और शनि दोनों पूर्ण दृष्टि से देखते हों तो संभवतः उस आँख से दिखाई देना बिलकुल बन्द हो जाय। दूसरा स्थान दाहिने नेत्र का है इस कारण दाहिने नेत्र में रोग होगा। ऊपर जो योग बताया गया है वह यदि बारहवें घर में होगा तो बाएँ नेत्र की दृष्टि नष्ट होगी। इसी प्रकार यदि सूर्य और चन्द्रमा इन दोनों में से कोई—एक दूसरे या बारहवें घर में बैठा हो और उसको शनि या मंगल देखता हो

तो दूसरे में सूर्य या चन्द्र बैठने से दाहिने नेत्र का रोग होगा और बारहवें घर में सूर्य या चन्द्र बैठने से और उस को मंगल या शनि के देखने से बायें नेत्र में रोग होगा। दूसरे और बारहवें घर को नेत्र स्थान कहते हैं। नेत्र स्थान में बैठे हुए सूर्य या चन्द्र को केवल मंगल या केवल शनि देखे तो थोड़ा कष्ट और यदि मंगल और शनि दोनों देखें तो विशेष कष्ट समझना चाहिये ऐसा हमारा अनुभव है। हमारा यह भी अनुभव है कि यदि नेत्र स्थान में सूर्य, चन्द्र न भी बैठे हों अन्य पाप ग्रह बैठे हो या पाप ग्रह की दृष्टि हो तो भी नेत्र की दृष्टि में कमी हो जाती है।

(२) यदि तीसरे और ग्यारहवें घर और बृहस्पति-मंगल शनि से युत या दृष्ट हों तो कान का रोग होता है। तीसरे से दाहिने कान का विचार किया जाता है ग्यारहवें से बांये कान का। सुनना (शब्द, स्पर्श, रुप, रस, गन्ध इन पांच गुणों में से) शब्द से सम्बन्ध रखता है। पृथ्वी, जल, अग्नि, वायु और आकाश यह पांच तत्त्व हैं। सूर्य और मंगल ग्रह का अग्नि तत्त्व, चन्द्रमा और शुक्र का जल तत्त्व, बुध का पृथिवी तत्त्व, शनि का वायु तत्व और बृहस्पति का आकाश तत्त्व है। शब्द गुण का अधिष्ठाता आकाश तत्त्व है। आकाश तत्त्व बृहस्पति से सम्बन्धित होने के कारण यह कहा गया है कि यदि बृहस्पति मंगल, शनि से (मंगल से या शनि से या शनि, मंगल दोनों से) पूर्ण दृष्टि से देखा जाता हो, या मंगल, शनि के साथ हो तो कान के रोग अथवा बहरापन होता है। यहाँ तारतम्य से यह विचार कर लेना चाहिये कि तृतीय और एकादश घर जितने निर्बल होंगे और जितनी अधिक पाप दृष्टि इन दोनों पर पड़ेगी—या जितने अधिक पाप ग्रहों के साथ ये तथा बृहस्पति (शब्द गुण का अधिष्ठाता होने के कारण) होंगे उतना ही तीव्र (अधिक) कान का रोग होगा। मंगल पित्त प्रधान है इस लिए मंगल की युति या दृष्टि पित्त के कारण या फोड़ा फुंसी, रक्त स्राव आदि का रोग कान में

करेगा। शनि वायु प्रधान है इस कारण, शनि जब कान के रोग उत्पन्न करेगा तो वात के कारण। वात, पित्त, कफ यही तीन दोष आयुर्वेद के हिसाब से "त्रिदोष" हैं जिनके कुपित हो जाने से या असामञ्जस्य से शरीर में रोग होते हैं।

(३) मंगल पंचम में होने से उदर रोग होता है। (कोई भी उग्र-ग्रह सूर्य, मंगल, शनि, राहु, केतु) पंचम में होने से पेट में पीड़ा करता है। पांचवां स्थान पेट का है।

(४) शुक्र यदि सप्तम या अष्टम स्थान में हो तो वीर्य सम्बन्धी प्रमेहादि या मूत्ररोग करता है।

(५) यदि षष्ठेश या अष्टमेश, सप्तम में या षष्ठेश अष्टम में हो तो गुदा रोग होता है। सप्तम स्थान गुह्य जननेन्द्रिय प्रदेश, अष्टम गुदा का स्थान है। यहां पाप ग्रह बैठे हों या दुःस्थान (छठे आठवें) के स्वामी बैठे हों तो शरीर के उस भाग में रोग उत्पन्न करते है। ॥ १० ॥

(१) यदि छठे या आठवें घर में सूर्य हो तो ज्वर (बुखार) का भय (२) यदि छठे या आठवें घर में मंगल या केतु हों तो व्रण (घाव, चोट, ज़ख्म) (३) छठे या आठवें घर में शुक्र हो तो जननेन्द्रिय प्रदेश में रोग (उदाहरण के लिये मूत्र रोग, वीर्य रोग, सुजाक, आतशक आदि) (४) यदि छठे या आठवे घर में बृहस्पति हो तो क्षय (यक्ष्मा, टी. बी. आदि) (५) यदि छठे या आठवें शनि हो तो वात (वायु रोग) (६) यदि छठे या आठवें मंगल राहु हों या उस पर मंगल की दृष्टि हो तो पिटिका (अदीठ आदि फोड़ा या सामान्य फोड़ा) (७) यदि छठे या आठवें घर में चन्द्रमा और शनि एक साथ हों तो गुल्म (तिल्ली के कारण यथा तिल्ली बढ़ जाने के कारण—पेट में पसलियों के नीचे—दाहिनी ओर यकृत (जिगर) और बांयीं ओर प्लीहा (तिल्ली, होती है) (८) यदि कृष्ण

पक्ष का क्षीण चन्द्र पाप ग्रह के साथ हो और जल राशि* में छठे या आठवें हों तो अम्बु रोग (पेट या शरीर के अन्य भाग में पानी भर जाना, जलोदर) या क्षय (यक्ष्मा टी. बी० आदि) का रोग होता है ॥ ११ ॥

जातो गच्छति येन केन मरणं वक्ष्येऽथ तत्कारणं
रन्ध्रस्थैस्तदवेक्षकैर्बलवता तस्योक्तरोगैर्मृतिः ।
रन्ध्रर्क्षोक्तरुजाथवा मृतपतिप्राप्तर्क्षदोषेण वा
रन्ध्रेशेन खरत्रिभागपतिना मृत्युं वदेन्निश्चितम् ॥१२॥

ग्रहेण युक्ते निधने तदुक्तरोगैर्मृतिर्वाऽथ तदीक्षकस्य
ग्रहैर्विमुक्ते निधनेऽथ तस्य राशेः स्वभावोदितदोषजाता ॥१३॥

अग्न्युष्णज्वरपित्तशस्त्रजमिनश्चन्द्रो विषूच्यम्बुरु-
ग्यक्ष्मादि क्षितिजोऽसृजा च दहनक्षुद्राभिचारायुधैः ।
पाण्ड्वादि भ्रमजं बुधो गुरुरनायासेन मृत्युं कफात्
स्त्रीसङ्गोत्थरुजं कविस्तु मरुता वा संनिपातैः शनि ॥१४॥

कुष्ठेन वा कृत्रिमभक्षणाद्वा
राहुर्विषाद्वाथ मसूरिकाद्यैः ।
कुर्याच्छिखी दुर्मरणं नराणां
रिपोर्विरोधादपि कीटकाद्यैः ॥१५॥

लग्नादष्टमराशेः स्वभावदोषोद्भवं वदेन्मृत्युम् ।
निधनेशस्य नवांशस्थितराशिनिमित्तदोषजनितं वा ॥१६॥

---

* होरासार के मत से 'अलिझषमकर कुलीरा जलात्मका' अध्याय १ श्लोक ८, । कर्क, वृश्चिक, मकर और मीन जलराशि हैं ।

पैत्त्यज्वरोष्णैर्जठराग्निनाशे
वृषे त्रिदोषैर्दहनाच्च शस्त्रात् ।
युग्मे तु कालश्वसनोष्णशूलै-
रुन्मादवातारुचिभिः कुलीरे ॥१७॥

मृगज्वरस्फोटजशत्रुजं हरौ
स्त्रियां स्त्रियागुह्यरुजा प्रपातनात् ।
तुलाधरे धीज्वरसंनिपातजं
प्लीहालिपाण्डुग्रहणीरुजालिनि ॥१८॥

वृक्षाम्बुकाष्ठायुधजं हयाङ्गे
मृगे तु शूलारुचिधीभ्रमाद्यैः ।
कुम्भे तु कासज्वरयक्ष्मरोगै-
र्जले विपद्वा जलरोगतोऽन्त्ये ॥१९॥

पापर्क्षयुक्ते निधने सपापे
शस्त्रानलव्याघ्रभुजङ्गपीडा
अन्योन्यदृष्टौ व्ययशुभौ सकेन्द्रौ
कोपात्प्रभोः शस्त्रविषाग्निजैर्वा ॥२०॥

सौम्यांशके सौम्यगृहेऽथ सौम्य-
सम्बन्धगे वा क्षयभे क्षयेशे ।
अक्लेशजातं मरणं नराणां
व्यस्ते तदा क्रूरमृतिं वदन्ति ॥२१॥

मृत्यु का कारण

अब मृत्यु का कारण तथा किस प्रकार मृत्यु होती है यह बताते हैं।

(क) (१) जो ग्रह अष्टम में होते हैं या अष्टम को देखते हैं—उनमें जो बलवान् होता है—उस ग्रह के रोग से जातक की मृत्यु होती है। आठवाँ आयु का स्थान है। ऊपर बता चुके हैं कि कौन-सा ग्रह किस रोग का कारक है।

(२) यदि आठवें भाव में ग्रह हो या ग्रह देखते हों तब तो किस प्रकार के रोग से मृत्यु होगी यह ऊपर बताया परन्तु आठवें घर में कोई ग्रह न हो और न कोई ग्रह आठवें घर को देखता हो—ऐसी स्थिति में किस रोग से मृत्यु होगी। यह बताते हैं कि आठवें घर के जो रोग बताये गये हैं—उनसे या आठवें घर का मालिक जिस राशि या भाव में बैठा हो उसके दोष से—उदाहरण के लिये आठवें घर का मालिक पाँचवें घर में हो तो उदर (पेट के) रोग से, चौथे घर में बैठा हो तो हृदय रोग से—यदि अष्टमेश सूर्य या मंगल हो तो पित्तज रोग से, शनि हो तो वात रोग से, इत्यादि। जन्म लग्न (द्रेष्काण) से जो २२वाँ द्रेष्काण होता है उसका स्वामी भी मृत्यु कारक होता है। ऊपर जो योग अष्टम भाव सम्बन्धी बताये गये हैं वह लागू न हों तो जन्म द्रेष्काण से जो २२वाँ द्रेष्काण हो—उस २२वें द्रेष्काण का जो स्वामी हो—उस स्वामी के जो रोग हों—उनमें से किसी रोग के कारण मृत्यु होतीं है॥१२॥

(ख) जो ग्रह आठवें घर में हों या आठवें घर को देखते हैं उन ग्रहों में जो बलवान् हो उसके रोग/दोष से मृत्यु होती है। यदि कोई ऐसा ग्रह न हो तो अष्टम भाव में जो राशि हो उसके जो रोग हैं उनके कारण मृत्यु होती है। १३वाँ श्लोक एक प्रकार से १२वें श्लोक की ही व्याख्या है। ॥ १३ ॥

(१) सूर्य—अग्नि, उष्णज्वर, पित्त या शस्त्र से मृत्यु करता है।

(२) चन्द्रमा—विषूचिका (हैजा), जलोदर, Oedema (इस रोग में हाथ, पैर या अन्य स्थान में पानी इकट्ठा हो जाता है) जल की

बीमारियाँ (प्ल्यूरेसी या अन्य बीमारी जिसमें जल कहीं इकट्ठा हो जावे, यक्ष्मा टी. बी. आदि रोगों से आयु समाप्त करता है।

(३) मंगल—जलने से (अग्नि प्रकोप, बिजली आदि भी इसी के अन्तर्गत आ जाती है), रक्त विकार या रक्त बहने से. क्षुद्र अभिचार (जादू, टोना, मारण आदि के अनुष्ठानों आदि) के कारण, मृत्यु करता है।

(४) बुध—पाण्डु (पीलिया) या रक्त की कमी, भ्रान्ति (स्नायु सम्बन्धी विकार) आदि रोगों से जातक के प्राण हरण करता है। रक्त का कम बनना जिससे 'पाण्डु' आदि रोग होते हैं—यकृत की ख़राबी से होते हैं।

(५) बृहस्पति—कफ का अधिष्ठाता है और कफ से मृत्यु करता है। इसमें विशेष कष्ट नहीं होता।

(६) शुक्र—जब प्राणहरण करता है तो इसमें हेतु यह होता है कि अतिस्त्री प्रसंग के कारण वीर्य की कमी से शरीर निस्तेज हो जाने से बीमारी का शिकार हो जाता है। मूत्र रोग, जननेन्द्रिय सम्बन्धी रोग भी शुक्र के अन्तर्गत आ जाते हैं।

(७) शनि—सन्निपात. वातजरोग (लकवा आदि के द्वारा) आदि से मृत्यु करता है। ॥ १४ ॥

(८) राहु—कुष्ठ (कोढ़ से) या food-poisoning विष या जर्म्स (रोग कीटाणु) युक्त वस्तु खाने से, सर्प आदि विषैले जन्तुओं के काटने से, जिस रोग में शरीर पर ददोड़े, फुंसिया आदि हो जावें, उससे मृत्यु करता है।

(९) केतु—जब मृत्यु करता है तो दुर्मरण होता है। दुर्मरण का अर्थ है अपमृत्यु (जैसा आकस्मिक मोटर, रेल आदि से, मकान के गिरने से, कुचल जाने से, कोई कत्ल करदे, यह सब दुर्मरण के उदाहरण हैं)। शत्रुओं के विरोध से, कीड़ों से या शरीर में किसी कीड़े या जन्तु के

काटने से Septic हो जावे या भोजन आदि के जरिये विषाक्त कीटाणु शरीर में प्रवेश कर जावें। ॥ १५ ॥

(ग) (१) जन्म लग्न से आठवें घर से जो दोष या रोग सूचित हों उनसे (इसमें आठवें घर का मालिक, आठवें घर को जो देखते हैं वे सभी आ गये)।

(२) या आठवें घर का मालिक जिस नवांश में बैठा हो उस नवांश राशि के रोग या दोष से मृत्यु होती है।

(घ) ऊपर कई बार राशियों के रोग/दोष का हवाला दिया गया है। ग्रहों के रोग/दोष तो बताये हैं। किस-किस राशि के कौन कौन से रोग स्वाभाविक है, अब यह बताते हैं:—

(१) मेष राशि—पित्त के कारण ज्वर, उष्णता (गर्मी के कारण उत्पन्न रोग लू लगना आदि, जठराग्नि, (पेट में भोजन पचाने वाली जो अग्नि है) के रोग।

(२) वृष—त्रिदोष (वात, पित्त, कफ) के उत्पात से, शस्त्र से, अग्नि से जलने के कारण।

(३) मिथुन—श्वास की बीमारी, दमा, उष्णशूल (पित्त के कारण जो तीव्र दर्द होते) हैं।

(४) कर्कट—पागलपन, उन्माद, वात के कारण रोग, अरुचि (भोजन में अरुचि आदि लक्षण वाले रोग—anorexia)

(५) सिंह—जंगली पशुओं के कारण मृत्यु, ज्वर, स्फोट, (फोड़ा) शत्रुओं के कारण।

(६) कन्या—स्त्रियों के कारण, गुप्तरोग (मूत्रेन्द्रिय या जननेन्द्रिय सम्बन्धी रोग), ऊपर से गिरने से।

(७) तुला—धीज्वर (brain fever) सन्निपात।

(८) वृश्चिक—प्लीहा (तिल्ली) संग्रहणी, पाण्डु रोग।

(९) धनु—पेड़ के कारण (कोई पेड़ गिर जाने से या किसी पेड़ को काटते समय), जल, लकड़ी के कारण (लकड़ी चीरते समय, या लकड़ी कीं चोट से), शस्त्र से।

(१०) मकर—शूल (पेट का दर्द–एपिण्डीसाइटिज़ आदि, पेट में फोड़ा आदि, colic pain) अरुचि-मन्दाग्नि या बुद्धिभ्रम (नर्वस-स्नायु मण्डल की अव्यवस्था या रोग के कारण संयत विचार करने की शक्ति जब नष्ट हो जाती है) आदि से।

(११) कुंभ––खाँसी, ज्वर, क्षय.।

(१२) मीन—पानी से, पानी में डूबने से, जल रोगों से ।

(ङ) यदि आठवें घर का मालिक पापग्रह हो और आठवें घर में पापग्रह बैठे भी हों (या एक भी पापग्रह अष्टम में हो) तो शस्त्र, अग्नि, व्याघ्र, सर्प आदि की पीड़ा होती है। यदि केन्द्र में बैठे हुए दो पाप ग्रह एक दूसरे को पूर्ण दृष्टि से देखते हों तो सरकार की नाराज़गी से, शस्त्र, विष, अग्नि आदि के कारण मृत्यु होती है। ॥ २० ॥

(च) यदि (१) बारहवें घर का मालिक सौम्य ग्रह की राशि या सौम्य ग्रह के नवांश में हो या सौम्य ग्रह के साथ बैठा हो अथवा (२) बारहवें घर में सौम्य ग्रह बैठा हो और बारहवें घर का मालिक भी सौम्य ग्रह हो तो मरते समय विशेष क्लेश या पीड़ा नहीं होती। यदि इससे उल्टा हो अर्थात् (१) बारहवें घर का मालिक क्रूर ग्रह की राशि या क्रूर ग्रह के नवांश में बैठा हो या क्रूर ग्रह के साथ हो अथवा (२) बारहवें घर में क्रूर ग्रह बैठा हो, बारहवें घर को क्रूर देखते हों तो कष्ट, पीड़ा क्लेश के साथ मृत्यु होती है। ॥ २१ ॥

जन्म के पहिले, मृत्यु के बाद की स्थिति।

स्वोच्चे स्वमित्रे सति सौम्यवर्गे
व्ययाधिपे चोर्ध्वगतिं ससौम्ये
विपर्ययेऽधोगतिमेव केचित्-
ऊर्ध्वास्यशीर्षोदयराशिभेदात् ॥२२॥

कैलासं रविशीतगू भृगुसुतः स्वर्गं महीजो महीं
वैकुण्ठं शशिजो यमो यमपुरं सद्ब्रह्मलोकं गुरुः।
द्वीपान् भोगिवरः शिखी तु निरयं सम्प्रापयेत्प्राणिनः
सम्बन्धाव्ययनायकस्य कथयेत्तत्रान्त्यराश्यंशतः ॥२३॥

धर्मेश्वरेणैव हि पूर्वजन्म
वृत्तं भविष्यज्जननं सुतेशात्।
तदीशजातिं तदधिष्ठितर्क्षं
दिशं हि तत्रैव तदीशवेशम् ॥२४॥

स्वोच्चे तदीशे सति देवभूमिं
द्वीपान्तरं नीचरिपुस्थलस्थे।
स्वर्क्षे सुहृद्भे समभे स्थिते वा
सम्प्राप्नुयाद्भारतवर्षमेव ॥२५॥

आर्यावर्तं गोष्पतेः पुण्यनद्यः
काव्येन्द्वोश्च ज्ञस्य पुण्यस्थलानि।
पङ्गोर्निन्द्या म्लेच्छभूस्तीक्ष्णभानोः
शैलारण्यं कीकटं भूमिजस्य ॥२६॥

स्थिरे स्थिरांशाधिगतः सपापः
पृष्ठोदयेऽधोमुखभे च संस्थः ।
तदीश्वरो वृक्षलतादिजन्म
स्यादन्यथा जीवयुतः शरीरी ॥२७॥

लग्नेशितुः स्वोच्चसुहृत्स्वगेहान्
तदीश्वरो याति मनुष्यजन्म ।
समे मृगाः स्युर्विहगाः परस्मिन्
द्रेक्काणरूपैरपि चिन्तनीयम् ॥२८॥

तावेकराशौ जननं स्वदेशे
तौ तुल्यवीर्यौ यदि तुल्यजातौ ।
वर्णो गुणस्तस्य खगस्य तुल्यः
संज्ञोदितैरेव वदेत्समस्तम् ॥२९॥

(क) (१) यदि बारहवें घर का मालिक अपनी उच्च राशि, मित्र की राशि में बैठा हो और सौम्य वर्ग (होरा, द्रेष्काण, सप्तमांश, नवांश, द्वादशांश, त्रिशांश आदि) में हो या सौम्य ग्रह के साथ बैठा हो तो उसकी (मरण से बाद) ऊर्ध्वगति (ऊपर की ओर गति अर्थात् स्वर्ग की ओर) होती है। किन्तु यदि बारहवें घर का मालिक अपनी नीच राशि, शत्रु की राशि या क्रूर वर्गों में बैठा हो और क्रूर ग्रह के साथ बैठा हो तो अधोगति (नीचे की ओर अर्थात् नरक की ओर गति) होती है।

(२) कुछ का विचार है कि बारहवें घर में ऊर्ध्वास्य राशि हो बारहवें घर का मालिक ऊर्ध्वास्य राशि में हो तो ऊर्ध्वगति अन्यथा अधोगति होती है।

(३) कुछ अन्य का मत है कि शीर्षोदय राशि ऊर्ध्वगति कारक

हैं, पृष्ठोदय राशि अधोगति कारक है। शीर्षोदय राशियाँ मिथुन, कन्या, तुला वृश्चिक और, कुंभ हैं। पृष्ठोदय मेष, वृष, कर्क, धनु और मकर हैं। मीन उभयोदय है।

(ख) (१) मरण के बाद की अवस्था का विचार (i) बारहवें घर में जो ग्रह हो या ग्रह हों उनसे (ii) बारहवाँ घर जिस नवांश में हो उस नवांश में जो ग्रह हो उससे या जो ग्रह हों उनसे (iii) बारहवें घर का स्वामी जिस ग्रह या जिन ग्रहों से सम्बन्ध करता —उनसे, करना चाहिये ।

(२) यदि सूर्य या चन्द्र उपर्युक्त ग्रह हों तो जातक मरण के बाद कैलास (शिव लोक) को जाता है; मंगल हो तो पुनः पृथ्वीपर शीघ्र जन्म ले लेता है। बुध हो तो बैकुंठ को जायगा; बृहस्पति ब्रह्म लोक को ले जावेगा; शुक्र स्वर्ग को; शनि यमपुरी को, राहु हो तो दूसरे द्वीपों को केतु हो तो नरक गामी होगा ।।२३।।

आगे के जन्म का विचार बारहवें घर से बताया गया है। अब पूर्व जन्म का विचार किस भाव से करना चाहिये यह बताते हैं। पूर्व जन्म का विचार नवें घर से करे। इसी प्रकार, मृत्यु के बाद क्या अवस्था होती है—यह तो ऊपर बता चुके हैं किन्तु जिस जिस लोक में मरने के बाद जीव जाता है—उस उस लोक में कुछ समय के बाद "क्षीणे पुण्ये मर्त्यं लोक विशन्ति" गीता के इस कथन के अनुसार रह कर पुनः पृथ्वी पर जन्म कहाँ होगा—कैसी अवस्था में होगा इत्यादि का विचार पाँचवें घर से करना चाहिये ।

(४) जाति, देश आदि का विचार किस दिशा में पूर्व जन्म या किस दिशा में भविष्य जन्म होगा—इन सब बातों का विचार नवम से, नवमाधीश, से नवम में बैठे हुए ग्रह या ग्रहों से (पूर्व जन्म के विषय में)। तथा पंचम से, पंचमाधीश से, पंचम में बैठे हुए ग्रह या ग्रहों से (पुनर्जन्म के विषय में) करना चाहिये ।२४।।

यदि ग्रह उच्च राशि का हो तो देव भूमि (स्वर्ग), नीच राशि या शत्रु राशि का हो तो द्वीपान्तर, यदि ग्रह अपनी राशि या मित्र राशि का हो तो भारत वर्ष में ही समझना चाहिये। २५॥

(घ) अब भारत वर्ष में किस प्रदेश का किस ग्रह से विशेष सम्बन्ध है यह बताते हैं

(i) सूर्य— पर्वत और जंगल (ii) चन्द्रमा—पुण्य नदी (जिनमें स्नान करने से पुण्य प्राप्त होता है—यथा गंगा, यमुना, नर्मदा, गोदावरी आदि (iii) मंगल —कीकट देश, दरिद्र तथा कुत्सित देश—आजकल जिस प्रदेश को बिहार कहते हैं–उसका एक भाग भी "कीकट" देश माना जाता है (iv) बुध–पुण्य स्थल, जिन्हें तीर्थ कहते हैं, यथा श्री रामेश्वरम्, श्री रंगम्, द्वारका, अयोध्या, आदि (v) बृहस्पति आर्यावर्त— हिमालय और विन्ध्य जिसकी उत्तर और दक्षिण की सीमा हैं तथा पूर्व और पश्चिम की सीमा समुद्र तक है (vi) शुक्र जो स्थान चन्द्रमा के बताये गये हैं, वही (vii) शनि—निन्दनीय स्थान, म्लेच्छ भूमि ॥२६॥

(ङ) ऊपर श्लोक २४ में पूर्व जन्म के विषय में बतापा है। अब पुनः उसी प्रसंग में कहते हैं कि यदि जिन ग्रहों का ज़िक्र ऊपर श्लोक २४ में किया गया है—वे स्थिर राशि या स्थिर नवांश में हों और साथ ही साथ पृष्ठोदय राशि में भी हों और अधो मुख राशि में भी हों तो जन्म वृक्ष (पेड़) लता (बेल) आदि में हुआ था (नवम भाव के विचार से) या वृक्ष, लता आदि रूप में होगा (पांचवे भाव के) विचार से)। यदि स्थिर नवांश. पृष्ठोदय आदि में न हो तो मनुष्य योनि (मनुष्य शरीर) समझना चाहिये। अर्थात् ऊर्ध्वास्य राशि हो, शीर्षोदय राशि हो, चर राशि, चरनवांश का सम्बध हो तो (नवम का ऐसा हो तो पूर्व जन्म में) मनुष्य ही था पंचम का ऐसा सम्बन्ध हो तो भविष्य जन्म या पुनर्जन्म मे मनुष्य ही होगा। मनुष्य का अर्थ मनुष्य योनि

समझना चाहिये—स्त्री या पुरुष दोनोंके लिये मनुष्य का प्रयोग किया जाता है। हमारा यह मत है कि पुरुष प्रत्येक जन्म में पुरुष ही होता है—स्त्री प्रत्येक जन्म में स्त्री ही होती है । पुरुष प्राण और योषा प्राण (स्त्री प्राण) की यह विशेषता है ॥२७॥

(च) (१) यदि नवमेश– उस राशि में हो जिसमें लग्नेश उच्च का होगा या जो लग्नेश की स्व राशि है तो पूर्व जन्म में जातक मनुष्य देह धारी था

(२) यदि पचमेश उस राशि में हो जो लग्नेश की उच्च राशि है अथवा लग्नेश की स्व राशि है तो जातक पुनर्जन्म के बाद मनुष्य ही होगा ।

(३) यदि नवमेश ऐसी राशि में हैं जो की लग्नेश की सम राशि है (अर्थात् न मित्र, न शत्रु) तो पूर्व जन्म में पशु था।

(४) यदि पंचमेश ऐसी राशि में है जो लग्नेश की सम राशि है तो पुनर्जन्म के बाद पशु होगा ।

(५) यदि नवमेश ऐसी राशि में हैं जो लग्नेश की नीच राशि या शत्रु राशि है तो पूर्व जन्म में जातक पक्षी था।

(६) यदि पंचमेश ऐसी राशि में है जो लग्नेश की नीच राशि या शत्रु राशि है तो पुनर्जन्म 'पक्षी' योनि में होगा।

(छ) ऊपर जो २८वें श्लोक में नवमेश या पंचमेश के विचार से फल बताये गये हैं यह नवमेश पंचमेश किस द्रेष्काण में हैं—उस द्रेष्काण का क्या रुप है–इसके अनुसार भी विचार करना चाहिये । ॥२८॥

(१) यदि नवम और पंचम भावों के मालिक एक ही राशि में हो तो उस ही देश में जन्म (पूर्व) था और होगा (पुनर्जन्म) ।

(२) यदि यह दोनों (नवम और पंचम के मालिक) समान बली हों तो पूर्वजन्म और पुन र्जन्म एक ही जाति में था और होगा

(३) पूर्व जन्म का हाल नवमेश के वर्ण, गुण आदि जो विविध ग्रहों के प्रथम अध्याय में बताये गये हैं उनके अनुसार बताना चाहिये, तथा पुनर्जन्म का विवरण पंचमेश के वर्ण, गुण आदि के अनुसार कहना चाहिये । ग्रहों के स्वरुप, जाति, प्रकृति, स्वभाव आदि पहिले संज्ञाध्याय में बता चुके हैं। ॥२७॥

२१ श्लोक से २९ श्लोक तक पूर्व जन्म और पुनर्जन्म का हाल जानने के सिद्धान्त दिये गये है । व्यावहारिक दृष्टि से इनकी उपयोगिता कुछ नही है । शास्त्रीय दृष्टि से यह दिलचस्प प्रकरण है । कर्म विपाक नामक एक ग्रंथ में पूर्व जन्म का विशेष विवरण जानने के लिये विस्तार पूर्वक फला देश दिया गया है। परन्तु यह कहा नहीं जा सकता कि कहाँ तक वह ठीक है क्यों कि इसका निश्चय करने का कोई साधन नहीं कि कहाँ तक यह फल ठीक बैंठते हैं ॥२९॥

पन्द्रहवाँ अध्याय

भावचिन्ता

भावाः सर्वे शुभपतियुता वीक्षिता वा शुभेशै-
स्तत्तद्भावाः सकलफलदाः पापदृग्योगहीनाः ।
पापाः सर्वे भवनपतयश्चेविहाहुस्तथैव
खेटैः सर्वैः शुभफलमिदं नीचमूढारिहीनैः ।।१।।

तत्तद्भावात् त्रिकोणे स्वसुखमदनभे चास्पदे सौम्ययुक्ते ।
पापानां दृष्टिहीने भवनपसहिते पापखेटैरयुक्ते ।
भावानां पुष्टिमाहुः सकलशुभकरीमन्यथा चेत्प्रणाशं
मिश्रं मिश्रैर्ग्रहेन्द्रैः सकलमपि तथा मूर्तिभावादिकानाम् ।।

नाशस्थानगतो[1] दिवाकरकरैर्लुप्तस्तु यद्भावपो[2]
नीचारातिगृहं[3] गतो[4] यदि भवेत्सौम्यैरयुक्तेक्षितः[5] ।
तद्भावस्य विनाशनं वितनुते तादृग्विधोऽन्योऽस्ति चेत्
तद्भावोऽपि फलप्रदो न हि शुभश्चेन्नाशमुग्रग्रहः ।।३।।

लग्नादिभावाद्रिपुरन्ध्ररिःफे
पापग्रहास्तद्भुवनादिनाशम् ।
सौम्यास्तु नात्यन्तफलप्रदाः
स्युर्भावादिकानां फलमेवमाहुः ।।४।।

यद्भावनाथो रिपुरन्ध्ररिःफे
दुःस्थानपो यद्भुवनस्थितो वा ।

तद्भावनाशं कथयन्ति तज्ज्ञाः
शुभेक्षितस्तद्भवनस्य सौख्यम् ॥५॥

भावाधीशे च भावे सति बलरहिते च ग्रहे कारकाख्ये
पापान्तःस्थे च पापैररिभिरपि समेतेक्षिते नान्यखेटैः।
पापैस्तद्बन्धुमृत्युव्ययभवनगतैस्तत्त्रिकोणस्थितैर्वा
वाच्या तद्भावहानिः स्फुटमिह भवति द्वित्रिसंवादभावात् ॥

तत्तद्भावपराभवेश्वरखरद्रेष्काणपा दुर्बला
भावायंष्टमकामगा निजदशायां भावनाशप्रदाः ।
पापा भावगृहात् त्रिशत्रुभवगाः केन्द्रत्रिकोणे शुभाः
वीर्याढ्याः खलु भावनाथसुहृदो भावस्य सिद्धिप्रदाः ॥७॥

(i) भाव का शुभाशुभ विचार इस पन्द्रहवें अध्याय में बताया गया है। किसी भाव का विचार करना हो तो सर्वप्रथम निम्नलिखित सिद्धांत लागू करने चाहिए। जिन भावों में शुभग्रह बैठे होते हैं, जो भाव शुभग्रह से दृष्ट होते हैं वह उत्तम फल देते हैं। जो भाव अपने स्वामी के सहित होता है वह शुभ फल देता है। यदि कोई भाव अपने स्वामी से दृष्ट हो तो भी शुभ फल देगा। यहाँ पूर्ण दृष्टि का पूर्ण फल, तीन चौथाई दृष्टि का तीन चौथाई फल, आधी दृष्टि का आधा फल और चौथाई दृष्टि का चौथाई फल समझना चाहिए। एक टीकाकार ने यह भी अर्थ किया है कि शुभ भवनों के स्वामी भी किसी भाव को देखें तो उस भाव की समृद्धि करेंगे किन्तु हमारे विचार से यहां "शुभ" शब्द का अर्थ नैसर्गिक शुभता है—भावाधिप होने के कारण शुभता नहीं। उदाहरण के लिए नवमेश, दशमेश, शनि भावाधिप होने के कारण शुभ हुआ, किन्तु नैसर्गिक क्रूर है। तुला लग्न वाले को नैसर्गिक रूप से

बृहस्पति शुभ हुआ, यद्यपि तृतीय और छठे का मालिक होने के कारण उसे शुभ नहीं कहेंगे । हमारे विचार से ग्रन्थकार का मत नैसर्गिक शुभ और पाप का भेद बताना है। यदि पापग्रह किसी भवन का स्वामी है और उस भवन में बैठा है तो उस भाव को बनायेगा, बिगाड़ेगा नहीं । इसी प्रकार पापग्रह यदि अपने भाव को (जिस राशि का वह स्वामी है) पूर्ण दृष्टि से देखे तो उस भाव की वृद्धि ही करेगा। किन्तु ऊपर की पंक्तियों में जो शुभ फल उत्पन्न करने का सिद्धान्त बताया गया है, वह तभी ठीक बैठता है, जब ग्रह नीच, अस्त या शत्रुक्षेत्री न हो। यदि इन तीनों दोषों में से एक, दो, या तीनों दोषों से युक्त हो तो शुभता प्रदान करने की शक्ति कम हो जाती है या नहीं रहती है। ॥१॥

(ii) जिस भाव का विचार करना हो, उस भाव को थोड़ी देर के लिए लग्न मान लीजिए और फिर विचार कीजिए कि उस विचारणीय भाव से प्रथम, द्वितीय, चतुर्थ पंचम, सप्तम, नवम और दशम में उस विचारणीय भाव का स्वामी और शुभग्रह हैं या नहीं। यदि इन स्थानों में शुभग्रह हैं तो उस भाव की समृद्धि होगी। यह भी देखना चाहिए कि विचारणीय भाव से १, २, ४, ५, ७, ९, १० पर पापग्रहों की दृष्टि तो नहीं हैं या पापग्रह बैठे तो नहीं हैं। यदि इन निर्दिष्ट स्थानों में केवल शुभग्रह बैठे होंगे और विचारणीय भाव का स्वामी बैठा होगा तो पूर्ण शुभ फल; यदि इन स्थानों में पापग्रह बैठे होंगे तो पूर्ण अशुभ फल । यदि कुछ शुभग्रह, कुछ पापग्रह मिले जुले बैठे होंगे तो मिला जुला फल होगा—कुछ अच्छा, कुछ ख़राब। प्रत्येक भाव का विचार करने के लिए उससे भिन्न भिन्न स्थानों पर शुभ या पाप कैसे ग्रह बैठे हैं इसका विचार कर अन्तिम परिणाम पर पहुँचना चाहिए । ॥२॥

(iii) यदि किसी भाव का स्वामी (१) अष्टम स्थान में गया हो

या (२) सूर्य की किरणों से अस्त हो या (३) नीच राशि में हो या (४) शत्रु क्षेत्र में गया हो और शुभग्रहों से युक्त या दृष्ट न हो तो उस भाव का नाश होता है अर्थात् उस भाव सम्बन्धी सुख की प्राप्ति नहीं होती प्रत्युत दुःख की प्राप्ति होती है। बहुत से लोगों के मत से विचारणीय भाव से अष्टम में जाने से ही नहीं, लग्न से अष्टम में जाने से भी ग्रह जिस भाव का स्वामी है उस भाव को बिगाड़ेगा। यदि कोई शुभग्रह भी नीचक्षेत्री या शत्रुक्षेत्री या अस्तंगत होकर किसी भाव में बैठ जाय और वहाँ पर शुभग्रह से युक्त या वीक्षित न हो तो जिस भाव का वह स्वामी है उस भाव को बिगाड़ेगा। यदि क्रूर ग्रह

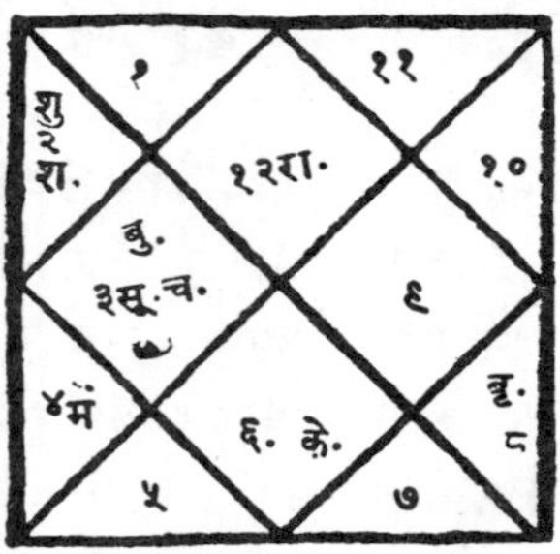

नीच, अस्तंगत या शत्रुक्षेत्री होकर किसी भाव में बैठा हो और शुभग्रह से युत या वीक्षित न हो तो जहाँ बैठा है उसे और भी बिगाड़ेगा। उदाहरण के लिए साथ की कुंडली में मंगल नीच राशि का होकर पंचम में है। यदि यह बृहस्पति से दृष्ट नहीं होता तो और भी अधिक पंचम भाव को बिगाड़ता। बृहस्पति से दृष्ट है, इस कारण मंगल की क्रूरता कुछ कम हो गई है, फिर भी नीचस्थ मंगल ने इस जातक के दो ज्येष्ठ पुत्रों का नाश किया और इसके स्वयं के पेट में जलोदर का महारोग किया। ॥३॥

(iv) जिस भाव का विचार करना हो उस भाव से छठे, आठवें, बारहवें यदि पापग्रह हों तो उस भाव का नाश करते हैं। उदाहरण के लिए आपको सप्तम भाव का विचार करना है तो सप्तम से छठा बारहवाँ, सप्तम से आठवाँ द्वितीय तथा सप्तम से बारहवाँ छठा, इन तीनों भावों में यदि पापग्रह हों तो सप्तम भाव की हानि करेंगे। जिस भाव से विचार करना हो उस विचारणीय

भाव से छठे, आठवें, बारहवें यदि शुभग्रह हों तो उस विचारणीय भाव को विशेष पुष्ट करने में समर्थ नहीं होते। मान लीजिए सप्तम भाव का विचार करना है और उस भाव से छठे, आठवें या बारहवें किसी भाव में बृहस्पति है तो वह सप्तम भाव को बलवान बनाने में उतना समर्थ नहीं होगा। क्यों ? क्योंकि उन स्थानों में बैठकर वह सप्तम को पूर्ण दृष्टि से नहीं देख सकेगा। यद्यपि लग्न से बारहवें घर में बैठकर सातवें भाव को तीन चरण दृष्टि से बृहस्पति देखता है, किन्तु सप्तम से छठे स्थान (शत्रुस्थान) में स्थित होने के कारण वह सातवें भाव के दृष्टिकोण से अच्छे स्थान में नहीं है। ॥४॥

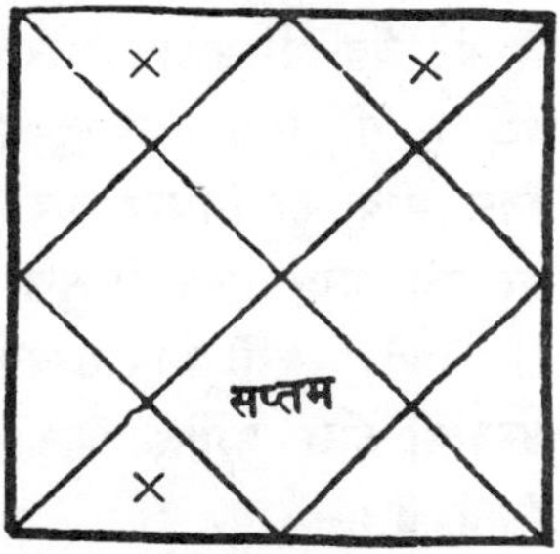

(v) जिस भाव का विचार करना हो, उस भाव का स्वामी यदि लग्न से छठे, आठवें, बारहवें स्थान में बैठा हो तो उस भाव को बिगाड़ता है। यह साधारण नियम है। उदाहरण के लिए यदि लग्नेश अष्टम में हो तो शरीर-पक्ष निर्बल या रोगग्रस्त रहेगा। यदि सप्तम का स्वामी अष्टम में हो तो स्त्रीसुख में कमी करेगा। किन्तु इस नियम के कुछ अपवाद भी हैं। जिसके लिए देखिये अध्याय ६, श्लोक ५७। जिस भाव का विचार कर रहे हों उस भाव में यदि त्रिक* का स्वामी बैठा हो तो भी जिस भाव में बैठा है उस भाव को बिगाड़ता है। उदाहरण के लिए यदि अष्टमेश दशम में बैठा हो तो दशम स्थान को बिगाड़ेगा। यहाँ भी एक बात ध्यान में रखनी चाहिए

* त्रिक लग्न से छठे, आठवें, बारहवें भाव को कहते हैं।

कि यदि त्रिक का स्वामी होने के साथ-साथ वह ग्रह लग्न का भी स्वामी हो तो दोष पैदा नहीं करता।

ऊपर दो स्थितियाँ बताईं। विचारणीय भाव का स्वामी दुःस्थान में बैठे वह भी खराब और दुःस्थान का स्वामी विचारणीय भाव में बैठे वह भी ख़राब, किन्तु इन दोनों नियमों का एक अपवाद है कि जिस भाव का विचार कर रहे हैं उस पर शुभग्रहों की दृष्टि हो तो उस भाव सम्बन्धी सुख प्राप्त होता है। ॥ ५ ॥

(vi) किसी भाव सम्बन्धी सुख प्राप्ति का अभाव या उस भाव सम्बन्धीं दुःख प्राप्ति किन परिस्थितियों में होती है? यह नीचे बताते हैं :—

(१) यदि भाव, भावेश और भावकारक निर्बल हों (२) यदि भाव, भावेश, और भावकारक पापग्रहों के मध्य में हों या पापग्रह किंवा शत्रुग्रहों से युत या वीक्षित हों और शुभ ग्रहों से युत वीक्षित न हों (३) विचारणीय भाव से ४, ५, ८, ९ तथा १२वें स्थानों में पापग्रह हों।

ऊपर यह बताया गया है कि भाव, भावेश और भावकारक इन तीनों का विचार करके किसी नतीजे पर पहुँचना चाहिए। अगर ऊपर दिये हुए दो-तीन अनिष्ट योग हों तो निश्चय ही भाव-हानि होती है। उदाहरण के लिए, स्त्री पक्ष का विचार करना है, सप्तम भाव भी बलहीन हो, सप्तम भाव का स्वामी भी पापग्रहों के बीच में हो और सप्तम भाव के कारक शुक्र से चौथे, आठवें पापग्रह हों तो निश्चय ही जातक की प्रथम स्त्री की मृत्यु होगी। कहने का तात्पर्य यह है कि कई लक्षण मिलने पर पूरा योग घटित होगा।* ॥६॥

---

* नीचे बारहों भावों के स्थिर कारक दिये जाते हैं।

(१) सूर्य, (२) बृहस्पति, (३) मंगल, (४) चन्द्र और बुध, (५) बृहस्पति, (६) शनि और मंगल, (७) शुक्र, (८) शनि,

(vii) जिस भाव का विचार करना हो उसका नाश कौन-कौन से ग्रह करते हैं और उस भाव को पुष्ट कौन-कौन से करते हैं—यह बताते हैं।

भाव को नाश करने वाले निम्नलिखित हैं :—

(१) विचारणीय भाव से अष्टम भाव का स्वामी। (२) विचारणीय भाव से २२वें द्रेष्काण का स्वामी। (३) विचारणीय भाव से छठे, सातवें, आठवें भाव के स्वामी—यदि ये दुर्बल हों।

यह सब ग्रह अपनी-अपनी दशा में अन्तर्दशा में विचारणीय भाव सम्बन्धी हानि करेंगे।

अब यह बताते हैं कि किसी भाव की पुष्टि किस-किस ग्रह की दशा में होगी।

(१) विचारणीय भाव से यदि तीसरे, छठे, ग्यारहवें, पापग्रह बैठे हों तो वह अपनी-अपनी दशा में विचारणीय भाव-सम्बन्धी सुख उत्पन्न करेंगे।

(२) विचारणीय भाव से प्रथम, चतुर्थ, पंचम, सप्तम, नवम और दशम स्थान में यदि शुभग्रह बैठे हों तो वह विचारणीय भाव सम्बन्धी वृद्धि करेंगे।

(३) जिस भाव का विचार करना हो उस भाव के स्वामी के जो शत्रु हैं—वे अपनी दशा—अन्तर्दशा में विचारणीय भाव को बिगाड़ेंगे और जो मित्र हैं—वे यदि बलवान् हों तो विचारणीय भाव को पुष्टि प्रदान करेंगे। इस अन्तिम सिद्धान्त का एक उदाहरण दिया जाता है।

---

(९) सूर्य, बृहस्पति, (१०) सूर्य, बुध, बृहस्पति, शनि, (११) बृहस्पति, (१२) शनि। प्रथम भाव का कारक सूर्य। धनभाव का कारक बृहस्पति इत्यादि।

उदाहरण केलिए साथ की कुंडली में लग्न भाव का विचार करना है तो शनि सूर्य का शत्रु है—इस कारण शनि की दशा-अन्तर्दशा में शरीर-कष्ट होगा। और बृहस्पति सूर्य का मित्र है इस कारण बृहस्पति की दशा अन्तंदशा में शरीर का सुख होगा। ॥७॥

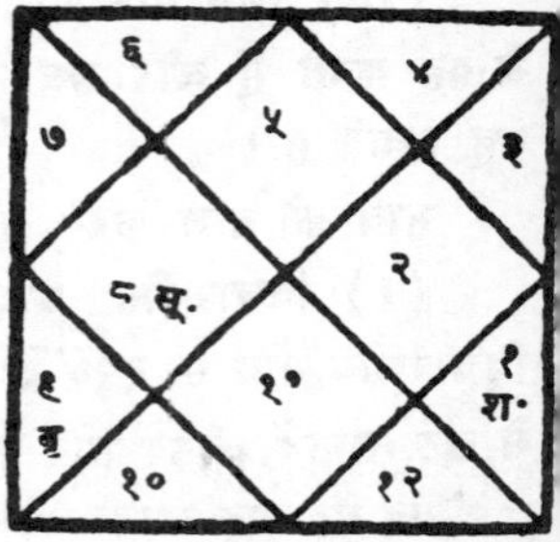

राश्तोर्जन्मविलग्नयोर्धृतिपतिर्मृत्युस्थतद्वीक्षकौ
मन्दः क्रूरदृगाणपो गुलिकपस्तैर्युक्तराश्यंशपा।
राहुश्चैष सुदुर्बलः स जनने भावानभीष्टस्थितः
पापालोकितसंयुतो निजदशायां भावनाशावहाः ॥८॥

निम्नलिखित ग्रह अपनी दशा, अन्तंदशा में भाव का नाश करते हैं। (१) जन्मलग्न से तीसरे भाव का स्वामी (२) जन्म राशि से तृतीय भवन का स्वामी (३) जो ग्रह अष्टम में बैठा हो (४) जो ग्रह अष्टम को देखता है (५) शनि (६) २२वें द्रेष्काण का स्वामी (७) जिस घर में मान्दि हो उसका स्वामी (८) ऊपर जो सात ग्रह बताये गये हैं वह जिन राशि और अंशों में हों उनके स्वामी (९) दुर्बल राहु यदि वह लग्न से ८वें या १२वें घर में बैठा हो या पाप-ग्रह से युत या दृष्ट हो। इस श्लोक में यह नहीं बताया गया कि किस भाव का नाश करता है। किन्तु पिछले श्लोकों में यह बताया जा चुका है कि पाप-ग्रह जहां बैठते हैं जिसको देखते हैं जिसके बगल में बैठते हैं उन भावों को नष्ट करते हैं। यही सिद्धांत इस श्लोक में भी लगाने चाहियें।

भावस्योदयपाश्रितस्य कुशलं यद्भावपेनोदय-
स्वामी तिष्ठति संयुतोऽपि कलयेत्तद्भावजातं फलम् ।
दुःस्थाने विपरीतमेतदुदितं भावेश्वरे दुर्बले
दोषोऽतीव भवेद्बलेन सहिते दोषाल्पता अल्पिता ।।९।।

जिस भाव में लग्नेश बैठा हो उसकी समृद्धि होती है। लग्नेश जिस भाव के स्वामी के साथ बैठा हो उस भाव के स्वामी के फल को बढ़ाता है। ऊपर यह बताया गया है कि लग्नेश जिस स्थान में बैठता है उस स्थान के फल को बढ़ाता है। इसका तात्पर्य यह है कि उस स्थान का शुभफल बढ़ावेगा। यदि किसी भाव का स्वामी दुःस्थान में हो तो इसका उलटा फल होता है। यदि दुःस्थान में पड़ा हुआ ग्रह निर्बल हो तो बहुत अनिष्ट फल करेगा। किन्तु यदि बलवान् हो तो उतना खराब नहीं जावेगा ।। ९ ।।

यद्भावेष्वशुभोऽपि वोदयपतिस्तद्भववृद्धि विशे-
द्दुःस्थानाधिपतिः स चेद्यदि तनोः प्राबल्यमन्यस्य न ।
अत्रोदाहरणं कुजे सुतगते सिंहे झषे वा स्थिते
पुत्राप्त्वि शुभवीक्षिते झटिति तत्प्राप्ति वदन्त्युत्तमाः ।।१०।।

इस श्लोक में यह बताया गया है कि लग्नेश स्वयं चाहे शुभ-ग्रह हो चाहे पाप-ग्रह हो वह जहाँ बैठ जाता है उस स्थान की वृद्धि ही करता है। ज्योतिष शास्त्र का यह माना हुआ नियम है कि ६, ८, १२, यह दुःस्थान हैं। अब शंका यह होती है कि लग्न का स्वामी होना तो शुभ होता है किन्तु यदि कोई ग्रह लग्न के साथ साथ छठे वा आठवें घर का भी स्वामी हो तो वह कैसा फल करेगा। इस शंका का समाधान करते हुए कहते हैं कि लग्न का स्वामी होने

के कारण जो शुभता है वही मुख्य रहेगी। अर्थात् मान लीजिये वृश्चिक लग्न है और मंगल लग्न और छठे घर का मालिक हुआ या मेष लग्न हो तो मंगल लग्न और आठवें घर का मालिक हुआ। अब यदि मंगल पंचम में बैठा हो तो वह षष्ठेश अथवा अष्टमेश होने के कारण सन्तान कष्ट करेगा या लग्नेश पंचम में बैठा है इस कारण सन्तान सम्बन्धी शुभफल दिखावेगा? इसके उत्तर में कहते हैं कि यदि मंगल लग्नेश षष्ठेश अथवा लग्नेश-अष्टमेश होकर पाँचवें घर में बैठा हो और शुभ-ग्रह से देखा जाता हो तो शीघ्र ही पुत्र-प्राप्ति करावेगा।

द्विस्थानाधिपतित्वमस्ति यदि चेन्मुख्यं त्रिकोणर्क्षजं
तस्यार्द्धं स्वगृहेऽथ पूर्वमुभयोर्यत्तद्दशादौ वदेत्।
पश्चाद्भावमिहापरार्द्धसमये युग्मे गृहे युग्मजं
त्वोजस्थे सति चौजभावजफलं शंसन्ति केचिज्जनाः॥११॥

यदि कोई ग्रह दो घरों का मालिक है तो वह अधिक फल उस घर का दिखायेगा जो उसकी मूल त्रिकोण राशि है। किस ग्रह की कौनसी मूल त्रिकोण राशि है यह पहले बताया जा चुका है। (देखिये पृष्ठ २१) उदाहरण के लिये सिंह लग्न की कुण्डली में बृहस्पति ५वें और ८वें घर का मालिक है। पंचम घर शुभ है, अष्टम घर अशुभ है ऐसी स्थिति में बृहस्पति की मूल-त्रिकोण राशि पचम में होने से मुख्य फल पंचमेश होने का करेगा और अष्टमेश होने का फल उसका आधा करेगा। अर्थात् यदि पंचमेश होने का १६ आने शुभ फल तो अष्टमेश होने का ८ आने अशुभ फल। ऐसे ग्रह की दशा में दोनों भावों के स्वामी होने का शुभ या अशुभ फल होगा। अर्थात् प्रस्तुत उदाहरण में बृहस्पति पंचमेश और अष्टमेश

दोनों स्वामित्व का फल दिखावेगा। यहाँ यह भी निर्णय करते हैं कि पहले किस राशि के स्वामित्व का फल दिखावेगा। इसके उत्तर में कहते हैं कि लग्न से गिनने पर जो राशि पहले आवे उस राशि के स्वामित्व का प्रभाव पहले होगा और जो राशि बाद मे होगी उसका प्रभाव बाद में होगा। परन्तु मन्त्रेश्वर महाराज स्वयं लिखते हैं कि कुछ अन्य विद्वानों का मत है कि यदि विचारणीय ग्रह ऊनी राशि में बैठा है तो उसकी दो राशियों में जो ऊनी राशि है उसका फल पहले दिखावेगा और अपनी दूसरी राशि का फल बाद में। किन्तु यदि ग्रह किसी सम राशि में बैठा है तो उसकी दो राशियों में जो समराशि है उसके स्वामित्व का फल पहले दिखावेगा और ऊनी राशि का फल बाद में दिखावेगा। ॥११॥

यद्भावेशस्याधिशत्रु ग्रहो वा
यो वा खेटो बिन्दुशून्यर्क्षयुक्तः
तत्तत्पाके मूर्तिभावादिकानां
नाशं ब्रूयाद्दैववित्प्राश्निकाय ॥१२॥

इश श्लोक में यह बताते हैं कि किन ग्रहों की दशा-अन्तंदशा में किन-किन भावों का नाश होगा। इस सम्बन्ध में दो बातें बताते हैं। (क) जो भावेश का अधिशत्रु ग्रह हो उस अधि-शत्रु ग्रह की दशा-अन्तंदशा में भाव का नाश होगा। (ख) जिस ग्रह की अपने अष्टक वर्ग में जिस भाव में शून्य-शुभ बिन्दु हो अर्थात् कोई शुभ बिन्दु न हो उस भाव को भी ग्रह अपनी दशा-अन्तंदशा में बिगाड़ता है। इसका अर्थ यह हुआ कि मान लीजिये शनि की महादशा है और शनि के अष्टक वर्ग में पंचम भाव में कोई शुभ बिन्दु नहीं है तो शनि की दशा-अन्तंदशा में पंचमभाव सम्बन्धी कष्ट होगा। (ग)

एक अन्य टीकाकार के मत से मान लीजिये सिंह लग्न है और सूर्य के अष्टकवर्ग में मीन में कोई शुभ बिन्दु नहीं है तो मीन राशि में जो ग्रह बैठे हों उनकी दशा-अन्तर्दशा में शरीर सम्बन्धी कष्ट होगा। इनके मत से जिस भाव का विचार करना है उस विचारणीय भावेश के अष्टक वर्ग में जिस राशि में कोई शुभ बिन्दु न हो उस राशि में बैठा हुआ ग्रह अपनी दशा अन्तर्दशा में विचारणीय भाव का नाश करेगा। ॥१२॥

स्वोच्चे सुहृत्क्षेत्रगतो ग्रहेन्द्रः
षड्भिर्बलैर्मुख्यबलान्वितोऽपि ।
सन्धौ स्थितः सन्नफलप्रदः स्यात्
एवं विचिन्त्यात्र वदेद्विपाके ॥१३॥

भावेषु भावस्फुटतुलभाग-
स्तद्भावजं पूर्णफलं विधत्ते ।
सन्धौ फलं नास्ति तदन्तराले
चिन्त्योऽनुपातः खलु खेचराणाम् ॥१४॥

चाहे कोई ग्रह अपनी उच्च राशि में हो, चाहे वह मित्र के क्षेत्र में हो चाहे वह पूर्ण षड्बल से सम्पन्न हो किन्तु यदि वह ग्रह भाव-सन्धि में हो तो वह फल देने में असमर्थ हो जाता है। फलादेश करते समय इसका विचार कर लेना चाहिये। ॥१३॥

जो ग्रह भावमध्य में होते हैं वह उस भाव सम्बन्धी पूर्णफल दिखाते हैं और जो ग्रह भावसन्धि में होते हैं वह शून्य फल दिखाते हैं अर्थात् कुछ फल नहीं दिखाते हैं। यदि भाव-मध्य और भाव सन्धि के बीच में हो तो जितना ही भाव मध्य के पास होंगे उतना ही उस

भाव सम्बन्धी अधिक फल दिखावेंगे और ग्रह जितना भाव मध्य से दूर होगा उतना ही उस भाव सम्बन्धी कम फल दिखावेगा। यदि सूक्ष्म विचार करना हो तो त्रैराशिक से यह गणित कर लीजिये कि कितना फल दिखावेगा ॥ १४ ॥

सूर्यादात्मपितृप्रभावनिरुजां शक्ति श्रियं चिन्तयेत्
चेतोबुद्धिनृपप्रसादजननीसंपत्करश्चन्द्रमाः ।
सत्वं रोगगुणानुजावनिरिपुज्ञातीन्धरासूनुना
विद्याबन्धुविवेकमातुलसुहृद्वाक्कर्मकृद्बोधनः ॥१५॥

प्रज्ञावित्तशरीरपुष्टितनयज्ञानानि वागीश्वरात्
पत्नीवाहनभूषणानि मदनव्यापारसौख्यं भृगोः ।
आयुर्जीवनमृत्युकारणविपद्भृत्यांश्च मन्दाद्वदेत्
सर्पेणैव पितामहं तु शिखिना मातामहं चिन्तयेत् ॥१६॥

सूर्य से आत्मा, पिता, प्रभाव, स्वास्थ्य, शक्ति (ताक़त), और लक्ष्मी का विचार करना चाहिये। चन्द्रमा से मन, बुद्धि राजा की कृपा, माता और सम्पत्ति का विचार करिये। मंगल से सत्व (ताकत, हिम्मत) रोग, गुण, छोटे भाई, पृथ्वी, शत्रु और ज्ञाति (चचेरे भाई आदि) का विचार करना चाहिये। विद्या, बन्धु, विवेक, मामा, मित्र, वाणी और कार्यक्षमता का विचार बुध से करे। ॥१५॥

संस्कृत में शब्द आया है कि कर्म का विचार बुध से करे। क्या बुध कर्म करने वाला है? इसका क्या आशय है? बुध स्नायुमंडल का स्वामी है। स्नायुमंडल पुष्ट होने से मनुष्य कर्मशील होता है, कर्म में प्रवृत्त होता है। काम काज में व्यस्त रहता है। स्नायुमंडल

कमज़ोर होने से काम करने की प्रवृत्ति संकुचित होती है। कार्य करने की शक्ति कम होने से कार्य करने की रुचि भी कम होती है। दशम स्थान—दसवें घर को कर्म स्थान कहते हैं। कर्म या कार्य का दशम स्थान से सम्बन्ध होने के कारण ही—दशम स्थान के कारक ग्रहों में बुध भी एक कारक माना गया है। ॥१५॥

प्रज्ञा, धन, शरीर पुष्टि, पुत्र और ज्ञान का विचार बृहस्पति से करे। पत्नी, सवारी, आभूषण, स्त्री-पुरुष प्रेम सम्बन्ध और सुख का कारक शुक्र है। आयु, जीवन (जीविका), मृत्यु का कारण, विपत्ति और नौकरी का विचार शनि से करना चाहिये। राहु से बाबा का और केतु से नाना का विचार किया जाता है। ॥१६॥

द्युमणिरमरमन्त्री भूसुतः सोम सौम्यो
गुरुरिनतनयारो भार्गवो भानुपुत्रः।
दिनकरविविजेज्यो जीवभानुज्ञमन्दाः
सुरगुरुरिनसूनुः कारकाः स्युर्विलग्नात् ॥१७॥

जब किसी बात का विचार किया जाता है तो प्रायः ज्योतिषी भाव और भावेश को देखते हैं। परन्तु जितनी मुख्यता भाव और भावेश की है उतनी ही कारक ग्रह की भी है। उदाहरण के लिये किसी का सप्तम और सप्तमेश तो बिगड़ा है किन्तु शुक्र बड़ा बलवान् है तो शुक्र के कारण स्त्री सुख प्राप्त होगा। अथवा मान लीजिये कि सप्तम और सप्तमेश तो अच्छे हैं और शुक्र बिगड़ा है तो शुक्र के बिगड़ने के कारण उतना स्त्री सुख नहीं होगा जितना होना चाहिये। किन वस्तुओं का कौन सा ग्रह कारक होता है यह पिछले श्लोकों में बताया गया है। अब उसी बात को भावों के दृष्टिकोण से बताते हैं कि किस भाव का कौन सा ग्रह या कौन से ग्रह कारक होते हैं। जन्म

कुण्डली में बारह भाव होते हैं। बारहों भावों के क्रमशः निम्नलिखित कारक हैं: (१) सूर्य (२) बृहस्पति (३) मंगल (४) चन्द्र और बुध (५) बृहस्पति (६) मंगल और शनि (७) शुक्र (८) शनि (९) बृहस्पति और सूर्य (१०) सूर्य, बुध, बृहस्पति और शनि (११) बृहस्पति और (१२) शनि। ॥ १७ ॥

सुहृदरिपरकीयस्वर्क्षतुङ्गस्थितानां
फलमनुपरिचिन्त्यं लग्नदेहादिभावैः।
समुपचयविपत्ती सौम्यपापेषु सत्यः
कथयति विपरीतं रिःफषष्ठाष्टमेषु ॥१८॥

किसी ग्रह का फल देखना हो तो यह देखिये कि वह लग्न आदि द्वादश भावों में से किस भाव में है और मित्र राशि में है, या स्वराशि में है, या उच्च राशि में या शत्रु राशि में। सत्याचार्य के मत से जिस घर में सौम्यग्रह बैठते हैं उस घर की वृद्धि करते हैं और जिस घर में पाप-ग्रह बैठते हैं उस घर का नाश करते हैं लेकिन छठे, आठवें, बारहवें में इससे उलटा समझना चाहिये। ॥ १८ ॥

पापग्रहाः षष्ठमृतिव्ययस्था-
स्तद्भाववृद्धि कलयन्ति दोषैः।
शुभास्तु तद्भावलयं हि
तस्माच्छत्र्वादि भावोत्फलप्रणाशः ॥१९॥

पापग्रह यदि लग्न से छठे, ८वें या १२वें हो तो उन भावों के उन दुष्ट फल को बढ़ाते हैं। शुभ ग्रह इन भावों में हों तो उस भाव के

प्रभाव को लय (नाश) करते हैं। इस कारण इन भावों में शुभ-ग्रह के होने से इन भावों के दुष्ट फल का नाश होता है। यद्यपि मन्त्रेश्वर महाराज के मत से त्रिक स्थान का शुभग्रह त्रिक स्थान के दोष को अवश्य कम करता है परन्तु त्रिक स्थान में बैठने से ग्रह स्वयं दूषित हो जाता है और अपनी दशा-अन्तर्दशा में पूर्ण शुभ फल देने में असमर्थ होता है। ॥ १९ ॥

भावस्य यस्यैव फलं विचिन्त्यं
भावं च तं लग्नमिति प्रकल्प्य ।
तस्माद्वदेद्द्वादशभावजानि
फलानि तद्रूपधनादिकानि ॥२०॥

इस श्लोक में एक नयी बात बताते हैं। जिस भाव का विचार करना हो उसको लग्न मान कर एक नयी कुण्डली बना लीजिये और फिर इसी प्रकार विचार कीजिये जैसे कि जन्म-कुण्डली में विचार किया जाता है। उदाहरण लिये आपको अपने पुत्र की स्त्री का विचार करना है तो आपके जन्म-लग्न से पंचम को (क्योंकि पुत्र का विचार पंचम से किया जाता है) पुत्र स्थान मानकर उस पंचम से सप्तम से पुत्र वधू का विचार कीजिये। अथवा दूसरा उदाहरण लीजिये। आपको अपनी पत्नी के धन का विचार करना है तो सप्तम से दूसरा अर्थात् अपने अष्टम से अपनी स्त्री के धन का विचार कीजिये। पत्नी के छोटे भाई का विचार करना है तो अपने सप्तम (पत्नी) से तृतीय—(छोटा) भाई अर्थात् अपने जन्म लग्न से नवम स्थान से पत्नी के छोटे भाई का विचार कीजिये। इस प्रकार किसी भी भाव को लग्न मान कर उससे द्वादश भावों का विचार किया जा सकता है। यह ऊपर के उदाहरण से स्पष्ट है। ॥ २० ॥

एवं हि तत्कारकतो विचिन्त्यं
पितुश्च मातुश्च सहोदरस्य ।
तन्मातुलस्यापि सुतस्य पत्यु-
र्भृत्यस्य सूर्यादिखगस्थितर्क्षात् ॥२१॥

एक अन्य प्रकार और बताते हैं। यदि पिता का विचार करना है तो सूर्य जिस भाव में है उसको लग्न मान कर सूर्य से द्वितीय से पिता का धन, सूर्य से तृतीय से पिता का छोटा भ्राता आदि पिता के बारहों भावों का विचार कीजिये। माता का विचार करना है तो चन्द्र-स्थित राशि को लग्न मान कर। भाई का विचार करना है तो मंगल-स्थित राशि को लग्न मान कर, मामा का विचार करना हो तो बुध-स्थित राशि को लग्न मान कर, पुत्र का विचार बृहस्पति वाली राशि को लग्न मान कर, स्त्री का विचार शुक्र-स्थित राशि को लग्न मान कर और नौकर का विचार शनि-स्थित राशि को लग्न मान कर उनके बारहों भावों का विचार करना चाहिये। ॥ २१ ॥

सूर्यस्थितर्क्षाज्जनकस्वरूपं
वृद्धि द्वितीयेन तु तत्प्रकाशम् ।
तद्भ्रातरं तस्य गुणं तृतीयात्-
तन्मातरं चापि सुखं चतुर्थात् ॥२२॥

बुद्धि प्रसादं सुतभाच्च षष्ठा-
त्पीडा पितुर्दोषमरिं च रोगम् ।
कामं मदं तस्य तु सप्तमेन
दुःखं मृतिं मृत्युगृहात्तवायुः ॥२३॥

पुण्यं शुभं तत्पितरं शुभेन
व्यापारमस्यैव ह कर्मभावात् ।
लाभं ह्य.ुपान्त्यात् क्षयमन्त्य-
भावाच्चन्द्रादिकानां फलमेवमाहुः ।।२४।।

सूर्य जिस राशि में है उससे पिता के स्वरूप का विचार करिये। सूर्य-स्थित राशि से दूसरे भाव से पिता के धन और ख्याति का विचार करिये। सूर्य जिस राशि में है उससे तीसरे से पिता के भाई और गुणों का विचार करे। पिता के सुख और पिता की माता का विचार सूर्य-स्थित राशि हो उससे चौथे घर से करना चाहिये। ॥ २२ ॥

सूर्य-स्थित राशि से पंचम से पिता की बुद्धि और प्रसाद (प्रसन्नता) का विचार करे। सूर्य-स्थित राशि से छठे से पिता के दोष, शत्रु और रोग का विचार करे। सूर्य-स्थित राशि से सप्तम से पिता के मदन-व्यापार (स्त्री-पुरुष प्रेम) का, और सूर्य-स्थित राशि से अष्टम से पिता के दुःख, आयु तथा मृत्यु का विचार करे। ॥ २३ ॥

सूर्य-स्थित राशि अर्थात् सूर्य जिस राशि में हो उससे नवम से पिता का पुण्य, पिता का शुभ, पिता के पिता का विचार करना चाहिये। और सूर्य स्थित राशि से दशम से पिता के व्यापार का विचार करना चाहिये। सूर्य-स्थित राशि से एकादश से पिता के लाभ का और सूर्य-स्थित राशि से द्वादश से पिता के क्षय (व्यय) का विचार करना चाहिये। जैसे सूर्य स्थित राशि से विविध भावों से पिता के विविध भावों का विचार किया जाता है वैसे ही चन्द्रस्थित राशि को लग्न मान कर मातृ सम्बन्धी विविध भावों का, मंगल-स्थित राशि को लग्न मान कर भातृ सम्बन्धी विविध भावों का विचार करना चाहिये। इसी प्रकार बुध आदि ग्रहों से उनसे सम्बन्धित रिश्तेदारों के बारहवों भाव का विचार करे। ॥ २४ ॥

तत्तद्भावात्कारकादेवमूह्यं
तत्तन्मातृभ्रातृपित्रात्मजाद्यम् ।
तस्मिन् भावे कारके भावनाथे
वीर्योपेते तस्य भावस्य सौख्यम् ॥२५॥

इसलिये पिता, माता, भ्राता, मातुल, पुत्र, स्त्री, भृत्य आदि का विचार करना हो तो उपर्युक्त प्रकार से भाव, भावेश तथा कारक तीनों का विचार करना चाहिये। यदि भाव, भावेश और कारक तीनों बलवान् हों तो उस भाव सम्बन्धी सुख होगा। ॥ २५ ॥

धर्मे सूर्यः शीतगुर्बन्धुभावे
शौर्ये भौमः पञ्चमे देवमन्त्री ।
कामे शुक्रश्चाष्टमे भानुपुत्रः
कुर्यात्तस्य क्लेशमित्याहुरन्ये ॥२६॥

नवम में सूर्य, चौथे में चन्द्रमा, तृतीय में मंगल, पंचम में बृहस्पति, सप्तम में शुक्र, और अष्टम में शनि उस भाव सम्बन्धी क्लेश करते हैं ऐसा अन्य लोग कहते हैं। ॥ २६ ॥

लग्नेश्वरो यद्भवनेशयुक्तो
यद्भावगस्तस्य फलं ददाति ।
भावे तदीशे बलभाजि तेन
भावेन सौख्यं व्यसनं बलोने ॥२७॥

लग्नेश किस भावेश के साथ रहता है उस भावेश का या जिस भाव में रहता है उस भाव का फल देता है। यदि भाव और उसका स्वामी बलवान् हो तो उस भाव सम्बन्धी सुख होता है। यदि बलहीन हो तो उस भाव सम्बन्धी कष्ट होता है। ॥ २७ ॥

यद्भावप्रभुणा युतो बलवता मुख्याङ्गगो लग्नप-
स्तद्भावानुभवं वितनुते यद्भावगस्तस्य च ।
संयुक्तो बलहीनभावपतिना निन्द्याङ्गभाजां फलं
कुर्यात्तद्विपरीतमेवमुदितं सर्वेषु भावेष्वपि ॥२८॥

लग्नेश के अष्टक वर्ग में जिन भावों में शुभ बिन्दु अधिक हों उन भावों के स्वामी यदि बलवान् हों और लग्नेश के साथ हों तो उन भाव सम्बन्धी शुभ फल होगा किन्तु लग्नेश के अष्टकवर्ग में जिन भावों में थोड़े शुभ बिन्दु हों उन भावों के स्वामी बलहीन हों और लग्नेश से संयुक्त हों तो उस भाव सम्बन्धी शुभ फल नहीं होगा। इसी प्रकार सब भावों का विचार करना चाहिये। बहुतों के मत से बलवान् या निर्बल इतना मात्र देखें। अष्टक वर्ग का विचार इस श्लोक के लिये आवश्यक नहीं है। ॥ २८ ॥

दुःस्थानपस्तदितरस्वगृहस्थितश्चेत्
स्वक्षेत्रभावफलमेव करोति नान्यत् ।
मन्दो मृगे सुतगृहे यदि पुत्रसिद्धिः
षष्ठाधिपत्यकृतदोषफलं च नात्र ॥२९॥

यदि कोई ग्रह दो राशियों का स्वामी हो और एक राशि लग्न से शुभ-स्थान में हो और दूसरी राशि लग्न से दुःस्थान में पड़े और यदि ग्रह सुस्थान राशि वाले अपने घर में हों तब वह सुस्थान के स्वामी होने का शुभ फल देता है। दुःस्थान के स्वामी होने का अशुभफल नहीं देता। उदाहरण के लिये यदि कन्या लग्न हो और शनि पंचम में मकर राशि का हो तो यद्यपि वह पंचमेश और षष्ठेश होने से आधा शुभ, आधा पाप होना चाहिये किन्तु मन्त्रेश्वर महाराज के इस श्लोक में बताये गये सिद्धान्त के अनुसार वह पंचम

में स्वराशि में स्थित होने के कारण शुभ फल देगा और पुत्र सिद्धि करायेगा। छठे घर के मालिक होने का दोष नहीं होगा। ॥ २९ ॥

राशौ स्थितिर्मिथो योगो दृष्टिः केन्द्रेषु संस्थितिः ।
त्रिकोणे वा स्थितिः पञ्चप्रकारो बन्ध ईरितः ॥३०॥

इस श्लोक में सम्बन्ध या बन्ध किसे कहते हैं यह बताते हैं। सम्बन्ध या बन्ध पाँच प्रकार का होता हैं। (१) परस्पर स्थान सम्बन्ध, मान लीजिये "क" ग्रह "ख" की राशि में बैठा है और "ख" ग्रह "क" की राशि में। (२) जब दो ग्रह एक ही राशि में हों (३) जब दो ग्रह एक दूसरे को पूर्ण दृष्टि से देखते हों (४) जब दो ग्रह केन्द्र में हों (५) जब दो ग्रह त्रिकोण में हों। ॥ ३० ॥

सोलहवाँ अध्याय

द्वादश भावफल

लग्न आदि द्वादश भावों का समुदाय फल

लग्ननवांशपतुल्यतनुः स्याद्वीर्ययुतग्रहतुल्यतनुर्वा
चन्द्रसमेतनवांशपवर्णः कादिविलग्नविभक्तभगात्रः ॥१॥

लग्नेशे केन्द्रकोणे स्फुटकरनिकरे स्वोच्चभे वा स्वभे वा
केन्द्रादन्यत्रसंस्थे निधनभवनपे सौम्ययुवते विलग्ने ।
दीर्घायुष्मान्धनाढ्यो महितगुणयुतो भूमिपालप्रशस्तो
लक्ष्मीवान् सुन्दराङ्गो दृढतनुरभयो धार्मिकः सत्कुटुम्बी ॥२॥

सत्संबन्धयुते कलेवरपतौ सद्ग्रामवासोऽथवा
सत्सङ्गः प्रबलग्रहेण सहिते विख्यातभूपाश्रयः ।
स्वोच्चस्थे नृपतिः स्वयं स्वगृहगे तज्जन्मभूमौ स्थितिः
सञ्चारश्चरभे स्थितिः स्थिरगृहे द्वन्द्वं द्विरूपं फलम् ॥३॥

विख्यातः किरणोज्वले तनुपतौ सुस्थे सुखी वर्धनो
दुःस्थे दुःख्यसदृक्षनीचभवने वासो निकृष्टस्थले ।
स्वस्थो जीवति शक्तिमत्युदयभे वर्द्धिष्णुरूर्जस्वलो
निःशक्तौ निहतो विपद्भिरसकृत्खिन्नो भवेदातुरः ॥४॥

अर्थस्वामिनि मुख्यभावजुषि सत्स्वर्थे कुटुम्बश्रिया
सर्वोत्कृष्टगुणो धनी च सुमुखी स्याद्दूरदर्शी नरः ।

सम्बन्धे सवितुर्द्वितीयपतिना लोकोपकारक्षमां
विद्यामर्थमवाप्नुयादथ शनेः क्षुद्राल्पविद्यारतः ।।५।।

जैवे वैदिकधर्मशास्त्रनिपुणो बौधेऽर्थशास्त्रे पटुः
शृङ्गारोक्तिपटुर्भृगोर्हिमरुचेः किञ्चित्कलाविद्भवेत् ।
कौजे क्रूरकलापटुश्च पिशुनो राहौ स्थिते लोहलः
केतौ भ्रश्यदलीकवाग्धनगतैः पापैश्च मूढोऽधनः ।।६।।

बन्धो यदि स्यात्तनुशौर्यनाथयो-
रन्योन्यराशिस्थितयोर्बलाढ्ययोः ।
धैर्यं च शौर्यं सहजानुकूलतां
प्राप्नोत्ययं साहसकार्यकर्तृताम् ।।७।।

शौर्यपे बलिनि सद्ग्रहयुक्ते कारकेऽपि शुभभावमुपेते ।
भ्रातृवृद्धिरथ वीर्यविहीने दुःस्थिते भवति सोदरनाशः ।।८।।

अयुग्मराशौ यदि कारकेशौ
गुर्वर्कभूसूनुनिरीक्षितौ चेत् ।
ओजो गृहः स्याद्यदि विक्रमाख्यः
पुंभ्रातरस्त्वंशवशाद्भवेयुः ।।९।।

दुःस्थाने सुखपे शशिन्यपि सतां योगेक्षणैर्वर्जिते
पापान्तःस्थितिमत्यसद्ग्रहयुते दृष्टे जनन्या मृतिः ।
एतौ द्वावपि वीर्यगौ शुभयुतौ दृष्टौ शुभैर्बन्धुगै-
र्मातुः सौख्यकरौ विधोश्च सुखगैः सौम्यैर्वदेत्तत्सुखम् ।।१०।।

लग्नेशे सुखगेऽथवा सुखपतौ लग्ने तयोरीक्षणे
योगे वा शशिनस्तथा यदि करोत्यन्त्यां स्वमातुः क्रियाम् ।
अन्योन्यं यदि शत्रु नीचभवने षष्ठाष्टमे वा तयो-
र्मातुर्नोपकरोति नाशसमये बन्धस्तयोर्वा न चेत् ॥११॥

मातृभावोक्तवद्वाच्यं पितृभ्रातृसुतादिषु ।
भावकारकभावेशलग्नलग्नेश्वरैर्वदेत् ॥१२॥

सुस्थौ सुखेशभृगुजौ तनुबन्धुयुक्ता-
वान्दोलिकां जनपतेश्वरतां विधत्तः ।
स्वर्णाद्यनर्घ्यमणिभूषणपट्टशय्या-
कामोपभोगकरणानि च गोगजाश्वान् ॥१३॥

दुःस्थे सुखेशे कुजसूर्ययुक्ते
सुखेऽपि वा जन्मगृहं प्रदग्धम् ।
जीर्णं तमोमन्दयुतेऽरियुक्ते
परैर्हृतं गोक्षितिवाहनाद्यम् ॥१४॥

सौम्यर्क्षांशे सौम्ययुक्ते पञ्चमे वा तदीश्वरे ।
वैशेषिकांशे सद्भावे धीमान्निष्कपटी भवेत् ॥१५॥

स्थितिः पापानां वा, द्विषति बलयुक्तारिपतिना
युतो वा दृष्टो वा, यदि रिपुगृहे वा तनुपतिः ।
अरीशः केन्द्रे वाऽप्यशुभखगसंवीक्षितयुतो
रिपूणां पीडां द्राग्भृशमपरिहार्यां वितनुते ॥१६॥

षष्ठेश्वरादतिबलिन्युदयाधिनाथे
सौम्यग्रहांशसहिते शुभदृष्टियुक्ते ।

सौख्येश्वरेऽपि सबले यदि केन्द्रकोणे-
च्चारोग्यभाग्यसहितो दृढगात्रयुक्तः ॥१७॥

शत्रुनाथे तु दुःस्थाने नीचमूढारिसंयुते
तस्माद्बलाढ्ये लग्नेशे शत्रुनाशं रवौ शुभे ॥१८॥

यद्भावेशयुतो वैरिनाथो यद्भावसंश्रितः ।
षष्ठस्थितो यद्भावेशस्ते भावाः शत्रुतां ययुः ॥१९॥

सत्संबन्धयुते सप्तर्क्षे तदीशे बलान्विते ।
पतिपुत्रवती साध्वी भार्या सर्वगुणैर्वृता ॥२०॥

केन्द्रादन्यत्र रन्ध्रेशे लग्नेशाद्दुर्बले सति ।
नाधिर्न विघ्नो न क्लेशो नृणामायुश्चिरं भवेत् ॥२१॥

धर्मे कुजे वा सूर्ये वा दुःस्थे तन्नायके सति ।
पापमध्यगते वाऽपि पितुर्मरणमादिशेत् ॥२२॥

दिवा सूर्ये निशा मन्दे सुस्थे शुभनिरीक्षिते ।
धर्मेशे बलसंयुक्ते चिरं जीवति तत्पिता ॥२३॥

मन्दारयोः शीतरुचौ च सूर्ये
त्रिकोणगे तज्जननीपितृभ्याम् ।
त्यक्तो भवेच्छुक्रपुरोहितेन दृष्टे
तनूजोऽस्ति सुखी चिरायुः ॥२४॥

शनिर्भाग्याधिपः स्याच्चेच्चरस्थो न शुभेक्षितः ।
सूर्ये दुःस्थानगेऽप्यन्यपितरं ह्युपजीवति ॥२५॥

धर्मे तदीशे वा मन्दयुक्ते दृष्टेऽपि वा चरे ।
जातो दत्तो भवेन्नूनं व्ययेशे बलशालिनि ॥२६॥

नभसि शुभखगे वा तत्पतौ केन्द्रकोणे
बलिनि निजगृहोच्चे कर्मगे लग्नपे वा ।
महितपृथुयशाः स्याद्धर्मकर्मप्रवृत्तिः
नृपतिसदृशभाग्यं दीर्घमायुश्च तस्य ॥२७॥

ऊर्जस्वी जनवल्लभो दशमगे सूर्ये कुजे वा महत्
कार्यं साधयति प्रतापबहुलं खेशश्च सुस्थो यदि ।
सन्ध्यापारवतीं क्रियां वितनुते सौम्येषु सच्छलाघितां
कर्मस्थेष्वहिमन्दकेतुषु भवेद्दुष्कर्मकारी नरः ॥२८॥

लाभेशे यद्भावनाथयुक्ते यद्भावगेऽपि वा ।
भावं तदनुरूपस्य वस्तुनो लाभमैरपि ॥२९॥

व्ययस्थितो यद्भावेशो व्ययेशो यत्र तिष्ठति ।
तस्य भावस्यानुरूपवस्तुनो नाशमादिशेत् ॥३०॥

(i) (क) जातक का शरीर या तो नवांश लग्न के स्वामी के अनुसार होता है या जन्म-कुण्डली में जो ग्रह सबसे बलवान् हो उसके समान हो । चन्द्रमा जिस नवांश में हो उस नवांश के स्वामी का जो वर्ण (रंग-रूप) हो उसी के अनुकुल जातक का वर्ण होगा । मेष से लेकर बारह राशियों तक काल पुरुष के बारह अंग माने गये हैं; इसी प्रकार लग्न से लेकर बारहवें भाव तक काल पुरुष के बारह अंग माने गये हैं, यहां पर मन्त्रेश्वर महाराज यह बताते हैं कि यदि लग्न बड़ी राशि है तो लग्न में शुभ ग्रह होने से जातक का सिर बड़ा और और सुन्दर होगा । इसी प्रकार भिन्न-भिन्न भावों में कैसी राशि पड़ी है

और कैसे ग्रह हैं उसी प्रकार का शरीर और शरीर के अदयव जातक के होंगे। ॥२॥

(ख) लग्नेश केन्द्र या कोण में हो, अस्त न हो और अपनी उच्च राशि या स्वराशि में हो तथा लग्न में सौम्य ग्रह हो; इस प्रकार लग्न और लग्नेश दोनों सुघरे हुए हों और अष्टमेश केन्द्र के अलावा और किसी स्थान में हो तो जातक दीर्घायु, घनवान्, प्रशंसित, गुण वाला, राजा से प्रशंसित लक्ष्मीवान्, सुन्दर अग वाला, दृढ़ शरीर का, निर्भय, धार्मिक और अच्छे कुटुम्बं वाला होता है। ॥२॥

(ग) यदि लग्नेश का अच्छे ग्रह से सम्बन्ध हो तो जातक उत्तम ग्राम में वास करता है या उसे सज्जन मनुष्यों का सहवास प्राप्त होता है। यदि लग्नेश किसी प्रबल ग्रह के साथ हो तो जातक को किसी विख्यात राजा का आश्रय प्राप्त होता है। इससे यह भी नतीजा निकलता है कि यदि लग्नेश दुःस्थान में पड़ा है तो जातक भी दुःस्थान में रहेगा और यदि नीच, निर्बल ग्रहों के साथ हो तो मनुष्य का संग भी ऐसे ही मनुष्यों के साथ होता है। यदि लग्नेश उच्च हो तो जातक राजा हो। यदि लग्नेश स्व-गृही हो तो जातक अपनी जन्म-भूमि में रहता चला आये। यदि चर-राशि में हो तो जातक एक जगह स्थिर होकर न रहे। यदि लग्नेश स्थिर राशि में ही तो एक जगह जम कर रहे। और यदि द्वि-स्वभाव राशि में हो तो दोनों प्रकार का फल हो। अर्थात् कभी संचारशील हो कभी जम कर रहे। ॥३॥

(घ) यदि जन्म के समय लग्नेश किरणों से प्रकाशमान हो—अर्थात् अस्त न हो तो मनुष्य विख्यात होता है। यदि लग्नेश सुस्थान में हो तो जातक सुखी और वृद्धि को प्राप्त होता है। किंतु यदि लग्नेश, नीच राशि, पाप ग्रह की राशि या दुःस्थान में हो तो जातक निकृष्ट स्थान में वास करता है। यदि लग्नेश बलवान् होकर सुस्थान में हो तो जातक सुखी, पराक्रमी, वृद्धि को प्राप्त, उत्तम जीवन व्यतीत

करता है किंतु यदि लग्नेश निर्बल हो तो मनुष्य विपत्तियों से आक्रान्त (घिरा हुआ), रोगों से खिन्न (अर्थात् रोगी) अर्थात् वारं-वार रोगों और विपत्तियों का शिकार बना हुआ दुःखी जीवन व्यतीत करता है। इन श्लोकों में लग्नेश के बलवान् अथवा दुर्बल-उत्तम स्थान किंवा दुःस्थान में रहने की महिमा बताई गई है। ॥४॥

(ii) (क) यदि द्वितीयेश लग्न में हो और शुभग्रह दूसरे में हो, तो जातक सर्व उत्कृष्ट गुणों वाला, धनी, सुन्दर मुख वाला, दूरदर्शी और सत्कुटुम्ब वाला होता है। यदि धनेश का सूर्य से सम्बन्ध हो तो जातक लोक का उपकार करने वाला, विद्वान् और धनवान् होगा। यदि धनेश का शनि से सम्बन्ध हो तो जातक की विद्या क्षुद्र (छोटे प्रकार की) और अल्प होगी। ॥५॥

(ख) यदि धनेश का बृहस्पति से सम्बन्ध हो तो जातक वेद और धर्मशास्त्र में विद्वान् होता है। यदि बुध से सम्बन्ध हो तो अर्थशास्त्र में पटु हो। यदि शुक्र से सम्बन्ध हो तो शृंगार सम्बन्धी शास्त्र में (साहित्य, कामशास्त्र इत्यादि); और चन्द्रमा का द्वितीयेश से सम्बन्ध हो तो किसी-किसी कला में कुशल हो; यदि मंगल से सम्बन्ध हो तो क्रूर कलाओं में विद्वान् हो और जातक चुगलखोर भी हो। यदि राहु द्वितीय स्थान में स्थित हो (या द्वितीयेश के साथ हो) तो स्पष्ट उच्चारण न करने वाला और यदि केतु द्वितीय में हो तो हकलावे या असत्य वचन बोलने वाला हो। यदि धनस्थान में पाप-ग्रह हो तो मनुष्य मूर्ख और निर्धन होता है। ॥६॥

ऊपर श्लोक ५ और ६ में द्वितीयेश के विविध ग्रहों में सम्बन्ध का जो फल बताया गया है वह फल उस दशा में भी होता है जब द्वितीय भाव भी विविध ग्रहों से सम्बन्धित हो, ऐसा हमारा मत है।

(iii) (क) यदि लग्नेश और तृतीयेश का बन्ध हो और एक दूसरे की राशि में हों अर्थात् बलवान् लग्नेश तृतीय में हो और बलवान् तृतीयेश, लग्न में हो तो जातक साहस के कार्य करने वाला, धैर्यवान्, वीर और भातृ प्रेमी होता है। ॥७॥

(ख) यदि तीसरे घर का मालिक बलवान् हो, सद्ग्रह के साथ हो और भातृभाव का कारक भी बलवान् हो और शुभभाव में बैठा हो तो भाइयों की वृद्धि होती है। किन्तु यदि कारक और तीसरे घर का स्वामी निर्बल हों और दुःस्थान में बैठे हों तो भाइयों का नाश होता है। ॥८॥

(ग) यदि तीसरे घर का स्वामी और तीसरे भाव का कारक अर्थात् मंगल दोनों ऊनी राशियों में बैठे हों और बृहस्पति, सूर्य और मंगल से दृष्ट हों तथा लग्न से तीसरे घर में ऊनी राशि हो तो जितने नवांश तीसरे भाव में उदित हो चुके हों उतने ही भाई होंगे। ॥९॥

(iv) (क) यदि जन्मकुंडली में चतुर्थेश तथा चन्द्रमा दोनों दुःस्थान में हों और न वे शुभ ग्रह के साथ हों और न उन पर शुभ ग्रह की दृष्टि हो बल्कि वे पाप ग्रहों के बीच में हों और पाप युत या पाप दृष्ट हों तो माता की शीघ्र ही मृत्यु हो जाती है। किन्तु यदि सब बातें उपर्युक्त से भिन्न हों अर्थात् चतुर्थेश और और चन्द्रमा बलवान् हो, शुभ ग्रहों से युत हों, शुभ ग्रहों से दृष्ट हों और शुभ ग्रह चतुर्थ में हो तो मातृ सुख होता है। चन्द्रमा से चतुर्थ स्थानों में सौम्य ग्रह हों तो मातृ सौख्य होता है। ॥१०॥

ततीयेश ही मंगल से देखा जा सकता है स्वयं मंगल, मंगल से नहीं देखा जा सकता है।

(ख) यदि लग्नेश चतुर्थ में हो या चतुर्थेश लग्न में हो और चन्द्रमा इनसे योग या दृष्टि करे तो जातक अपनी माता का अन्तिम संस्कार (दाह, श्राद्ध आदि) करता है। यदि ये दीनों–लग्नेश और चतुर्थेश एक दूसरे से छठे, आठवें एक दूसरे की शत्रु या नीच राशि में हों और इन दोनों का 'बन्ध' न हो तो जातक अपनी माता का अंतिम संस्कार नहीं कर सकेगा ॥११॥

(ग) जिस तरह चतुर्थ भाव तथा मातृ कारक चन्द्रमा से मातृ भाव का विचार किया गया है उसी प्रकार पिता, भाई, पुत्र आदि का (भाव, कारक ग्रह, भावेश, ग्रहों का लग्न और लग्नेश से कैसा सम्बन्ध है यह विचार कर) फल कहना चाहिये। उदाहरण के लिये लग्न, लग्नेश बलवान् हों —पंचम भाव, पंचम भाव का स्वामी और पुत्र कारक बृहस्पति—इन सब में मित्रता हो तो पुत्र से प्रेम और पुत्र सुख होगा। लग्नेश और पंचमेश एक दूसरे के शत्रु हों परस्पर छठे आठवे हों—एक दूसरे की शत्रु या नीच राशि में हों तो पिता पुत्र में प्रेम नहीं रहेगा। ॥१२॥

(घ) यदि चौथे स्थान का स्वामी और शुक्र लग्न में और चौथे स्थान में या दोनों सुस्थान में हों और नीच अस्त आदि दोषों से रहित हों तो जातक को चढ़ने के लिये राजा की पालकी मिलती है अर्थात् वाहन सुख होता है और स्वर्ण, बहुमूल्य भूषण, शय्या, रेशमी वस्त्र, गौ, भोग के अन्य साधन, हाथी घोड़े आदि का सुख प्राप्त होता है। ॥१३॥

यादि चौथे घर का स्वामी दुःस्थान में हो और सूर्य और मंगल के साथ हो या सूर्य और मंगल चौथे घर में हो तो जातक का जन्म-गृह जल जायेगा। यदि राहु और शनि चतुर्थ घर में हों तो

"बन्ध" का अर्थ श्लोक ३० अध्याय १५ में समझाया गया है।

मकान जीर्ण होगा ? यदि चौथे घर में शत्रु ग्रह हो तो उस मनुष्य की जमीन, सवारी तथा भूमि का और लोग अपहरण कर लेंगे ? ॥१४॥

(v) (क) यदि पंचम भाव शुभ राशि और शुभ ग्रह के नवांश में हो या पंचम भाव शुभग्रह-युक्त हो तो जातक बुद्धिमान् और निष्कपट होता है। यदि पंचमेश उत्तम भाव में बैठ कर वैशेषिकांश में हो तब भी यही फल। संस्कृत में "सौम्य" शब्द आया है। सौम्य के दो अर्थ हैं शुभ और बुध। एक टीकाकरने सौम्य का अर्थ 'बुध" किया है। किन्तु हमारे विचार से यहाँ सौम्य का प्रयोग शुभ के अर्थ में किया गया है ॥१५॥

(vi) (क) नीचे कुछ योग दिये हैं जिनमें से किसी के होने से जातक को घोर शत्रु पीड़ा होती है और वह शत्रु पीड़ा का निराकरण नहीं कर सकता :

(१) पाप ग्रह छठे में हों, (२) लग्नेश बलवान् षष्ठेश से दृष्ट या युत हो (३) छठे घर का स्वामी पाप ग्रह से दृष्ट या युत केन्द्र में हो। [संस्कृत के मल श्लोक से एक और भी अर्थ निकलता है कि लग्नेश के छठे घर में होने से भी शत्रु पीड़ा होती है; यदि बलवान् षष्ठेश से दृष्ट या युत हो तो और अधिक पीड़ा होगी] ॥१६॥

(ख) यदि लग्नेश षष्ठेश से बहुत अधिक बली हो और लग्नेश सौम्य-ग्रह की राशि और अंश में हो और शुभ-ग्रहों से दृष्ट हो और चतुर्थेश बलवान होकर केन्द्र या त्रिकोण में बैठा हो तो जातक दृढ़ शरीर वाला, नीरोग और भाग्यवान् होता है। ॥१७॥

(ग) यदि षष्ठेश दुःस्थानमें (६, ८, या १२ में) नीच राशि या शत्रु राशि में या अस्त हो और षष्ठेश की अपेक्षा लग्नेश बलवान्

हो तथा सूर्य नवम में हो तो जातक शत्रु पर विजयी होता है और शत्रु का नाश होता है। इस श्लोक में पाठान्तर भी है जिसके अनुसार पाठ हो जायेगा "शत्रुनाशो रिपौ शुभे"। ऐसा पाठ मानने से सूर्य नवम में हो इसकी बजाय अर्थ होगा; छठे घर में शुभग्रह हो तो शत्रु पर जातक विजयी होता है। ॥१८॥

(घ) (१) छठे घर का स्वामी जिस भावेश के साथ हो। (२) छठे घर का स्वामी जिस भाव में बैठा हो। (३) जो भावेश छठे घर में बैठा हो। यह तीनों शत्रुता करेंगे। उदाहरण के लिये षष्ठेश पंचम में बैठा हों या पंचमेश षष्ठ में बैठा हो या पंचमेश, षष्ठेश एक साथ बैठे हों तो पुत्र शत्रुता करेगा। ॥१९॥

(vii) यदि सातवें भाव का शुभग्रहों से सम्बन्ध हो और सप्तमेश बलवान् हो तो जातक की स्त्री सर्वगुणों से युक्त, पति पुत्रवती और साध्वी होती है। ॥२०॥

(viii) (क) अष्टमेश यदि केन्द्र के अतिरिक्त अन्य किसी स्थान में हो और लग्नेश की अपेक्षा अष्टमेश दुर्बल हो तो न आधि होती है न विघ्न होते हैं, न क्लेश होते हैं और जातक चिरायु होता है। ॥२१॥

(ix) (क) यदि सूर्य या मंगल नवम में हो और नवम का स्वामी दुःस्थान में पड़ा हो अथवा पाप ग्रहों के मध्य में हो तो जातक के पिता का मरण हो जाता है अर्थात् जातक का पिता अल्पायु होता है। ॥२२॥

(ख) यदि दिन में जन्म हो और सूर्य सुस्थान में हो तथा शुभ ग्रह से वीक्षित हो और नवमेश बलवान् हो तो जातक का पिता दीर्घायु

---

*दक्षिण भारत में नवम से पिता का विचार करते हैं किन्तु उत्तर भारत में पिता का विचार दशम से किया जाता है।

होता है। यदि रात्रि में जन्म हो और शनि सुस्थान में शुभ ग्रह वीक्षित हो और नवमेश बलवान् हो तो जातक का पिता चिरायु होता है। ॥२॥

(ग) यदि सूर्य और चन्द्रमा, शनि और मंगल से त्रिकोण में हो तो बालक के माता पिता उसे छोड़ देंगे किन्तु यदि इन पर (सूर्य चन्द्र पर) बृहस्पति की दृष्टि हो तो जातक सुखी और चिरायु होगा। ॥२४॥

(घ) यदि शनि नवमेश होकर चर राशि में बैठे और शुभ-ग्रह से दृष्ट न हो और सूर्य दुःस्थान में हो तो जातक को उसके पिता के अतिरिक्त अन्य कोई व्यक्ति पालता है। ॥२५॥

(ङ) यदि नवम स्थान में चर राशि हो और शनि से युत या दृष्ट हो अथवा नवमेश चर राशि में बैठा हो और शनि से युत वा दृष्ट हो—इन दोनों में से कोई योग हो और व्ययेश बलशाली हो तो जातक किसी के यहाँ गोद जाता है। ॥२६॥

(x) (क) यदि दशम में शुभ-ग्रह हो और दशम का स्वामी बलवान् होकर अपनी राशि में या अपनी राशि में स्थित होकर केन्द्र या त्रिकोण में बैठे या लग्न का स्वामी बलवान् होकर दशम में बैठे तो जातक का राजा के समान भाग्य होता है और वह दीर्घायु भी होता है। उसके यश का बहुत विस्तार होता है और उसकी प्रवृत्ति भी धर्म-कर्म में होती है। ॥२७॥

(ख) यदि दशम में सूर्य या मंगल हो तो जातक प्रतापी और लोक-प्रिय होता है और यदि दशमेश सुस्थान में बैठा हो तो अत्याधिक प्रताप से कार्य साधन करता है। यदि दशम में सौम्य ग्रह हो तो जातक प्रशंसा के योग्य उत्तम व्यापार वाली क्रियायें करता है। किन्तु यदि दशम में शनि राहु या केतु हो तो मनुष्य दुष्कर्म करने वाला होता है। ॥२८॥

(xi) (क) (१) लाभेश जिस भाव के स्वामी के साथ हो (२) लाभेश जिस भाव में हो (३) जो ग्रह या जो भावेश लाभ में बैठे हों इन तीनों के अनुरूप वस्तु का लाभ कहना चाहिये। उदाहरण के लिये लाभेश पंचम में बैठे या पंचमेश लाभ में बैठे या लाभेश, पंचमेश एक साथ हों तो विद्या, पुत्र, बुद्धि, सट्टे से लाभ कहना क्योंकि पंचम से इनका विचार किया जाता है। इसी प्रकार यदि लाभेश, सप्तमेश का सम्बन्ध हो या सप्तमेश लाभ में बैठे या लाभेश सप्तम में बैठे तो स्त्री से, साझेदारी से या व्यापार से लाभ कहना। ॥३०॥

(xii) जो भावेश बारहवें घर में बैठे या बारहवें घर का स्वामी जिस भाव में बैठे उस भाव के अनुरूप वस्तु का नाश कहे। उदाहरण के लिये चतुर्थेश व्यय में हो तो सवारी का व्यय, या भूमि का व्यय, व्ययेश यदि पंचम में हो तो पुत्र द्वारा या सट्टे से धन का व्यय कहना चाहिये। ॥३०॥

भावसिद्धिकाल

अब यह बताते हैं कि किसी भाव सम्बन्धी फल कब होगा।

भावेशस्थितभांशकोणमपि वा भावं तु वा लग्नपो
लग्नेशस्थितभांशकोणमुदयं वाऽयाति भावाधिपः।
संयोगेऽपि विलोकनेऽपि च तयोस्तद्भावसिद्धिं तदा
ब्रूयात्कारकयोगतस्तनुपतेर्लग्नाच्च चन्द्रादपि ॥३१॥

किसी भाव की प्राप्ति या फल निम्न लिखित कालों में से किसी समय होते हैं: (१) भावेश जिस राशि और अंश में हो उस से त्रिकोण में गोचरवश जब लग्नेश आवे (२) लग्नेश जिस राशि में या उससे और अंश में है उसमें या उससे त्रिकोण में जब गोचरवश भावेश आवे।

(३) जब लग्नेश और भावेश गोचरवश एक दूसरे को देखें या एक दूसरे से युक्त हो जायें (४) जब भाव कारक गोचरवश उस स्थान पर आवे जहाँ जन्म कुण्डली में लग्नेश वा चन्द्र राशि का स्वामी हो (५) जब लग्नेश गोचरवश उस भाव में आवे-जिस भाव सम्बन्धो विचार करना हो। चन्द्रलग्न से भी इसी प्रकार विचार करना चाहिये। ॥३१॥

यद्भावेशास्थतर्क्षांशत्रिकोणस्थे गुरुर्यदा ।
गोचरे तस्य भावस्य फलप्राप्तिं विनिर्दिशेत् ॥३२॥

यह देखिये कि जिस भाव का विचार करना है उसका स्वामी किस राशि और किस अंश में है। जब गोचरवश बृहस्पति उस राशि और अंश से त्रिकोण में आता है तब उस भाव सम्बन्वी शुभ फल होता है। ॥३२॥

लग्नारिनाथयोगे तु लग्नेशाद्दुर्बले रिपौ ।
तदा तद्वशगः शत्रुर्विपरीतमतोऽन्यथा ॥३३॥

जब गोचरवश लग्नेश और षष्ठेश का योग हो अर्थात दोनों मिल तो क्या फल होगा ? यदि लग्नेश की बजाय षष्ठेश दुर्बल हो तो जातक के वश में शत्रु आ जाता है और यदि लग्नेश की बजाय षष्ठेश बली हो तो जातक स्वयं शत्रु के वश हो जाता है। ॥३३॥

यद्भावपस्य तनुपस्य भवत्यरित्वा-
त्तत्कालशत्रुवशतोऽरिमृतिस्थितो वा ।
स्पर्धां तदा वदतु तेन च गोचरस्थ-
स्तद्वत्सुहृत्वमपि संयुतिमैत्रतश्च ॥३४॥

जिस भावेश की और लग्नेश की तात्कालिक या नैसर्गिक या एक-दूसरे से षष्ठ-अष्टम रहने के कारण शत्रुता ो—उन दोनों का लग्नेश और उस भावेश का-जब गोचरवश योग हो तो उस भाव सम्बन्धी शत्रुता या स्पर्धा या कलह का कारण होना चाहिये। किन्तु यदि लग्नेश और किसी भावेश की नैसर्गिक ओर तात्कालिक मित्रता हो और लग्नेश तथा उस भावेश का गोचरवश योग हो तो उस भाव सम्बन्धी सुख, नवीन मित्रता आदि कहना। आगे तेईसवें अध्याय में एक कुण्डली दी गयी है उसमें लग्नेश सूर्य है और षष्ठेश शनि है, दोनों नैसर्गिक शत्रु भी हैं और तात्कालिक भी और एक दूसरे से छठे, आठवें हैं इसलिये जब जब सूर्य-शनि योग होगा तब-तब शत्रु सम्बन्धी त्रास होगा और उसी कुण्डली में सूर्य लग्नेश है तथा बृहस्पति पचंमेश है। दोनों नैसर्गिक मित्र भी है और तात्कालिक भी, इस कारण जब जब सूर्य और बृहस्पति का योग होगा तब-तब पंचम भाव सम्बन्धी शुभ प्राप्ति होगी ? ॥३४॥

लग्नेशयद्भावपयोस्तु योगो
यदा तदा तत्फलसिद्धिकालः।
भावेशवीर्ये शुभमन्यथान्य-
ल्लग्नाच्च चन्द्रादपि चिन्तनीयम् ॥३५॥

लग्नेश गोचरवश जब किसी भावेश से योग करे तो उस भाव सम्बन्धी सिद्धि या फल प्राप्ति होती है। मान लीजिये कोई मनुष्य मकान या भुमि खरीदने वाला है और प्रश्न करता है कि कब गृह लाभ या भूमि लाभ होगा तो देखिये कि जन्म कुंडली में लग्नेश-चतुर्थेश योग होने वाला है क्या ? जब लग्नेश चतुर्थेश योग हो तब गृह लाभ या भूमि लाभ होगा। किन्तु यह सम्भव तभी होगा जब

चतुर्थेश बलवान् हो। भावेश के बलवान् होने से ही कार्य सिद्धि होती है। यदि भावेश दुर्बल है तो लग्नेश भावेश का योग होने पर भी कार्य सिद्धि नहीं होगी। दशा, अन्तर्दशा का भी विचार कर लेना चाहिये।

जैसे ऊपर लग्न कुण्डली और लग्नेश से विचार बताया गया है उसी प्रकार चन्द्र कुण्डली (चन्द्रमा जिस राशि में हो उसे लग्न मानकर) विचार करना चाहिये। ॥३५॥

सत्रहवाँ अध्याय

निर्याणप्रकरण

तत्तद्भावादष्टमेशस्थितांशे तत्त्रिकोणगे ।
व्ययेशस्थितभांशे वा मन्दे तद्भावनाशनम् ॥१॥

किसी भाव सम्बन्धी नाश कब होगा यह विचार करना हो तो यह देखिये कि विचारणीय भाव से अष्टम और द्वादश के स्वामी कहाँ पर हैं। जब शनि गोचरवश वहाँ (विचारणीय भाव से गिनने पर आठवें और बारहवें के स्वामी जहाँ पर हों उस राशि और नवांश पर) आवेगा तब विचारणीय भाव का नाश होता है। ऊपर जो स्थान बताये गये हैं, जहां शनि हानि करता है वहाँ से नवम और पंचम राशियों पर आने पर भी शनि अनिष्ट करेगा। ॥१॥

उदाहरण के लिये आगे अष्टकवर्ग प्रकरण में जो कुंडली दी गई है वह देखिये। मान लीजिये दशम भाव का नाश (नौकरी या पिता के लिये अनिष्ट) कब होगा? दशम भाव में वृष है। इससे अष्टम धनु है—इसका स्वामी तुला के कुंभ नवांश में है जब शनि तुला के कुंभ नवांश या इसके त्रिकोण कुंभ के कुंभनवांश गा मिथुन के कुंभ नवांश पर आवेगा तब होगा।

॥ निर्याणशनिः ॥

इस श्लोक में यह बताते हैं कि मनुष्य की मृत्यु के समय शनि गोचरवश कहाँ पर होगा।

रन्ध्रेशो गुलिको मन्दः खरद्रेक्काणपोऽपि वा ।
यत्र तिष्ठति तद्भांशत्रिकोणे रविजे मृतिः ॥२॥

यह देखिये कि निम्नलिखित ग्रह किन राशियों और किन नवांशों में हैं। (१) अष्टमेश (२) गुलिक (३) शनि (४) लग्न से २२वें द्रेष्काण का स्वामी।

जब शनि गोचरवश उपर्युक्त स्थानों पर (राशि और नवांश) या उपर्युक्त स्थानों से नवम या पंचम होता है तब जातक की मृत्यु होती है। ॥२॥

उद्यद्दृग्गाणनाथस्य तथा रन्ध्राधिपस्य च ।
रन्ध्रद्रेक्काणपस्यापि भांशकोणे गुरौ मृतिः ॥३॥

यह देखिये कि निम्नलिखित कहाँ हैं (१) जन्म लग्न जिस द्रेष्काण में है उस द्रेष्काण का स्वामी (२) अष्टमेश (३) जन्म लग्न से २२वें द्रेष्काण का स्वामी। उपर्युक्त तीनों जिस राशि या अंश में हों उस पर या उससे नवें या पांचवें गोचरवश जब बृहस्पति आता है तब जातक की मृत्यु होती है। ॥३॥

स्वस्फुटद्वादशांशे वा रन्ध्रेशस्थनवांशके ।
लग्नेशस्थनवांशे वा तत्त्रिकोणेऽपि वा मृतिः ॥४॥

यह देखिये कि निम्नलिखित कहाँ है (१) सूर्य द्वादशांश राशि (२) अष्टमेश जिस नवांश में हो (३) लग्नेश जिस नवांश में हो। बृहस्पति सूर्य गोचरवश जब उपर्युक्त स्थान या उनसे नवम-पंचम आते है तब जातक की मृत्यु होती है। इन श्लोकों में जो शनि, गुरु और

सूर्य के गोचरवश मृत्युकाल बताया है उसका आशय यह नहीं है कि उस समय मृत्यु हो ही जायगी क्योंकि शनि तीस वर्ष में, बृहस्पति १२ वर्ष में और सूर्य एक वर्ष में पूरा परिभ्रमण कर ही लेता है। इन गोचरों को बताने का उद्देश्य यही है कि मारक ग्रह की दशा-अन्तर्दशा हो और उसमें यह निर्णय करना हो कि किस वर्ष, किस मास में मृत्यु होगी तब ऊपर लिखे प्रकार से देखना चाहिये। ॥४॥

रन्ध्रप्रभोर्वा भानोर्वा भांशकोणं गते विधौ।
मृतिं वदेत्सर्वमेतल्लग्नाच्चन्द्राच्च चिन्तयेत् ॥५॥

चन्द्रमा जब गोचरवश उस राशि या नवांश पर आवे जहाँ अष्टमेश है अथवा जहाँ सूर्य है अथवा गोचरवश जब चन्द्रमा उपर्युक्त स्थानों से त्रिकोण (नवम-पंचम) पर आवे तब जातक की मृत्यु हो सकती है। जिस प्रकार उपर्युक्त श्लोकों में लग्न से विचार बताया गया है उसी प्रकार चन्द्रलग्न से भी यह सब विचार करना चाहिये।

लग्नेशहीनयमकण्टकभांशकोणं
प्राप्तेऽथवा शनिविहीनहिमांशुभांशम्।
याते गुरौ स्वमरणन्त्वथ राहुहीन-
भूसूनुभांशकगुरौ सहजप्रणाशः ॥६॥

(१) लग्नेश की राशि, अंश, कला में से यमकंटक की राशि, अंश, कला घटाइये। जो शेष बचे उसको कहिये "क"। (२) शनि की राशि, अंश, कला में से चन्द्रमा की राशि, अंश, कला घटाइये, जो शेष बचे उसको कहिये "ख"। उपर्युक्त "क" और "ख" जिन राशि

और नवांश में हों उन राशि नवांश पर या उनसे नवम, पंचम जब गोचरवश बृहस्पति आता है तब जातक की मृत्यु होती है।

राहु की राशि, अंश, कला में से मंगल की राशि, अंश, कला घटाइये, जो शेष बचे उसको कहिये "ग"। "ग" जिस राशि और नवांश में है उस स्थान पर या उससे नवम-पंचम जब गोचरवश बृहस्पति आता है तब जातक के भाई की मृत्यु हो सकती है। ॥६॥

भानोः कण्टकवर्जितस्य भवनांशे वा त्रिकोणे गुरौ
तातो नश्यति कण्टकोनगुलिकर्क्षांशत्रिकोणे शनौ ।
अर्कोनेन्दुगृहांशकोणगगुरौ चन्द्रोनमन्दात्मज-
क्षेत्रेंऽशेऽप्यथवा त्रिकोणगृहगे मन्दे जनन्या मृति ॥७॥

सूर्य की राशि, अंश, कला से यमकंटक की राशि, अंश कला घटाइये। जो शेष बचे उसे कहिये "क"। "क" जिस राशि और नवांश में है उस पर या उससे नवमपंचम गोचरवश बृहस्पति आता है तब जातक के पिता की मृत्यु हो सकती है।

यमकंटक की राशि, अंश, कला में से मान्दि (गुलिक) की राशि, अंश, कला घटाइये, जो शेष बचे उसे कहिये "ख"। "ख" जिस राशि और नवांश में है उस पर या उससे नवमपंचम पर जब गोचरवश शनि आवे तब जातक के पिता की मृत्यु हो सकती है।

सूर्य-स्पष्ट में से चन्द्र स्पष्ट घटाइये, जो शेष बचे उसे कहिये 'ग"। "ग" जिस राशि और नवांश में हो उस पर या उससे नवम पंचम जब गोचरवश बृहस्पति आवे तब जातक की माता की मृत्यु हो सकती है।

चन्द्र-स्पष्ट में से मान्दि-स्पष्ट घटाइये, जो शेष बचे उसको कहिये "घ"। "घ" जिस राशि और नवांश में है उस पर या उससे नवम

या पंचम जब गोचरवश शनि आवे तो माता की मृत्यु हो सकती है। ॥७॥

वदेत्प्रत्यरिनक्षत्रनाथाच्च यमकण्टकम् ।
त्यक्त्वा तद्भुवने कोणे गुरौ पुत्रविनाशनम् ॥८॥

जन्म नक्षत्र से पांचवें नक्षत्र का स्वामी जो ग्रह है उसकी राशि, अंश, कला में से यमकंटक की राशि, अंश, कला घटाइये। जो शेष बचे उस स्थान पर या उससे नवमपंचम जब गोचरवश बृहस्पति आवे तो पुत्र की मृत्यु हो सकती है। ॥८॥

लग्नार्कमान्दिस्फुटयोगराशेरधीश्वरो यद्भुवनोपगस्तु ।
तद्राशिसंस्थे पुरुहूतवन्द्ये तत्कोणगे वा मृतिमेति जातः ॥९॥

निम्नलिखित को लीजिये : लग्न स्पष्ट, सूर्यस्पष्ट और मान्दि-स्पष्ट। जो योग आवे उस राशि का स्वामी कहाँ है यह देखिये। उस स्वामी के स्थान पर या उससे नवम पंचम जब गोचरवश बृहस्पति आवे तो जातक की मृत्यु हो सकती है। ॥९॥

मान्दिस्फुटे भानुसुतं विशोध्य
राश्यंशकोणे रविजे मृतिः स्यात् ।
धूमादिपञ्चग्रहयोगराशि-
द्रेक्काणयातेऽर्कसुते च मृत्युः ॥१०॥

(i) मान्दि स्पष्ट में से शनि स्पष्ट घटाइये, जो शेष बचे उस पर या उससे नवमपंचम जब गोचरवश शनि आवे तो जातक की मृत्यु होती है।

(ii) धूम आदि पांचों उपग्रहों को जोड़िये। जोड़ने से जो राशि और द्रेष्काण आवे उस पर जब गोचरवश शनि आता है तो जातक की मृत्यु हो सकती है। ॥१०॥

विलग्नमान्दिस्फुटयोगभांशं
निर्याणमासं प्रवदन्ति तज्ज्ञाः।
निर्याणचन्द्रो गुलिकेन्दुयोगो
लग्नं विलग्नार्किसुतेन्दुयोगः ॥११॥

(i) लग्न स्पष्ट और मान्दि-स्पष्ट को जोड़िये, जो योग आवे वह मृत्यु का मास हुआ अर्थात् उस राशि में जब सूर्य आवेगा तब जातक की मृत्यु होगी।

(ii) मान्दि स्पष्ट और चन्द्र स्पष्ट को जोड़िये, जो राशि आवे उस राशि पर मृत्यु के समय चन्द्रमा होगा।

(iii) लग्न स्पष्ट, मान्दि-स्पष्ट और चन्द्र स्पष्ट को जोड़िये। जो योग आवे वह मृत्यु के समय लग्न होगा। ॥११॥

मान्दिस्फुटोदितनवांशगतेऽमरज्ये
तद्द्वादशांशसहिते दिननाथसूनौ।
द्रेक्काणकोणभवने दिनपे च मृत्यु
र्लग्नेन्दुमान्दियुतभेशगतोदये स्यात् ॥१२॥

यह देखिये कि मान्दि किस नवांश में है। इस नवांश में जब बृहस्पति आवे; यह देखिये कि मान्दि किस द्वादशांश में है; इस द्वादशांश में जब शनि आवे; और मान्दि किस द्रेष्काण में है, उस द्रेष्काण में या उनसे नवमपंचम जब गोचरवश सूर्य आवे तब जातक

की मृत्यु होगी। मृत्यु के समय लग्न कौन सा होगा ? जातक की जन्मकुण्डली में लग्न, चन्द्रमा और मान्दि स्पष्टों को जोड़िये। जो योग आवे उस राशि का स्वामी कहाँ बैठा है यह देखिये। जिस राशि में बैठा है वही राशि मृत्यु के समय लग्न होगी। ॥१२॥

गुलिकं रविसूनुं च गुणित्वा नवसंख्यया।
उभयोरैक्यराश्यंशगृहगे रविजे मृतिः ॥१३॥

मान्दि स्पष्ट को नौ (९) से गुणा कीजिये तथा शनि स्पष्ट को ९ से गुणा कीजिये। दोनों का योग कीजिये। यह योग जिस राशि और जिस नवांश पर आवे उस पर जब गोचरवश शनि आता है तो जातक की मृत्यु हो सकती है।

स्फुटे विलग्ननाथस्य विशोध्य यमकण्टकम्।
तद्राशिनवभागस्थे जीवे मृत्युर्न संशयः ॥१४॥

लग्नेश-स्पष्ट में से यमकंटक घटाइये और यह देखिये कि कौन सी राशि और कौनसा नवांश आता है। जब बृहस्पति गोचरवश इस नवांश पर आता है तो जातक की निस्सन्देह मृत्यु होगी। ॥१४॥

षष्ठावसानरन्ध्रेशस्फुटैक्यभवनं गते।
तत्त्रिकोणोपगे वाऽपि मन्दे मृत्युभयं नृणाम् ॥१५॥

षष्ठेश, अष्टमेश, और द्वादशेश इन तीनों ग्रहों की राशि, अंश कला जोड़िये। अर्थात् इन तीनों के ग्रह स्पष्ट जोड़िये। जोड़ने से जो राशि आवे उस राशि में या उससे नवम पंचम जब शनि आवे तो जातक की मृत्यु हो सकती है।॥१५॥

उद्यद्दृगाणपतिराशिगते सुरेड्ये
तस्य त्रिकोणमपि गच्छति वा विनाशम् ।
रन्ध्रत्रिभागपतिमन्दिरगेऽथ मन्दे
प्राप्ते त्रिकोणमथवास्य वदन्ति मृत्युम् ॥१६॥

यह देखिये कि जन्म लग्न में जो द्रेष्काण है उसका स्वामी कहाँ है । जब बृहस्पति इस द्रेष्काण पति के ऊपर से गुजरे या उससे नवम-पचंम गोचरवश जावे तो जातक को मृत्युभय होता है । यह बृहस्पति के गोचर वश फल बताया गया है । अब इसी श्लोक में शनि के गोचरवश कब मृत्युभय होगा यह बताते है : यह देखिये कि अष्टम भाव मघ्य पर कौन सा द्रेष्काण है । और यह द्रेष्काण पति कहाँ पर है । जब शनि इस द्रेष्काण-पति की राशियों में से गुजरता है या उससे नवम पचंम जाता है तो जातक को मृत्युभय होता है ।* ॥१६॥

विलग्नजन्माष्टमराशिनाथयोः
खरत्रिभागेश्वरयोस्तयोरपि ।
शशाङ्कमान्द्योरपि दुर्बलांशक-
त्रिकोणगे सूर्यसुते मृतिर्भवेत् ॥१७॥

---

* मूल श्लोक में शब्द आया है रन्ध्रत्रिभागपति मन्दिरगेऽथ इसके दो अर्थ हो सकते हैं अष्टम भाव में जो द्रेष्काण है उसका स्वामी जिस राशि में है उसमें से जब शनि गुज़रे तो मृत्यु समय या जब उससे नवमपंचम जावे तो जातक को मृत्युभय हो सकता है ।

यह देखिये कि निम्नलिखित दो-दो में से कौन सबसे अधिक दुर्बल है: (i) लग्न से अष्टम राशि का स्वामी और जन्म-राशि से अष्टम राशि का स्वामी (ii) जन्म लग्न से २२वें द्रेष्काण का स्वामी और चन्द्रलग्न से २२वें द्रेष्काण का स्वामी (iii) चन्द्रमा और (iv) मान्दि। इन मे जो सबसे दुर्बल हो वह जिस नवांश में है उस नवांश से जब शनि गोचरवश या इससे नवम या पंचम जाता है तो जातक को मृत्युभय होता है। ॥१७॥

लग्नाधिपस्थितनवांशकराशितुल्यं
रन्ध्राधिपस्य गृहमापतिते घटेशे।
तस्मिन्वदेन्मरणयोगमनेकशास्त्र-
संक्षुण्णखिन्नमतिभिः परिकीर्तितं तत् ॥१८॥

यह देखिये कि लग्नेश किस नवांश में है। इस नवांश की राशि को कहिये "क"। अष्टमेश किस राशि में है—जिसमें हो उसे कहिये "ख"। मेष से जितनी दूर "क" राशि है, "ख" से उतनी ही दूर राशि पर जब गोचरवश शनि जाता है तब जातक की मृत्यु हो सकती है। ऐसा उन विद्वानों का मत है जिन्होंने अनेक शास्त्रों का अध्ययन किया है। ॥१८॥

शशाङ्कसंयुक्तदृगाणपूर्वतः
खरत्रिभागेशगृहं गतेऽपि वा।
त्रिकोणगे वा मरणं शरीरिणां
शशिन्यथ स्यात्तनुरन्ध्ररिःफगे ॥१९॥

अब यह बताते हैं कि मृत्यु के समय चन्द्रमा कहाँ होगा। इस श्लोक में यह बताया गया है कि निम्नलिखित किन्हीं स्थानों में चन्द्रमा मृत्यु के समय हो सकता है।

(i) जन्म कालीन जिस द्रेष्काण में चन्द्रमा हो उसमें जब गोचर वश चन्द्रमा आवे

(ii) जन्म में चन्द्रमा जिस स्थान पर है वहाँ से गिनने पर जो बाइसवाँ द्रेष्काण हो उस २२वें द्रेष्काण के स्वामी की राशि। (iii) ऊपर (i) तथा (ii) में जो स्थान बताये गये हैं उनसे नवम या पंचम (iv) लग्न में (v) लग्न से अष्टम या (vi) लग्न से द्वादश। ॥१९॥

निधनेश्वरगतराशौ भानाविन्दौ तु भानुगतराशौ।
निधनाधिपसंयुक्ते नक्षत्रे निर्दिशेन्मरणम् ॥२०॥

यदि जन्म लग्न से अष्टम का स्वामी जहाँ बैठा है उस राशि में सूर्य गोचरवश जा रहा हो और चन्द्रमा (क) जिस राशि में जन्म कुण्डली में सूर्य बैठा हो उस राशि में जा रहा हो (ख) या जन्म लग्न से अष्टमेश जन्मकुण्डली में जिस नक्षत्र में हो उस नक्षत्र में चन्द्रमा गोचरवश हो तो जातक की मृत्यु हो सकती है।* ॥२०॥

यो राशिर्गुलिकोपेतः तत्त्रिकोणगते शनौ।
मरणं निशिजातानां दिविजानां तदस्तके ॥२१॥

---

* जब दशा-अन्तर्दशा मारक ग्रह की हो तब शनि गोचरवश कब मारक होगा और गुरु गोचरवश कब मारक होगा, यह सब निकाल लेने पर सूर्य और चन्द्रमा के अनिष्ट गोचर का विचार करना चाहिये अन्यथा सूर्य तो एक वर्ष में और चन्द्रमा एक मास में सब राशि भ्रमण कर लेता है।

यदि जातक का जन्म रात्रि का हो तो यह देखिये कि गुलिक किस राशि में है। उस राशि से जब त्रिकोण में गोचरवश शनि आवे तो जातक की मृत्यु हो सकती है और यदि दिन का जन्म हो तो गुलिक जिस राशि में है उससे सप्तम राशि में जब गोचरवश शनि आवे तो मृत्युप्रद हो सकता है । ।।२१।।

गुरुराहुस्फुटैक्यस्य राशिं यातो गुरुर्यदा ।
तदा तु निधनं विद्यात्तत्त्रिकोणगतोऽथवा ।।२२।।

बृहस्पति स्पष्ट और राहु स्पष्ट को जोड़ लीजिये। जो राशि आवे उसमें गोचरवश जव बृहस्पति जावे या उस राशि से नवम या पंचम गुरु गोचर में हो तो मृत्युप्रद हो सकता है ।।२२।।

अष्टमस्य त्रिभागांशपतिस्थितगृहं शनौ ।
तदीशनवभागर्क्षं गते वा मरणं भवेत् ।।२३।।

(१) लग्न से गिनने पर अष्टम भाव मध्य पर जो द्रेष्काण हो उस द्रेष्काण का स्वामी जन्मकुण्डली में जहाँ बैठा है उस राशि में गोचरवश जब शनि आवे तो जातक की मृत्यु हो सकती है । (२) जन्म लग्न से अष्टमेश जिस नवांश में हो उस नवांश राशि में भी जब शनि गोचरवश भ्रमण करे तो मृत्यु कर सकता है। ।।२३।।

जन्मकाले शनौ यस्य जन्माष्टमपतेरपि ।
राशेरंशकराशेर्वा त्रिकोणस्थे शनौ मृतिः ।।२४।।

(१) जन्म कुण्डली में शनि जिस राशि और अंश में है उस राशि या उस अंश में या उससे नवमपंचम जब गोजरवश शनि

जावे तो मृत्यु कर सकता है। (२) जन्मकुण्डली में चन्द्रमा जिस राशि में है उस राशि का स्वामी जिस राशि या अंश में हो या उसमे नवम या पचम जब गोचरवश शनि हो तो मृत्युप्रद हो सकता है। (३) जन्म लग्न से अष्टमेश जिस राशि या अंश में हो उसमें या उससे नवम पंचम यदि गोचर वश शनि हो तो मृत्यु कर सकता है। ॥२४॥

निशीन्दुराशौ चेज्जन्म मान्दिभेंऽशे शनौ मृतिः ।
दिवार्कभे चेत्तद्द्यूनत्रिकोणे वा शनौ मृतिः ॥२५॥

(१) यदि रात्रि का जन्म हो तो मृत्यु तब होगी जब शनि गोचरवश उस राशि और अंश में जा रहा हो जिस में चन्द्रमा या मान्दि हो (२) यदि दिन में जन्म है तो मृत्यु उस समय होगी जब जिस राशि और अंश में सूर्य हो उसमें अथवा उससे ५वें, ७वें या ९वें जब गोचरवश शनि जावे। ॥२५॥

रन्ध्रेश्वराद्यावति भे मान्दिस्तावति भे ततः ।
शनिश्चेन्मरणं ब्रूयादिति सद्गुरुभाषितम् ॥२६॥

जन्मकुण्डली में यह देखिये कि अष्टमेश से मान्दि कितने राशि और कितने अंश दूर है। जब मान्दि से इतनी ही राशि और इतनी ही अंश की दूरी पर शनि गोचरवश आवे तब जातक की मृत्यु होगी, यह सद्गुरुओ का कथन है। ॥२६॥

जन्मकालीनभृगुजात्कामशत्रु व्यये रवौ ।
मरणं निश्चितं ब्रूयादिति सद्गुरुभाषितम् ॥२७॥

यह देखिये कि जन्मकुण्डली में शुक्र किस राशि में है। इस राशि से जब गोचरवश ६ठे, ७वें या १२वें सूर्य हो तब मृत्यु होगी। ऐसा तो प्रति वर्ष तीन बार होता है इसलिये जैसा पहले बता चुके हैं जब अन्य बातों से पूर्ण मारक का योग आता है तभी यह विचार करना चाहिये कि मृत्यु कब होगी। ॥२७॥

तिष्ठन्त्यष्टमरिःफषष्ठपतयो रन्ध्रत्रिभागेश्वरो
मान्दिर्यन्द्रुवनेषु तेष्वपि गृहेष्वार्कीज्यसूर्येन्दवः।
सर्वे चारवशात्प्रयान्ति हि यदा मृत्युस्तदा स्यान्नृणां
तेषामंशवशाद्वदन्तु निधनं तत्तत्त्रिकोणेऽपि वा ॥२८॥

यह देखिये कि निम्नलिखित कुण्डली में किन राशियों में हैं:—

(१) अष्टमेश (२) व्ययेश (३) षष्ठेश (४) अष्टम भाव मध्य जिस द्रेष्काण में है उसका स्वामी (५) मान्दि। जब गोचर बश शनि, बृहस्पति, सूर्य और चन्द्र उपर्युक्त राशियों में जा रहे हो तो जातक की मृत्यु हो सकती है अथवा उपर्युक्त जिन नवांशों में हो उन नवांशों में या उनसे नवत पंचम जब शनि, गुरु, सूर्य, चन्द्र गोचरवश जावें तो मृत्य हो सकती है। ॥२८॥

अठारहवाँ अध्याय

द्विग्रहयोग

दो-दो ग्रहों के योग का फल

दो दो ग्रहों के योग का जन्म कुण्डली में क्या फल होता है यह इस अध्याय में बताया गया है।

तिग्मांशुर्जनयत्युषेशसहितो यन्त्राश्मकारं नरं
भौमेनाघरतं बुधेन निपुणं धीकीर्तिसौख्यान्वितम् ।
क्रूरं वाक्पतिनान्यकार्यनिरतं शुक्रेण रङ्गायुधै-
र्लब्धस्वं रविजेन धातुकुशलं भाण्डप्रकारेषु वा ॥१॥

कूटस्त्र्यासवकुंभपण्यमशिवं मातुः सवक्रः शशी
सज्ञः प्रश्रितवाक्यमर्थनिपुणं सौभाग्यकीर्त्यान्वितम् ।
विक्रान्तं कुलमुख्यमस्थिरमतिं वित्तेश्वरं साङ्गिरा
वस्त्राणां ससितः क्रियादिकुशलं सार्किः पुनर्भूसुतम् ॥२॥

मूलादिस्नेहकूटैर्व्यवहरति वणिग्बाहुयोद्धा ससौम्ये
पुर्यध्यक्षः सजीवे भवति नरपतिः प्राप्तवित्तो द्विजो वा ।
गोपो मल्लोऽथ दक्षः परयुवतिरतो द्यूतकृत्सासुरेज्ये
दुःखार्तोऽसत्यसन्धः ससवितृतनये भूमिजे निन्दितश्च ॥३॥

सौम्ये रङ्गचरो बृहस्पतियुते गीतप्रियो नृत्यविद्
वाग्मी भूगणपः सितेन मृदुना मायापटुर्लम्पटः ।

सद्विद्यो धनदारवान् बहुगुणः शुक्रेण युक्ते गुरौ
ज्ञेयः श्मश्रुकरोऽसितेन घटकृज्जातोऽन्नकारोऽपि वा ॥४॥

असितसितसमागमेऽल्पचक्षु-
र्युवतिसमाश्रयसम्प्रवृद्धवित्तः ।
भवति च लिखिपुस्तकचित्रवेत्ता
कथितफलैः परतो विकल्पनीयाः ॥५॥

(i) यदि जन्म के समय सूर्य और चन्द्रमा एक राशि में हों तो जातक यंत्र और पत्थर के काम में कुशल होता है; सूर्य और मंगल एक साथ हों तो पाप करता है; सूर्य और बुध एक राशि में हों तो निपुण, बुद्धिमान्, कीर्तिवान् और सुखी हो। सूर्य बृहस्पति एक राशि में हों तो क्रूर हो और अन्य लोगों के कार्य में लगा रहे; सूर्य और शुक्र एक साथ हों तो रंग अर्थात् नाचना, गाना, सिनेमा, नाटक आदि से या शस्त्रों द्वारा धनोपार्जन करे; सूर्य शनि एक साथ हों तो धातु (लोहा इत्यादि) के कामों में अथवा बर्तनों के कार्य में कुशल हो ॥१॥

(ii) यदि चन्द्र-मंगल एक साथ हों तो आसव, घड़े दुकानदारी भरत के बर्तन (जो दो धातुओं को मिलाकर बनाया जाता है) आदि का कार्य करे। मातृ सुख के लिये यह योग अच्छा नहीं है। यदि माता जीवित रहेगी तो सम्भवतः बालक उसका आज्ञाकारी न हो। यदि चन्द्र-बुध साथ हों तो जातक मीठे और नम्र वचन बोलने वाला, अर्थ निपुण (धन के कार्य में निपुण अथवा किसी वाक्य या गणित का अर्थ लगाने में निपुण) सौभाग्यवान् और कीर्तिवान् हो। यदि चन्द्रमा और बृहस्पति एक साथ हों तो विक्रमशाली, अपने कुल में मुख्य और बहुत धनी हो किन्तु ऐसा व्यक्ति अस्थिर मति होता है अर्थात् मुस्तकिल मिजाज नहीं होता। यदि चन्द्रमा और शुक्र एक साथ हों तो वस्त्र-क्रिया (कपड़े के कारबार) में कुशल हो। यदि चन्द्रमा और शनि

एक साथ हों तो ऐसी स्त्री का पुत्र हो जिसने द्वितीय बार विवाह किया हो। हमारे विचार से यह योग हिन्दू समाज की उन जातियों पर घटित नहीं होगा जिनमें पुनर्विवाह की प्रथा नहीं है। ॥ २ ॥

(iii) यदि मंगल और बुध एक-साथ हों तो मूल (जड़ वाले पदार्थ—जड़ी बूटी, पौधे, वृक्ष, वृक्ष की छाल आदि), तेल, घी, चिकने पदार्थ, दवा आदि के व्यापार से लाभ होता हैं और जातक बाहु से युद्ध करने वाला भी होता है। यदि मंगल और बृहस्पति एक साथ हों तो किसी नगरी का अध्यक्ष हो या राजा हो या धनवान् ब्राह्मण हो। यदि मंगल और शुक्र एक साथ हों तो गोप (गौओं का मालिक), पहलवान, दूसरे की स्त्रियों में रत, जुआ खेलने वाला और चतुर होता है। यदि मंगल और शनि साथ हों तो दुःखी निन्दित, झूठी प्रतिज्ञा वाला अर्थात् झूठ बोलने वाला होता है। ॥३॥

(iv) यदि किसी जन्मकुण्डली में बुध और बृहस्पति एक साथ हो तो जातक नाटक में काम करने वाला (स्टेज पर) गाने का शौकीन और नृत्यकला जानने वाला होता है। यदि बुध और शुक्र साथ हों तो जातक वाग्मी (अच्छा बोलने वाला) जमीन का स्वामी, गण (चुनी हुई संस्थाओं) का अध्यक्ष होता है। यदि बुध और शनि एक साथ हो तो मायापटु (बहुत चालाक) और लम्पट हो।

(v) यदि बृहस्पति और शुक्र एक साथ हों तो जातक उत्तम विद्या वाला, धनवान्, स्त्रियों से युक्त और बहुत गुणों से सम्पन्न होता है। यदि बृहस्पति और शनि एक साथ हों तो जातक नाई का, कुम्हार का या भोजन बनाने वाले का कार्य करे ऐसा मन्त्रेश्वर महाराज का मत है। हमारे विचार से बृहस्पति ज्ञान का प्रतीक है और शनि वैराग्य का इस कारण बृहस्पति व शनि एक साथ हों तो जातक अन्तर्मुखी वृत्ति वाला होता है। ॥ ४ ॥

(vi) यदि शुक्र और शनि एक-साथ हों तो जातक की दृष्टि में कुछ कमी हो। ऐसे व्यक्ति की सम्पत्ति, वृद्धि किसी युवती का

आश्रय लेने से होती है। ऐसा व्यक्ति लिखने में, चित्रकारी में, पुस्तक आदि के कार्य में दक्ष होता है। ऊपर दो-दो ग्रहों के एक साथ होने का फल बताता गया है। यदि दो से अधिक ग्रह एक साथ हों तो ऊपर कहे हुये फलों का तारतम्य कर फलादेश करना चाहिये। ॥५॥

भूपो विद्वान् भूपतिर्भूपतुल्य-
श्चन्द्रे मेषे मोषको निर्धनश्च।
निस्स्वः स्तेनो लोकमान्यो महीशः
स्वाढ्यः प्रेष्यश्चापि दृष्टे कुजाद्यैः ॥६॥

युग्मस्थेऽयोजीविभूपज्ञदृष्टा-
श्चन्द्रे दृष्टे तन्तुवायोऽधनी च।
स्वर्क्षे योधप्राज्ञसूरिक्षितीशा
लोहाजीवो नेत्ररोगी क्रमेण ॥७॥

राजा ज्योतिर्विद्धनाढ्यो नरेन्द्रः
सिंहे चन्द्रे नापितः पार्थिवेन्द्रः।
दक्षो भूपः सैन्यपः कन्यकायां
निष्णातः स्याद्भूमिनाथश्च भूपः ॥८॥

शठो नृपस्तौलिनि रुक्मकार
श्चन्द्रे वणिक् स्यात्पिशुनः खलश्च।
कीटे नृपो युग्मपिता महीशः
स्याद्वस्त्रजीवी विकृताङ्गवित्तः ॥९॥

धूर्तो हयाङ्गे स्वजनं जनेशं
नरौघमाश्रित्य शठः सदम्भः ।
भूपो नरेशः क्षितिपो विपश्चि-
द्धनी दरिद्रो मकरे हिमांशौ ॥१०॥

कुंभेऽन्यदारनिरतः क्षितिपो नरेन्द्रो
वेश्यापतिर्नृपवरो हिमगौ नृमान्यः ।
अन्त्येऽघकृत्पटुमतिर्नृपतिश्च विद्वान्
दोषैकदृग्दुरितकृच्च कुजादिदृष्टे ॥११॥

(i) यदि चन्द्रमा मेष में हो और उस पर सूर्य, मंगल, बुध, बृहस्पति, शुक्र या शनि की दृष्टि हो तो क्रमशः निम्नलिखित फल होते हैं (१) गरीब (२) राजा हो (३) विद्वान् (४) राजा (५) राजा के समान (६) चोर ।

(ii) यदि चन्द्रमा वृषभ में हो और सूर्य, मंगल, बुध, बृहस्पति शुक्र या शनि से देखा जाय तो क्रमशः निम्नलिखित फल होता है । (१) नौकर (२) धनहीन (३) चोर (४) लोकमान्य (५) राजा और (६) धनी । ॥६॥

(iii) मदि चन्द्रमा मिथुन का हो और सूर्य, मंगल बुध, बृहस्पति, शुक्र, शनि से दृष्ट हो तो क्रमशः निम्नलिखित फल होता है (१) निर्धन (२) लोहे का काम करने वाला (३) राजा (४) विद्वान् (५) साहसी (६) तानेबाने या कपड़े का काम करने वाला ।

(iv) यदि चन्द्रमा कर्क में हो और सूर्य, मंगल, बुध, बृहस्पति, शक्र, शनि की उस पर दृष्टि हो तो क्रमशः निम्नलिखित फल होता है । (१) नेत्र-रोगी (२) योद्धा (३) विद्वान् (४) बुद्धिमान्

(५) राजा और (६) लोहे के पदार्थ से आजीविका कमाने वाला। ॥७॥

(v) यदि चन्द्रमा सिंह में हो और भिन्न-भिन्न ग्रहों से दृष्ट हो तो निम्नलिखित फल होता है (१) सू० से राजा (२) म० से राजा (३) बु० से ज्योतिष शास्त्र जानने वाला (४) बृ० से धनाढ्य (५) शु० से राजा और (६) श० से नाई होता है। जो नाई नहीं होते वे नाई सदृश काम करने वाले होते हैं।

(vi) यदि चन्द्रमा कन्या राशि में हो और सूर्य आदि ६ ग्रहों से दृष्ट हो तो निम्नलिखित फल होता है। (१) सू० से राजा (२) मं० से चतुर (३) बु० से राजा (४) बृ० से सेनापति (५) शु० से चतुर (६) श० से भूमिनाथ (ज़मीन का स्वामी)। ॥८॥

(vii) यदि चन्द्रमा तुला में हो और सूर्य आदि ग्रहों में से किसी से दृष्ट हो तो क्रमशः निम्नलिखित फल होता है (१) सू० से खल (दुष्ट) (२) मं० से शठ (शैतान) (३) बु० से राजा (४) बृ० से सोने का काम करने वाला (५) शु० से व्यापारी (६) श० से चूगल खोर।

(viii) यदि चन्द्रमा वृश्चिक में हो तो उस पर भिन्न-भिन्न ग्रहों की दृष्टि का निम्नलिखित फल होता है (१) सूर्य से दृष्ट हो तो निर्धन (२) मंगल से राजा (३) बुध से दृष्ट हो तो जुड़वे बच्चों का पिता या माता (४) वृहस्पति से दृष्ट हो तो राजा (५) शुक्र से दृष्ट हो तो वस्त्र से आजीविका कमाने वाला (६) शनि से हो तो विकृत अंग वाला। ॥९॥

(ix) यदि जन्म के समय चन्द्रमा धनु में हो और किसी ग्रह से दृष्ट हो तो विविध ग्रहों की दृष्टि के अनुसार निम्नलिखित फल होता है। (१) सू० से दृष्ट हो तो दम्भ युक्त (२) मंगल से धूर्त (३) ब० से हो तो बहुत से आदमियों का स्वामी (४) वृहस्पति से दृष्ट

हो तो राजा या बहुत से आदमियों पर हुकूमत करने वाला (५) शुक्र से दृष्ट हो तो बहुत से आदमियों को आश्रय देने वाला और (६) शनि से दृष्ट हो तो शठ हो।

(x) यदि जन्म के समय चन्द्रमा मकर में हो और चन्द्रमा किसी ग्रह से दृष्ट हो तो निम्नलिखित फल होता है। (१) सू० से दरिद्र (२) मं० से भूप (३) बु० से नरेश (४) बृ० से भूपति (५) शु० से बुद्धिमान् या विद्वान् और (६) शनि से धनी होता है। ॥१०॥

(xi) यदि चन्द्रमा कुम्भ राशि में हो और किसी ग्रह से दृष्ट हो तो विविध ग्रहों से दृष्ट होने का निम्नलिखित फल हैं। (१) सू० से लोकमान्य (२) मं० से अन्य व्यक्तियों की स्त्री में रत (३) बुध से भूमि का स्वामी (४) बृ० से नरेन्द्र (५) शु० से वेश्याओं का प्यारा (६) श० से राजाओं में श्रेष्ठ।

(xii) चन्द्रमा के मीन में होने से और किसी ग्रह से दृष्ट होने से निम्नलिखित फल होता है (१) सू० से कुष्ट कर्म करने वाला (२) मं० से पापी (३) बु० से बुद्धिमान् (४) बृ० से राजा (५) शु० से विद्वान् (६) श० से केवल दोषों पर दृष्टि रखने वाला। ॥११॥

चन्द्रमा के विभिन्न नवांशों में होने का और उस पर विविध ग्रहों की दृष्टि का फल

आरक्षको वधरुचिः कुशलश्च युद्धे
भूपोऽर्थवान्कलहकृत्क्षितिजांशसंस्थे।
मूर्खोऽन्यदारनिरतः सुकविः सितांशे
सत्काव्यकृत्सुखपरोऽन्यकलत्रगश्च ॥१२॥

बौधे हि रङ्गचरचोरकवीन्द्रमन्त्रि-
गेयज्ञशिल्पनिपुणः शशिनि स्थितेंऽशे।

स्वांशेऽल्पगात्रधनलुब्धतपस्विमुख्यः
स्त्रीप्रेष्यकृत्यनिरतश्च निरीक्ष्यमाणे ॥१३॥

सक्रोधो नरपतिसंमतो निधीशः
सिंहांशे प्रभुरसुतोऽतिहिंस्रकर्मा ।
जीवांशे प्रथितबलो रणोपदेष्टा
हास्यज्ञः सचिवविकामवृद्धशीलः ॥१४॥

अल्पापत्यो दुःखितः सत्यपि स्वे
मानासक्तः कर्मणि स्वेऽनुरक्तः ।
दुष्टस्त्रीष्टः कोपनश्चार्किभागे
चन्द्रे भानौ तद्वदिन्द्वाविदृष्टे ॥१५॥

(i) यदि जन्म के समय चन्द्रमा मंगल के नवांश में हो (मेष या बृश्चिक नवांश) और सूर्य आदि किसी ग्रह से देखा जाता हो तो निम्नलिखित फल होता है। (१) सूर्य से रक्षा करने वाला (२) मं० से वध में रुचि रखने वाला (३) बु० से युद्ध में कुशल (४) बृ० से राजा (५) शु० से धनवान् (६) श० से कलह करने वाला।

(ii) यदि चन्द्रमा वृषभ या तुला नवांश में हो और किन्हीं ग्रहों से दृष्ट हो तो निम्नलिखित फल होता है (१) सू० से मूर्ख (२) मं० से दूसरे की स्त्रियों में रत (३) बु० से उत्तम कवि (४) बृ० से उत्तम काव्य करने वाला अर्थात् ग्रन्थकर्ता (५) शु० से सुख के साधनों की प्राप्ति में लगा हुआ, (६) शनि से दूसरे की स्त्रियों से अनुचित सम्बन्ध रखने वाला। ॥१२॥

(iii) यदि चन्द्रमा मिथन या कन्या नवांश में हो तो उस पर विविध ग्रहों की दृष्टि का फल निम्नलिखित है (१) सू० से रंग मंच

पर काम करने वाला अर्थात् नाटक-सिनेमा आदि के कार्यों से सम्बन्धित (२) मं० से चोर (३) बु० से कवि (४) बृ० से मंत्री (५) शु० से गान-विद्या जानने वाला (६) श० से शिल्प निपुण।

(iv) यदि चन्द्रमा कर्क नवांश में हो और किसी ग्रह से दृष्ट हो तो निम्नलिखित फल होता है। (१) सू० से छोटे शरीर वाला (२) मं० से लोभी (३) बु० से तपस्वी (४) बु० से मुख्य अर्थात् श्रेष्ठ पद को प्राप्त (५) शु० से किसी स्त्री की मातहती में काम करने वाला (६) श० से अपने कार्य में लगा हुआ। ॥१३॥

(v) यदि चन्द्रमा सिंह नवांश में हो तो विविध ग्रहों से दृष्ट होने का फल यह है। (१) सू० से क्रोधी (२) मं० से राजा का कृपापात्र (३) बु० से खजाने का स्वामी अर्थात् धनी (४) बृ० से उच्चपदाधिकारी (५) शु० से पुत्रहीन (६) श० से क्रूर कर्म करने वाला हिंसक।

(vi) यदि चन्द्रमा धनु या मीन नवांश में हो तो विविध ग्रहों से दृष्ट होने का फल निम्नलिखित होता है (१) सू० से जिसके बल की बहुत ख्याति हो (२) रणोपदेष्टा अर्थात् रण के लिये या सैनिकों को आदेश देने वाला (३) बु० से हास्य रस कुशल (४) बृ० से मंत्री (५) शु० से कामवासना रहित (६) श० से वृद्धों की तरह स्वभाव वाला। ॥१४॥

(vii) यदि चन्द्रमा मकर या कुंभ नवांश में हो तो विविध ग्रहों से दृष्ट होने का निम्नलिखित फल होता है (१) सू० से थोड़ी सन्तान (२) मं० से दुःखी (३) बु० से अभिमानी (क्र) बृ० से अपने कर्म में अनुरक्त (५) शु० से दुष्ट स्त्री का प्यारा (६) श० से क्रोधी।

नोट—जैसे चन्द्रमा के विविध नवांशों में होने से और विविध

ग्रहों के दृष्ट होने से उपर्युक्त फल बताया गया है वैसा ही फल तब भी समझना चाहिये जब सूर्य किसी नवांश में हो और किसी ग्रह से दृष्ट हो। उदाहरण के लिये सूर्य धनु नवांश में हो और चन्द्रमा से दृष्ट हो तो वही फल समझिये जो चन्द्रमा के धनु नवांश में होकर सूर्य से दृष्ट होने पर होता है। या दूसरा उदाहरण लीजिये चन्द्रमा के तुला नवांश में होकर शनि से दृष्ट होने का फल बताया गया हैं वही सूर्य के तुला नवांश में होकर शनि दृष्ट होने का होगा। ॥१५॥

सूर्याक्षितोऽत्रांशफलं प्रदिष्टं
ज्ञेयं नवांशस्य फलं तदेव ।
राशीक्षणे यत्फलमुक्तमिन्दो-
स्तद्द्वादशांशस्य फलं हि वाच्यम् ॥१६॥

ऊपर श्लोक १२ से १५ तक जो फल बताया गया है वह चन्द्रमा के विविध नवांशों में स्थित होने का और विविध ग्रहों से दृष्ट होने का फल है। और श्लोक ६ से ११ तक जो फलादेश बताया गया है वह चन्द्रमा के विविध राशि में स्थित सोकर विविध ग्रहों से दृष्ट होने का फल है। अब एक नई बात कहते हैं। मान लीजिये चन्द्रमा मेष राशि में है और बृहस्पति से दृष्ट है। इसका जो फल है वह तब भी होगा जब चन्द्रमा मेष द्वादशांश में हो और बृहस्पति से दृष्ट हो। अर्थात् राशि में स्थित होकर दृष्ट होने का जो फल वही द्वादशांश में स्थित होकर दृष्ट होने का फल होता है। इस कारण चन्द्रमा किस द्वादशांश में है और किस ग्रह से दृष्ट है यह देख कर श्लोक ६ से ११ के आधार पर चन्द्र द्वादशांश का फल भी कहना चाहिये। ॥१६॥

वर्गोत्तमस्वपरगेषु शुभं यदुक्तं
तत्पुष्टमध्यलघुताऽशुभमुत्क्रमेण ।
वीर्यान्वितोंऽशकपतिर्निरुणद्धि पूर्वं
राशीक्षणस्य फलमंशफलं ददाति ॥१७॥

यदि चन्द्रमा वर्गोत्तम में हो तो ऊपर जो शुभ फल बताया गया है वह अधिक मात्रा में होगा। यदि अपने नवांश में हो तो वर्गोत्तम की अपेक्षा शुभ फल कुछ कम होगा और यदि अन्य नवांश में हो तो शुभ फल और भी थोड़ा होगा। और यदि कोई अशुभ फल बताया गया है और चन्द्रमा वर्गोत्तम में है तो वर्गोत्तम में होने से अशुभ फल कम होगा। स्व नवांश में हो तो अशुभ फल साधारण होगा और शत्रु नवांश में है तो अशुभ फल बहुत अधिक होगा। कहने का तात्पर्य यह है कि वर्गोत्तम में होना शुभता को बढ़ाता है, अक्षमता को कम करता है और शत्रु नवांश में होना शुभता को कम करता है अशुभता को बढ़ाता है।

अब एक दूसरी बात और कहते हैं। चन्द्रमा के दो फल बताये हैं (१) राशि में स्थित होकर दृष्ट होने का फल (२) नवांश में स्थित होकर दृष्ट होने का फल। अब यह कहते हैं कि यदि चन्द्रमा जिस नवांश में है उस नवांश का स्वामी बलवान् है तो नवांश का फल ही विशेष रूप से फलित होगा। राशि का फल उतना नहीं होगा अर्थात् नवांश के स्वामी के बली होने से नवांश को अधिक महत्त्व देना चाहिये। ॥१७॥

उन्नीसवां अध्याय

दशाफल

भक्त्या येन नवग्रहा बहुविधैराराधितास्ते चिरं
सन्तुष्टाः फलबोधहेतुमदिशन्सानुग्रहं निर्णयम् ।
ख्यातां तेन पराशरेण कथितां संगृह्य होरागमात्
सारं भूरिपरीक्षयातिफलितां वक्ष्ये महाख्यां दशाम् ॥१॥

जिन पराशर मुनि ने नव-ग्रहों की बहुत प्रकार से आराधना की और जिनकी भक्ति से सन्तुष्ट होकर नव-ग्रहों ने उन्हें दिव्य ज्ञान प्रदान किया कि किस ग्रह की कैसी दशा जाती है उन पराशर के वाक्यों के फलादेश सम्बन्धी सिद्धान्तों की बारंबार परीक्षा कर और उनकी सत्यता का अनुभव कर मैं मन्त्रेश्वर महादशा के विषय में, पराशर ने जो कुछ कहा है उसका सार बतलाता हूँ। ॥१॥

अग्न्यादितारपतयो रविचन्द्रभौम-
सर्पामरेड्यशनिचन्द्रजकेतुशुक्राः ।
तेने नटः सनिजया चटुधान्यसौम्य-
स्थाने नखा निगदिताः शरदस्तु तेषाम् ॥२॥

किस नक्षत्र में जन्म होने से कितने वर्ष की दशा होती है और बाद में किस ग्रह की कितने वर्ष की दशा आती है यह नीचे के चक्र से स्पष्ट होगा।

नक्षत्र	नक्षत्र	नक्षत्र	ग्रह	दशावर्ष
कृत्तिका	उ० फा०	उ० षा०	सूर्य	६
रोहिणी	हस्त	श्रवण	चन्द्र	१०
मृगशिर्	चित्रा	धनिष्ठा	मंगल	७
आर्द्रा	स्वाती	शतभिषा	राहु	१८
पुनर्वसु	विशाखा	पू० भा०	बृहस्पति	१६
पुष्य	अनुराधा	उ० भा०	शनि	१९
आश्लेषा	ज्येष्ठा	रेवती	बुध	१७
मघा	मूल	अश्विनी	केतु	७
पू० फा०	पू० षा०	भरणी	शुक्र	२०

ऋक्षस्य गम्या घटिका दशाब्द-
निघ्ना नताप्ता स्वदशाब्दसंख्या ।
रूपैर्नभैः संगुणयेन्नतेन
हृतास्तु मासा दिवसाः क्रमेण ।।३।।

जन्म के समय किसी ग्रह की कितनी दशा भोग्य थी यह निकालने का प्रकार बताते हैं। यह देखिये कि जन्म के समय चन्द्रमा किस नक्षत्र में है और जन्म के बाद कितने घड़ी तक उस नक्षत्र में और रहेगा। जितनी घड़ी तक और रहेगा उन घड़ियों को महादशा के मान से गुणा कीजिये और ६० से भाग देकर यह निकाल लीजिये कि भोग्य वर्ष कितने आये। इसको एक उदाहरण से स्पष्ट किया जाता हैं। मान लीजिये जन्म के समय पुनर्वसु नक्षत्र के बीस घड़ी शेष थे। श्लोक २ में बताया गया है कि पुनर्वसु नक्षत्र में जन्म होने से बृहस्पति की महादशा में जन्म होता है इस कारण बृहस्पति की दशा में जन्म हुआ। बृहस्पति की दशा कितनी शेष है ?

$$\frac{२० \times १६}{६०} = \frac{१६}{३} = ५ \text{ वर्ष } ४ \text{ महीने}$$

मन्त्रेश्वर महाराज के कथन में और अन्य ज्योतिष के ग्रन्थों में यह अन्तर है कि मन्त्रेश्वर महाराज के कथनानुसार सदैव ६० से भाग देना चाहिये किन्तु अन्य ग्रंथों के अनुसार नक्षत्र का जितना पूरा मान हो उससे भाग देना चाहिये। देखिये 'सुगम ज्योतिष प्रवेशिका' दसवाँ प्रकरण। इसे नीचे समझाते हैं।

मंत्रेश्वर महाराज के बताये हुए प्रकार में और भारतीय ज्योतिष की भुक्त भोग्य महादशा निकालने के प्रकार में थोड़ा अन्तर है।

दोनों पद्धतियों में अन्तर निम्नलिखित है :—

(i) प्रचलित पद्धति–नक्षत्र के जितने घड़ी पल बीत चुके और जितने घड़ी पल बाकी हैं––दोनों को जोड़ कर––नक्षत्र की कुल घड़ियाँ निकालते हैं। इसे कहिये 'क'

जितने घड़ी पल नक्षत्र के बाकी हैं इन्हें कहिये 'ख'।

अब मान लीजिये बृहस्पति की दशा में जन्म है तो भोग्य दशा कितनी हुई ?

∵ यदि 'क' में १६ वर्ष

∴ तो १ में $\frac{१६}{क}$ वर्ष

∴ 'ख' में $\frac{१६}{क} \times \frac{ख}{१}$ वर्ष

अब भाग देकर जो वर्ष आवे––वे वर्ष, मास, दिन लिख लीजिये

(ii) मंत्रेश्वर के मत से $\frac{१६}{६०} \times \frac{ख}{१}$ वर्ष

अन्तर यह हुआ कि इसमें––सम्पूर्ण नक्षत्र मान नहीं निकालते। 'क' को सदैव ६० घड़ी मानते हैं। केवल 'ख' निकालकर उसी पर गणित कर भोग्य दशा निकालते हैं।

रविस्फुटं तज्जनने यदासीत्
तथा विधश्चेत्प्रतिवर्षमर्कः ।
आवृत्तयः सन्ति दशाब्दकानां
भागक्रमात्तद्दिवसाः प्रकल्प्याः ॥४॥

इस श्लोक में यह बताते हैं कि महादशा में किस प्रकार का वर्ष लेना है। ३६० दिन का चाँद्र वर्ष या नक्षत्रवर्ष या सौर वर्ष। दक्षिण

भारत में कई स्थलों में, विशेष कर केरल में, ३६० दिन का चांद्र वर्ष लेते हैं किन्तु उपर्युक्त श्लोक के अनुसार जन्म के समय सूर्य जिस राशि, अंश, कला, विकला पर था उसी राशि, अंश कला, विकला पर जब लौट कर आवे तब एक वर्ष मानना और इसी वर्ष मान से महादशा निकालना। इसी सौर वर्ष का बारहवां भाग मास और इस मास का तीसवां भाग दिन समझना चाहिये।

दशाफल

भानुः करोति कलहं क्षितिपालकोप-
माकस्मिकं स्वजनरोगपरिभ्रमं च ।
अन्योन्यवैरमतिदुःसहचित्तकोपं
गुप्त्यर्थधान्यसुतदारकृशानुपीडाम् ॥५॥

क्रौर्याध्वभूपैः कलहैर्धनाप्ति
वनाद्रिसंचारमतिप्रसिद्धिम् ।
करोति सुस्थो विजयं दिनेश-
स्तैक्ष्ण्यं सदोद्योगरतिं सुखं च ॥६॥

मनःप्रसादं प्रकरोति चन्द्रः
सर्वार्थसिद्धिं सुखभोजनं च ।
स्त्रीपुत्रभूषाम्बररत्नसिद्धिं
गोक्षेत्रलाभं द्विजपूजनं च ॥७॥

बलेन सर्वं शशिनस्तु वाच्यं
पूर्वे दशाहे फलमत्र मध्यम् ।
मध्ये दशाहे परिपूर्णवीर्यं
तृतीयभागेऽल्पफलं क्रमेण ॥८॥

भौमस्य स्वदशाफलानि हुतभुग्भूपाहवाद्यैर्धनं
भैषज्यानृतवञ्चनैश्च विविधैः क्रौर्यैर्धनस्यागमः ।
पित्तासृग्ज्वरबाधितश्च सततं नीचाङ्गनासेवनं
विद्वेषः सुतदारबन्धुगुरुभिः कष्टोऽन्यभाग्ये रतः ॥९॥

सौम्यः करोति सुहृदागममात्मसौख्यं
विद्वत्प्रशंसितयशश्च गुरुप्रसादम् ।
प्रागल्भ्यमुक्तिविषयेऽपि परोपकारं
जायात्मजादिसुहृदां कुशलं महत्त्वम् ॥१०॥

धर्मक्रियाप्तिममरेन्द्रगुरुर्विधत्ते
संतानसिद्धिमवनीपतिपूजनं च ।
श्लाघ्यत्वमुन्नतजनेषु गजाश्वयान-
प्राप्तिं वधूसुतसुहृद्युतिमिष्टसिद्धिम् ॥११॥

क्रीडासुखोपकरणानि सुवाहनाप्ति
मोरत्नभूषणनिधिप्रमदाप्रमोदम् ।
ज्ञानक्रियां सलिलयानमुपैति शौक्र्यां
कल्याणकर्मबहुमानमिलाधिनाथात् ॥१२॥

पाकेऽर्कजस्य निजदारसुतातिरोगान्-
वातोत्तरान्कृषिविनाशमसत्प्रलापम् ।
कुस्त्रीरतिं परिजनैर्वियुतिं प्रवास-
माकस्मिकं स्वजनभूमिसुखार्थनाशम् ॥१३॥

कुर्यादहिः क्षितिपचोरविषाग्निशस्त्र-
भीतिं सुतार्तिमतिविभ्रमबन्धुनाशम् ।

नीचावमाननमतिक्रमतोऽपवादं
स्थानच्च्युतिं पदहतिं कृतकार्यहानिम् ।।१४।।

विधुंतुदे शुभान्विते प्रशस्तभावसंयुते
दशा शुभप्रदा तदा महीपतुल्यभूतिदा ।
अभीष्टकार्यसिद्धयो गृहे सुखस्थितिर्भवे-
दचञ्चलार्थसंचयाः क्षितौ प्रसिद्धकीर्त्तयः ।।१५।।

पाथोनमीनालिगतस्य राहो-
र्दशाविपाके महितं च सौख्यम् ।
देशाधिपत्यं नरवाहनाप्ति-
र्दशावसाने सकलस्य नाशः ।।१६।।

केतोर्दशायामरिचोरभूपैः
पीडा च शस्त्रक्षतमुष्णरोगः ।
मिथ्यापवादः कुलदूषितत्वं
वह्नेर्भयं प्रोषणमात्मदेशात् ।।१७।।

(i) (क) इस श्लोक में सूर्य की दशा का फल बताते हैं । यहाँ सूर्य का खराब फल बताया गया है । इससे अनुमान होता है कि सूर्य अनिष्ट स्थान का स्वामी हो, अनिष्ट स्थान में पड़ा हो तब यह फल घटित होगा । सूर्य अपनी दशा में कलह कराता है । अकस्मात् राजा का कोप होता है । कुटुम्ब में रोग हो और परिभ्रमण करावे । परस्पर—आपस में वैर हो, चित्त में दुःसह कोप, और गुप्त धन तथा

अन्न को अग्नि से भय हो तथा पुत्र और स्त्री को भी कष्ट हो। ॥ ५ ॥

(ख) यदि सूर्य उत्तम स्थान में हो तो क्रूरता से, सफ़र (यात्रा) से, राजाओं द्वारा एवम् कलह से धन-प्राप्ति कराता है। मनुष्य वनों में और पहाड़ों में घूमता है, अति प्रसिद्धि प्राप्त हो, जातक सदैव उद्योगशील हो। उसके स्वभाव और कार्य में तीक्ष्णता हो और विजय और सुख प्राप्त हो। ॥ ६ ॥

(ii) (क) चन्द्रमा की महादशा में मन प्रसन्न रहता है। सब प्रकार की कार्य सिद्धि, धन सिद्धि होती है। सुख पूर्वक भोजन प्राप्त होता है। स्त्री, पुत्र आभूषण, वस्त्र, रत्न, गौ और कृषि की भूमि का लाभ हो। जातक ब्राह्मणों का पूजन (सम्मान) करे। ॥ ७ ॥

(ख) उपर्युक्त फल पूर्ण रूप से तब घटित होगा जब चन्द्रमा पूर्ण बली हो। शुक्ल पक्ष की प्रतिपद् से दशमी तक—इन दस दिनों में चन्द्रमा मध्यम बली होता है इस कारण चन्द्रमा के इन दस दिनों में मध्यम फल होगा। बीच के दस दिन में अर्थात शुक्ल पक्ष की एकादशी से कृष्ण पक्ष की पचंमी तक चन्द्रमा पूर्ण बली होता है। इस कारण ऐसा चन्द्रमा पूर्ण शुभ फल देगा और अन्तिम दस दिन में—कृष्ण पक्ष की षष्ठी से अमावस्या तक चन्द्रमा क्रमशः निर्बल होता जाता है। इस कारण ऐसा चन्द्रमा थोड़ा शुभ फल देता है। एक अन्य मत से ५ कला तक क्षीण बली, ६ से १० कला तक मध्यम बली, १० से १५ कला तक पूर्ण बली। ॥ ८ ॥

(iii) (क) यदि मंगल की दशा हो तो अग्नि, राजा, युद्ध आदि से धन प्राप्त होता है। जातक को झूठ बोलने से, धोखा देने से, औषधि से तथा विविध प्रकार के क्रूर कर्मों से भी धन लाभ होता है।

मंगल की महादशा के समय पित्त-प्रकोप, रक्त-प्रकोप, ज्वर, आदि की पीड़ा होती है। वह नीच स्त्री का सेवन करेगा। अपने पुत्र, स्त्री, बन्धु और गुरुओं से विद्वेष होगा और वह दूसरों के भाग्य में लगा हुआ रहेगा। अर्थात् उसके उद्योग से अन्य लोगों का भाग्योदय होगा। ॥ ९ ॥

(iv) जब बुध की महादशा होती है तब मित्रों से समागम होता है। स्वयं को सुख प्राप्त होता है, विद्वान् लोग प्रशंसा करते हैं। यश प्राप्त होता है और गुरुओं की कृपा होती है। मनुष्य की वाणी में प्रगल्भता (अपने आशय को शक्तिपूर्ण शब्दों में व्यक्त करने की क्षमता) होती है। बुध की महादशा में मनुष्य परोपकार करता है और उसको स्वयं की स्त्री, पुत्र, मित्र सम्बन्धी हर्ष तथा महत्व प्राप्त होता है। ॥ १० ॥

(v) बृहस्पति की दशा में मनुष्य धार्मिक कार्य करता है, उसे संतान प्राप्ति या संतान संबंधी हर्ष प्राप्त होता है। राजा उस मनुष्य की प्रतिष्ठा करे अर्थात् उसका सम्मान करे। अन्य विशिष्ट व्यक्ति भी उसकी प्रशंसा करें; हाथी, घोड़े तथा सवारी की प्राप्ति हो। हृदय की आकांक्षाएँ पूर्ण हों। अपनी स्त्री, पुत्र, मित्रों से समागम और सौहार्द हो ॥ ११ ॥

(vi) शुक्र की महादशा में जातक को क्रीड़ा और सुख के साधन, उत्तम सवारी, गो, रत्न, भूषण, निधि (द्रव्य) स्त्रियों से आनन्द, ज्ञान क्रिया (जिन बातों से ज्ञान वृद्धि हो), जल यात्रा राजा या सरकार से सम्मान प्राप्त हों। शुक्र की महादशा में घर में शुभ कार्य होते हैं।

(vii) शनि की महादशा में जातक की स्त्री या पुत्र को रोग हो, स्वयं को भी वात आदि की पीड़ा हो, खेती नष्ट हो—दुष्ट वाणी

बोले ।* खराब स्त्री में आसक्ति हो—अपने परिवार के लोगों से वियोग हो और अकस्मात् स्वजन (अपने इष्टजन) का, भूमि का, सुख का तथा धन का नाश हो। हमारे खयाल से शनि की महादशा का यह फल तभी घटित होगा जब शनि जन्मकुण्डली में बहुत बिगड़ा हो ॥ १३ ॥

(vii) राहु की महादशा में राजा से, चोर से, विष से, अग्नि से तथा शस्त्र से भय हो; सन्तान को कष्ट हो, मन में घोर अशान्ति और उद्वेग रहे; बन्धुओं का नाश हो, नीच लोगों से अपमान प्राप्त हो, बदनामी हो। कोई ऐसा दुष्कर्म हो जाये जिसके कारण बदनामी हो; अपना स्थान (मकान या नौकरी) छूट जाये। जो कार्य करे उसमें असफलता और हानि हो तथा अपने पद से गिर जावे** । ॥१४॥

(ख) ऊपर १४वें श्लोक में राहु की महादशा का अशुभ फल बताया गया है। इस श्लोक में कहते हैं कि राहु यदि शुभग्रह के साथ हो और प्रशस्त (उत्तम) भाव में हो तो राहु की महादशा बहुत शुभ फल देने वाली होती है। जातक का वैभव राजा के समान हो। जातक के सब अभीष्ट कार्य सिद्ध हों और वह अपने घर में सुखपूर्वक रहे। उसके पास दृढ़ता से धन संचय हो और पृथ्वी में उसकी कीर्ति प्रसिद्ध हो । ॥१५॥

(ग) यदि कन्या, वृश्चिक या मीन राशि का राहु हो तो राहु की दशा के सम्बन्ध में कुछ विशेष विचार बताते हैं। यदि इन तीनों राशियों में से किसी में राहु हो तो देशाधिपत्य अर्थात् उच्च हुकूमत

---

* जब जैसे ग्रह की महादशा होती है तब उसी ग्रह की छाया मनुष्य के शरीर पर रहती है। शुभ ग्रह की महादशा में मनुष्य शुभ वाणी बोलता है। अशुभ ग्रह की दशा में दुष्ट वाणी, अनर्गल, वाहियात, अर्थहीन भाषण करता है ॥

** मूल संस्कृत श्लोक में शब्द है "पदहति" जिसके दो अर्थ हैं। (१) अपने पद (ओहदे) से गिर जाना (२) पैर में चोट लगना।

प्राप्त हो और बहुत अधिक सुख मिले; पालकी की सवारी मिले। यह सुख वैभव राहु की दशा में प्राप्त हो किन्तु दशा के अन्तिम काल में यह सब नष्ट हो जाये ॥१६॥

(ix) केतु की महादशा में शत्रुओं से, चोरों से, तथा राजा से पीड़ा हो। शस्त्र से आघात का डर हो और उष्णता के रोग हों। जिन रोगों में अधिक गर्मी मालूम होती है—यथा फोड़े, फुंसी, आतशक, मूर्च्छा आदि को उष्णता के रोग कहते हैं। केतु की महादशा में जातक के कुल को दोष लगे अर्थात् कोई बात ऐसी हो जिससे कुटुम्ब की बदनामी हो। अग्नि का भय हो, स्वयं को झूठा इलजाम लगे और अपना देश छोड़ना पड़े। इस प्रकार सूर्य आदि नौ ग्रहों की महादशा का फल बता चुकने पर अब पुनः नौ ग्रहों की दशा का फल बताते हैं। ॥१७॥

अथ तरणिदशायां क्रौर्यंभूपालयुद्धं-
धनमनलचतुष्पात्पीडनं नेत्रतापः।
उदरदशनरोगः पुत्रदारार्तिरुच्चै-
र्गुरुजनविरहः स्याद्भृत्यनाशोऽर्थहानिः ॥१८॥

शिशिरकरदशायां मन्त्रदेवद्विजोर्वी-
पतिजनितविभूतिः स्त्रीधनक्षेत्रसिद्धिः।
कुसुमवसनभूषागन्धनानारसाप्ति-
र्भवति खलविरोधः स्वक्षयो वातरोगः ॥१९॥

क्षितितनयदशायां क्षेत्रवैरक्षितीश-
प्रतिजनितविभूतिः स्यात्पशुक्षेत्रलाभः।
सहजतनयवैरं दुर्जनस्त्रीषुसक्ति-
र्दहनरुधिरपित्तव्याधिरर्थोपहानिः ॥२०॥

असुरवरदशायां दुःस्वभावोऽथवा स्या-
दतिगहनगदार्तिः सूनुनार्योर्विनाशः ।
विषभयमरिपीडावीक्षणोद्ध्वाङ्गरोगः
सुहृदि कृषिविरोधो भूपतेर्द्वेषलाभः ॥२१॥

अमरगुरुदशायामम्बराद्यर्थसिद्धिः
परिजनपरिवारप्रौढिरत्यर्थमानः ।
सुतधनसुहृदाप्तिः साधुवादाप्तपूजा
भवति गुरुवियोगः कर्णरोगः कफार्तिः ॥२२॥

रवितनयदशायां राष्ट्रपीडाप्रहार-
प्रतिजनितविभूतिः प्रेष्यवृद्धाङ्गनाप्तिः ।
पशुमहिषवृषाप्तिः पुत्रदारप्रपीडा
पवनकफगुदार्तिः पादहस्ताङ्गतापः ॥२३॥

शशितनयदशायां शस्त्रवाचार्यसिद्धि-
र्द्विजजनितधनाप्तिः क्षेत्रगोवाजिलाभः ।
मनुवरसुरपूजा वित्तसंघातसिद्धिः
प्रभवति मरुदुष्णश्लेष्मरोगप्रपीडा ॥२४॥

शिखिजनितदशायां शोकमोहोऽङ्गनाभिः
प्रभुजनपरिपीडा वित्तनाशोऽपराधः ।
प्रभवति तनुभाजां प्रोषणं स्वीयदेशा-
द्दशनचरणरोगः श्लेष्मसन्तापनं च ॥२५॥

भृगुतनयदशायामङ्गनारत्नवस्त्र-
द्युतिमिधिधनभूषावाजिशय्यासनाप्तिः ।

क्रयकृषिजलयानप्राप्तवित्तागमो वा ।
भवति गुरुवियोगो बान्धवार्तिर्मनोरुक् ॥२६॥

श्लोक ५ से १७ तक सूर्य, चन्द्र, मंगल, बुध, बृहस्पति, शुक्र, शनि राहु तथा केतु यह जो ग्रहों का साधारण क्रम है—इस क्रम से प्रत्येक ग्रह की अपनी महादशा में फल देने की प्रवृत्ति बतलाई है।

अब श्लोक १८ से २६ तक—विंशोत्तरी महादशा में ग्रहों का जो क्रम है अर्थात् सूर्य, चन्द्र, मंगल, राहु, बृहस्पति, शनि, बुध, केतु और शुक्र उस क्रम से प्रत्येक ग्रह की अपनी-अपनी महादशा में फल देने की प्रवृत्ति बताते हैं।

इस एक ही १९वें अध्याय में जो ग्रहों के महादशा फल दो बार बताये गये हैं, इसमें हमारे विचार से रहस्य निम्नलिखित है।

(i) ५ से १७ श्लोक तक जो फलादेश है वह ग्रहों की साधारण प्रवृत्ति बताई है—जैसा योगिनी दशा में होता है कि शुभग्रहों की योगिनी दशा शुभ, पापग्रहों की अशुभ। अन्य मतों के अनुसार अष्टोत्तरी आदि में भी श्लोक ५ से १७ तक दिये गये सिद्धान्तों के अनुसार फलादेश बैठाना चाहिये।

(ii) श्लोक १८ से २६ तक ग्रहों का क्रम वही रक्खा है जो विंशोत्तरी दशा में बतलाया गया है। विंशोत्तरी दशा में कुछ विशेषताएँ हैं। यथा एकादश जैसे सुन्दर 'लाभ' के स्वामी को पापी कहा गया। केवल पापी ही नहीं तीसरे, छठे, ग्यारहवें के मालिक तीनों पापी—इनमें भी क्रमशः तीसरे से अधिक पापी छठे का मालिक, छठे के मालिक से अधिक पापी ग्यारहवें का मालिक। दूसरी विशेषता यह है कि केन्द्र का स्वामी शुभ ग्रह हो तो शुभ फल नहीं करता, केन्द्र का स्वामी—क्रूर ग्रह हो तो अशुभ फल नहीं करता। अर्थात् साधारण नियम लागू नहीं करना चाहिये कि शुभ ग्रह है तो शुभ फल करेगा क्रूर ग्रह है तो दुष्ट फल करेगा। इसी कारण श्लोक ५ से १७ तक

ग्रहों का फल विविध दशाओं में (यथा अष्टोत्तरी, योगिनी, काल चक्र) घटाना चाहिये—जहाँ सिद्धान्त यह है कि क्रूर ग्रह की दशा है तो क्रूर फल और शुभ ग्रह की दशा है तो शुभ फल।

और जब विंशोत्तरी दशावश ग्रहों की महादशा कैसी जावेगी यह विचार करना हो तो श्लोक १८ से २६ तक वर्णित सिद्धान्त लागू करना चाहिये।

(i) जब सूर्य की दशा हो तो क्रूरता से राजाओं से या युद्ध से धन प्राप्ति हो। अग्नि से और चौपायों से पीड़ा हो। आँखों में ताप (जलन) हो। पेट के तथा दांत के रोग हों। पुत्र और स्त्री को बीमारी हो या अन्य प्रकार का कष्ट हो। नौकरों का नाश हो, धन की हानि हो और गुरुजन (पिता, चाचा आदि) का वियोग या विरह हो। इस श्लोक में सूर्य की दशा का अनिष्ट फल बताया गया है। यह तभी घटित होगा जब सूर्य बिगड़ा हुआ हो। प्रत्येक ग्रह सम्बन्धी कुछ विशेष बातें हैं। जब ग्रह बिगड़ा हुआ होता है तो जिन वस्तुओं का वह अधिष्ठाता है उनसे सम्बन्धी अनिष्ट फल दिखाता है और जब ग्रह सुधरा हुआ होता है तो अपने से सम्बन्धित वस्तुओं का लाभ कराता है। ॥१८॥

(ii) चन्द्रमा की महादशा में मन्त्रों से, देवताओं से, ब्राह्मणों से तथा राजा से ऐश्वर्य प्राप्त होगा। मन्त्रों से ऐश्वर्य कैसे प्राप्त हो सकता है? या तो स्वयं मन्त्रों का अनुष्ठान करे जिससे धन प्राप्ति हो या अनुष्ठान करने से दक्षिणा प्राप्त हो। चन्द्रमा की महादशा में स्त्री, धन और कृषि की भूमि प्राप्त होती है। पुष्प, वस्त्र, आभूषण, सुगन्धित पदार्थ तथा विविध प्रकार के रस प्राप्त हों। दुष्टों से विरोध हो, शरीर का या धन का क्षय हो और वातरोग हो। इस श्लोक में चन्द्रमा की महादशा के शुभाशुभ दोनों फल बताये हैं। यदि चन्द्रमा बलवान् होगा, शुभ स्थान में होगा, शुभ भवन का स्वामी होगा तो

शभ फल अधिक होगा । यदि चन्द्रमा दुर्बल है, दुःस्थान में है तो दुष्ट फल अधिक होगा । ॥ १९ ॥

(iii) जब मंगल की महादशा हो तो भूमि से, शत्रुता से, तथा राजाओं से सुख की प्राप्ति हो और पशुओं का तथा खेतों का लाभ हो किन्तु अपने पुत्र से या भाईयों से शत्रुता हो, दुर्जन स्त्रियों में आसक्ति हो और रुधिर विकार, उष्णता के रोग या अग्नि से हानि, पित्त के कुपित होने से रोग तथा धन की हानि हो। ॥२०॥

(iv) जब राहु की महादशा हो तो जातक का दुःस्वभाव हो जाये अर्थात् जातक के स्वभाव में सुशीलता न रहे या किसी भयंकर बीमारी के कारण पीड़ा हो। जातक की स्त्री तथा पुत्र का विनाश हो। विष से भय हो। शत्रु से पीड़ा हो और नेत्र में या शिर में रोग हो । मित्रों से तथा खेती के कार्यों में विरोध तथा राजा से द्वेष अर्थात् राजा की अकृपा हो। ॥२१॥

(v) अब बृहस्पति की महादशा का फल बताते हैं। जब बृहस्पति की महादशा हो तो नवीन वस्त्र आदि की प्राप्ति हो; नौकर-चाकर और परिवार के लोगों में वृद्धि हो और उसका सम्मान बहुत बढ़े। पुत्र प्राप्ति हो। धन और मित्रों में वृद्धि हो । लोग उसकी प्रशंसा करें और श्रेष्ठ आदमियों से सम्मान प्राप्त हो किन्तु गुरुजनों (पिता आदि) का वियोग हो। कान में रोग हो और कफ के कारण भी कोई रोग हो। ॥२२॥

(vi) इस श्लोक में शनि की महादशा का फल बताया गया है । जब शनि की महादशा हो तो देश में कोई पीड़ा हो रही हो या देश पर कोई प्रहार हो रहा हो या लड़ाई हो रही हो, उसके फलस्वरूप धन प्राप्ति होती है। जैसे लड़ाई के दिनों में चोर-बाजार में कमाई होती है या दुर्भिक्ष के समय कुछ लोग अधिक पैसा कमा लेते हैं इस प्रकार की कमाई को शनि की महादशा का फल समझें। शनि की महादशा में नौकरों की प्राप्ति हो।

वृद्ध स्त्री (अर्थात् जवानी जिसकी बीत चुकी है) की प्राप्ति भी हो। शनि की महादशा तो लाखों व्यक्तियों को हो जाती है किन्तु वृद्ध स्त्री की प्राप्ति तो सबको नहीं होती। यहाँ पर वृद्ध का अर्थ लेना चाहिये अधिक अवस्था वाली और जन्मकुण्डली में यदि शनि ऐसा योग करता है जिसके कारण अन्य स्त्री से संसर्ग होने की संभावना हो तभी शनि की दशा में यह योग घटित होगा। शनि की महादशा में पशु, भैंस और बैल की प्राप्ति भी होती है किन्तु जातक की स्त्री और पुत्र को पीड़ा होती है और जातक स्वयं को वातरोग (गठिया, बाय आदि), कफ रोग, गुदा रोग (बवासीर आदि) होते हैं तथा हाथ पैरों में जलन रहती है। ॥२३॥

(vii) बुध की महादशा में सदैव आचार्य सिद्धि प्राप्त हो। आचार्य सिद्धि के दो अर्थ हैं, जातक को अपने गुरुओं से सिद्धि मिले या जातक स्वयं अन्य लोगों का गुरु हो, इसप्रकार उसे सिद्धि मिले। बुध की महादशा में भी, खेत और घोड़ों का लाभ होता है और ब्राह्मणों से धन की प्राप्ति होती है। जातक को श्रेष्ठ मनुष्यों से सम्पर्क का अवसर मिले। वह देवताओं का पूजन करे और पूण धन प्राप्ति हो। बुध वात, पित्त, कफ इन तीनों का ही अधिष्ठाता है, इसलिये इन त्रिदोषों में से किसी के कुपित होने से या किन्हीं दो के कारण या तीनों ही के कारण रोग हो। ॥२४॥

(viii) केतु की महादशा में बड़ा अनिष्ट फल होता है। स्त्रियों के कारण बहुत शोक और मोह हो। हृदय में बहुत दुःख का नाम शोक है। बुद्धि में विभ्रम होने का नाम मोह है। स्त्रियों तथा धनिकों के कारण जातक को पीड़ा हो या उसके अफ़सरों या मालिक से उसे पीड़ा पहुँचे। जातक से अपराध बने और उसके धन का नाश हो। अपना देश छोड़ना पड़े। कफ जनित रोगों के कारण पीड़ा हो और पैर तथा दांत में रोग हो। ॥२५॥

(ix) शुक्र की महादशा में स्त्री, रत्न, वस्त्र, कान्ति, निधि (गड़ा हुआ द्रव्य), धन, भूषा, घोड़ा, शय्या और आसन की प्राप्ति हो। माल खरीदने से, खेती से या पानी के जहाज से आने जाने वाली चीजों से धन का आगम हो। शुक्र की महादशा के यह सब शुभ फल बताये हैं किन्तु शुक्र की महादशा में किसी गुरुजन का (माता-पिता आदि का) वियोग होता है, मन में चिन्ता रहती है और बन्धुओं को कष्ट होता है। ॥ २६ ॥

इस उन्नीसवें अध्याय में जो शुभफल या अशुभफल बताये हैं उनसे यह निष्कर्ष निकालना चाहिये कि शुभफल किस प्रकार का होगा और अशुभफल किस प्रकार का होगा। केवल यह निर्देश करने के लिये इन श्लोकों को काम में लेना चाहिये। यदि जन्म कुण्डली में ग्रह शुभ है तो वह शुभ फल ही अधिक देगा, अशुभ फल सामान्य। और यदि ग्रह अशुभ है तो वह अशुभ फल ही अधिक देगा, शुभ फल कम देगा। शुभता या अशुभता निम्नलिखित कारणों मे होती है। (१) नैसर्गिक शुभत्व या पापत्व। (२) किस भवन का स्वामी है। (३) किस भाव में बैठा है। (४) किन ग्रहों के साथ है। (५) किन ग्रहों से दृष्ट है। (६) जिस ग्रह का विचार किया जा रहा है वह दशवर्ग में, अष्टकवर्ग में बलवान् है या नहीं। (७) अस्त तो नहीं है। इन सबका विचार कर यह नतीजा निकालना चाहिये कि ग्रह शुभफल दिखावेगा वा अशुभफल या मिला जुला फल। अब भावार्थ रत्नाकर के जन्मकुण्डली विचार से सम्बन्धित कुछ सिद्धान्त दिये जाते हैं।

भावार्थ रत्नाकर नामक ग्रन्थ श्री रामानुजाचार्य प्रणीत है। इस ग्रंथ के प्रारम्भ में जो मंगलाचरण दिया गया हैं उससे यही प्रकट होता है कि वैष्णव सम्प्रदाय के महाप्रवर्तक श्री रामानुजाचार्य और इस ज्योतिष ग्रंथ भावार्थ रत्नाकर के निर्माता एक ही रामानुजाचार्य हैं। यदि कदाचित् यह दो भिन्न रामानुजाचार्य हों, तो भी इस ग्रंथ के महत्व में कोई अन्तर नहीं आता क्योंकि भावार्थ रत्नाकर में कुछ ऐसी

विशेष बातें हैं जो अन्य ग्रंथों में उपलब्ध नहीं होतीं। यह पाठक स्वयं देखेगें । इस पुस्तक का नाम भावार्थ रत्नाकर है; रत्नाकर के दो अर्थ हैं—रत्नों का आकर और समुद्र।

इसमें फलित ज्योतिष सम्बन्धी अनेक बहुमूल्य रत्न हैं, इस कारण इसका 'रत्नाकर' नाम सार्थक है । क्योंकि रत्नाकर का अर्थ 'समुद्र' भी होता है और समुद्र में तरंगें होती हैं; इस कारण इस ग्रन्थ को अध्यायों में न बांटकर तरंगो में बांटा है; प्रथम तरंग, द्वितीय तरंग आदि। इसमें कुल १४ तरंग हैं । यदि संस्कृत का मूल और उसका हिन्दी मे भावार्थ, दोनों दिये जावें तो ग्रन्थ बहुत विस्तृत हो जावेगा, इस कारण यहां केवल भावार्थ ही दिया जा रहा है।

मेषलग्न विचार

१. यदि किसी व्यक्ति का मेष लग्न हो और चतुर्थेश तथा पंचमेश का सम्बन्ध हो, तो राजयोग होता है । चतुर्थ का स्वामी चन्द्रमा और पंचम का स्वामी सूर्य होने के कारण—सूर्य और चन्द्रमा का सम्बन्ध राजयोग कारक होगा । यदि दोनों एक-दूसरे से सप्तम हों तो पूर्णिमा के आसपास चन्द्रमा होने के कारण विशेष सुन्दर योग होगा क्योंकि अमावस्या के करीब सूर्य चन्द्रमा एक राशि में रहते हैं किन्तु क्षीण चन्द्र होने के कारण चन्द्रमा बलवान् नहीं होता । एक अन्य ज्योतिष ग्रन्थ का मत है कि चाहे कोई भी लग्न हो यदि सूर्य चन्द्रमा दोनों सिंह राशि में हों या दोनों कर्क राशि में हों या सूर्य कर्क में चन्द्रमा सिंह में हो तो मनुष्य का शरीर कृश होता है । पाप दृष्ट तथा अन्य दुर्योग होने से यक्ष्मा भी हो जाता है ।

२. मेष लग्न की कुंडली में दूसरे और सातवें घर का मालिक शुक्र होने के कारण मारक होता है। किन्तु सदैव यह नहीं समझ लेना चाहिए कि शुक्र मार ही डालेगा । पहले यह निश्चय करना चाहिये कि जातक की आयु अल्प है या मध्य या दीर्घ । जिस आयु में

मारक की सम्भावना हो उस आयु में शुक्र की महादशा में शनि की अन्तर्दशा या अन्य पापी ग्रह की अन्तर्दशा मारक हो सकती है । जहाँ जहाँ मारक का प्रसंग आवे वहाँ यह अवश्य विचार कर लेना चाहिये कि जातक की आयु अल्प है, मध्य या दीर्घ ।

३—मेष लग्न वाले व्यक्ति की कुंडली में बृहस्पति नवें और बारहवें घर का मालिक होता है । यदि ऐसा बृहस्पति दशम स्थान में हो तो मारक हो सकता है ।

४—मेष लग्न हो और यदि शनि और बृहस्पति का योग हो तो केवल इस योग मात्र से राजयोग नही होता । यहाँ कहना यह है कि शनि दशमेश होता है और बृहस्पति नवमेश होता है—दोनो के स्वामियों का योग प्रबल राजयोग माना गया है तब शनि और बृहस्पति का योग क्यों नहीं बहुत अच्छा माना गया ? इसका कारण यह है कि शनि दसवें के साथ-साथ ग्यारहवें का भी मालिक होता है और बृहस्पति नवें के साथ-साथ बारहवें का भी मालिक होता है। इस कारण नवमेश दशमेश के योग में एकादशेश द्वादशेश का योग हो जाने से उत्कृष्टता जाती रही ।

५—जिस व्यक्ति का मेष लग्न में जन्म होता है उसे माता (शीतला) चेचक, फोड़े, फुन्सी, घाव, चोट, शस्त्र से आघात आदि का भय रहता है। मेष का स्वामी मंगल है इस कारण उपर्युक्त का भय रहता है ।

६—यदि मंगल छठे या आठवें घर के मालिक के साथ हो तो उसकी महादशा या अन्तर्दशा में सिर में चोट लगने से या ब्लड प्रेशर (जिस रोग में खून सिर में चढ़ जाता है) या सिर के अन्य रोग से मृत्यु* हो सकती है ।

---

*जहां मृत्यु शब्द आवे वहाँ मृत्यु हो जावेगी बिलकुल ऐसा ही नहीं समझना चाहिए । अत्यन्त कष्ट को भी मृत्यु कहते हैं ।

७—मेष लग्न की जन्मपत्रिका में धन (दूसरे) स्थान का स्वामी शुक्र यदि बारहवें घर में भी हो तो भी शुभ होता है । इसका कारण यह है कि मेष लग्न की कुण्डली में द्वादश में शुक्र उच्च राशि का हो जाता है । इसके अतिरिक्त बारहवाँ घर शयन सुख भोग आदि का है जहाँ स्थित होने से शुक्र को विशेष प्रसन्नता होती है और विशेष भोग प्रदान करता है । इस कारण मेष लग्न की कुण्डली में द्वादश में स्थित शुक्र अच्छा माना गया है । किन्तु यह साधारण नियम का अपवाद है । साधारण नियम यह है कि धन स्थान का स्वामी यदि व्यय (बारहवें) स्थान में बैठे तो धननाश करता है । इसीलिए कहा है ।

मेषे जातस्य धनपो व्ययस्थोपि कविश्शुभः ।
इतरर्क्षेतु जातस्य व्ययस्थः धनपोऽशुभः ॥७॥

८—यदि मेष लग्न हो और मंगल और शुक्र का योग हो अर्थात् दोनों एक साथ हों तो यह योग अच्छा भी है और खराब भी। अच्छा इसलिए है कि लग्नेश और धनेश का योग उत्तम माना गया है इस कारण धन के लिये यह योग उत्तम रहेगा और इसका कारक प्रभाव होगा किन्तु साथ ही सप्तमेश और अष्ठमेश का सम्बन्ध होने से इसका मारक फल भी होगा ।

९—मेष लग्न हो और यदि मंगल, बृहस्पति तथा शुक्र के साथ द्वितीय स्थान में हो तो निश्चय ही योग* देने वाला होता है ।

१०—यदि जन्म लग्न मेष हो और लग्न का स्वामी मंगल तीसरे घर में बृहस्पति और शुक्र के साथ हो तो योगप्रद नहीं होता ।

११—मेष लग्न हो और मंगल और बृहस्पति दोनों एक साथ चौथे

---

*जो ग्रह पूर्ण शुभ प्रभाव दिखाता है–चाहे अच्छे भवनों का स्वामी होने के कारण, चाहे अन्य ग्रह से शुभ योग होने के कारण, वह योग देने वाला होता है ।

घर में बैठे हों तो निश्चय योग देने वाला होता है। यहां यह बात ध्यान में रखनी चाहिये कि चतुर्थ में कर्क राशि होने के कारण यद्यपि मंगल नीच राशि का हो जावेगा किन्तु उच्च बृहस्पति के साथ बैठने से नीचत्व का दोष जाता रहेगा। और लग्नेश नवमेश दोनों एक साथ बैठकर दशम को देखेंगे, इस कारण केन्द्र में दोनो के स्थित होने से योगकारकता हुई।

१२—यदि जन्म लग्न मेष हो और मंगल पांचवें घर में हो तो मंगल की महादशा में निश्चय ही योग (राज योग, अभ्युदय आदि) होता है।

मेषे जातस्यहि कुजः पञ्चमस्थो भवेद्यदि।
कुजदायेचसंप्राप्ते योगदश्चभवेद्ध्रुवम् ॥२॥

१३—यदि मेष लग्न हो और बृहस्पति एकादश भाव में हो तो बृहस्पति की महादशा में "अवयोग" होता है अर्थात् बृहस्पति की महादशा में विशेष उन्नति नहीं होती। बल्कि अवनति हो सकती है।

१४—मेष लग्न हो और मंगल और बुध दोनो छठे घर में पड़े हों तो उनकी महादशा में फोड़े, फुन्सी, चोट, रक्त विकार आदि दोष होते हैं। यद्यपि बुध कन्या का उच्च में होगा, किन्तु लग्न और छठे घर के स्वामी का छठे घर में योग उत्तम नहीं माना गया है।

१५—यदि मेष लग्न हो और मंगल तथा शुक्र तुला राशि में सातवें घर में हों तो मनुष्य अपने बाहुबल से अपनी भाग्य वृद्धि करता है और कुछ धन भी कमाता है। कहने का तात्पर्य यह है

'योग' के विरुद्ध "अवयोग" होता है। योग का अर्थ है अच्छा फल करने वाला। अवयोग का अर्थ है अच्छा फल नहीं करने वाला।

कि यह उत्तम योग है परन्तु बहुत अधिक धन दिलाने वाला योग नहीं।

१६—यदि मेष लग्न हो और मंगल अष्टम में हो तो योग प्रदान नहीं करता। अष्टम राशि वृश्चिक होगी। यह मंगल की अपनी राशि है किन्तु लग्नेश् दुःस्थान* में होने से योग नहीं होगा। किन्तु यदि सूर्य और शुक्र भी मगल के साथ अष्टम में हों तो कुछ धनयोग बनता है।

हमारे विचार से ऐसे मनुष्य को—सूर्य, मंगल, शुक्र, अष्टम में होने से बवासीर, भगंदर आदि गुदा के रोग, नेत्र विकार आदि अनेक कष्ट होंगे। मृत्यु भी सहसा होगी। यद्यपि भावार्थ रत्नाकर ने इसे लग्नेश, धनेश, पञ्चमेश, सप्तमेश, का योग मानकर कुछ धन योग बताया है किन्तु सप्तमेश का अष्टम में होना और तीन-तीन ग्रहों का दुःस्थान में होना उत्तम नहीं। शुक्र के अष्टम में होने से वीर्य विकार, प्रमेह आदि की भी संम्भावना रहती है। स्त्री सुख में भी बाधा होगी।

१७—यदि मेष लग्न हो और सूर्य, मंगल एवं बृहस्पति शुक्र भी एक साथ नवम में हों तथा शनि तुला राशि का सप्तम में हो तो विशेष योग होता है। लग्नेश, पञ्चमेश, सप्तमेश धनेश, नवंमेश के एक साथ बैठने से —वह भी भाग्य स्थान में, तथा राज्येश के उच्च होने से विशेष योग कहा गया है।

१८—यदि मेष लग्न हो और सूर्य, शुक्र लग्न में हों किन्तु उनपर बृहस्पति की दृष्टि न हो तो शुक्र योगप्रद होता है।

१९—(क) मेष लग्न हो और शुक्र पर बृहस्पति की दृष्टि हो तो शुक्र योग प्रद नहीं होता।

---

*छठे, आठवें, बारहवें, स्थान को 'दुःस्थान' कहते हैं।

(ख) मेष लग्न हो और सूर्य पर बृहस्पति की दृष्टि हो तो निश्चय योगप्रद होता है,

ऊपर जो बृहस्पति की दृष्टि के दो भिन्न-भिन्न फल बताये गये हैं उसका कारण यह प्रतीत होता है कि बृहस्पति और सूर्य मित्र हैं। इस कारण सूर्य पर बृहस्पति की दृष्टि का अच्छा फल बताया गया है किन्तु शुक्र और बृहस्पति शत्रु हैं इस कारण शुक पर बृहस्पति की दृष्टि का उत्तम फल नहीं होता ।

२०—मेष लग्न हो और सूर्य, बुध, शुक्र तीनों ग्यारहवें घर में बैठे हों तो उनकी दशा भाग्य को बढ़ाने वाली होगी

२१—यदि मेष लग्न हो और मेष राशि का सूर्य लग्न मे हो तथा कर्क राशि का चन्द्रमा चौथे घर में हो तो निश्चय राजयोग होता है ।

२२—यदि किसी व्यक्ति का मेष लग्न हो और सूर्य, बृहस्पति, तथा शुक्र दशम स्थान में हों तो उनकी दशा में गंगास्नान होगा। टिप्पणी:—ऊपर जो मेष लग्न के विशेष योगायोग बताये गये हैं वे प्राथः अन्य ग्रन्थों में प्राप्त नहीं होते। उदाहरण के लिए शुक्र और बृहस्पति की परस्पर दृष्टि पराशर के मत से केन्द्रेश, त्रिकोणेश का सम्बन्ध होने के कारण अच्छी मानी जाती है किन्तु ऊपर १९वें योग में इसका फल अच्छा नहीं बताया गया है । भावार्थ रत्नाकर में विशेष योग हैं। यही इस ग्रन्थ की विशेषता और उपयोगिता है।

वृषभलग्न विचार

१—यदि वृष लग्न हो तो नवें और दशवें घर के मालिक होने के बावजूद भी शनि योगकारक नहीं होता । न शनि, सूर्य और बुध के योग के बिना राजयोग बनाता है । संस्कृत का श्लोक निम्न-लिखित है ।

वृषभजातस्यच शनिः भाग्यकर्मेश्वरोऽपिवा ।
सूर्यसोमसुताभ्याम् वा न युक्तो नैव योगदः ॥१॥

एक टीकाकार ने अर्थ किया है कि यदि वृष लग्न हो तो नवें और दसवें घर का स्वामी होने पर भी शनि योग-कारक नहीं होता। और सूर्य और बुध लग्न में होने पर भी राजयोग उत्पन्न नहीं करते।

हमारे विचार से द्वितीय पंक्ति का शुद्ध अर्थ यह है कि शनि सूर्य और बुध से युक्त न हो तो योगप्रद नहीं होता।

२. यदि वृष लग्न हो, दशम में राहु हो या मकर में नवम में मंगल बृहस्पति हों तो गंगा स्नान की प्राप्ति होती है।

३. यदि वृष लग्न हो, चौथे चन्द्रमा हो और उस चन्द्रमा को बृहस्पति और बुध पूर्ण दृष्टि से देखते हों तो ऐसा चन्द्रमा योग देता है अर्थात् शुभ फल देता है। वृष लग्न वाले को चन्द्रमा तीसरे घर का स्वामी होगा। साधारण तौर पर तीसरे घर का स्वामी पापी गिना जाता है। इस लग्न में बृहस्पति ८वें और ११वें का मालिक हुआ इस कारण बृहस्पति भी पापी हुआ। साधारण तौर पर पापी को पापी देखे तो विशेष पाप योग होता है परन्तु षड्‌बल में बुध और बृहस्पति की सदैव शुभ दृष्टि ही मानी गई है। इसी सिद्धान्त पर बृहस्पति दृष्ट चन्द्रमा को शुभ माना है। बुध द्वितीय-पंचमेश होने से यद्यपि वृष लग्न वाले को मारक हुआ किन्तु पचमेश होने से उसमें शुभता भी आ गई। इस कारण बुध से दृष्ट चतुर्थ स्थित चन्द्रमा को शुभ माना है। चतुर्थ में चन्द्रमा होने से उसे एक रूप केन्द्र बल प्राप्त हुआ और एक रूप दिग्बल भी प्राप्त हुआ। इसी कारण ऐसे चन्द्रमा को शुभ मान लिया है।

४. वृष लग्न हो, सप्तम में वृश्चिक राशि में मंगल हो तो ऐसा मंगल शुभ होता है।

५. यदि मीन राशि में सूर्य, शनि, पड़े हों तो जातक दीर्घायु और भाग्यवान् हो। यहाँ शनि नवम और दशम का स्वामी होने से और सूर्य चतुर्थ का स्वामी होने से चतुर्थेश नवमेश तथा चतुर्थेश दशमेश का

सम्बन्ध हुआ। "लाभे सर्वे प्रशस्ताः" इस सिद्धान्त के अनुसार सूर्य शनि की लाभस्थान में उत्तम स्थिति हुई।

६. यदि वृष लग्न हो और बुध, बृहस्पति किसी भी स्थान में एक साथ बैठें या एक-दूसरे को पूर्ण दृष्टि से देखें तो धन योग होता है। मंत्रेश्वर महाराज ने अष्टमेश का किसी भी भाव के स्वामी से सम्बन्ध होने से अनिष्ट योग माना है। जातकादेश मार्ग अध्याय १० श्लोक ३४ में भी यह कहा गया है कि अष्टमेश की दृष्टि या किसी भावेश की अष्टम स्थान स्थिति उस ग्रह को बिगाड़ती है। यह स्वाभाविक शंका होती है कि बृहस्पति आठवें और ग्यारहवें का मालिक होने से बुध को देख कर या उसके साथ बैठकर धन योग कैसे उत्पन्न करेगा ? इसका उत्तर यही है कि बृहस्पति लाभेश है और बुध द्वितीयेश है इस कारण इन दोनों का सम्बंध धन योग कारक हुआ। भिन्न-भिन्न भावों में इन दोनों के बैठने से समान फल नहीं होगा। जितना उत्तम फल बुध के कन्या में होने से (दूसरे, पाँचवें का मालिक उच्च राशि में ५वें बैठा हो) और बृहस्पति ११वें घर में मीन राशि का बलवान् हो तो ऐसे बुध और गुरु की परस्पर पूर्ण दृष्टि से जो धन योग हो सकता है अथवा बुध दूसरे घर का मालिक होकर दूसरे में बैठे और वृहस्पति ८वें का मालिक होकर आठवें में बैठे तो जो शुभ फल करेगा, वह—वे दोनों एक-साथ १२वें घर में बैठे हों तो कैसे कर सकते हैं ? इसलिए इस योग में इसका भी तारतम्य कर लेना चाहिए कि दोनों किस राशि में या किन-किन राशियों में बैठे हैं।

७. ऊपर नं० ६ में जो धन योग बताया गया है वह—यदि मंगल, बुध, बृहस्पति से सम्बन्ध करता हो तो नष्ट हो जाता है। अर्थात् बुध या बृहस्पति को या दोनों को मंगल चतुर्थ, सप्तम या अष्टम दृष्टि से देखे या बुध, वृहस्पति के साथ मंगल बैठा हो तो धन योग नहीं होता। यहाँ कारण यह है कि मंगल १२वें घर का स्वामी है। १२वें घर से व्यय या धन के खर्च का विचार होता है। इस कारण व्यय भाव का

स्वामी धनेश (दूसरे के स्वामी) या लाभेश (ग्यारहवें के स्वामी) के साथ बैठ कर या उनमें से एक या दोनों को देखकर धन एकत्रित होने के योग को नष्ट कर देता है।

८-९. यदि वृष लग्न हो और मंगल, बुध, बृहस्पति, साथ हों तो बुध की महादशा में जातक को कर्ज़ा (ऋण) होगा।

उपर्युक्त स्थिति में मंगल की महादशा धन देने वाली होगी। बुध यदि केन्द्र में हो तो बुध की दशा में अच्छा योग हो अर्थात् धन लाभ का योग उत्तम रहे। बृहस्पति की दशा का मिश्र अर्थात् मिला-जुला फल है कभी धन लाभ कभी धन हानि। यहाँ पर मंगल की दशा को क्यों अच्छा बताया? मंगल तो सातवें और बारहवें का मालिक है ऐसी हालत में,—सप्तम का मालिक होने से मंगल को अच्छा कहा क्योंकि पराशर के मत से यदि केन्द्र का मालिक पाप ग्रह हो तो शुभ फल करता है। यहाँ भी यह विचार कर लेना चाहिए कि मंगल बैठा कहाँ है? उदाहरण के लिए यदि अपनी उच्च राशि मकर में मंगल नवम में बैठा हो तो जितना अच्छा फल करेगा उतना अच्छा फल नीच राशि का नहीं करेगा। अथवा अपनी राशि का होकर भी यदि १२वें घर में बैठा हो तो वैसा शुभफल नहीं कर सकता। यदि अष्टम में बैठा होगा तो चाहे पति की (लाइफ़ इन्शयोरेन्स) जीवन बीमा से रुपया दिला दे परन्तु पति के स्वास्थ्य के लिए अच्छा नहीं होगा। यदि सातवें घर का मालिक होकर छठे में बैठे तो पति से कलह करावेगा। इन सब बातों का विचार कर लेना चाहिए। यदि पुरुष की कुण्डली में ७वें घर का मालिक होकर छठे में बैठा हो तो अपनी स्त्री से कलह हो।

१०. यदि बुध, शुक्र लग्न में हों और सातवें घर में बृहस्पति हों तो बुध की महादशा प्रबल योग कारक होती है। यहाँ पर हेतु यह है कि लग्नेश, द्वितीयेश, पंचमेश का योग हो गया। शुक्र षष्ठेश भी है।

किन्तु एक ही ग्रह लग्नेश, षष्ठेश हो तो षष्ठेश होने का दोष नहीं होता।

११. यदि वृष लग्न में मंगल और शुक्र हों और नवम में मकर का बृहस्पति हो तो बुध तथा बृहस्पति की दशा में भाग्य उदय होगा।

१२. यदि मंगल, बुध, शनि नवम में हों और दशम में कुंभ का राहु हो तो मंगल तथा राहु की दशा में गंगा स्नान हो।

१३. वृष लग्न वाले को शुक्र दशा अच्छी जाती है यह सामान्य नियम है। कारण यह है कि शुक्र पहले और छठे घर का मालिक हुआ। लग्न का स्वामी होने से छठे के स्वामी होने का दोष नहीं होता। पराशर ने भी लिखा है कि मेष लग्न वाले जातक को मंगल अष्टम स्थान का स्वामी होने पर भी शुभ फल करता है और वृष लग्न वाले जातक को शुक्र छठे स्थान का स्वामी होने पर भी शुभ फल करता है। शुक्र की दशा में धनागम होता है। भाग्योदय कारक है।

१४. यदि वृष लग्न में चन्द्रमा हो तो जातक को विशेष धन योग नहीं होता। यदि किसी और लग्न में चन्द्रमा प्रथम भाव से हो तो चन्द्रमा भाग्य उदय करता है।

मिथुन लग्न

१. यदि मिथुन लग्न हो और सूर्य, बुध सिंह राशि में तीसरे घर में बैठे हों तो बुध योग फल देने वाला होता है और उसकी दशा अच्छी जाती है। होरासार अध्याय २३ श्लोक ३ के मतानुसार सूर्य, बुध का योग उत्तम होता है। इस सम्बन्ध में देखिये इस पुस्तक का अध्याय १६ श्लोक ७ जहाँ लग्नेश और तृतीयेश का सम्बन्ध अच्छा बताया गया है।

२. मिथुन लग्न वाले जातक की कुण्डली में चन्द्र, मंगल और शुक्र दूसरे घर में बैठे हों तो शुक्र की दशा में धन प्राप्त होता है।

३. यदि मिथुन लग्न हो, कर्क में दूसरे स्थान में मंगल हो और चन्द्रमा और शनि मकर राशि में अष्टम में हों तो शनि की दशा में मिश्रफल (मिला जुला) फल होता है अर्थात् इष्टफल भी और अनिष्ट फल भी। मंगल की दशा में धनागम होता है यह निस्संशय कहा जा सकता है।

४. मिथुन लग्न हो, मंगल और शनि दूसरे हों, चन्द्रमा अष्टम में हो तो शनि और मंगल की दशा में धन नाश होता है, जायदाद नष्ट होती है। किन्तु थोड़ा साधन रह जाता है।

५. मिथुन लग्न वाले जातक को, यद्यपि दूसरे घर का मालिक होने के कारण चन्द्रमा मारक होना चाहिये किन्तु मारक नहीं होता।

६. मिथुन लग्न हो, चन्द्रमा और मंगल लाभ में हों अर्थात् ग्यारहवें भाव में बैठे हों अथवा नवमेश शनि कुम्भ का नवम में बैठा हो तो विशेष धन योग होता है।

७. मिथुन लग्न हो, गुरु और शनि नवम स्थान में हों तो उनकी दशा और अन्तर्दशा में गंगा स्नान हो। गुरु तो धर्मकारक ग्रह है, इस कारण उसकी दशा और अन्तर्दशा में धार्मिक कार्य होना, गंगास्नान आदि स्वाभाविक ही है। किन्तु शनि भी ऐसा करता है। इसका सिद्धान्त यह है कि मिथुन लग्न की कुण्डली में नवें घर में कुम्भ राशि पड़ेगी और शनि नवम होने से कुम्भ राशि का होगा अर्थात् स्वगृही। ज्योतिष का सिद्धांत है कि यदि पाप ग्रह किसी स्थान पर बैठे तो उस स्थान को बिगाड़ता है लेकिन पापी ग्रह यदि अपनी राशि में बैठे तो उसे—अपने उस भाव को—बिगाड़ता नहीं है बल्कि उस भाव की वृद्धि करता है।

"पापोऽपि स्वगृहस्थश्चेद् भाववृद्धिं करोत्यलम्' इसी सिद्धान्त के अनुसार नवम यद्यपि पापी शनि हुआ किन्तु कुम्भ अपना घर होने के कारण उसे बिगाड़ता नहीं है बल्कि बढ़ाता है। नवम धर्म-स्थान है इस कारण शनि का गंगा स्नान आदि शुभ धार्मिक फल कहा गया है।

८. यदि मेष का बुध ग्यारहवें हो तो बड़े भाई से विरोध कराता है।

कर्क लग्न विचार

१. कर्क लग्न वाली कुण्डली में गुरु कोई विशेष योग देने वाला नहीं होता।

२. कर्क लग्न वाले को मंगल योग कारक होता है। यदि मंगल मेष राशि का दशम अथवा वृश्चिक राशि का पंचम में बैठा हो तो निश्चय ही बहुत योग देने वाला होता है अर्थात् विशेष उन्नति कराने वाला योग है।

३. यदि शुक्र दूसरे या बारहवें घर में बैठा हो तो योग देने वाला होता है; और स्थानों में शुक्र योगप्रद नहीं होता।

४. यदि चन्द्र, मंगल और बृहस्पति द्वितीय स्थान में हों और सूर्य, शुक्र पंचम स्थान में हो तो जातक धनवान् और भाग्यवान् हो।

५. यदि शुक्र और बुध पंचम में हों तो बुध की दशा योग देने वाली होती है। पिछले पृष्ठों में जहाँ भावार्थ रत्नाकर के योग दिये हैं और जहाँ योग देने वाला लिखा है—इसका अर्थ समझना चाहिए कि यह शुभ योग है अर्थात् पदोन्नति, सम्मान-वृद्धि, धनागम सफलता आदि फल होते हैं।

६. कर्क लग्न हो, चन्द्र, बुध, शुक्र ग्यारहवें हों, लग्न में बृहस्पति, दशम में सूर्य हों तो ये बहुत उत्तम योग होता है। जातक साहसी गुणवान् यशस्वी राजा होते हैं।

७. यदि सूर्य और मंगल दशम में हों तो जातक धनी होता है किन्तु बृहस्पति की दशा मारक होती है ।

८. यदि बुध और शुक्र १२वें भाव में हों तो शुक्र दशा में राजयोग होता है ।

९. यदि चन्द्रमा और बृहस्पति लग्न में हों तो जातक भाग्यवान् और प्रसिद्ध हो; यह विशेष राज योग है ।

१०. यदि कर्क राशि का चन्द्रमा लग्न में हो और सप्तम में मकर का मंगल हो तो राज योग होता है ।

११. कर्क का चन्द्रमा लग्न में और चतुर्थ में तुला राशि का शनि हो तो राज योग है ।

१२. कर्क लग्न हो, लग्न में चन्द्रमा और दशम में मेष का सूर्य हो तो राज योगकारक है ।

१३. यदि बुध और बृहस्पति ग्यारहवें हों, शनि राहु, पंचम में हों तो राहु की महादशा में गंगा स्नान आदि शुभ फल होते हैं ।

सिंह लग्न

अब नीचे सिंह लग्न वाली जन्म कुंडलियों के योग दिये जाते हैं ।

१. यदि सिंह लग्न हो और सूर्य, मंगल और बुध एक साथ बैठे हों तो जातक बहुत धनी होता है ।

यहाँ लग्नेश, द्वितीयेश, लग्नेश लाभेश की युति से धनयोग हुआ और सिंह लग्न वाले जातक को मंगल केन्द्र और त्रिकोण का मालिक होने के कारण योग कारक हुआ । इस कारण सूर्य, मंगल, बुध के योग को

---

*कर्क लग्न के जितने योग दिये हैं—उनमें प्रत्येक जगह यह नहीं लिखा है कि यदि कर्क लग्न हो—परन्तु कर्क लग्न सम्बन्धी यह योग हैं ऐसा समझना चाहिये ।

बहुत धन कारक योग कहा है। सूर्य, मंगल का योग लग्नेश, चतुर्थेश, भाग्येश का योग हुआ।

२. यदि सूर्य, बुध, बृहस्पति साथ हों तो भी बहुत धन कारक होता है। सूर्य, बुध का योग तो धन कारक योग हुआ ही (जिसका हेतु ऊपर बताया जा चुका है) बृहस्पति पंचमेश होने से लग्नेश, द्वितीयेश, पंचमेश, लाभेश का योग हो गया। यह योग धन कारक होना ही चाहिए।

३. यदि केवल सूर्य-बुध एक साथ हों तो स्वल्प (थोड़ा) भाग्य करते हैं।

४. यदि बृहस्पति और शुक्र एक साथ हों तो योग उत्पन्न नहीं करते बल्कि योग भंग करते हैं ऐसा ज्योतिषियों का मत है।

५. यदि सिंह लग्न हो और तुला का शुक्र तृतीय स्थान में हो तो शुक्र शभ होता है किन्तु यदि शुक्र दशम में हो तो ऐसा शुक्र पापी होगा और जातक को योग प्राप्त नहीं होता। ऐसा भावार्थ रत्नाकर ग्रंथकार ने क्यों लिखा यह समझ में नहीं आता क्योंकि अपने घर में बैठा हुआ ग्रह तो घर को बिगाड़ता नहीं। यह अवश्य है कि केन्द्र का स्वामी शुभ ग्रह शुभ फल नहीं करता और केन्द्र का स्वामी क्रूर ग्रह शुभ फल करता है परन्तु चाहे शुभ, चाहे क्रूर ग्रह केन्द्र में यदि अपनी राशि का बैठा हो तो उसे अपने भाव की वृद्धि ही करनी चाहिये। इसके अतिरिक्त अपने घर का शुक्र दशम में मालव्य योग उत्पन्न करेगा जो बहुत उत्तम योग है। इस कारण भावार्था रत्नाकर के इस मत से हम पूर्ण सहमत नहीं हैं। हमारे विचार में ऐसी स्थिति में शुक्र के बल, सम्बन्ध, और उस पर अन्य ग्रहों की दृष्टि आदि का विचार कर लेना चाहिये।

६. यदि सिंह लग्न हो तो केवल नवमेश और दशमेश अर्थात् मंगल और शुक्र के सम्बन्ध से कोई योग नहीं होता।

७. यदि सिंह लग्न हो, सूर्य, मंगल और बुध लग्न में हों तो बुध की दशा के समय धन और भाग्य की वृद्धि होती है।

८. सिंह लग्न हो और कर्क के मंगल और शनि बैठे हों तो शनि की दशा में योग होता है ।

कन्या लग्न

अब कन्या लग्न के जातकों के योग बताये जाते हैं :—

१. यदि कन्या लग्न हो और सूर्य का शुक्र या चन्द्रमा से सम्बन्ध हो तो सूर्य की दशा में धन प्राप्ति होती है ।

२. यदि सूर्य शुक्र का सम्बन्ध हो तो शुक्र की दशा में जातक धनहीन हो जाय । सम्भवतः शुक्र धनेश होकर अस्त हो जाने से या धनेश व्ययेश के सम्बन्ध हो जाने से यह कहा है ।

३. यदि सूर्य, चन्द्र का सम्बन्ध हो तो चन्द्रमा की दशा मिश्र फल देने वाली होती है अर्थात् मिला-जुला फल; कभी अच्छा, कभी खराब, कुछ अच्छा, कुछ खराब ।

४. यदि चन्द्रमा और शुक्र सप्तम में हों, बृहस्पति ११वें हो, सूर्य मेष का हो तो बृहस्पति और शुक्र की दशा में ४ या ५ जीवित पत्नियां हों । ऐसा व्यक्ति राजा के तुल्य ऐश्वर्य-युक्त और भोगी होता है । प्राचीन समय में जब अनेक पत्नियां होना सुख और भोग का लक्षण माना गया था यह योग लिखा गया था परन्तु अब जिन देशों या जातियों में कानून द्वारा बहु-विवाह प्रथा बन्द हो गई है यह योग घटित नहीं होगा । परन्तु सप्तम में शुक्र और चन्द्रमा के मीन राशि में होने से (शुक्र मीन में उच्च का होता है) और सप्तमेश बृहस्पति के कर्क (लाभ स्थान) में—अपनी उच्च राशि में बैठ कर सप्तम को पूर्ण दृष्टि से देखने के कारण ऐसी कुण्डली वाले पुरुष को बहुत सौन्दर्ययुक्त शुभ लक्षणा पत्नी प्राप्त होगी और वह उच्च कुल की भी होगी (क्योंकि सप्तमेश उच्च राशि का हुआ) और उसको विवाह के द्वारा एवं विवाह के बाद अच्छा लाभ

होगा। क्योंकि सातवें का स्वामी लाभ में बैठा और लाभ का स्वामी सातवें में बैठा। इस प्रकार एक दूसरे की राशि में बैठने से सातवें और ग्यारहवें के मालिक का परस्पर स्थान परिवर्तन हुआ।

५. कन्या लग्न हो और बृहस्पति और शुक्र चौथे हों तो बृहस्पति और शुक्र की दशा में योग होता है।

६. यदि कन्या लग्न हो, लाभ में शनि हों तो शनि की दशा योग (अर्थात् शुभ फल) देने वाली होती है।

तुला लग्न विचार

अब तुला लग्न के योग दिये जाते हैं :—

१. तुला लग्न वाले जातक को शनि योग कारक होता है।

२. तुला लग्न होने पर बृहस्पति तीसरे और छठे घर का मालिक होने पर भी योग उत्पन्न करता है।

३. मंगल दूसरे, सातवें घर का मालिक हुआ, इसलिए मंगल पापी हुआ परन्तु मारता नहीं है। हमारे विचार से अन्य योगों को देखने पर ही यह कहा जा सकता है कि मंगल की दशा मारक होगी अथवा नहीं।

४. तुला लग्न हो और बृहस्पति और शुक्र (१) एक साथ हों (२) या एक-दूसरे को देखते हों या (३) मंगल और शनि से दृष्ट हों अथवा (४) मंगल और शनि की राशियों में हों तो गुरु की दशा में जब शुक्र की अन्तर्दशा होगी अथवा शुक्र की महादशा में जब बृहस्पति की अन्तर्दशा होगी तो शीतला, व्रण, स्फोट आदि का रोग होवेगा।

५. तुला लग्न हो, सूर्य, बुध, शुक्र लग्न में हों तो जातक धनवान् और भाग्यवान् होता है। साधारण तौर पर तुला का सूर्य बहुत निकृष्ट फलदाता समझा जाता है। पृथुयशस् ने अपनी पुस्तक होरा सार

में लिखा है कि यदि तुला राशि के दशवें अंश में सूर्य हो तो सहस्त्र राज योगों को नष्ट कर देता है। यहां भावार्थ रत्नाकर में यह बताया है कि यदि शूक्र और बुध का योग सूर्य के साथ लग्न में हो तो अच्छा योग है।

६. यदि तुला जन्म लग्न हो और बारहवें घर में सूर्य और बुध हों और उन पर शनि की दृष्टि हो तो जातक का पिता भाग्यवान् किन्तु मध्यायु होगा।

७. तुला लग्न हो और सूर्य, बुध तथा शनि का मंगल से सम्बन्ध हो तो जातक बहुत भाग्यशाली हो।

८. तुला लग्न हो और सूय, बुध, शनि का चन्द्रमा से सम्बन्ध हो तो जातक भाग्यशाली है।

९. तुला लग्न हो बुध, शुक्र, शनि, लग्न में हों और चन्द्रमा और मंगल सातवें घर में हों तो बुध की दशा में जातक धनवान् होता है।

१०. तुला लग्न वाली कुण्डली में यदि बृहस्पति अष्टम, शनि नवम, और मंगल तथा बुध लाभ स्थान में हों तो विशेष राज योग है।

११. यदि चन्द्रमा लग्न में हो, बृहस्पति छठे या बारहवें हों तो शनि को दशा में भाग्यवान् होता है।

१२. तुला लग्न हो, लग्न में शुक्र हो तो मारक होता है।

१३. यद्यपि मंगल दूसरे और सातवें का मालिक हुआ लेकिन मारक नहीं होता।

ऊपर जो नं० ३ तथा ५ के योग बताये गये हैं उसमें नं० ५ के योग पर हम अपने विचार उस प्रकरण में व्यक्त कर चुके हैं। जहाँ तक लग्नेश शुक्र के मारक होने का प्रश्न है पाराशरी में लिखा हुआ है लग्नाधीश भी मारक हो जाता है। साधारण तौर पर शुक्र को अष्टमेश का दोष नहीं होना चाहिए क्योंकि वह लग्न का स्वामी भी है परन्तु ज्योतिष के सर्व सिद्धान्त तर्कगम्य नहीं है।

१४. यदि शनि लग्न में हो और दशम में चन्द्रमा हो तो राज योग होता है।

१५. यदि मंगल, बुध, बृहस्पति और शनि तुला में और राहु दशम में हों तो राहु की दशा में तीर्थ-स्नान आदि शुभ फल होता है।*

वृश्चिक लग्न

अब वृश्चिक लग्न के कुछ योग दिये जाते हैं :—

१. वृश्चिक लग्न की कुण्डली में बुध और बृहस्पति का योग हो तो विशेष धन कारक कहा गया है।

२. बृश्चिक लग्न हो, बृहस्पति तृतीय हो तो जातक विशेष उदार होता है।

३. यदि सूर्य, बुध शुक्र सप्तम में हों तो बुध की महादशा में राज योग होता है और जातक का बहुत यश विस्तार होता है।

४. यदि बृहस्पति और बुध पाचवें घर में हो (मीन राशि में) और कन्या राशि का चन्द्रमा लाभ स्थान में हो तो मनुष्य बहुत धनिक और भाग्यशाली होता है।

५. यदि कर्क राशि के चन्द्र, बृहस्पति केतु नवम में हों तो केतु दशा साधारण होती है किन्तु बृहस्पति की दशा बहुत योग देने वाली होती है।

---

*संस्कृत में 'घट' छपा है। इसका अर्थ हुआ कुंभ में मंगल, बुध, बृहस्पति तथा शनि हों और राहु दशम में हो तो तीर्थ स्नानादि शुभ फल होता है। अगर इसे 'घट' न मान कर 'धट' अर्थात् तुला मानें तो ऊपर जो अर्थ दिया है वह ठीक है।

धनु लग्न विचार

अब धनु लग्न जातक के कुछ योग दिये जाते है :-

१. धनु लग्न हो, पाँचवें घर में शनि हो तो शनि की दशा योग देने वाली होती है अर्थात् अच्छा फल करती है ।

२. धनु लग्न हो, तुला का शनि लाभ स्थान में हो तो शनि योग देने वाला होता है, अन्य किसी भी लग्न की कुण्डली में शनि ११वें योग कारक नहीं होता । हम इस विचार से सहमत नहीं हैं क्योंकि सारावली अध्याय ६ श्लोक ४ के अनुसार कुछ का मत है कि एकादश स्थान में बैठे हुये सभी ग्रह शुभ कारक होते हैं और धन लाभ कराते हैं। कहा भी है 'लाभे सर्वे प्रशस्ताः' अर्थात् लाभ स्थान में चाहे शुभ ग्रह हो चाहे क्रूर ग्रह हों सभी प्रशस्त हैं अर्थात् उनको अच्छे बैठे हुये समझना चाहिये । ऐसी स्थिति में भावार्थ रत्नाकरकार का यह कहना कि केवल तुला राशि का शनि एकादश में योग फल देने वाला होता है अन्य राशियों का नहीं थोड़ा सा प्रचलित विचार के विरुद्ध है ।

३. धनु लग्न हो और सूर्य और शुक्र नवम सिंह के, शनि कुम्भ राशि का तृतीय हो तो शनि की दशा में धनागम हो और भाग्य योग हो ।

४. धनु लग्न में हो, मंगल और सूर्य कुम्भ के तृतीय में हो, राहु नवम स्थान हो तो राहु की दशा में तीर्थ स्नान हो ।

मकर लग्न विचार

अब मकर लग्न वाली कुण्डलियों का विचार देते हैं :—

१. यदि मकर लग्न हो तो बुध योगप्रद होता है, अर्थात् बुध की दशा, अन्तर्दशा अच्छा फल करेगी ।

२. मकर लग्न हो, लग्न में बृहस्पति हो और उस बृहस्पति पर शुक्र की दृष्टि हो और बुध आठवें घर में हो तो जातक दीर्घायु किन्तु निर्धन होता है।

३. मकर लग्न हो, वृष का शुक्र पंचम हो तो योगप्रद होता है किन्तु यदि दशम में शुक्र हो तो योगप्रद नहीं होता।

४. यदि चन्द्रमा पंचम में हो और उस पर बृहस्पति की दृष्टि हो और बुध, शुक्र लग्न में हों तो यह बहुत प्रबल राज योग है।

५. बृहस्पति लग्न में हों और मंगल, शुक्र लाभ स्थान में हों तो बृहस्पति की दशा में भाइयों के द्वारा या भाइयों का धन प्राप्त हो।

६. यदि मकर लग्न हो और लग्न में सूर्य, चन्द्र और बुध हों तथा बारहवें घर में मंगल और शुक्र हों तो भाइयों के कारण भी भाग्य उदय हो और स्वयं अपने पुरुषार्थ से भी धन उपार्जन करे अथवा स्वयं जातक का और उसके भाइयों का भाग्योदय हो।

७. यदि बुध और शनि भाग्य स्थान में हों तो जातक भाग्यवान् होता है।

८. यदि राहु और बृहस्पति बारहवें स्थान में हों तो यह उत्तम योग है। राहु की दशा में भाग्योदय होता है

९. यदि लग्न में मकर का मंगल हो, सातवें घर में कर्क का चन्द्रमा हो तो उत्तम योग होता है। यह राज योग हैं।

कुम्भ लग्न विचार

अब कुंभ लग्न की कुंडलियों का विचार दिया जाता है:—

१. यदि कुंभ लग्न हो तो केवल नवमेश, दशमेश अर्थात् मगल और शुक्र के सम्बन्ध से कोई योग नहीं होता। अर्थात् केवल मंगल-शुक्र सम्बन्ध राजयोग कारक नहीं है।

२. यदि शुक्र बारहवें घर में हो तो योग देने वाला नहीं होता।

३. यदि लग्न में सूर्य और शुक्र हों और दशम में राहु हो, तो राहु और बृहस्पति की दशा में योग होता है।

४. यदि सूर्य और मंगल अष्टम में हों तो उनकी दशा में दुःख होगा। बुध की दशा योग देने वाली होती है।

५-६. यदि बृहस्पति लग्न में हो और शनि दूसरे घर में हो तो बृहस्पति की दशा में मिश्र फल होगा यानी मिला-जुला फल होगा यानी कभी अच्छा कभी ख़राब; कुछ अच्छा, कुछ ख़राब। शनि की दशा योग देने वाली होगी।

७. यदि शनि और शुक्र धनु राशि के लाभ स्थान में हों तो शुक्र की दशा योग देने वाली होगी।

८. यदि सूर्य, बुध और बृहस्पति तृतीय में हो तो सूर्य की दशा शुभ-राज योग कारक होती है।

मीन लग्न विचार

अब मीन लग्न वाले जातकों का विचार दिया जाता है :—

१. यदि जन्म लग्न मीन या कुंभ हो और शुक्र १२वें घर में हो तो शुक्र योग देने वाला नहीं होता। यदि कोई अन्य लग्न जन्म कुण्डली में हो तो बारहवें घर में शुक्र अच्छा फल करता है।

२. (क) * बारहवें घर में शनि हो तो योग देने वाला होता है। यदि चन्द्रमा बारहवें घर में हो तो जातक धनहीन होता है।

नोट—*यहाँ पर यह अर्थ समझना चाहिये कि मीन लग्न वाली कुण्डली में शनि बारहवें घर में योग देने वाला होता है। बहुत सी जगह यह पुनरावृत्ति नहीं की गई है। कि "यदि अमुक लग्न हो" किन्तु यह देखना चाहिये कि किस लग्न के अन्तर्गत यह योग दिया गया है। उसी लग्न में ऊपर लिखे हुये योग घटाने चाहियें। सब लग्नों में नहीं।

(ख) ऊपर (क) में जो योग बताया है उसी के सम्बन्ध में कहते हैं कि बृहस्पति की दशा में जब चन्द्रमा की अन्तर्दशा हो तो ह्रस्व (थोड़ा) फल होता है।

३. यदि पाँचवें घर में बृहस्पति हो तो कन्यायें बहुत होती हैं, पुत्र थोड़े।

४. यदि दूसरे घर में चन्द्रमा, पाँचवें घर में मंगल हो तो चन्द्रमा की दशा में धनागम होता है।

५. यदि बृहस्पति छठे हो, आठवें शुक्र हो, नवम में शनि हो और लाभ स्थान में चन्द्र, मंगल हो तो उत्कृष्ट भाग्यवान् होता है।

६. यदि चन्द्रमा मंगल और बुध मकर राशि के लाभ में हों तो धन प्राप्ति, जायदाद और वाहन (सवारी) का उत्तम योग हैं।

७. यदि चन्द्रमा और शनि लग्न में हों, मंगल ग्यारहवें हो, छठे शुक्र हो तो शुक्र दशा में भाग्य उदय होता है।

८. यदि चन्द्रमा, मंगल व बुध और बृहस्पति चतुर्थ स्थान में हों तो इन ग्रहों की दशा अन्तर्दशा में बहुत यश प्राप्त करता है, और भाग्य उदय होता है किन्तु यदि तृतीयेश और अष्टमेश इन चारों ग्रहों के साथ बैठ जावे तो यह योग भंग हो जाता है।

९. यदि धनु राशि का बृहस्पति दशम में हो तो निश्चय योग देने वाला होता है।

१०. यदि चन्द्रमा वृषभ में, सूर्य सिंह में, बुध कन्या में, शुक्र तुला में, बृहस्पति धनु में, मंगल मकर में और कुम्भ में शनि हो तो बहुत भाग्य उदय होता है। ऊपर जो सात ग्रहों की स्थिति बताई गई उनमें सब ग्रहों की स्थिति जैसी कही गई है वैसी न हो और ५ ग्रहों की स्थिति भी उपर्युक्त प्रकार की हो तो भी जातक बहुत भाग्यवान् होता है।

भावार्थ रत्नाकर (जो फलित ज्योतिष का प्राचीन संस्कृत ग्रन्थ है) से मेष लग्न के २२, वृष लग्न के जातकों के १४, मिथुन लग्न की

कुण्डली के ८, कर्क लग्न के १३, सिंह लग्न के ८, कन्या लग्न वाली जन्म कुण्डलियों के ६, तुला लग्न वाले जातकों के १५, वृश्चिक लग्न के ५, धनु लग्न वाली कुण्डलियों के ४, मकर लग्न के ९, कुम्भ लग्न वाले जातकों के ८ और मीन लग्न के १०—इस प्रकार १२२ योग इस विचार से दिये गये हैं कि पाठकों को फलदीपिका में दिये गये सिद्धान्तों के अतिरिक्त इन नियमों को भी ध्यान में रखने से, फल निर्णय करने में सहायता मिलेगी।

बीसवाँ अध्याय

अन्तर्दशाफल

दशा और अन्तर्दशा का विशेष फल

इस अध्याय में जो भावेश के सबल होने के कारण शुभ फल या अशुभ फल बताये गये हैं—वह महादशा तथा अन्तर्दशा—दोनों का विचार करते समय लागू करने चाहिये।

भावेश्वरेण प्रबलेन येन यद्यत्फलं हीनबलेन येन ।
यदानुभोक्तव्यमनन्यसम्यक्संसूचयिष्यत्यथ संग्रहेण ।।१।।

जब किसी भाव का स्वामी प्रबल अर्थात् बलवान् होता है तब क्या फल होता है और जब वह ही निर्बल अर्थात् बलहीन होता है तब क्या फल होता है और इनका फल किस समय भोगा जावेगा यह संक्षेप में बताते हैं।। १ ।।

लग्ने बलिष्ठे जगति प्रभुत्वं सुखस्थिति देहबलं सुवर्चः ।
उपर्युपर्यभ्युदयाभिवृद्धि प्राप्नोति बालेन्दुवदेष जातः ।।२।।

पाकेऽर्थनाथस्य कुटुम्बसिद्धि
सत्पुत्रिकाप्ति सुखभोजनं च
प्राप्नोति वाग्जीविकया धनानि
वक्ता सदुक्ति सदसि प्रशस्ताम् ।।३।।

शौर्यं सवीर्यं सहजानुकूल्यं
सन्तोषवार्ताश्रवणं च शौर्यम् ।
सेनापतित्वं लभतेऽभिमानं
जनाश्रयं सद्गुणभाजनत्वम् ॥४॥

बन्धूपकारं कृषिकर्मसिद्धिं स्त्रीसङ्गमं वाहनलाभमेति ।
क्षेत्रं गृहं नूतनमर्थसिद्धिं स्थानंप्रशस्तं च सुखेशदाये ॥५॥

पुत्रप्राप्ति बन्धुविलासं नृपतीनां
साचिव्यं वा धीशदशायां बहुमानम् ।
प्राज्यैर्भोज्यैर्मृष्टमिहाश्नाति ददाति
श्रेयस्कार्यं सज्जनशस्तं स विदध्यात् ॥६॥

रिपून्निहन्ति साहसैररीश्वरस्य वत्सरे ।
अरोगतामुदारतामधृष्यतामतिश्रियम् ॥७॥

सम्पाद्य वस्त्राभरणानि शय्यां
प्रीतो रमण्या रमतेऽतिवीर्यः ।
करोति कल्याणमहोत्सवादीन्
सन्तोषयात्रां च मदेशदाये ॥८॥

ऋणविमोचनमुच्छ्रितिमात्मनः
कलहकृत्यनिवृत्तिमुपैति सः ।
महिषपश्वजभृत्यजनागमं
वयसि रन्ध्रपतेर्बलशालिनः ॥९॥

स्त्रीपुत्रपौत्रैः सहबन्धुवर्गै-
र्भाग्यंश्रियं चानुभवत्यजस्रम् ।

श्रेयांसि कार्याण्यवनीशपूजां
भाग्येशदाये द्विजदेवभक्तिम् ॥१०॥

यत्कार्यमारब्धमुपैत्यनेन
तस्यैव सिद्धि सुखजीवनं च ।
कीर्ति प्रतिष्ठां कुशलप्रवृत्ति
मानोन्नति कर्मपतेर्दशायाम् ॥११॥

ऐश्वर्यमव्याहतमिष्टबन्धु-
समागमं भृत्यजनांश्च दासान् ।
संसारसौभाग्यमहोदयं च
लभेत लाभाधिपतेर्दशायाम् ॥१२॥

व्ययेशितुर्वयस्यतिव्ययं करोति सज्जने ।
अघौघनाशिनीं शुभक्रियां महीशमान्यताम् ॥१३॥

(i) यदि लग्न बलवान् हो तो लग्नेश की दशा में जातक का प्रभुत्व जगत् में बढ़ता है, वह सुख पूर्वक रहता है; शरीर बलवान् रहता है (अर्थात् लग्नेश की दशा के समय रोग आदि नहीं होते) और चेहरे पर कान्ति रहती है। चेहरे पर कान्ति होना यह प्रकट करता है कि मन और शरीर दोनों प्रसन्न हैं। जिस प्रकार शुक्ल पक्ष की द्वितीया का चन्द्रमा प्रतिदिन वृद्धि और अभ्युदय को प्राप्त होता है उसी प्रकार बलवान् लग्नेश की दशा में जातक की निरन्तर उन्नति होती रहती है ॥ २ ॥

(ii) यदि द्वितीयेश बलवान् हो तो क्या फल होता है यह बताते

हैं। द्वितीयेश की दशा में कुटुम्ब वृद्धि हो; उत्तम बेटियाँ* प्राप्त हों। सुख पूर्वक भोजन मिले; वाणी या वाक् शक्ति के कारण धन उपार्जन करे। अर्थात् ऐसी आजीविका से धन प्राप्त हो जिसमें जातक की वाक्शक्ति की प्रधानता हो और जातक जो उत्तम वाणी बोले उसकी सब लोग सभा में प्रशंसा करें। संक्षेप में यह कि द्वितीय स्थान वाणी, धन और कुटुम्ब का है अतः इन तीनों बात सम्बन्धी सफलता मिले॥ ३॥

(iii) यदि तृतीय स्थान बलवान् हो तो तृतीयेश की दशा में भाई-बहिनों से प्रेम रहता है खुश-खबरियाँ सुनने को मिलती हैं, पराक्रम की वृद्धि होती है, जातक किसी सेना या समुदाय का नेता होता है, अन्य लोग उसे सहायता देते हैं। उसमें अनेक गुणों का विकास होता है तथा जातक के मान सम्मान और अभिमान की वृद्धि होती है ॥ ४ ॥

(iv) यदि चतुर्थ स्थान और उसका स्वामी बलवान् हो तो चतुर्थेश की दशा में जातक बन्धुओं का उपकार करता है, खेती के काम में सफलता होती है, स्त्री के साथ सुखपूर्वक सहवास होता है और सवारी का लाभ भी होता है। खेत, मकान, धन, सिद्धि और प्रशस्त स्थान की प्राप्ति होती है। अर्थात् उसकी पदवृद्धि हो या नवीन मकान अथवा जमीन की प्राप्ति हो ॥ ५ ॥

(v) यदि पंचमेश बलवान् हो तो उसकी महादशा में पुत्र की प्राप्ति हो, बन्धुओं के साथ हँसी-खुशी जीवन व्यतीत हो, राजाओं

---

*मूल श्लोक में शब्द आया है "सत्पुत्रिकाप्तिम्" किंतु द्वितीय स्थान से पुत्री का विचार कहीं नहीं लिखा है। कुटुम्ब का विचार होता है। संभवतः सत्पुत्रिकाप्तिम् की बजाय मूल में "सत्पत्रिकाप्तिं" उत्तम शुभ चिट्ठियां प्राप्त हों यह पाठ होना चाहिये। आगे श्लोक १५ में जहाँ द्वितीयेश का विचार किया गया है—"पत्रिका" का विचार द्वितीय स्थान से किया गया है—पुत्रिका का नहीं।

का मन्त्रित्व प्राप्त हो और जातक को बहुत मान मिले । जातक उत्तम कार्य करे जिसकी सज्जन लोग प्रशंसा करें। वह नाना प्रकार के सुस्वादु भोजन ख़ुद करे तथा औरों को खिलावे ॥ ६ ॥

(vi) यदि षष्ठेश बलवान् हो तो उसकी महादशा में जातक अपने साहस से शत्रुओं का पराजय करे । वह भी निरोगी रहे । उदार हो और अति शक्तिशाली होता हुआ लक्ष्मी का भोग करे । अर्थात् उसको कोई दबा न सके और वह ऐश्वर्य भोगे* ॥ ७ ॥

(vii) यदि सप्तमेश बलवान् हो तो जातक नवीन वस्त्र और आभूषण प्राप्तकर स्त्री के साथ सुखपूर्वक जीवन व्यतीत करे। उसके शरीर में बल की वृद्धि रहे । उसके घर में विवाह आदि शुभ कार्य हों और ऐसी यात्रा करे जिससे सन्तोष हो । अर्थात् जिस उद्देश्य से यात्रा की जाय वह सफल हो। सप्तम स्थान से स्त्री सुख और यात्रा का विचार किया जाता है । इस कारण बलवान् सप्तमेश की महा-दशा में सप्तम भाव सम्बन्धी पूर्ण सुख की प्राप्ति होती है ॥ ८ ॥

(viii) यदि अष्टमेश बलवान् हो तो अष्टमेश की दशा में जातक अपना ऋण चुका दे । जातक की उन्नति हो । यदि जातक का किसी से कलह रहा हो तो उस कलह का अन्त हो जावे । और भैंस, पशु, बकरी तथा नौकरों की प्राप्ति अथवा वृद्धि हो** ॥ ९ ॥

---

*जो केवल लघु पाराशरी पढ़ते हैं वह समझते हैं कि षष्ठेश की महादशा सदैव ही खराब होती है ऐसा समझना ग़लत है। बलवान् ग्रह सदैव अपने भाव सम्बन्धी शुभ फल ही दिखाता है।

**प्राय: अष्टमेश की दशा को घोर कष्टमय और संकटपूण समझा जाता है किन्तु मन्त्रेश्वर महाराज के विचार से यदि अष्टमेश बलवान् हो तो उसकी दशा में कष्ट से निवृत्ति और सुख के साधनों की उपलब्धि होती है ।

(ix) यदि नवमेश बलवान् हो तो जातक अपनी स्त्री, पुत्र, पौत्र और भाई बन्धुओं के साथ निरन्तर भाग्य और लक्ष्मी का अनुभव करता है अर्थात् अपने कुटुम्बी जनों के साथ ऐश्वर्य भोगता है। बलवान् भाग्येश की दशा में जातक देवताओं और ब्राह्मणों की भक्ति करे, राजा द्वारा प्रशंसित और सम्मानित हो और श्रेष्ठ कर्मों के करने में लगा रहे। नवम भाव से धन और भाग्य का विचार किया जाता है। इस कारण बलवान् भाग्येश की दशा में भाग्य-वृद्धि भी होती है और धन-वृद्धि भी ॥ १० ॥

(x) यदि दशम भाव और दशमेश बलवान् हों तो दशमेश की दशा में जिसकार्य को भी मनुष्य आरम्भ करता है उसी में सफलता मिलती है और जातक का जीवन सुखमय व्यतीत होता है। जातक की मान वृद्धि होती है, उसे यश प्राप्त होता है। वह उत्तम कार्यों में लगा रहता है और उसे प्रतिष्ठा मिलती है ॥ ११ ॥

(ix) बलवान् लाभाधिपति की दशा में निरन्तर ऐश्वर्य की वृद्धि हो। प्रिय बन्धुओं से समागम हो और नौकरों की संख्या भी बढ़े। सांसारिक सौभाग्य में बहुत वृद्धि हो ॥ १२ ॥

(xii) बलवान् व्ययेश की महादशा में जातक सज्जनों पर बहुत अधिक व्यय करे। अर्थात् बलवान् व्ययेश के होने से उसकी महादशा में व्यय तो होता है किन्तु शुभ कार्यों में खर्च होता है, अशुभ कार्यों में नहीं। राजा से सम्मान प्राप्त होता है और मनुष्य ऐसे शुभ कर्म करता है जिनसे पाप नष्ट हो जाते हैं ॥ १३ ॥

वक्रगस्य निजतुङ्गसुहृत्-
सुस्थानगस्य दशाफलमेवम् ।
शत्रुनीचगृहमौढ्यषडन्त्य-
छिद्रगस्य तु फलान्यपि वक्ष्ये ॥१४॥

ऊपर जो श्लोक २ से १३ तक फल बताये हैं वह शुभ फल तभी होते हैं जब भावेश उत्तम स्थान में बैठा हो अपनी राशि या उच्च राशि में हो या वक्री हो। यदि ग्रह शत्रु राशि में हो, नीच राशि में हो, अस्त हो या ६, ८, १२ इन दुःस्थानों में से किसी में हो तो ऐसे ग्रह की दशा में अनिष्ट फल होता है। संक्षेप में यह याद रखना चाहिये कि कोई भी भावेश सुधरा हो तो शुभ फल देता है और कोई भी भावेश बिगड़ा हो तो अशुभ फल देता है। कौन सा भावेश बिगड़ने पर क्या अशुभ फल देता है यह नीचे बताते हैं ॥ १४ ॥

दुःस्थे लग्नपतौ निरोधनमुपैत्यज्ञातवासं भयं
व्याध्याधीनपरक्रियाभिगमनं स्थानच्युतिं चापदम् ।
जाड्यं संसदि बाधकुटुम्बचलनं दुष्पत्रिकां हृद्रुजं
वाग्दोषं द्रविणव्ययं नृपभयं दुःस्थे द्वितीयाधिपे ॥१५॥

दुश्चिक्याधिपतौ सहोदरमृतिं कार्ये दुरालोचना-
मन्तःशत्रुनिपीडनं परिभवं तद्गर्वभङ्गं वदेत् ।
मातृक्लेशमरिष्टमिष्टसुहृदां क्षेत्रगृहोपप्लुतिं
पश्वश्वादिविनाशनं जलभयं पातालनाथेऽबले ॥१६॥

वीर्योने प्रतिभापतौ सुतमृतिं बुद्धिभ्रमं वञ्चना-
मध्वानं ह्युदरामयं नरपतेः कोपं स्वशक्तिक्षयम् ।
चोराद्भीतिमनर्थतां च दमनं रोगान् बहून्दुष्कृतिं
भृत्यत्वं लभतेऽवमानमयशः षष्ठेशदाये व्रणम् ॥१७॥

जामातुर्व्यसनं कलत्रविरहं स्त्रीहेत्वनर्थागमं
द्यूनेशे विबलिन्यसत्यभिरतिं गुह्यामयं चाटनम् ।

रन्ध्रेशायुषि शोकमोहमदमात्सर्यादिमूर्च्छोच्छ्रितिं
दारिद्र्यं भ्रमणं वदेदपयशोव्याधीनवज्ञां मृतिम् ॥१८॥

पूर्वोपासितदेवकोपमशुभं जायातनूजापदं
दौष्कृत्यं स्वगुरोः पितुश्च निधनं दैन्यं शुभे दुर्बले।
यद्यत्कर्म करोति तत्तदफलं स्यान्मानभङ्गो नभो-
भावे दुर्गुणतां प्रवासमशुभं दुर्वृत्तिमापन्नताम् ॥१९॥

श्रवणमशुभवाचां भ्रातृकष्टं सुतार्ति
भवपवयसि दैन्यं वञ्चनं कर्णरोगम् ।
बहुरुजमपमानं बन्धनं सर्वसम्पत्-
क्षयमपरशशीवाऽऽयाति रिःफेशदाये ॥२०॥

(i) यदि लग्नेश ऊपर लिखे हुये चार दोषों में से एक या अधिक दोषों से युक्त हो तो उसकी महादशा में जातक को जेल जाने का भय या अज्ञातवास का भय होता है अर्थात् उसे बंधन में रहना पड़े या ऐसी दुःस्थिति आ जावे कि छिप कर रहना पड़े; उसे निरन्तर भय रहे और आधि-व्याधि से युक्त हो । व्याधि शारीरिक रोग को कहते हैं। आधि मानसिक रोग या दुश्चिन्ताओं का नाम है। निर्बल या दुःस्थान स्थित हुए लग्नेश की दशा में जातक को मृत्यु संस्कार आदि अशुभ कार्यों में सम्मिलित होना पड़ता है । अपने ओहदे या मकान से हटना पड़ता है और निरन्तर आपत्ति ग्रस्त रहता है ।

(ii) यदि द्वितीयेश बिगड़ा हुआ हो तो उसकी महादशा में यदि सभा में बोलने का अवसर हो तो जड़ता हो जाये अर्थात् बोल न सके। अपनी वाणी पर कायम न रहे। उसका कुटुम्ब इधर-उधर बिखर जावे। नेत्र रोग हो । वाणी में दोष हो (मुख में शारीरक

---

*मूलश्लोक में केवल यह कहा है कि लग्नेश यदि दुःस्थान में हो। परन्तु ऊपर श्लोक १४ में चार दोष गिनाये गये हैं ।

विकार हो या दुष्ट वाणी बोले)। द्रव्य का व्यय हो, राजा से भय हो और अशुभ पत्रों की प्राप्ति हो। श्लोक तीन में द्वितीय स्थान का विचार करते समय उन सब वस्तुओं का विचार कर लेना चाहिए जो दूसरे घर से देखते हैं। ॥ १५ ॥

(iii) यदि तीसरे घर का स्वामी बिगड़ा हुआ हो तो सहोदर भाई-बहिन की मृत्यु की आशंका हो। जातक के कार्य की अनिष्ट आलोचना हो और छिपे हुए शत्रुओं से पीड़ा हो, जातक की हार हो, उसको नीचा देखना पड़े और उसका गर्व भंग हो। बिगड़े हुए तृतीयेश की महादशा में उपर्युक्त अनिष्ट फल होते हैं।

(iv) यदि चौथे घर का स्वामी निर्बल हो तो उसकी महादशा में माता को कष्ट हो, इष्टजनों और मित्रों को कष्ट हो, खेत और मकान के नष्ट होने का भय हो। पशु-अश्व आदि नष्ट हों और जल का भय हो। चौथे स्थान से जल का भी विचार किया जाता है। इस कारण चतुर्थेश के बिगड़ने से जल का भय लिखा है। ॥ १६ ॥

(v) यदि पंचमेश निर्बल हो तो उसकी महादशा में जातक के पुत्र की मृत्यु हो, बुद्धि में भ्रम हो, ठगा जावे, निरर्थक इधर-उधर भ्रमण करना पड़े—रास्ता चलना पड़े—पेट की बीमारी हो, राजा का कोप हो और जातक की शक्ति का निरर्थक अपव्यय हो।

(vi) यदि षष्ठेश बिगड़ा हुआ हो तो चोरों से डर हो, अनर्थता हो (दरिद्रता या कष्टमय घटनायें)। जातक का अन्य लोगों द्वारा दमन हो, रोग हो। जातक से दुष्कर्म बन पड़े या जातक के साथ लोग बुरा व्यवहार करें। जातक को किसी की नौकरी करनी पड़े, अपमान और अपयश प्राप्त हो और उसके शरीर में व्रण (घाव) हो॥ १७ ॥

(vii) यदि सप्तमेश निर्बल हो तो उसकी महादशा में जामाता को कष्ट हो। जातक का अपनी स्त्री से विरह हो और स्त्री के कारण बहुत कष्ट उठाना पड़े। निर्बल सप्तमेश की महादशा में असत्य में रुचि हो, गुप्त रोग हों और निरर्थक भ्रमण करता रहे।

(viii) यदि अष्टमेश बिगड़ा हुआ हो तो उसकी महादशा में दरिद्रता, कष्ट, भय, भ्रमण, अपयश, व्याधि, अपमान आदि होते हैं—मृत्यु भी हो सकती है। बिगड़े हुये अष्टमेश की महादशा में शोक, मोह, मद, मात्सर्य आदि तथा मूर्च्छा के कारण बहुत अधिक मानसिक सन्ताप रहता है। ॥ १८ ॥

(ix) यदि नवमेश दुर्बल हो तो उसकी महादशा में जातक की स्त्री और पुत्र पर आपत्ति आती है। उसको दीनता आ घेरती है। पिता की मृत्यु हो जाती है। उससे दुष्कर्म बन पड़ते हैं। किसी गुरुजन की मृत्यु हो। नवम स्थान धर्म स्थान है इन कारण दुर्बल नवमेश की दशा में आपत्ति, विपत्ति, कष्ट आवें तो समझना चाहिये कि पहले जिस किसी देवता की उपासना की गई है उसमें कोई अपराध बन जाने के कारण यह सब अशुभ फल हो रहे हैं।

(x) अब दुर्बल दशमेश की महादशा का फल बताते हैं। दशम कर्म स्थान है। इसका स्वामी निर्बल हो तो उसकी दशा में जो जो भी कर्म मनुष्य करता है वह सभी निष्फल होते हैं, जातक से निन्दित कार्य बन पड़े। घर से बाहर रहना पड़े इस कारण कष्ट हो। और अशुभ घटनायें हों। संक्षेप में यह है कि जातक का जीवन कष्टमय, मानहीन, निष्फल रहे। ॥ १९ ॥

(ix) यदि एकादशेश निर्बल और बिगड़ा हुआ हो तो भाई को कष्ट हो, पुत्र को बीमारी हो, जातक ठगा जाये, उसे कर्ण-रोग हो और उसमें शारीरक, मानसिक तथा आर्थिक दीनता आ जावे। इस महादशा या अन्तर्दशा में अशुभ समाचार भी सुनने को मिलते हैं। यहां इस ओर ध्यान आकर्षित कराया जाता है कि तृतीय से छोटे भाई का विचार किया जाता है, एकादश से बड़े भाई का। तृतीय से दाहिने कान का, एकादश से बाँये कान का।

(xii) यदि बारहवें घर का मालिक दुर्बल हो तो जातक को

अनेक बीमारियाँ हों, अपमान हो और बंधन को प्राप्त हो और कृष्णपक्ष के चन्द्रमा की तरह उसकी सारी सम्पत्ति का क्रमशः क्षय हो जावे।

कोई भावेश यदि बलवान् हो तो उसकी दशा का शुभ फल बताया गया है। कोई भावेश यदि दुर्बल हो तो उसका अशुभ फल बताया है। इस कारण फल कहते समय केवल यही नहीं देखना चाहिये कि जिस ग्रह की महादशा है वह किस भवन का स्वामी है बल्कि यह भी देखना चाहिये कि वह बलवान् है या नहीं।

संज्ञायां यदगाच्च कारकविधिश्लोकेषु यज्जल्पितं
कर्माजीवनिरूपितं फलमिदं यद्रोगचिन्ताविधौ।
यद्यस्येक्षणयोगसंभवफलं भावेशयोगोद्भवं
भावेशैरपि भावगैरपि फलं वाच्यं दशायामिह ।।२१।।

ग्रहों की संज्ञा बताते समय जो कुछ प्रथम अध्याय में बताया गया है; कौन सा ग्रह किन किन वस्तुओं का कारक है इस सम्बन्ध में दूसरे अध्याय में जो कुछ बताया गया है; कौन सा ग्रह क्या कर्म कराता है और किस मार्ग से आजीविका दिलाता है इस सम्बन्ध में पंचम अध्याय में जो कुछ भी कहा गया है, और किस ग्रह से क्या रोग और किस प्रकार की चिन्ता होती है इस सम्बन्ध में जो चौदहवें अध्याय में वर्णन किया गया है; ग्रहों के, परस्पर दृष्टि और योग से जो फल होते हैं या किन्हीं दो भावेशों के मिलने से जो योग होता है तथा किसी भाव का स्वामी होने से तथा किसी भाव में बैठने से जो फल होता है, इस सब का विचार करके उस ग्रह की महादशा या अन्तर्दशा का फल कहना चाहिये। यह सब विषय पन्द्रहवें अध्याय से बीसवें अध्याय तक बताये गये हैं। ।। २१ ।।

वर्गोत्तमांशस्थदशा शुभप्रदा
मिश्रैव सा चास्तमिते च नीचगे ।
मृत्युव्ययारीशदशापहारयो-
स्तत्र स्थितस्याप्यशुभं फलं भवेत् ।।२२।।

यदि कोई ग्रह वर्गोत्तम में हो तो वह बहुत शुभ फल देता है। किन्तु यदि वर्गोत्तम में होते हुए भी वह ग्रह अपनी नीच राशि में हो या अस्त हो तो अच्छा-बुरा—मिला-जुला फल होता है। ६, ८, १२ इन घरों के मालिकों में से किसी एक की महादशा और किसी अन्य की अन्तर्दशा हो तो अशुभ फल होता है। इसी प्रकार ६, ८ या १२ इन स्थानों में से किसी एक स्थान में बैठे हुये ग्रह की महादशा हो और त्रिक* में बैठे हुये ही किसी अन्य ग्रह की अन्तर्दशा हो तो वह भी अशुभ होती है। २२ ॥

क्रूरग्रहस्यैव दशापहारे
त्रिपञ्चसप्तर्क्षपतेर्विपाके ।
तथैव जन्माष्टमनाथभुक्तौ
चोरारिपीडां लभतेऽतिदुःखम् ।।२३।।

यदि किसी क्रूर ग्रह की महादशा हो और उसमें किसी ऐसे ग्रह की अन्तर्दशा हो जो जन्म नक्षत्र से तीसरे, पाँचवे या सातवे नक्षत्र का मालिक हो तो ऐसी परिस्थिति में जातक के घर में चोरी होती है, उसे शत्रु पीड़ा होती है और वह अति दुःखित रहता है। किस नक्षत्र का कौन सा स्वामी है यह पहिले बताया गया है। मान लीजिये किसी व्यक्ति का रेवती नक्षत्र में जन्म है तो रेवती, अश्विनी,

*छठे, आठवें, बारहवें घर को त्रिक कहते हैं।

भरणी—भरणी तृतीय नक्षत्र हुआ; रोहिणी पंचम नक्षत्र हुआ; आर्द्रा सप्तम नक्षत्र हुआ। भरणी का स्वामी शुक्र है, रोहिणी का चन्द्रमा, आर्द्रा का राहु। ऐसी स्थिति में किसी क्रूर ग्रह की दशा हो—मान लीजिये शनि की महादशा हो तो उसमें शुक्र, चन्द्र और राहु की अन्तर्दशा कष्टमय जावेगी।

इसी प्रकार क्रूर ग्रह की दशा हो और उसमें जन्मराशि के स्वामी की अन्तर्दशा हो या जन्म राशि से अष्टम राशि के स्वामी की दशा हो तो चोर-पीड़ा, शत्रु-पीड़ा और दुःख आदि कष्ट होते हैं ॥ २३ ॥

शनेश्चतुर्थी च गुरोस्तु षष्ठी
दशा कुजाह्योर्यदि पञ्चमी सा।
कष्टा भवेद्राश्यवसानभाग-
स्थितस्य दुःस्थानपतेस्तथैव ॥२४॥

निम्नलिखित दशायें कष्टकारक होती हैं।

(१) शनि की दशा यदि चौथी हो। (२) बृहस्पति की दशा यदि छठी हो (३) मंगल और राहु की दशा यदि पाँचवी हों। (४) किसी राशि के अन्तिम अंश पर स्थित यदि कोई ग्रह हो अर्थात् यदि कोई ग्रह किसी भी राशि में ३०वें अंश पर हो। (५) दुःस्थान अर्थात् ६, ८, १२ के मालिक की दशा। यदि किसी का जन्म मंगल की महादशा में हो तो भौ. रा. जी. श—शनि की दशा उसे चौथी होगी। यदि किसी का जन्म शुक्र की महादशा में हो तो राहु की दशा पंचम होगी और गुरु की दशा षष्ठ होगी। इसी प्रकार यदि किसी का जन्म केतुकी महादशा में हो तो मंगल की दशा उसे पंचम होगी ॥ २४ ॥

ऊर्ध्वास्यतुङ्गभवनस्थितभूमिजस्य
कर्मायगस्य हि दशा विदधाति राज्यम् ।
जित्वा रिपून्विपुलवाहनसैन्ययुक्तां
राज्यश्रियं वितनुतेऽधिकमन्नदानम् ॥२५॥

यदि मंगल ऊर्ध्वमुख राशि में स्थित होकर मकर में हो और लग्न से दशम या एकादश स्थान में स्थित हो तो राज्य प्रदान करती है। ऐसा जातक शत्रुओं को जीत कर बहुत बड़ी सेना का अधिपति हो राज्यलक्ष्मी का उपभोग करता है और उसके आश्रय में अनेक लोग पेट पालते हैं। यह जो विशिष्ट राजयोग बताया गया है इसमें तीनो बात होना आवश्यक है; (१) मंगल उच्च राशि में हो (२) दशम या एकादश में हो (३) उर्ध्वमुख राशि में हो। ऊर्ध्वमुख राशि किसे कहते हैं यह पहले अध्याय के आँठवें श्लोक में बताया गया है।* ॥ २५ ॥

स्वोच्चस्थितो भृगुसुतो व्ययकर्मगो वा
लाभेऽपि वाऽस्तरहितो न च पापयुक्तः ।
तस्याब्दपाकसमये बहुरत्नपूर्णो
धीमान्विशालविभवो जयति प्रशस्तः ॥२६॥

अब शुक्र सम्बन्वी एक विशिष्ट राजयोग बताते हैं। यदि मीन, तुला या बृषभ राशि का शुक्र दशम या द्वादश में स्थित हो या एकादश में ही हो किन्तु किसी पाप ग्रह के साथ न हो और अस्त न हो तो उस शुक्र की महादशा में जातक बहुत धनी, वैभव युक्त,

*यह मंगल की महादशा का फल है।

स्वर्ण आदि से सम्पन्न, लोक में प्रशंसित होकर भोग करता है। यह शुक्र महादशा का फल है।*

अब ऐसे ग्रहों की महादशा का फल बताते हैं जो नीच राशि में छठे या आठवें हों। प्रायः यह समझा जाता है कि शुभ-ग्रह कहीं भी बैठे अच्छा। तो क्या छठे या बारहवें में बैठा हुआ शुभ ग्रह शुभ फल दिखावेगा ? एक ज्योतिष की कहावत है कि :

"पापाः षष्ठे वित्तलाभं प्रकुर्युः" तो क्या पाप-ग्रह छठे में अच्छा फल दिखावेंगे ? इन्हीं शंकाओं का जवाब नीचे के श्लोक में दिया जा रहा है।

नीचारिषष्ठव्ययसंस्थिता हि
शुभाः प्रयच्छन्त्यशुभानि सर्वे ।
शुभेतरास्त्वेषु गताः प्रयच्छ-
न्त्यमोघदुःखानि दशासु तेषाम् ॥२७॥

यदि शुभ-ग्रह नीच-राशि में, शत्रु-राशि में, छठे या बारहवें बैठे हों तो यह सब अशुभ फल दिखाते हैं—और यदि जो शुभ नहीं है अर्थात् पाप-ग्रह अपनी नीच राशि में, शत्रु-राशि में छठे या बारहवें बैठे हों तो वे क्या फल दिखावेंगे ? वे अपनी दशा में अमोघ दुःख

---

* मूल में "स्वोच्चस्थित" यह शब्द आया है—स्वराशि या उच्च राशि यह अर्थ लेने से शुक्र यदि वृष, तुला, मीन किसी में हो तो उपर्युक्त फल करेगा। किन्तु यदि स्वोच्च का यह अर्थ लिया जावे कि अपनी उच्च राशि में, तो उपर्युक्त योग केवल तभी बनेगा जब शुक्र मीन का हो। हम दूसरे अर्थ के पक्ष में हैं। और ग्रह बारहवें घर में अच्छे नहीं माने जाते, किन्तु भोग प्रदाता शुक्र द्वादश में बहुत भोग कराता है।

दिखाते हैं। अमोघ कहते हैं ऐसे कष्ट को जो निश्चय ही होता है और जिससे छुटकारा पाना सम्भव न हो ॥ २७ ॥

अब तक महादशा, अन्तर्दशा का फल बता रहे थे। अब बीच में अन्तर्दशा का फल बताने वाला एक श्लोक कहते है।

दशेशशत्रोररिगेहभाजो
लग्नेशशत्रोरपि वाऽथ भुक्तौ।
शत्रोर्भयं स्थानलयः तदास्य
स्निग्धोपि शत्रुत्वमुपैति नूनम् ॥२८॥

यदि ऐसे ग्रह की अन्तर्दशा हो जो (१) जिस ग्रह की महादशा चल रही है उसका शत्रु हो। (२) या शत्रु-राशि में हो (३) या छठे हो (४) या लग्नेश या शत्रु हो, तो ऐसी अन्तर्दशा में शत्रु का भय हो, स्थान भय हो। (नौकरी या मकान छूटे।) यह अन्तर्दशा बहुत कष्टकारक बीतती है और जातक के मित्र भी शत्रु हो जाते हैं।* ॥ २८ ॥

यद्भावगः पाकपतिर्दशेशात्-
तद्भावजातानि फलानि कुर्यात्।
विपक्षरिःफाष्टमभावगश्चेद्-
दुःखं विदध्यादितरत्र सौख्यम् ॥२९॥

---

*मूल श्लोक में शब्द आया है 'अरिगेहभाजो' जिसको दो अर्थ हो सकते हैं। (१) शत्रु के घर में हो (२) शत्रु का विचार छठे घर से किया जाता है इसलिये लग्न से छठे घर में हो। ऊपर श्लोक का भावार्थ समझाते हुए यह दोनों अर्थ दे दिये गये गये हैं।

यह भी विचार कर लेना चाहिये कि अन्तर्दशा नाथ महादशा स्वामी की शत्रु-राशि में तो नहीं है।

यह देखिये कि जिस ग्रह की महादशा चल रही है वह कहाँ है और जिस ग्रह की अन्तर्दशा चल रही है वह कहाँ है। यदि महादशा के स्वामी से गिनने पर अन्तर्दशा का स्वामी छठे, आठवें या बारहवें हो तो कष्टकारक होता है। यदि अन्तर्दशा नाथ (महादशा-नाथ से) गिनने पर ६, ८, १२, के अलावा अन्य स्थानों में हो तो अच्छा है। इस श्लोक में यह नयी बात बतायी कि महादशा और अन्तर्दशा का विचार करते समय केवल दोनों ग्रहों का ही अलग २ विचार नहीं कर लेना चाहिये बल्कि यह भी देखना चाहिये कि अन्तर्दशा-नाथ— महादशानाथ से ६, ८, १२ तो नहीं है ॥ २९ ॥

महादशानाथ जिस घर में बैठा है उससे गिनने पर अन्तर्दशा-नाथ जिस घर में बैठा है—उसका फल करेगा—अर्थात् यदि अन्तर्दशानाथ —महादशानाथ से नवम में है तो भाग्य वृद्धि करेगा, दशम में बैठा है तो पद वृद्धि, एकादश में बैठा है तो लाभ।

सिद्धान्त यह हुआ कि केवल अन्तर्दशानाथ की स्थिति का विचार लग्न से, या चन्द्र लग्न से ही नहीं करना बल्कि महादशानाथ जिस राशि में बैठा है—उससे भी करना चाहिये।

स्वोच्चत्रिकोणस्वहितारिनीचे
पूर्णं त्रिपादार्द्धपदाल्पशून्यम् ।
क्रमाच्छुभं चेदशुभं विलोमात्
मूढे ग्रहे नीचसमं फलं स्यात् ॥३०॥

यदि ग्रह अपनी उच्च राशि में हो तो पूर्ण शुभ फल होता है। यदि मूल-त्रिकोण राशि में हो तो तीन-चौथाई शुभ फल होता है। यदि शुभ ग्रह स्वराशि में हो तो आधा शुभ फल होता है; यदि शुभ-ग्रह मित्र राशि में हो तो चौथाई शुभफल होता है; यदि शुभ-ग्रह शत्रु राशि में हो तो बहुत थोड़ा शुभ फल होता है और यदि शुभ

ग्रह नीच राशि में हो तो शुभफल शून्य के बराबर होता है । यदि पाप ग्रह नीच राशि में हो तो पापफल पूर्ण अर्थात सोलह आना अशुभ होता है । यदि अशुभ ग्रह शत्रु राशि में हो तो बारह आना अशुभ फल; यदि पाप-ग्रह मित्र राशि में हो तो आठ आना अशुभ फल । यदि पाप ग्रह स्वराशि में हो तो चार आना अशुभफल । यदि पाप-ग्रह अपनी मूल त्रिकोण राशि में हो तो दो आना अशुभ फल और यदि उच्च राशि में हो तो पाप फल शून्य के बराबर अर्थात् बहुत कम होता है ।

यदि ग्रह अस्त हो तो नीच राशि स्थित ग्रह के समान फल करता है ।। ३० ।।

मन्दमान्धगुखरेशरन्ध्रपाः-
तन्नवांशपतयोऽपि ये ग्रहाः ।
तेषु दुर्बलदशा मृतिप्रदा
कष्टभे चरति सूर्यनन्दने ।।३१।।

यह देखिये कि निम्नलिखित में सबसे दुर्बल कौन है (क) शनि (ख) मान्दि (ग) राहु (घ) लग्न से २२वें द्रेष्काण का स्वामी (ङ) अष्टमेश और (च) अ से (ङ) तक जो बताये गये हैं वे जिन नवांशों में है उन नवांशों के स्वामी । उपर्युक्त में जो सबसे दुर्बल होता है उसकी दशा मृत्यु कारक होती है और मृत्यु तब होती है जब शनि भी गोचरवश अनिष्ट हो ।। ३१ ।।

मृतीशनाथस्थितभांशकेशयोः
खरत्रिभागेश्वरयोर्बलीयसः ।
दशागमे मृत्युपयुक्तभांशक-
त्रिकोणगे देवगुरौ तनुक्षयः ।।३२।।

यह देखिये कि (क) अष्टमेश जिस राशि में है उसका स्वामी और (ख) अष्टमेश जिस नवांश में है उसका स्वामी इन दोनों में कौन बलवान् है। इसी प्रकार यह देखिये कि (ग) लग्न से २२वें द्रेष्काण का स्वामी और (घ) लग्न जिस द्रेष्काण में है उसका स्वामी इन दोनों में कौन बलवान् है। ?

उपर्युक्त बलवान् ग्रह की महादशा हो और बृहस्पति गोचरवश निम्नलिखित स्थानों में से कहीं भी आवे तब मृत्यु होती है। (१) अष्टमेश जिस राशि में हो (२) अष्टमेश जिस नवांश में हो (३) ऊपर (१) और (२) में जो स्थान बताये गये हैं उनसे नवम या पंचम ॥ ३२ ॥

चतुष्टयस्था गुरुजन्मलग्नपा
भवन्ति मध्ये वयसः सुखप्रदाः ।
क्रमेण पृष्ठोभयमस्तकोदय-
स्थितोऽन्त्यमध्यप्रथमेषु पाकदः ॥३३॥

(i) यदि (१) बृहस्पति (२) जन्म राशि का स्वामी (३) जन्म-लग्नेश ये तीनो जन्मलग्न से केन्द्र में हों तो जीवन के मध्य-काल में सुख प्रद होते हैं।

अब एक दूसरी बात और बताते हैं। यदि कोई ग्रह शीर्षोदय राशि में हो तो वह अपनी महादशा के प्रारम्भिक काल में ही अपना विशेष फल दिखाता है। यदि कोई ग्रह पृष्ठोदय राशि में हो तो वह अपना फल अपनी महादशा के अन्तिम काल में विशेष दिखाता है। यदि कोई ग्रह उभयोदय राशि में है तो वह अपना फल महादशा के मध्य काल में विशेष दिखाता है। कौन सी राशि पृष्ठोदय होती है, कौनसी शीर्षोदय, यह प्रथम अध्याय के आठवें श्लोक में बताया है। यहाँ यह विशेष कथन है कि मिथुन राशि फलदीपिका के मत से

उभयोदय है। एक अन्य बात इन राशियों के विषय में अन्यत्र कही गयी है वह भी यहाँ बताते हैं। पृष्ठोदय राशि में क्रूर ग्रह हो तो अत्यन्त अशुभ और शुभ ग्रह हो तो कम अशुभ। शीर्षोदय राशि में शुभ-ग्रह हो तो पूर्ण शुभ, क्रूर-ग्रह हो तो कम अशुभ। उभयोदय में मिश्रत फल ॥ ३३ ॥

यद्भावगो गोचरतो विलग्नात्-
दशेश्वरः स्वोच्चसुहृद्गृहस्थः ।
तद्भावपुष्टिं कुरुते तदानीं
बलान्वितश्चेज्जननेऽपि तस्य ॥३४॥

यह देखिये कि जिस ग्रह की महादशा जा रही है वह महादशा के समय, लग्न से किस भाव में जा रहा है। इस श्लोक में यह नयी बात बतायी गयी है कि एक ही महादशानाथ—जब उसकी महादशा जा रही हो—तब गोचरवश भिन्न-भिन्न स्थानों में रहता हुआ भिन्न-भिन्न फल करता है।

महादशा स्वामी यदि जन्म कुण्डली में भी बलवान् हो तो जब उसकी महादशा के समय गोचरवश अपनी उच्च। स्वराशि, या मित्र राशि में रहता हुआ लग्न से जिस भाव में भ्रमण करता है उस भाव का पुष्टिकारक होता है। मान लीजिये किसी की कुण्डली में राहु बड़ा बलवान् है। और राहु की महादशा है तो जब गोचरवश जन्म लग्न से ११वें आवेगा तब धन लाभ करावेगा, जब जन्म लग्न से दशम में आवेगा तब पदोन्नति कारक होगा। जब नवम में आवेगा तब भाग्योदय करेगा—इस प्रकार महादशानाथ के गोचरवश, फल में तारतम्य कर विचार करना चाहिये ॥ ३४ ॥

बलोनितो जन्मनि पाकनाथो
मौढ्यं स्वनीचं रिपुमन्दिरं वा।
प्राप्तश्च यद्भावमुपैति चारात्-
तद्भावनाशं कुरुते तदानीम् ॥३५॥

ऊपर श्लोक में यह बताया गया है कि यदि दशानाथ जन्म-कुण्डली में बलवान् हो और गोचर में भी बलवान् हो तो क्या शुभ फल देता है। अब यह बताते हैं कि यदि दशानाथ जन्म-कुण्डली में भी निर्बल हो और गोचर में भी निर्बल हो तो क्या अशुभ फल करता है।

जिस ग्रह की महादशा जा रही है वह यदि जन्म-कुण्डली में बलहीन हो और गोचर के समय अपनी नीच राशि या अपनी शत्रु राशि में जा रहा हो या जब वह सूर्य के पास होने से अस्त हो उस समय वह गोचरवश लग्न से जिस भाव में होता है उस भाव सम्बन्धी अशुभफल करता है।

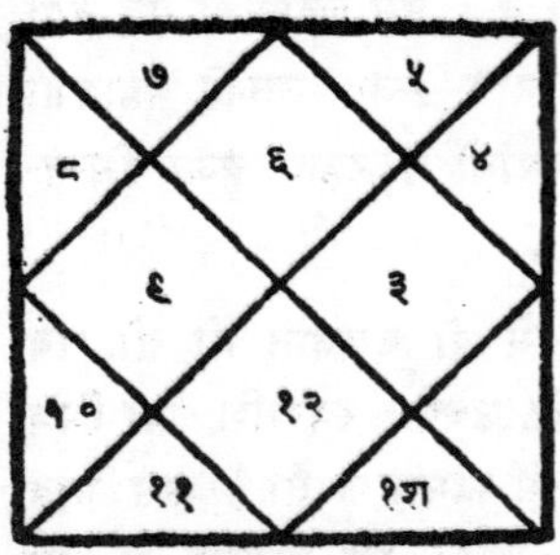

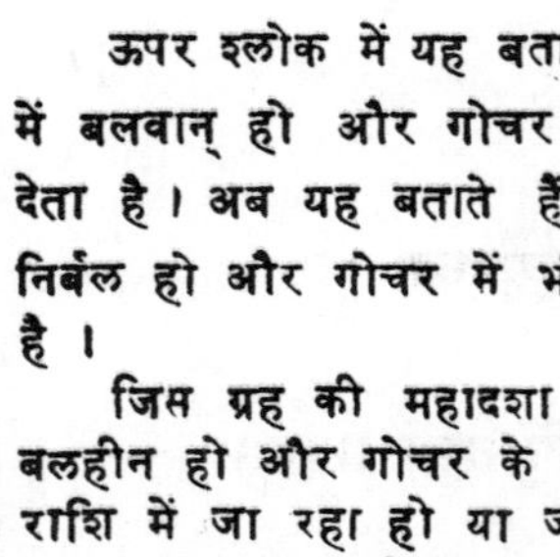

मान लीजिये कन्या लग्न है। शनि अष्टम में। नीच राशि में होने से यह निर्बल है। और मान लीजिये शनि की महादशा है तथा शनि गोचरवश सिंह राशि में जा रहा है। सूर्य शनि का शत्रु है। इस कारण जब शनि सिंह राशि में जायगा तब लग्न से बारहवें घर में होने के कारण, १२वें भाव-सम्बन्धी अशुभ फल दिखायेगा ॥ ३५ ॥

मूल श्लोक में कई जगह पाकप्रभु या पाकनाथ यह शब्द आया है इस कारण जो सिद्धांत दशानाथ पर लागू होंगे वह अन्तर्दशानाथ पर भी लागू होंगे।

दशेशस्य तुङ्गे सुहृद्भे दशेशात्
त्रिषट्कर्मलाभत्रिकोणास्तभेषु ।
यदा चारगत्या समायाति चन्द्रः
शुभं संविधत्तेऽन्यथा चेदरिष्टम् ॥३६॥

अब यह बताते हैं कि दशानाथ से किन-किन स्थानों पर जब चन्द्रमा गोचरवश आता है तब शुभ फल करता है । (क) दशानाथ की उच्च राशि, (ख) दशानाथ के मित्रों की राशि, (ग) दशानाथ से तृतीय, पाँचवे, छठे सातवे, नवें, दसवें, और ग्यारहवें । चन्द्रमा एक राशि में केवल सवा दो दिन रहता है । मान लीजिये आपको यह विचारना है कि दशानाथ के दृष्टिकोण से आज का चन्द्रमा कुछ शुभफल दिखायेगा क्या ? तो यह देख लीजिये कि क्या चन्द्रमा गोचर वश उपर्युक्त किन्हीं राशियों में है । यदि गोचर वश चन्द्रमा अन्य राशि में हो तो उस काल में महादशानाथ का शुभ फल प्राप्त नहीं होगा ॥ ३६ ॥

पाकप्रभुर्गोचरतः स्वनीचं
मौढ्यं यदायाति विपक्षभं वा ।
कष्टं विदध्यात्स्वगृहं स्वतुङ्गं
वक्रं गतः सौख्यफलं तदानीम् ॥३७॥

जिस ग्रह की दशा या अन्तर्दशा जा रही हो वह गोचरवश यदि अपनी नीच राशि में या शत्रु राशि में जा रहा हो या सूर्य के समीप होने के कारण अस्त हो जावे तो ऐसी स्थिति में वह ग्रह कष्ट देगा । प्रायः यही बात ऊपर के ३५वें श्लोक में भी बतायी गयी है। अन्तर केवल यह है कि ऊपर ३५वें श्लोक में यह कहा है कि यदि "वह दशानाथ जन्म के समय भी बलहीन हो" किन्तु

यह बात ३७वें श्लोक में नहीं कही गयी । इससे परिणाम यह निकला कि जिस ग्रह की महादशा हो वह जब गोचरवश अस्त होता है या अनिष्ट राशि को प्राप्त होता है तो कष्टकारक होता है । अब दूसरी बात लीजिये। जिस ग्रह की दशा या अन्तर्दशा हो वह जब गोचरवश अपनी स्वराशि या अपनी उच्चराशि को प्राप्त होता है या वक्र हो जाता है तो उस समय अच्छा फल देता है ।

पाकेशस्य शुभप्रदस्य भवनं तुङ्गं प्रपन्ने यदा
सूर्ये तत्फलसिद्धिमेति गुरुणाऽप्येवं फलं चिन्तयेत् ।
नीचं कष्टफलप्रदस्य च दशानाथस्य वैरिस्थलं
प्राप्ते भास्वति गोचरेण लभते तस्यैव कष्टं फलम् ॥३८॥

यदि कोई ग्रह शुभफल देने वाला है और उसकी दशा व अन्तर्दशा चल रही है तो उसका शुभ फल किस समय होगा ? शुभफल तब होगा जब उस दशानाथ या अन्तर्दशानाथ की उच्चराशि में गोचरवश सूर्य जावे। या उस दशानाथ या अन्तर्दशानाथ की उच्चराशि में गोचरवश बृहस्पति जावे। मान लीजिये किसी जन्म-कुण्डली में शुक्र शुभ-प्रद है और उसकी महादशा या अन्तर्दशा चल रही है । शुक्र की उच्च राशि मीन है । ऐसी स्थिति में जब गोचरवश सूर्य मीन में आवेगा या जब बृहस्पति गोचरवश मीन राशि में आवेगा तब शुभ फल होगा । अब दूसरी बात लीजिये । कोई ग्रह जन्म-कुण्डली में कष्ट-प्रद है और उसकी दशा या अन्तर्दशा चल रही है तो विशेष कष्ट फल कब होगा ? जब उस ग्रह की नीच राशि में या उस ग्रह की शत्रु राशि में गोचरवश सूर्य आवे तब विशेष कष्ट होगा ॥ ३८ ॥

येन ग्रहेण सहितो भुजगाधिनाथ-
स्तत्खेटजातगुणदोषफलानि कुर्यात् ।

सर्पान्वितः स तु खगः शुभदोऽपि कष्टं
दुःखं दशान्त्यसमये कुरुते विशेषात् ॥३९॥

राहु जैसे ग्रह के साथ बैठता है उसके गुणदोष ग्रहण करके उसी ग्रह का सा प्रभाव दिखाता है। साथ की कुण्डली में राहु शुक्र के साथ है। इस लिये शुक्र के जो भी गुण या दोष हैं वह राहु भी करेगा। यह श्लोक के प्रथम दो चरणों में कहा गया है। आगे चलकर कहते हैं कि जो ग्रह राहु के साथ बैठता है वह ग्रह चाहे शुभ हो किन्तु कष्टकारक होता है खास कर—अपनी दशा के अन्त के समय में। उदाहरण कुण्डली में शुक्र राहु के साथ है इसलिये शुभ होने पर भी शुक्र कष्टकारक होगा। कहने का तात्पर्य यह है कि राहु सर्प है यह अपना विष अपने साथ में रहने वाले ग्रह को दे देता है ॥ ३९ ॥

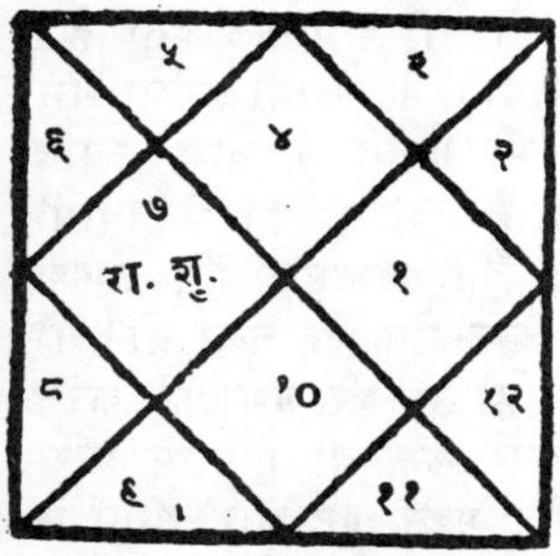

द्वावर्थकामाविह मारकाख्यौ
तदीश्वरस्तत्र गतो बलाढ्यः।
हन्ति स्वपाके निधनेश्वरो वा
व्ययेश्वरो वाऽप्यतिदुर्बलश्चेत् ॥४०॥

द्वितीय और सप्तम भाव को मारक स्थान कहते हैं। यदि इनके स्वामी या अन्य ग्रह बलवान् होकर इन स्थानों में पड़े हुए हों तो वह अपनी दशा में मृत्यु करते हैं। यदि अष्टमेश या व्ययेश भी अति दुर्बल हों तो उसकी भी दशा में मृत्यु हो सकती है ॥ ४० ॥

केन्द्रेशस्य सतोऽसतोऽशुभशुभौ कुर्याद्दशा कोणपाः
सर्वे शोभनदास्त्रिवैरिभवपा यद्यप्यनर्थप्रदाः ।
रन्ध्रेशोऽपि विलग्नपो यदि शुभं कुर्याद्रविर्वा शशी
यद्येवं शुभदः पराशरमतं तत्तद्दशायां फलम् ॥४१॥

यदि केन्द्र का मालिक सौम्य-ग्रह है तो वह अशुभ फल देता है और यदि केन्द्र का स्वामी अशुभ ग्रह हो तो शुभ फल देता है। त्रिकोण (लग्न से नवें, पांचवे घर के स्वामी) के स्वामी हमेशा शुभ फल ही देते है । लग्न को केन्द्र स्थान भी मानते हैं कोण स्थान भी । इसलिये लग्नेश सदैव शुभ ही होता है । ३, ६. ११ के स्वामी चाहे शुभ हों अनर्थ करने वाले ही होते हैं। अष्टमेश यदि लग्नेश भी हो (यह तभी होता है जब जन्म लग्न मेष या तुला हो) तो शुभ होता है । अष्टमेश यदि सूर्य या चन्द्रमा हो तो भी शुभ फल करते हैं । यह तभी होता है जब धनु या मकर लग्न हो । इससे परिणाम यह निकला कि मेष, तुला, धनु और मकर इन चार लग्नों के अतिरिक्त यदि कोई लग्न हो तो अष्टमेश अशुभ फल ही करता है । ऐसा पराशर का मत है ! ग्रह अपनी-अपनी दशा में अपना फल करते हैं ॥ ४१ ॥

कोणाधीशः केन्द्रगः केन्द्रपो वा
कोणस्थश्चेद् द्वौ च योगप्रदौ स्तः ।
द्वावप्येतौ भुक्तिकाले दशाया-
मन्योन्यं तौ योगदौ सोपकारौ ॥४२॥

केन्द्र, त्रिकोण आदि के स्वामियों के शुभ या अशुभ फल देने का विचार हमने सुगम ज्योतिष प्रवेशिका में विस्तृत रूप से दिया है । इसके लिये देखिये सुगमज्योतिष प्रवेशिका । इसी प्रकार तृतीयेश षष्ठेश, एकादशेश पापी हैं या नहीं इसका भी पूर्ण विवरण उसी पुस्तक में देखिये ।

(i) कोण का स्वामी यदि केन्द्र में हो या (ii) केन्द्र का स्वामी, त्रिकोण में हो—ये दोनों ही योग देने वाले होते हैं। यदि इनमें से एक की दशा हो और दूसरे की अन्तर्दशा हो तो उस समय शुभफल होता है। इस प्रकार यह दोनों एक-दूसरे को योग प्रदान करते हैं और उपकार करते हैं ॥ ४२ ॥

न दिशेयुर्ग्रहाः सर्वे स्वदशासु स्वभुक्तिषु ।
शभाशुभफलं नृणामात्मभावानुरूपतः ॥४३॥

ऊपर श्लोक ४१ में कहा गया है कि "तत्तद्दशायां फलम्" अपनी-अपनी दशा में फल देते हैं तो क्या जिस ग्रह की महादशा होती है वह अपनी महादशा में अपनी अर्न्तदशा में ही पूर्ण फल प्रदान कर देता है ? नहीं । वही इस श्लोक में बताया है। सूर्य आदि सब ग्रह– अपनी महादशा और उसमें अपनी ही अन्तर्दशा में--एवं अपने-अपने भावों के अनुसार--मनुष्यों को शुभाशुभ फल प्रदान नहीं करते हैं । तब कब करते हैं ? यह आगे के श्लोक में बताया गया है ॥४३॥

आत्मसम्बन्धिनो ये च ये ये निजसधर्मिणः ।
तेषामन्तर्दशास्वेव दिशन्ति स्वदशाफलम् ॥४४॥

अपनी महादशा में जब अपने सम्बन्धी या सधर्मी ग्रहों, की अन्तर्दशा आती है तब प्रत्येक ग्रह अपना शुभ या अशुभ फल देता है। सम्बन्धी किसे कहते हैं ? देखिये अध्याय १५ का ३०वाँ श्लोक। सधर्मी किसे कहते हैं ? (क) अपने सदृश जो योग कारक अन्य ग्रह हैं वे सधर्मी हैं (ख) शुभ ग्रहों के अन्य शुभ ग्रह सधर्मी हैं (ग) पाप ग्रहों के अन्य पाप ग्रह सधर्मी हैं ॥४४॥

केन्द्रत्रिकोणनेतारौ दोषयुक्तावपि स्वयम् ।
सम्बन्धमात्राद्बलिनौ भवेतां योगकारकौ ॥४५॥

केन्द्र और त्रिकोण के स्वामी—चाहे स्वयं दोष युक्त भी क्यों न हों—परस्पर सम्बन्ध से बली होने पर योग कारक होते हैं। दोष से क्या तात्पर्य है? उदाहरण के लिये मेष लग्न में शनि दशमेश होने से केन्द्र पति हुआ किन्तु एकादश का भी स्वामी है और एकादश का स्वामी होना अच्छा नहीं, इस कारण दोष युक्त केन्द्र पति हुआ। इसी प्रकार सिंह लग्न में बृहस्पति पंचम के साथ-साथ अष्टम का भी स्वामी हुआ। इस कारण दोषयुक्त त्रिकोण पति हुआ।

इस श्लोक में यही बताया गया है कि चाहे दोष युक्त ही क्यों न हों—केन्द्रेश और त्रिकोणेश का सम्बन्ध होने से ही उनमें बल आ जाता है और वे योग कारक हो जाते हैं ॥४५॥

त्रिकोणाधिपयोर्मध्ये सम्बन्धो येन केनचित् ।
केन्द्रनाथस्य बलिनो भवेद्यदि स योगकृत् ॥४६॥

दोनों त्रिकोण स्वामियों में—यदि किसी का भी सम्बन्ध बली केन्द्रनाथ से हो तो वह सम्बन्ध राजयोग कारक होता है। यहाँ यह भी बतलाना आवश्यक है कि 'बली' शब्द से क्या तात्पर्य है? एक अर्थ तो साधारण है ही—बली अर्थात् बलवान्। "बली केन्द्रनाथ" का दूसरा पारिभाषिक अर्थ है—दशमेश—क्योंकि चारों केन्द्रेशों में वही सबसे बली माना जाता है। यह दूसरा अर्थ लेने से निष्कर्ष यह

'सम्बन्ध' या 'बन्ध' शब्द का प्रयोग ज्योतिष में एक विशेष अर्थ में होता है। इस शब्द की व्याख्या के लिये देखिये अध्याय १५।

निकला कि पंचमेश या नवमेश—इन दोनों में से किसी का भी सम्बन्ध यदि दशमेश से हो तो योगकारक होता है। किन्तु अन्य लोग बली का अर्थ केवल बलवान् लेते हैं। इस मतानुसार यदि कोई भी केन्द्रेश बलवान् है और किसी भी त्रिकोणेश से सम्बन्ध भी करता है तो राज योगकारक हुआ ॥ ४६ ॥

केन्द्रत्रिकोणाधिपयोरैक्ये तौ योगकारकौ।
अन्यत्रिकोणपतिना संबन्धो यदि किं पुनः ॥४७॥

यदि किसी केन्द्र के स्वामी का दोनों त्रिकोणों में से एक के स्वामी के साथ ऐक्य हो (दोनों एक साथ हों) तो इस ऐक्य के कारण यह दोनों (परस्पर सम्बन्ध करने वाले त्रिकोणेश और केन्द्रेश) योग कारक हो जाते हैं। यदि केन्द्रनाथ एक त्रिकोणाधिपति से सम्बन्ध करे और साथ ही साथ दूसरे त्रिकोणपति से भी सम्बन्ध कर ले तो फिर कहना ही क्या है अर्थात् किसी एक केन्द्रनाथ का दोनों त्रिकोणेश से सम्बन्ध होना बहुत बड़ा राजयोग है।

यहाँ यह भी बतला देना आवश्यक है कि यदि एक ही ग्रह केन्द्र और कोण का स्वामी हो तो वह स्वयं योगकारक हो जाता है। जैसे कर्क और सिंह लग्न वाले के लिये मंगल; मकर और कुंभ वाले के लिये शुक्र; वृष और तुला लग्न वाले के लिये शनि। ऐसा योगकारक ग्रह अपनी अन्तर्दशा में भाग्योदय करता है ॥ ४७ ॥

---

*मूल में शब्द "ऐक्य" है। अर्थात् एक साथ हों किन्तु यदि चारों प्रकार के सम्बन्ध में से एक भी प्रकार का सम्बन्ध हो तो हमारे विचार से वह काफ़ी है।

योगकारकसम्बन्धात्पापिनोऽपि ग्रहाः स्वतः ।
तत्तद्भुक्त्यानुसारेण दिशेयुर्यौगिकं फलम् ॥४८॥

पहले बता चुके हैं कि केन्द्रपति और कोणपति का सम्बन्ध होने से दोनों ही ग्रह (केन्द्रपति और कोणपति) राजयोगकारक माने जाते हैं। ऐसे योगकारक ग्रह की महादशा में यदि किसी शुभ-ग्रह की अन्तर्दशा हो—तो चाहे यह शुभ ग्रह महादशानाथ से सम्बन्ध न भी करता हो तो भी शुभ-ग्रह की अन्तर्दशा भाग्योदय ही करेगी। अब यह बताते हैं कि यदि कोई ग्रह नैसर्गिक पाप-ग्रह हो (मंगल, शनि) तो भी—यदि वह योग कारक से सम्बन्ध करते हों तो क्या फल होगा। योगकारक से सम्बन्ध करने वाले पाप ग्रहों की अन्तर्दशा हो तो उसमें योगफल मिलता है। विशेष विवरण के लिये देखिये सुगम ज्योतिष प्रवेशिका पृष्ठ १२१ तथा १३६ ॥ ४८ ॥

स्वदशायां त्रिकोणेशो भुक्तौ केन्द्रपतेः शुभम् ।
दिशेत्सोऽपि तथा नो चेदसंबन्धेऽपि पापकृत् ॥४९॥

यदि केन्द्रपति सम्बन्धयुक्त हो तो अपनी दशा में, कोणपति की अन्तर्दशा में शुभफल कारक होता ही है। इसी प्रकार त्रिकोणेश भी अपनी दशा में और केन्द्रपति की अन्तर्दशा में शुभ फल दायक होता है। यदि केन्द्रकोण पतियों का सम्बन्ध न हो तो उतना शुभ नहीं होगा। यदि दोनों शुभ हों तो इन दोनों का चाहे सम्बन्ध हो या न हो एक की महादशा दूसरे की अन्तर्दशा में प्रायः शुभ फल ही होगा। हमारे विचार से यदि केन्द्रेश और त्रिकोणेश में सम्बन्ध न हो और एक की महादशा में दूसरे की अन्तर्दशा हो तो दोनों ग्रहों के विषय में यह भी विचारना चाहिये कि वे केन्द्र और त्रिकोण के स्वामी होने के अतिरिक्त अन्य

किन घरों के स्वामी हैं ? कहाँ बैठे हैं ? एक दूसरे से छठे, आठवें, बारहवें तो नहीं हैं? बलवान् है या दुर्बल ? और तब जो निष्कर्ष आवे वह मानना चाहिये यदि केन्द्रेश और त्रिकोणेश का सम्बन्ध नहीं है और केन्द्रेश अशुभ है तो पाप फल देगा ॥ ४९ ॥

केन्द्राधिपत्यदोषस्तु बलवान् गुरुशुक्रयोः ।
मारकत्वेऽपि च तयोर्मारकस्थानसंस्थितिः ॥५०॥

पहले बता चुके हैं कि यदि केन्द्र का स्वामी शुभग्रह हो तो अच्छा नहीं। अब यह कहते हैं कि बृहस्पति और शुक्र यदि केन्द्र के स्वामी हों तो बहुत अधिक दोष हैं। यदि साथ ही साथ अर्थात् इन दोनों में से कोई केन्द्र का स्वामी तो हो ही—मारक स्थान अर्थात् द्वितीय या सप्तम में बैठा हो तो प्रबलमारक होता है ॥ ५० ॥

बुधस्तदनु चंद्रोऽपि भवेत्तदनु तद्विधः ।
पापाश्चेत्केन्द्रपतयः शुभदाश्चोत्तरोत्तरम् ॥५१॥

जैसे गुरु और शुक्र का केन्द्रेश होना और मारक स्थान में बैठना दोषयुक्त माना गया है वैसे ही बुध और चन्द्रमा को भी समझना चाहिये। अर्थात् बुध यदि केन्द्र का स्वामी हो तो शुभ नहीं होता और यदि केन्द्र का स्वाभी होकर मारक स्थान में बैठा हो तो और भी खराब समझना चाहिये। इसी प्रकार चन्द्रमा का केन्द्रेश होना अच्छा नहीं और यदि चन्द्रमा केन्द्रेश होकर मारक स्थान में बैठ जाये तो और भी खराब है। किन्तु यदि पाप ग्रह केन्द्र के स्वामी हों तो वह शुभफल देने वाले होते हैं। सूर्य यदि केन्द्रेश हो तो उत्तम फल देगा। मंगल यदि केन्द्रेश हो तो और भी उत्तम फल देगा। और यदि शनि केन्द्रेश हो तो और भी अच्छा ॥ ५१ ॥

यदि केन्द्रे त्रिकोणे वा निवसेतां तमोग्रहौ ।
नाथेनान्यतरस्यैव संबन्धाद्योगकारकौ ॥५२॥

यदि राहु या केतु केन्द्र में बैठा हो और त्रिकोणेश से सम्बन्ध करता हो तो योग कारक होता है। अथवा यदि राहु या केतु त्रिकोण में बैठा हो और केन्द्रेश से सम्बन्ध करता हो तो भी राजयोग कारक होता है ॥ ५२ ॥

तमोग्रहौ शुभारूढौऽसंबद्धौ येन केनचित् ।
अन्तर्दशानुरूपेण भवेतां योगकारकौ ॥५३॥

यदि राहु या केतु शुभग्रह की राशि और अच्छे स्थान में बैठे हों और किसी ग्रह से सम्बन्ध न करते हों तो अपनी अन्तर्दशा में शुभ फल देते हैं। यदि राहु या केतु का किसी से सम्बन्व नहीं है और शुभ स्थान में है (केन्द्र या त्रिकोण में) तो इनकी महादशा में जब योग कारक ग्रह की अन्तर्दशा आवेगी तब शुभ फल होगा ॥ ५३ ॥

आरम्भो राजयोगस्य भवेन्मारकभुक्तिषु ।
प्रथयन्ति तमारभ्य क्रमशः पापभुक्तयः ॥५४॥

यदि किसी मारक ग्रह की अन्तर्दशा में राजयोग का आरम्भ हो तो उस दशाकाल में केवल राजपद की प्रसिद्धि हो जाती है— राजोचित ऐश्वर्य किंवा भोग आदि की प्राप्ति नहीं होती ॥ ५४ ॥

रन्ध्रस्थरन्ध्रेक्षकरन्ध्रनाथ-
रन्ध्रत्रिभागाधिपमान्दिभेशाः ।

दुःखप्रदास्तेष्वपि दुर्बलो यः
स नाशकारी स्वदशापहारे ॥५५॥

नीचे लिखे हुए ग्रह बहुत दुःख देने वाले होते हैं—(१) जो ग्रह आठवें घर में बैठा हो (२) जो ग्रह आठवें घर को देखता हो (३) अष्टमेश (४) लग्न से २२वें द्रेष्काण का स्वामी (५) जिस राशि में मान्दि हो, उसका स्वामी। कहने का तात्पर्य यह है कि उपर्युक्त ग्रह अपनी दशा, अन्तर्दशा में बहुत कष्ट देते हैं और इन ग्रहों में जो सबसे दुर्बल हो उसकी दशा या अन्तर्दशा में मृत्यु होती है ॥ ५५ ॥

भ्रष्टस्य तुङ्गादवरोहिसंज्ञा
मध्या भवेत्सा सुहृदुच्चभागे।
आरोहिणी निम्नपरिच्युतस्य
नीचारिभांशेष्वधमा भवेत्सा ॥५६॥

पहले बताया जा चुका है कि किसी राशि के किस अंश पर कौनसा ग्रह परम उच्च होता है और किस राशि के किस अंश पर परम नीच होता है। उदाहरण के लिये मेष राशि के दस अंश पर सूर्य परम उच्च होता है और तुला राशि के दस अंश पर सूर्य परम नीच होता है। तो तुला के दस अंश से निकल कर जब तक मेष के दस अंश पर सूर्य नहीं पहुँचेगा तब तक उसे आरोही अर्थात् चढ़ता हुआ कहेंगे। अपने उच्च (ऊँचे) भाव की ओर जा रहा है इसलिये चढ़ता हुआ कहा और मेष के १० अंश को

श्लोक ५४ की विस्तृत व्याख्या के लिये देखिये सुगम ज्योतिष प्रवेशिका। फलदीपिका के श्लोक के द्वितीय चरण में "कारक भुक्तिषु" यह लिखा था किन्तु लघुपाराशरी में इसी श्लोक में "मारक भुक्तिष" यह पाठ है जो अधिक उपयुक्त प्रतीत होता है। वही पाठ हमने इसमें शुद्ध कर दिया है।

पार कर जब तक तुला के दस अंश तक सूर्य न पहुँचे तब तक उसे अवरोही अर्थात् उतरता हुआ कहते हैं। अपनी नीच राशि की ओर जा रहा है इसलिये उतरता हुआ कहा। यदि किसी अवरोही ग्रह की दशा हो तो उत्तम नहीं; यदि किसी आरोही ग्रह की दशा हो तो उत्तम है। किन्तु चाहे अवरोही ही हो, दशा यदि ग्रह अपने मित्र के नवांश में या उच्च नवांश में हो तो उतनी ख़राब नहीं होती बल्कि यह कहना चाहिये कि साधारणतया अच्छी हो जाती है। लेकिन इसके विपरीत चाहे कोई ग्रह आरोही ही क्यों न हो, यदि वह नीच राशि या शत्रु राशि या नीच नवांश या शत्रु नवांश में हो तो अधम होती है, उसकी दशा खराब जाती है।

नीचे क, ख, ग इन तीन गुणों में सब में ग्रह अच्छा हो तो बहुत अच्छा फल। सब में तीनों क, ख, ग में ख़राब हो तो ख़राब फल। क, ख, ग में किसी में अच्छी स्थिति, किसी में ख़राब स्थिति तो तारतम्य के अनुसार मिश्रित फल।

क (i) आरोही = अच्छा

(ii) अवरोही = खराब

ख (i) उच्च राशि, अधिमित्र राशि, मित्र राशि } अच्छा

(ii) नीच राशि, अधिशत्रु राशि, शत्रु राशि } खराब

ग (i) उच्च नवांश, वर्गोत्तम नवांश, अधिमित्र या मित्र नवांश } उत्तम

(ii) नीच नवांश, अधिशत्रु या शत्रु नवांश } खराब

"बृहत् जातक" के अष्टम अध्याय में इसे बहुत अच्छी तरह समझाया गया है। (क) यदि कोई ग्रह बहुत बलवान् हो या परमोच्च हो तो उसकी दशा सम्पूर्ण धन और आरोग्य को देने वाली होती है। (ख) यदि कोई ग्रह अपनी उच्च राशि में है और किंचित् बल युक्त भी है तो उसकी दशा पूर्णा कहलाती है। इसकी दशा—अन्तर्दशा में धन वृद्धि होती है। (ग) यदि कोई ग्रह निर्बल हो तो उसकी दशा रिक्ता कहलाती है। रिक्ता दशा में स्वास्थ्य और धन की कमी रहती है और रोग तथा दरिद्रता की बहुतायत रहती है। (घ) यदि कोई ग्रह नीच नवांश या शत्रु नवांश में हो तो अनिष्ट फला कहलाती है। इसमें शारीरिक और धन विषयक कष्ट होता है। (ङ) यदि कोई ग्रह अवरोही हो किन्तु मित्र या अधिमित्र नवांश में हो तो मध्या कहलाती है। इसमें किंचित् वृद्धि होती है ॥ ५६ ॥

शस्तगृहे शस्तांशे नीचे रिपुभेऽस्तसंस्थिते वाऽपि।
तस्य दशा मिश्रफला दशापरार्धे फलप्रदा ज्ञेया ॥५७॥

चाहे कोई ग्रह नीच राशि, शत्रु राशि में ही क्यों न हो—चाहे कोई ग्रह अस्त ही क्यों न हो यदि वह उत्तम भाव और उत्तम नवांश में हो तो उसकी दशा को मिश्र फला अर्थात् मिला-जुला फल देने वाली कहेंगे। वराहमिहिर के मत से उस ग्रह की दशा को मिश्रफला कहते हैं जो ग्रह अपनी उत्तम राशि में हो (उच्च राशि या अपनी राशि में हो) किन्तु नीच नवांश या शत्रु नवांश में हो तो उस ग्रह की दशा मिली-जुली होती है। कभी आरोग्य, कभी धन, कभी व्याधि, कभी दरिद्रता। मन्त्रेश्वर महाराज के मत से मिश्रफला का शुभ प्रभाव उत्तरार्द्ध में होता है ॥ ५७ ॥

तत्तद्भावात्व्ययस्थस्य तद्भावव्ययपस्य च।
वीर्यहीनस्य खेटस्य पाके मृत्युमवाप्नुयात् ॥५८॥

यदि कोई ग्रह वीर्यहीन अर्थात् बलहीन हो तो उसकी दशा-अन्तर्दशा में मृत्यु होगी। किसकी? जिस भाव से निर्बल ग्रह द्वादश में बैठा है उस भाव से जिसका विचार किया जाता है उसकी या, जिस भाव का दुर्बल ग्रह व्ययेश है, उस भाव से जिसका विचार किया जाता है उसकी। एक उदाहरण द्वारा यह स्पष्ट किया जाता है। मान लीजिये कोई दुर्बल ग्रह द्वितीय का मालिक होकर नवम में बैठा है तो इसकी दशा-अन्तर्दशा में जातक के भाई की या पिता की मृत्यु हो सकती है। क्यों? वह द्वितीयेश है। अर्थात् तीसरे घर का व्ययेश है। तीसरे घर से १२वाँ लग्न दूसरा घर हुआ इसलिए द्वितीयेश तृतीय स्थान का व्ययेश हुआ और ऊपर बताया जा चुका है कि जिस भाव का व्ययेश दुर्बल हो उस भाव का नाश होता है। तृतीय से भाई का विचार किया जाता है इसलिए बलहीन द्वितीयेश की दशा में भाई को कष्ट कहना । दूसरी बात जो इस श्लोक में बतायी है वह यह कि जिस भाव के व्यय स्थान में दुर्बल ग्रह बैठे उस भाव को भी कष्ट पहुँचाता है। ऊपर के उदाहरण में दशम से यदि पिता का विचार किया जाय तो नवम में दुर्बल ग्रह बैठा हुआ, दशम के व्यय में होने के कारण पिता को कष्ट पहुँचावेगा। नतीजा यह निकला कि दुर्बल ग्रह जिस भाव का व्ययेश हो उसका भी नाश करे और जिस भाव के व्यय में बैठे उसका भी नाश करे ॥ ५८ ॥

अब यह बताते हैं कि दशानाथ के गोचर से उसकी दशा के प्रभाव में क्या अन्तर होता है।

दशापतिर्लग्नगतो यदि स्यात्
त्रिषट्दशैकादशगश्च लग्नात् ।
तत्सप्तवर्गेऽप्यथ तत्सुहृद्वा
लग्ने शुभो वा शुभदा दशा स्यात् ॥५९॥

जिस ग्रह की दशा हो वह गोचरवश लग्न में या लग्न से तीसरे, छठे, दसवें या ग्यारहवें यदि आवे तो उसकी दशा शुभ जाती है। या यदि दशानाथ लग्न से सप्तम में आता है तो भी दशा शुभ जाती है। यदि दशानाथ का मित्र गोचरवश लग्न में आवे या कोई शुभ ग्रह गोचरवश लग्न में जा रहा हो तो भी दशा अच्छी जाती है ॥ ५९ ॥

यावन्ति वर्षाणि दशा च सा स्यात्-
चारक्रमात्तत्र दशापतिः सः ।
यत्र स्थितस्तद्भुवनाद्विधोस्तु
स्थितेः प्रकल्प्यं सदसत्फलं हि ॥६०॥

यह देखिये कि जिस ग्रह की महादशा या अन्तर्दशा जा रही है वह इस समय गोचरवश जन्मकालीन चन्द्रमा से किस स्थान पर है। जिस समय दशानाथ जन्मकालीन चन्द्रमा से उत्तम स्थानों पर रहेगा उस समय अच्छा प्रभाव दिखावेगा और जिस समय गोचरवश जन्म राशि से अनिष्ट स्थानों पर रहेगा उस समय अनिष्ट फल दिखावेगा ॥६०॥

दशाधिनाथस्य सुहृद्गृहस्थ-
स्तदुच्चगो वाऽथ दशाधिनाथात् ।
स्मरत्रिकोणोपचयोपगश्च
ददाति चन्द्रः खलु सत्फलानि ॥६१॥

चन्द्रमा जब गोचरवश नीचे लिखे किसी स्थान पर होता है तो शुभ फल दिखाता है। (क) दशानाथ के मित्र के घर में (ख)

दशानाथ जिस राशि में होता है उस राशि में। (ग) दशानाथ जिस राशि में है उससे ३, ५, ६, ७, ९, १०, ११वें घर में ॥६१॥

उक्तेषु राशिषु गतस्य विधोः स राशिः।
स्याज्जन्मकालभवमूर्तिधनादिभावः।
तत्तद्विवृद्धिकृदसौ कथितो नराणां
तद्भावहानिकृदथेतरराशिसंस्थः ॥६२॥

ऊपर के श्लोक में यह बताया गया है कि चन्द्रमा किन-किन स्थानों पर शुभ होता है। अन्य स्थानों पर अशुभ समझना चाहिये। शुभ स्थान जिस भाव में पड़े, वह यदि लग्न, धन लाभ आदि में हो तो उसकी वृद्धि होगी। उपर्युक्त प्रकार से चन्द्रमा जिस भाव में अशुभ हो वह अशुभ स्थान जन्मकुण्डली के जिस भाव में पड़े उस भाव की हानि होगी। मान लीजिये मेष लग्न है और दशानाथ बृहस्पति है जो धनु राशि में बैठा है तो बृहस्पति की उच्च राशि कर्क है इस कारण कर्क का चन्द्रमा शुभ होगा। ६१वें श्लोक में जो शुभ स्थान गिनाये हैं उनमें मकर नहीं है इस कारण मकर अशुभ स्थान हुआ। इसलिये कर्क राशि अर्थात् लग्न से चौथे भाव को चन्द्रमा बढ़ावेगा और मकर राशि अर्थात् लग्न से दशम भाव को चन्द्रमा कष्ट पहुँचावेगा॥ ६२ ॥

सारावलीमुडुदशां च वराहहोरा-
मालोक्य जातकफलं प्रवदेन्नराणाम्।
प्रश्नोदयग्रहवशादथ वा स्वजन्म-
राश्यादिना वदतु नास्त्यनयोर्विशेषः ॥६३॥

सारावली (यह कल्याण वर्मा विरचित फलित ज्योतिष का संस्कृत ग्रन्थ है), उडुदशा (उडुदाय प्रदीप, उडुदशा या नक्षत्रदशा सम्बन्धी

फलित ज्योतिष का ग्रन्थ है) तथा वराहमिहिर रचित होराशास्त्र के आधार पर जातक की कुण्डली का फलादेश करना चाहिये। अथवा प्रश्न कुण्डली बना कर उससे फलादेश करे या जातक की जन्म राशि से विचार करें। इनमें कोई विशेष अन्तर नहीं आता। मन्त्रेश्वर महाराज के विचारानुसार जन्म कुण्डली के आधार पर जैसे सुचारु रूप से फलादेश किया जा सकता है वैसे ही जन्म राशि तथा प्रश्न-कुण्डली पर से भी—उतना ही अच्छा विचार किया जा सकता है।

भावार्थ रत्नाकर के कुछ योग निचे दिये हैं :—

धन योग विचार

१. यदि दूसरे घर का स्वामी पाँचवें हो और पांचवे घर का स्वामी दूसरे, अथवा दूसरे घर का स्वामी ग्यारहवें हो और ग्यारहवें का स्वामी दूसरे अथवा पाँचवें घर का स्वामी पाँचवें और नवें का स्वामी नवें घर में हो तो विशेष धन योग होता है।

२. यदि द्वितीय और लाभ के स्वामियों के साथ अन्य भवन का स्वामी भी बैठा हो तो उतना धन योग नहीं होता —जितना केवल धनेश लाभेश के योग से होगा। यहाँ यह भी तारतम्य कर लेना चाहिये कि वह अन्य स्थान का स्वामी—जो धनेश, लाभेश के साथ बैठा है—कौन है।

लग्नेश होगा तो शुभ ही होगा। चतुर्थेश यदि साथ में बैठ जाता है तो उत्तम है किन्तु यदि छठे, बारहवें या आठवें का स्वामी साथ में बैठ जावेगा तो धनेश लाभेश की एकत्र स्थिति के योग को भ्रष्ट करेगा।

साथ ही यह भी विचार करना चाहिये कि पंचमेश, या नवमेश

यदि धनेश लाभेश—दोनों जहाँ बैठें हों वहाँ हों तो धन योग को वृद्धि करेंगे—कमी नहीं करेंगे।

३. यदि दूसरे और ग्यारहवें घर के स्वामी पाँचवें या नवें घर के स्वामी से सम्बन्ध करें तो विशेष धन योग होता है किन्तु यदि दुःस्थानों के स्वामी (६. ८-१२ दुःस्थान माने जाते हैं) धनेश लाभेश तथा त्रिकोणेश से सम्बन्ध करें तो वह योग नष्ट होता है।

४. यदि दूसरे और ग्यारहवें घर के मालिक बारहव घर के मालिक के साथ बैठे हों या उससे सम्बन्ध करते हों तो धन योग नष्ट होता है।

५. यदि धनकारक बृहस्पति का धनाधीश (दूसरे घर के स्वामी) से सम्बन्ध हो अथवा बृहस्पति का बुध से भी सम्बन्ध हो तो धन योग होता है।

६. यदि लग्नेश लग्न में, धनेश धन में और लाभेश लाभ में बैठा हो तो विशेष धन योग होता है।

७. दूसरे और ग्यारहवें घर के मालिक दोनों लग्न में बैठे हों तो भी धन योग है।

८. यदि उन-उन भावों में उन-उन भावों के कारक बैठे हों तो जिस भाव में कारक बैठा हो उस भाव का फल थोड़ा होता है।*

सर्वेषु भावस्थानेषु तत्तद्भावादिकारकः।
विद्यते तस्यभावस्य फलम् स्वल्पमुदीरितम्॥

९. यदि चन्द्रमा सातवें का मालिक हो कर दूसरे घर में बैठा हो और चन्द्रमा के साथ अन्य कोई ग्रह न बैठा होतो नष्ट धन गया हुआ वापस आ जाता है

* किस भाव का कौन ग्रह कारक है—या कौन से ग्रह कारक हैं यह फलदीपिका के अध्याय १५ श्लोक १७ में बताया गया है।

निर्धन योग विचार

१. यदि प्रथम, चतुर्थ तथा नवम घर के मालिक ८वें घर में बैठे हों तो जन्म से ही दरिद्र होता है।

२. दूसरे घर का स्वामी १२वें हो, १२वें घर का स्वामी दूसरे हो।

३. दूसरे का स्वामी बारहवें हो और बारहवें का स्वामी लग्न में और उनको मारक ग्रह देखता हो

४. पांचवें घर का मालिक छठे हो, नवें का मालिक अष्टम में हो और इन दोनों को मारक ग्रह देखते हों।

उपर लिखे चारों योगों में जातक निर्धन होता है।

विद्या विचार

१. चतुर्थ में शुक्र हो तो गान विद्या विशारद होता है।

२. यदि चौथे घर में बुध हो तो ज्योतिष शास्त्र विशारद हो।

३. यदि पाँचवें घर में सूर्य हो या पाँचवें घर में राहु बुध हों तो जातक ज्योतिष में निपुण होता है या विष की चिकित्सा करने वाला चतुर वैद्य होता है।

४. (क) यदि दूसरे घर में सूर्य और बुध हो तो ज्योतिष विद्या विशारद हो, (ख) यदि इन दोनों ग्रहों को शनि देखता हो तो गणित शास्त्र में प्रवीण होता है।

५. यदि दूसरे गृह में सूर्य और मंगल हो तो तर्क शास्त्र विशारद हो।

६. यदि पाँचवें घर में सूर्य, बुध, शनि हों तो वेदान्त शास्त्र का अच्छा ज्ञाता हो।

७. यदि सूर्य और बुध एक साथ किसी केन्द्र कोण या लाभ

में बैठे हों तो गणित शास्त्र में प्रवीण होता है। मूल में गणक शब्द आया है। इसका यह भी अर्थ होता है कि ज्योतिषी हो।

८. यदि दूसरे घर में शुक्र हो तो काव्य प्रेमी या कवि होता है।

९. यदि राहु पंचम में हो तो गूढ़ भाव जानने वाला हो अर्थात् ऐसी विद्याओं में पारंगत हो जो बहुत दुरूह हों यानी इतनी कठिन हो कि साधारणतया उनका मार्मिक अर्थ समझ में न आता हो।

१०. चौथे घर में राहु हो तो माता की दीर्घ आयु होती है।

११. दूसरे घर में बृहस्पति हो तो जातक वेद और वेदान्त का अच्छा ज्ञाता हो। यदि कक या धनु या मीन का बृहस्पति हो तो अवश्य ही ऐसा होता है और ऐसे जातक का उसकी विद्वत्ता के कारण सभा, सोसाइटियों (समाज) में अच्छा आदर होता है।

१२. यदि दूसरे घर का स्वामी और बृहस्पति केन्द्र या कोण में हो तो जातक विविध विद्याओं में विद्वान् हो।

१३. दूसरे घर में मंगल हो तो जातक तर्क शास्त्र का पंडित हो।

१४. अगर वहाँ (ऊपर के योग में) मंगल के साथ साथ चन्द्रमा हो तो जातक सूत्रों को जानने वाला हो।

१५. यदि दूसरे घर में शनि हो तो जातक मूढ़ और दुष्ट होता है।

वाणी

१. यदि शनि दूसरे घर में हो तो जातक की वाणी स्पष्ट नहीं होती, उसकी भाषा भी शिष्ट नहीं होती।

२. दूसरे घर में बृहस्पति हो या केतु हो तो चतुर और निपुण हो।

३. यदि दूसरे घर में सूर्य या मंगल हो तो जातक की वाणी प्रतिकूल हो। अर्थात् दूसरे की बात काटे।

४. चन्द्रमा दूसरे घर में हो तो जातक बहुत बोलता है।

५. दूसरे घर में बुध हो तो जातक युक्तियुक्त वाणी बोलेगा अर्थात् उसका भाषण चातुर्यपूर्ण होगा।

६. जिस जातक की जन्म कुण्डली में राहु दूसरे घर में होता है, उसकी वाणी में दीनता होती है।

तीसरे भाव का विचार

१. भाई बहन का विचार तीसरे घर के स्वामी, भ्रातृ कारक मंगल या मंगल के साथ बैठे हुये ग्रहों से करना चाहिए।

२. यदि सूर्य, मंगल और तीसरे घर का स्वामी तीसरे में हो तो जातक साहसी और धीर होता है।

३. राहु, केतु तीसरे में हों तो जातक साहसी हो।

४. यदि तीसरे बुध हो तो मनुष्य धैर्यहीन हो।

५. यदि तृतीय भाव कमजोर हो लेकिन उसको बृहस्पति या मंगल देखते हों तो जातक के भाई होंगे।

६. बृहस्पति ग्यारहवें हो तो बड़े भाई से दुःख होता है।*

७. यदि ग्यारहवें मंगल हो और उस पर शनि की दृष्टि हो तो बड़े भाई न होंगे।

८. तीसरे गृह का स्वामी छठे या आठवें हो तो भाइयों की समय से पहले मृत्यु हो अर्थात् भाई अल्पायु हों।

---

* बड़े भाई से अनबन या खटपट हो या बड़ा भाई जातक की कोई हानि करे या बड़ा भाई अल्पायु हो—यह सब ज्येष्ठ भ्रातृ-जनित दुःख कहलाता है।

९. यदि क्षत्रियों की जन्मकुण्डली में दसवें घर का स्वामी तीसरे घर में हो तो राजयोग में न्यूनता करता है (पं० जवाहर लाल की जन्म कुण्डली में दसवें का मालिक तीसरे में था । संभवतः केन्द्र या कोण में होता तो उनको जल्दी राजयोग प्राप्त हो जाता)। पंडित जी ब्राह्मण थे । पहिले क्षत्रिय ही राजा होते थे इसलिये क्षत्रिय कहा ।

१०. यदि दूसरे और तीसरे घर के स्वामी एक साथ बैठे हो तो जातक उदार होता है ।

११. दूसरे और तीसरे घर के मालिक से शनि का सम्बन्ध हो तो मनुष्य बहुत लोभी होता है ।

१२. यदि तीसरे घर का मालिक छठे, आठवें या बारहवें तो भाइयों की मृत्यु हो । अर्थात् वे अल्पायु हों । यदि वहां (छठे, ८, वें १२वें) शुभ ग्रह से युक्त तृतीयेश हो तो भाइयों की मृत्यु करावेगा किन्तु दीर्घ काल के वाद।

चतुर्थ भाव (वाहन) का विचार

१. यदि चौथे और नवें घर के स्वामी लग्न में हों तो यह भाग्य वृद्धि तथा सवारी* का योग उत्पन्न करते हैं ।

२. यदि बृहस्पति चौथे घर में हो या चौथे को देखता हो तो जातक को बहुत सुख प्राप्त होता है ।

३. यदि चौथे घर का स्वामी और बृहस्पति केन्द्र या कोण में एक साथ हों तो जातक को सुख प्राप्त होता है ।

---

* पहिले सवारी का अर्थ होता था, हाथी, घोड़ा, पालकी, रथ इत्यादि अब सवारी का अर्थ है, स्कूटर, मोटर, जहाज़ आदि ।

४. यदि चौथे घर के स्वामी के साथ शुक्र चौथे घर में बैठा हो तो स्वल्प वाहन योग होता है।

५. यदि चौथे घर के स्वामी के साथ शुक्र नवम, दशम या एकादश स्थान में बैठा हो तो बहुत वाहन योग करता है ।

६. यदि कर्क लग्न हो, बुध और शुक्र चौथे घर में हो तो बुध की दशा शुक्र की अन्तर्दशा में वाहन प्राप्त होता है।

७. यदि शुक्र सप्तम में हो तो जातक बहुत कामुक होता है। अर्थात् उसकी भोग लालसा प्रबल होती है ।

८. यदि चौथे घर में शनि हो तो जातक कठोर हृदय होता है। किन्तु नये भवन में नहीं रहता और परदेश में रहता है।

९. यदि चौथे घर का स्वामी नवें घर में हो और नवें घर घर का स्वामी चौथे घर में हो तो यह भाग्य योग और वाहन योग भी उत्पन्न करते हैं ।

१०. यदि चौथे घर का स्वामी ग्यारहवें हो और ग्यारहवें घर का स्वामी चौथे हो तो भी ऊपर जो नं० ९ में फल बताया गया है वही फल होता है।

११. चौथे घर का मालिक पाँचवें और पाँचवें घर के मालिक चौथे हो तो भी भाग्य योग तथा वाहन योग होते हैं।

१२. यदि चौथे घर का स्वामी लग्न में हो और लग्नेश चौथे घर में हो तो भी शुभ फल समझना चाहिए ।

१३. यदि पाँचवें घर का मालिक नवम में हो और नवम घर का मालिक पाँचवें हो तो भी यही फल हो ।

१४. यदि चौथे घर का मालिक चौथे और पाँचवें घर का मालिक पाँचवें हो तो भी भाग्य वाहन योग होता है ।

१५. यदि पाँचवें घर का मालिक लाभ में और लाभ का मालिक पाँचवें हो तो भी भाग्य योग करता है । लाभ ग्यारहवें घर को कहते हैं ।

१६. यदि पहले घर का स्वामी पहले घर में और नवम घर का स्वामी नवम में हो तो ऊपर लिखा हुआ शुभ योग होता है।

१७. यदि पाँचवें घर का मालिक नवम में हो और नवम घर का मालिक दशम में हो तो भी यह योग होता है।

पुत्र विचार

१. यदि पाँचवें का स्वामी तथा बृहस्पति का सम्बन्ध हो तो पुत्रों के लिए अच्छा योग है अर्थात् जातक के पुत्र होते हैं और उनसे सुख प्राप्त होता है।

२. यदि पहले का स्वामी, पाँचवें का स्वामी और बृहस्पति केन्द्र या त्रिकोण में हों तो जातक को पुत्र सुख प्राप्त होता।

शत्रु तथा रोग विचार

जन्म कुण्डली में छठे घर से शत्रु और रोग का विचार किया जाता है, इसलिए भावार्थ रत्नाकर में "शत्रु रोगादितरंग" में निम्नलिखित योग दिये हैं। पुस्तक का नाम भावार्थरत्नाकर है। रत्नाकर समुद्र को कहते हैं इसलिए विविध प्रकरणों को अध्याय या परिच्छेदों में न बाँटकर विविध विचारों को तरंगों में बाँटा है।

१. अष्टमेश लग्न में हो तो शरीर रोगी रहे।

२. यदि छठे घर का मालिक लग्न में हो तो अपनी जाति के लोग बाधा पहुँचाते हैं अर्थात् जातक से जाति के लोग शत्रुता की भावना रखते हैं और जातक को रोगों से भी बाधा रहती है।

३. यदि पहले तथा छठे के मालिक सूर्य के साथ हों तो ज्वर रोग से पीड़ित रहता है।

४. पहले और छठे के मालिक चन्द्रमा के साथ हों तो जल से भय हो ।

५. पहले और छठे के, मालिक का मंगल से सम्बन्ध हों तो व्रण, घाव, शस्त्र से आघात, ग्रंन्थि (ऐसा फोड़ा जिसमें गांठ पड़ जाय जैसे प्लेग आदि) का भय होता है ।

६. पहले और छठे घर के मालिक बुध से युक्त हों तो पित्त रोग ।

७. यदि पहले तथा छठे के मालिक बृहस्पति से युक्त हों तो शरीर स्वस्थ रहे, रोग न हो ।

८. यदि पहले और छठे के मालिक शुक्र के साथ योग करें तो जातक की स्त्री के स्वास्थ्य के लिये खराब है ।

९. यदि पहले और छठे के मालिक का शनि के साथ योग हो तो चोरों ओर चाण्डालों (नीच जाति के लोगों) से भय हो ।

१० यदि पहले और छठे के मालिक राहु या केतु से सम्बन्ध करें तो सर्प, व्याघ्र आदि से भय हो ।

११. यदि छठे का मालिक नीच ग्रह के साथ बारहवें घर में बैठा हो और लग्न का स्वामी बलवान् हो तो रोग नाश होता है अर्थात् स्वास्थ्य उत्तम रहता है ।

१२. यदि छठे घर का स्वामी लग्नेश से कमजोर हो और उस षष्ठेश का शुभ ग्रहों से सम्बन्ध हो तो जातक के शत्रु उसके मित्र हो जावेंगे ।

पत्नी विचार

इस तरंग में पत्नी विचार दिया गया है । यदि स्त्री की कुण्डली में विचार करना हो तो नीचे दिये गये सिद्धांतों पर पति का विचार करना चाहिए । इसमें यह तारतम्य करना आवश्यक

है कि जहाँ एक से अधिक पत्नियाँ होने के योग बताए गये हैं वहाँ एक से अधिक पति होने का योग केवल उसी समाज की स्त्रियों को लागू होगा जिसमें बहु विवाह (जैसे पर्वतीय प्रदेशों में एक स्त्री के कई पति होते हैं) या जहाँ विधवा विवाह होता है वहीं लागू होगा। हिन्दू पुरुषों की कुण्डली में भी (अब एक पत्नी के रहते हुये पुरुष दूसरा विवाह नहीं कर सकता इस कारण) बहुत से योग अब लागू नहीं होंगे और बहुत सी जगह जहाँ बहुविवाह के योग दिये गये हैं विवाह न होकर एक से अधिक स्त्री से जातक का सम्बन्ध हो ऐसा योग घटित हो सकता है। प्राचीन ग्रन्थों में लिखे हुये फल, देश, काल, पात्र भेद से बदलते रहते हैं।

१. यदि सातवें घर का मालिक शुक्र के साथ हो और क्रूर सम्बन्ध से रहित हो (सम्बन्ध चार प्रकार के होते हैं, दो ग्रहों का एक साथ बैठना, एक-दूसरे की राशि में बैठना, एक-दूसरे को पूर्ण दृष्टि से देखना, किसी ग्रह की राशि में बैठ कर उस ग्रह को पूर्ण दृष्टि से देखना) तो एक ही स्त्री होती है।

२. यदि सातवें घर का मालिक पाप ग्रह से सम्बन्ध करे या दूसरे या सातवें घर में पाप ग्रह हों, या शुक्र लाभ में हो या नीच का हो या सातवें घर का मालिक छठे या बारहवें हों तो दूसरा विवाह होता है।

३. यदि लग्न में पाप ग्रह हो तो दूसरा विवाह हो।

४. यदि मंगल और शुक्र एक साथ दूसरे, चौथे, सातवें, आठवें या बारहवें घर में बैठे हों और शुक्र कमजोर हो तो द्वितीय विवाह हो।

५. यदि मंगल दूसरे, चौथे, सातवें, आठवें या बारहवें हो तो भी दो विवाह होते हैं।

अन्य शास्त्रों में इसे मंगलीक दोष कहा गया है। इसलिए यदि जातक की स्त्री भी मंगलीक हो तो वह जिन्दा रहेगी और

पुरुष का दूसरा विवाह नहीं होगा, इस सामान्य सिद्धांत को नहीं भूलना चाहिए।

६. यदि बृहस्पति दूसरे घर में हो और जन्म कुण्डली में एक से अधिक विवाह का योग हो तो दूसरा विवाह प्रौढ़ावस्था में होता है।

७. यदि शनि दूसरे घर में हो और राहु सातवें घर में हो तो दो विवाह होते हैं।

८. यदि दूसरे व सातवें घर के मालिक या शुक्र दूसरे या सातवें घर में हों और दूसरे और सातवें घरों पर शुभ ग्रहों की दृष्टि हो तो जितने शुभ ग्रहों की दृष्टि हो उतनी पत्नियाँ हों या उतनी स्त्रियों से सुख हो लेकिन यदि क्रूर ग्रह से युक्त ये स्थान या शुक्र हो तो यह योग घटित नहीं होता।

९. यदि शनि और शुक्र सप्तम में हों तो जातक अपनी स्त्री में आसक्त रहता है।

१०. यदि सप्तम में बुध हो तो पर स्त्री में आसक्त हो।

११. यदि सातवें घर में बृहस्पति हो तो जातक की स्त्री पति-परायणा हो।

१२. यदि दूसरे, सातवें और दसवें घर के मालिक चौथे घर में हों तो जातक पर-स्त्रियों में आसक्त हो।

१३. सातवें घर में राहु हो तो जातक निपुण हो।

१४. सातवें घर में केतु हो तो जातक की पत्नी धूर्ता हो।

आयु-आरोग्य तरंग

१. सम्पत्ति, शरीर स्वास्थ्य और पुत्रों का कारक बृहस्पति होता है।

२. यदि बृहस्पति लग्नेश के साथ हो तो उत्तम आयु होती है।

३. यदि आयु कारक शनि का आठवें घर के स्वामी से सम्बन्ध हो तो दीर्घायु हो।

४. आठवें घर में शनि हो तो दीर्घायु हो।

५. यदि आठवें घर का स्वामी केतु के साथ लग्न में हो तो अल्पायु हो।

६. पिता का कारक सूर्य यदि नवम घर के स्वामी से सम्बन्ध करे तो पिता की दीर्घायु हो।

७. नवें घर में सूर्य हो तो पिता स्वल्पायु हो।*

८. चौथे घर में चन्द्रमा हो तो माता अल्पायु हो।

९. यदि सूर्य और नवें घर के मालिक दोनों नवें घर में बैठे हों तो पिता अल्पायु हो। किन्तु यदि नवें घर का मालिक ग्यारहवें में हो तो पिता दीर्घायु हो।

१०. तीसरे घर में मंगल हो तो भाई अल्पायु हों। तीसरे घर में बृहस्पति हो तो भाइयों के लिए कष्टकारक होता है।

११. यदि धनु या मीन राशि का बृहस्पति तीसरे घर में हो तो जातक के केवल एक ही भाई होता है।

१२. पंचम में बृहस्पति पुत्र की आयु में कमी करता है।

१३. सातवें घर में शुक्र हो तो पत्नी की आयु कम करता है।

नोट :— ऊपर लिखे हुये योगों का निष्कर्ष यह है कि जिस भाव का जो कारक है उस भाव में यदि वह कारक बैठा हो तो शुभ फल में कमी करता है। केवल शनि के विषय में यह बात लागू नहीं होती क्योंकि वह आयु का कारक है और आठवें घर में बैठकर आयु को बढ़ाता है।

---

*दक्षिण भारत में पिता का विचार नवम घर से किया जाता है। पिता का कारक सूर्य है। इसलिये कारक के (जिस स्थान का वह कारक है) उस स्थान मे बैठने से यह दोष हुआ।

१४. यदि चन्द्रमा और चौथे घर का मालिक—५वें, ९ वें, १०वें, ११वें, इनमें से किन्हीं घरों में हों (यह जरूरी नहीं कि चन्द्रमा और चौथे घर का मालिक एक ही घर में हों) तो जातक की माता दीर्घायु होती है। यदि चतुर्थेश का चन्द्रमा से सम्बन्ध हो तो भी माता दीर्घायु हो।

१५. यदि मूल त्रिकोण अंशों में सूर्य सिंह में, मंगल मेष में, बुध कन्या में, बृहस्पति धनु में, शुक्र तुला में या शनि कुम्भ में चौथे घर में बैठा हो तो माता दीर्घायु होती है। चौथे का मालिक चौथे में हो तो भी माता के लिए अच्छा है किन्तु यदि चौथे का मालिक मूल त्रिकोण अंशों में हो तो बहुत उत्तम है। किन-किन अंशों तक मूल त्रिकोण होते हैं और किन अंशों में स्वराशि होती है यह अध्याय १ श्लोक ७ की व्याख्या में बताया जा चुका है।

१६. यदि चौथे घर का मालिक और चन्द्रमा प्रबल स्थान में बैठे हों किन्तु यदि चन्द्रमा क्षीण हो (कृष्ण पक्ष की दशमी से शुक्ल पक्ष की पंचमीं तक चन्द्रमा क्षीण समझा जाता है*) और उन पर शनि की दृष्टि हो तो माता अल्पायु होती है।

भाग्य योग तरंग

अब भावार्थ रत्नाकर के अनुसार कतिपय भाग्य योग दिये जा रहे हैं :—

१. यदि नवें का मालिक ग्यारहवें हो और ग्यारहवें का मालिक नवें में हो या नवें और ग्यारहवें के मालिक में सम्बन्ध हो।

२. यदि दो-दो ग्रह एक-एक राशि में इस प्रकार बैठे हुए हों कि चार राशि में आठ ग्रह आ जावें।

---

* एक अन्य मत से कृष्ण चतुर्दशी और अमावास्या को चन्द्र क्षीण होता है।

३. यदि छः ग्रह तीन राशियों में, दो-दो एक साथ बैठे हों।

४. यदि चारों शुभ ग्रहों को (बुध, बृहस्पति, शुक्र और शुक्ल पक्ष का चन्द्रमा) पाप ग्रह देखते हों तो बहुत भाग्यशाली तो नहीं होता लेकिन धन योग होता है।

५. यदि तीसरे, छठे और ग्यारहवें क्रूर ग्रह बैठे हों।

६. यदि कोई ग्रह लग्न से बारहवें घर में बैठा हो तो उस भाव का भाग्य उदय करता है जिस भाव का वह कारक है। किस भाव का कौन सा ग्रह कारक होता है यह इस पुस्तक में पहिले बताया जा चुका है।

७. यदि चौथे घर का मालिक, शुक्र और सातवें और नवें घर के मालिक नवें या ग्यारहवें इन दोनों घरों में (चाहे चारों एक साथ बैठे हों चाहे कुछ नवें कुछ ग्यारहवें बैठे हों) और शनि से सम्बन्ध करते हों तो शनि की दशा और अन्तर्दशा में अच्छा लाभ होता है और सवारी प्राप्त होती है।

८. यदि पहले, चौथे और नवें और दसवें घरों के मालिक पहले सातवें या दसवें घर में बैठे हों—चारों ग्रहों का इन तीनों केन्द्रों में से किसी एक केन्द्र में एक साथ बैठना आवश्यक है तो उनकी दशा और अन्तर्दशा में बहुत भाग्य उदय होता है।

९. यदि कोई ग्रह पाँचवें अथवा नवें घर में उच्च राशि का होकर बैठा हो तो भाग्य उदय होता है।

१०. यदि सूर्य, बुध और शुक्र, पाँचवें हों और बृहस्पति ग्यारहवें हों तो बुध की दशा में विशेष धनागम होता है।

११. यदि नवें घर का मालिक और सूर्य दोनों एक साथ लग्न से बारहवें घर में हों तो पिता के ज़रिये भाग्य उदय होता है।

१२. यदि सूर्य मेष राशि का हो तो जातक के पिता का भाग्य बढ़ता है।

१३. यदि तुला का सूर्य हो तो जातक के पिता की भाग्य हानि होती है।

१४. यदि जातक धनु लग्न हो तो जातक का अपने पिता के जरिये भाग्य उदय होगा। या जातक के पिता का भाग्य उदय होगा। चाहे तुला का सूर्य हो इस योग में फर्क नहीं होता।

१५. यदि (i) सूर्य और नवें का मालिक और बारहवें का मालिक यह तीनों बारहवें घर में हों या (ii) बृहस्पति और बारहवें घर के मालिक बारहवें घर में हों तो जातक के पिता का भाग्य उदय होता है।

१६. यदि बारहवें घर में शुक्र हो तो कलत्र भाग्य अर्थात् अपनी पत्नी के कारण भाग्य उदय होता है।

१७. यदि चन्द्रमा बारहवें घर में हो तो माता के कारण भाग्य उदय होता है।

१८. यदि मंगल बारहवें हो तो भ्रातृ भाग्य (भाइयों के सम्बन्ध में भाग्यशाली या भाई के कारण भाग्य उदय)।

१९. यदि नवें घर का मालिक बारहवें घर में हो तो पिता का भाग्य उदय या पिता के कारण जातक का स्वयं का भाग्य उदय होता है।

२० यदि नवें घर का मालिक सातवें में हो और सातवें घर का मालिक नवम में हो तो अपनी पत्नी के कारण भाग्य उदय होता है।

२१. यदि दूसरे घर के मालिक और बुध छठें में बैठे हों तो जाति वालों का (चचेरे भाई आदि सम्बन्धी का) धन प्राप्त होता है।

२२. यदि केवल बुध छठे हो तो भी यही फल है।

२३. यदि पाँचवें घर का मालिक और बृहस्पति दोनों अपनी अपनी उच्च राशि में हो तो उसके बच्चे भाग्यशाली होते हैं।

राजयोग तरंग

नीचे कुछ राजयोग दिये जाते हैं।

१. यदि (i) दूसरे घर का मालिक दूसरे घर में हो और पाँचवें घर का मालिक पाँचवें घर में हो या (ii) दूसरे का मालिक नवें और पाँचवें का मालिक दसवें घर में हों तो राजयोग है।

२. यदि दूसरे और ग्यारहवें घर के मालिक दोनों एक साथ दसवें घर में हों और दोष से रहित हों तो उनकी दशा में राजयोग होना है। दोष दो प्रकार के होते हैं: (i) एक तो छठे आठवें आदि दुःस्थानों के स्वामियों से सम्बन्ध और (ii) दूसका नीच राशि या शत्रु राशि में बैठना, अस्त होना आदि।

३. यदि राहु चौथे, पाँचवें, दसवें या ग्यारहवें बैठा हो तो अपनी दशा या अन्तर्दशा में राजयोग देता है।

४. यदि केतु तीसरे घर में हो तो निश्चय ही योग देने वाला होता है।

५. यदि केतु पाँचवें या नवें घर में हो तो शुभ नहीं होता। निश्चय ही दोष कारक होता है।

६. यदि चन्द्रमा और शुक्र दोनों एक साथ तीसरे घर में हों तो शुक्र योग देता है। शुक्र की दशा में इसका विशेष फल होगा।

७. यदि दसवें घर का मालिक तीसरे या ग्यारहवें घर में हो तो जीवन भर राजयोग नहीं होता, कभी किसी काल में राजयोग हो जावेगा। पंडित जवाहरलाल जी की कुण्डली में यह लागू नही होता।

९. यदि नवें घर का मालिक आठवें घर में हो तो उसकी दशा में योग नहीं होता। लेकिन यदि नवें घर का मालिक बृहस्पति हो और वह आठवें में हो तो भाग्य उदय होता है।

१०. यदि आठवें और नवें घर के मालिकों का सम्वन्ध हो तो आठवें घर के मालिक की दशा में योग होता है। सम्बन्ध चार

प्रकार के होते हैं, दो ग्रहों का एक साथ एक घर में बैठना, एक-दूसरे को पूर्ण दृष्टि से देखना इत्यादि जो अन्यत्र बताया गया है।

११. यदि आठवें और नवें घर के मालिक का सम्बन्ध हो तो नवें घर के मालिक की दशा में योग नहीं होगा। किन्तु अष्टमेश की अन्तर्दशा में योग होता है।

१२. यदि दसवें तथा ग्यारहवें घर के स्वामियों का सम्बन्ध हो तो ग्यारहवें घर के मालिक की दशा में राजयोग होगा।

१३. यदि दसवें और ग्यारहवे घर के मालिकों का सम्बन्ध हो तो दसवें घर के मालिक की दशा में साधारण स्थिति रहेगी अर्थात् न बहुत अच्छा और न बहुत ख़राब।

१४. यदि शुक्र दशम में हो तो उसकी दशा में कोई योग नही होता।

१५. यदि शनि सातवें घर में हो तो उसकी दशा में राजयोग होता है।

१६. यदि सातवें घर में राहु हो तो निश्चय ही योग देने वाला होता है।

१७. यदि शनि तीसरे या नवें घर में हो तो योग देता है।

१८. यदि तीसरे, आठवें या नवें घर में बृहस्पति हो तो योग देता है।

१९. यदि बृहस्पति बारहवें घर में हो तो जातक मृत्यु—इस जीवन-के बाद देवलोक (स्वर्ग) प्राप्त करता है।

२०. यदि भाग्य (९) और राज्य (१०) के मालिक राज्य या भाग्य में बैठे हों तो बहुत उत्तम राजयोग होता है और बहुत यश प्राप्त होता है।

२१. यदि नवें घर का मालिक दसवें हो और दसवें घर का मालिक नवें में तो भी वही फल जो नं० २० में बताया गया है।

२२. यदि दसवें घर का मालिक दसवें; नवें घर का मालिक नवें, हो तो भी वही फल जो ऊपर २० में दिया गया है।

२३. यदि दसवें और पाँचवें घर के मालिक दोनों, एक-एक या एक साथ दसवें या पाँचवें घर में बैठे हों तो राज योग और यश होता है।

२४. यदि नवें और दसवें घर के मालिक सातवें और पहले घर में बैठे हों तो राज योग और यश प्राप्त करता है।

२५. यदि पाँचवें, सातवें और दसवें के मालिक केन्द्र और कोण में हों तो जातक को राज योग और यश प्राप्त होता है।

महादशा-फल तरंग

अब महादशा सम्बन्धी कुछ योग बताये जाते हैं।

१. शुक्र की महादशा में शनि का अन्तर या शनि की महादशा में शुक्र का अन्तर हो तो जातक योगहीन हो जाता है अर्थात् यह अन्तर्दशा कष्टकारक होती है।

२. जिन व्यक्तियों का धनु या मीन लग्न में जन्म हो उनकी शनि की दशा में शुक्र की अन्तर्दशा में शनि उत्तम फल करता है और शुक्र की महादशा में शनि अच्छा फल देता है।

३. यदि आठवें घर का मालिक छठे, आठवें या बारहवें घर में बैठा हो और उसकी महादशा हो तो छठे आठवें या बारहवें घर के मालिक की अन्तर्दशा में मारक फल होगा।

४. यदि तीसरे तथा दसवें घर के मालिकों का सम्बन्ध हो तो दसवें घर के मालिक की दशा में योग नहीं होता बल्कि अवयोग होता है। किन्तु तीसरे घर के मालिक की दशा में उत्तम योग होता है।

५. यदि (i) कोई ग्रह लग्न या सातवें घर में हो या (ii) नवें घर का मालिक सातवें घर में हो तो ऐसे ग्रह की दशा में जातक अपने पुरुषार्थ से धन कमाता है।

६. यदि राहु की महादशा हो तो उसमें राहु केतु–शनि या सूर्य की अन्तर्दशा में पिता की मृत्यु हो सकती है।

७. यदि केतु की दशा हो तो उसमें मंगल, शनि, सूर्य या राहु की अन्तर्दशा जातक के पिता की मृत्यु कर सकती है।

८. यदि मंगल की दशा हो तो उसमें राहु, केतु या शनि की अन्तर्दशा में जातक के पिता का मरण हो सकता है।

९. यदि शनि की महादशा हो तो उसमें राहु, केतु, सूर्य या मंगल की अन्तर्दशा में पिता का मरण हो सकता है।

१०. मंगल की महादशा का अन्त हो और राहु प्रारम्भ होने वाला हो तो पिता की मृत्यु हो सकती है।

११. यदि क्रूर ग्रह की महादशा हो और उसमें राहु की अन्तर्दशा हो तो पिता की मृत्यु हो सकती है।

१२. यदि बृहस्पति और शुक्र वृश्चिक में हों और शुक्र की दशा आवे तो शुक्र दशा राजयोग कारक होती हैं, इसमें संशय नहीं है।

१३. यदि सूर्य और बुध एक साथ हों या कन्या का सूर्य, सिंह का बुध हो तो बुध की दशा प्रबल होती है; सूर्य की दशा मध्यम होती है।

१४. यदि चन्द्रमा और मंगल का सम्बन्ध हो तो चन्द्र की दशा बहुत योग देने वाली होती है, मंगल की दशा मध्यम होती है।

१५. यदि बृहस्पति और शनि का सम्बन्ध हो तो शनि की दशा विशेष योग प्रदान करने वाली होती है; बृहस्पति की महादशा मध्यम होती है।

१६. यदि मंगल और बृहस्पति का सम्बन्ध हो तो मंगल की दशा उत्तम होती है, बृहस्पति की दशा मध्यम होती है।

१७. यदि चन्द्रमा और बृहस्पति का सम्बन्ध हो तो चन्द्र दशा विशेष योग प्रदान करने वाली होती है, बृहस्पति की दशा मध्यम होती है।

१८. यदि राहु केन्द्र या कोण में हो तो स्वतंत्र राजयोग है। जातक को बहुत यश प्राप्त होता है।

१९. यदि बुध, बृहस्पति और शुक्र का सम्बन्ध हो तो यह विशेष धन योग है, जातक भाग्यवान् और यशस्वी होता है।

२०. यदि शुक्र का बुध या बृहस्पति से सम्बन्ध हो, शुक्र की दशा में धन योग होता है। बृहस्पति की दशा में जातक धन हीन होता है और बुध की दशा मिला जुला फल देती है अर्थात् कभी धनागम कभी धन की हानि।

२१. यदि सूर्य किसी ग्रह के साथ हो तो सूर्य की दशा में धनागम, अन्य ग्रह मध्यम फल देता है।

२२. यदि राहु का अन्य ग्रहों से सम्बन्ध हो तो जो ग्रह सबसे प्रवल होगा राहु उसका फल देगा।

२३. यदि राहु, सूर्य और शनि एक साथ तृतीय में हों तो राहु की दशा, अन्तर्दशा पराक्रम और भाग्योदय करती है।

२४. यदि बुध तृतीय में हो तो राहु की दशा में जातक धैर्य हीन (कातर, या डरपोक) हो जाता है।

ग्रह सामान्य योग तरंग

१. यदि किसी भाव का स्वामी—उस भाव के कारक से संयुक्त हो तो उस भाव की प्रबलता होती है अर्थात् वह भाव पुष्ट होता है। किस भाव का कौन सा कारक होता है यह फलदीपिका के अध्याय १५ श्लोक १७ में बताया गया है। उदाहरण के लिये पंचम कारक बृहस्पति है और सप्तम कारक शुक्र है। यदि पंचमेश बृहस्पति के साथ हो या सप्तमेश शुक्र के साथ हो तो पंचम भाव या सप्तम भाव पुष्ट होगा।

२. तृतीय, अष्टम या ग्यारहवें घर का स्वामी होना दोषयुक्त होता है। पंचम या नवम का स्वामी होना शुभ होता है।

३. तीसरे, छठे या आठवें का मालिक होने से बृहस्पति दोषयुक्त हो जाता है लेकिन आठवें घर का मालिक होने पर भी यह योग देने वाला होता है।

४. यदि शुक्र छठे स्थान में हो तो योग देने वाला होता दे। १२वें घर में भी शुक्र का यही फल है।

५. राहु यदि चतुर्थ, पंचम, दशम या एकादश में हो तो योग देता है ऐसा उत्तम ज्योतिषियों ने कहा है।

६. यदि सौम्य ग्रह केन्द्र के स्वामी हों तो योग नहीं देते। केन्द्र में स्थित केन्द्रनाथ यदि क्रूर हों तो राजयोग देते हैं।

७. जिस भाव में शनि स्थित हो या जिस भाव को शनि देखता हो उस भाव की न्यूनता होती है। किन्तु शनि तृतीय या नवम को देखे तो उस भाव की (जिस को देखता हो) प्रबलता होती है।

८. यदि क्षीण चन्द्रमा लग्न में हो तो जातक मन्द बुद्धि होता है और अन्य लोगों से पोषित होता है। यदि पूर्ण चन्द्र लग्न में हो तो जातक गुणवान्, भाग्यवान् होता है।

९. यदि चन्द्रमा और मंगल लग्न में हों या चन्द्रमा और मंगल अष्टम में हों तो जातक भाग्यवान् होता है।

१०. मंगल यदि चतुर्थेश के साथ हो तो निश्चय स्थावर सम्पत्ति (खेत, मकान) का मालिक होता है।

११. यदि चौथे घर के स्वामी के साथ बृहस्पति चौथे घर में हो तो वह गाय आदि चौपायों का मालिक होता है।

१२. जो भाव, भावेश या कारक पाप ग्रहों के मध्य में हो वह भाव, भावेश या कारक दुःखदायक होता है।

१३. यदि ग्यारहवें और बारहवें भावों के स्वामियों का सम्बन्ध हो तो योग प्रद होता है।

१४. ग्यारहवें घर का स्वामी यदि तीसरे घर या बारहवें घर में हो तो योग प्रद होता है।

१५. कोई भी लग्न हो, यदि भाग्येश (नवें घर का मालिक) आठवें घर में हो तो योग प्राप्त नहीं होता, जातक सामान्य स्थिति में रहता है।

१६. यदि चन्द्रमा छठे हो तो जातक की बुद्धि कुशल होती है। यदि द्वितीय में हो तो उसके नेत्र चंचल हों।

ग्रह मालिका योग

१. यदि नौ ग्रह लग्न से नवम भाव तक, प्रत्येक भाव में एक ग्रह हो तो मालिका योग होता है।

२. यदि लग्न से छठे स्थान तक सब ग्रह हों तो "षष्टखेट मालिका" योग होता है।

३. यदि लग्न से सातवें घर तक—सातों भावों में सब ग्रह प्रत्येक भाव में कोई ग्रह होना चाहिये—तो मालिका योग होता है।

४. यदि सब ग्रह लग्न से अष्टम भाव तक (प्रत्येक भाव में ग्रह होना चाहिये) हों तो हो "अष्ट खेचर माला योग" होता है।

५. बहुत से ज्योतिषियों की राय है कि सूय राशि से प्रारंभ-

मालिका योग उत्तम योग है।

कर मालिका योग होता है; अन्य ज्योतिषियों के विचार से लग्न से ही प्रारंभ करने से मालिका योग होता है।

६. यदि लग्न से ६, ७, ८ और ९ में सब ग्रह हों तो भाग्यप्रद योग होता है।

७. यदि लग्न से ५वें घर तक सब भावों में ग्रह हों और सब ग्रह इन पाँचों भावों में आ जावें तो भी भाग्य योग होता है।

दो स्थानों के अधिपतियों के फल में क्रम

१. जो ग्रह समराशि में होते हैं—वे पहले अपनी मूल त्रिकोण राशि का फल देते हैं--फिर अपनी दूसरी राशि का। उदाहरण के लिये शनि यदि समराशि, वृषभ, कर्क कन्या, वृश्चिक या मीन में हो तो अपनी दशा, अन्तर्दशा के पूर्वार्द्ध में अपनी मूल त्रिकोण राशि अर्थात् कुंभ का फल देगा और अपना उत्तरार्द्ध (दशा, अन्तर्दशा के काल को यदि दो हिस्सों में बाँटा जावे---तो बाद के आधे काल में) अपनी दूसरी राशि का—अर्थात् मकर का फल देगा।

उदाहरण के लिये किसी जातक का मिथुन लग्न है—शनि आठवें तथा नवें का मालिक हुआ। आठवें घर में मकर राशि है। नवें घर में कुंभ राशि है तो मान लीजिये शनि कन्या राशि में है। अगले पृष्ठ पर देखिये सेठ रामकृष्ण जी डालमिया की जन्म कुण्डली। जन्म ता० ७ अप्रैल सन् १८९३।

कन्या राशि का शनि सम राशि में है। इसलिये शनि अपनी मूल त्रिकोण राशि कुंभ के स्वामित्व का फल पहिले आधे काल में करेगा और मकर के स्वामित्व का फल बाद के आधे काल में।

२. यदि ग्रह ओज (ऊनी राशि में हो। तो मूल त्रिकोण राशि के स्वामित्व का फल उत्तरार्द्ध में करेगा और अपनी अन्य राशि के स्वामित्व का फल पूर्वार्द्ध में। उदाहरण के लिये बृहस्पति मेष में है। मेष ओज (या ऊनी राशि है) इस कारण अपनी मूल त्रिकोण राशि धनुष के स्वामित्व का प्रभाव उत्तरार्द्ध में दिखलावेगा और अपनी

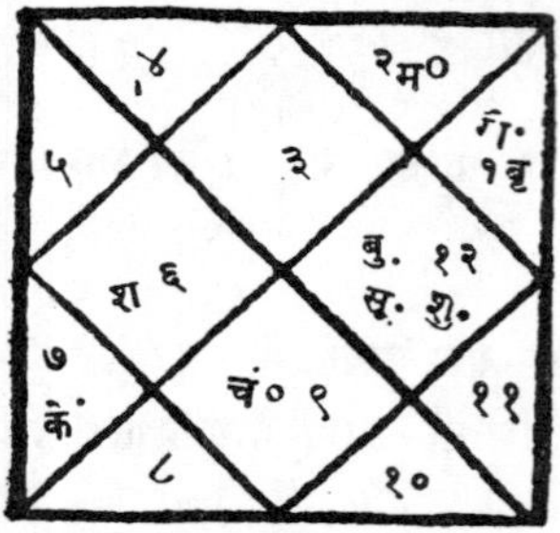

स्वराशि मीन का प्रभाव पूर्वार्द्ध में । वैसे तो मंगल, बुध, बृहस्पति, शुक्र, शनि--इन पाँचों की दो-दो राशि स्वराशि होती है किन्तु समझाने के लिये--एक को मूल त्रिकोण राशि दूसरी को स्व राशि इन शब्दों में समझाया।

मारक तरंग

१. व्ययेश की दशा में धनेश मारक होता है। द्वितीयेश की दशा में व्ययेश मारक हो सकता है।

२. व्ययेश की दशाकाल के द्वितीयेश के साथ रहने वाले अथवा द्वितीयेश से दृष्ट ग्रह मारक हो सकते हैं।

३. द्वितीयेश की दशा में, व्यय में बैठे हुए और व्ययेश से दृष्ट ग्रह मारक हो सकते हैं।

४. व्ययेश की दशा में, व्यय में बैठे हुए पाप ग्रह अपनी अन्तर्दशा में मारक हो सकते हैं।

५. द्वितीय स्थान में पापग्रह हों और व्ययेश के साथ हों तो व्ययेश की दशा में, यह पाप ग्रह मारक हो सकते हैं।

६. व्यय में पापी ग्रह हो तो उसकी दशा में द्वितीयेश से सम्बन्धित पाप ग्रह की अन्तर्दशा मारक हो सकती है।

७. अष्टमेश की दशा में स्वयं उसकी अन्तर्दशा मारक हो सकती है।

८. अष्टमेश की दशा में—षष्ठ स्थान स्थित पापी की दशा मारक हो सकती है।

९. षष्ठेश की महादशा में, अष्टम में स्थित ग्रह की अन्तर्दशा मारक हो सकती है।

१०. अष्टमेश की दशा में, अष्टमेश से दृष्ट ग्रह की अन्तर्दशा मारक हो सकती है।

११. अष्टमेश की दशा में षष्ठेश के साथ बैठे हुए ग्रह की दशा मारक हो सकती है।

१२. अष्टम स्थान में पाप ग्रह हो तो उसकी दशा में षष्ठेश की अन्तर्दशा मारक हो सकती है।

१३. षष्ठेश की महादशा में अष्टमेश की अन्तर्दशा मारक हो सकती है।

१४. षष्ठ स्थान में पाप ग्रह हो तो उसकी दशा में अंष्टम स्थान स्थित ग्रह की अन्तर्दशा मारक हो सकती है।

१५. षष्ठेश की दशा में—अष्टमेश की अन्तर्दशा मारक हो सकती है।

१६. अष्टम में पाप ग्रह हो तो उसकी दशा में—षष्ठ स्थान स्थित पाप ग्रह की अन्तर्दशा मारक हो सकती है।

यह जो षष्ठेश, अष्टमेश या व्ययेश या षष्ठ, अष्टम द्वादश स्थित ग्रहों के मारकेश होने के नियम बतलाये हैं उन्हें निम्नलिखित रूप से अच्छी तरह समझा जा सकता है। उपर्युक्त योगों का निष्कर्ष यह निकला कि मारक ग्रह की दशा, अन्तर्दशा, निश्चित करने के लिये नियमों का सार यह है :—

(i) अष्टमेश की महादशा में :—

(क) अष्टमेश की अन्तर्दशा (ख) षष्ठ स्थान स्थित

पापी ग्रहों की अन्तर्दशा (ग) षष्ठेश से युक्त ग्रह की अन्तर्दशा (घ) अष्टमेश से वीक्षित ग्रह की अन्तर्दशा।

(ii) अष्टम स्थान स्थित यदि पापी ग्रह हो तो उसकी महादशा में :—

(क) षष्ठेश की अन्तर्दशा (ख) षष्ठ स्थान स्थित पापी की अन्तर्दशा।

(iii) षष्ठेश की महादशा में :—

(क) अष्टमेश की अन्तर्दशा (ख) अष्टम स्थान स्थित ग्रह की अन्तर्दशा।

(iv) षष्ठ स्थान स्थित पाप ग्रह की दशा में :—

(क) अष्टमेश की अन्तर्दशा। अष्टमेश अष्टम में हो तो भी उसकी अन्तर्दशा।

(v) व्ययेश की महादशा में :—

(क) धनेश की अन्तर्दशा (ख) द्वितीयेश के साथ बैठे हुए ग्रह की अन्तर्दशा (ग) द्वितीयेश से दृष्ट ग्रह की अन्तर्दशा (घ) व्यय में बैठे हुए पाप ग्रह की अन्तर्दशा (ङ) व्ययेश के साथ द्वितीय में बैठे हुए पाप ग्रह की अन्तर्दशा।

(vi) व्यय में पापी ग्रह हो तो उसकी महादशा :—

(क) द्वितीयेश से सम्बन्धित पाप ग्रह की अन्तर्दशा।

(vii) द्वितीयेश की महादशा में :—

(क) व्ययेश की अन्तर्दशा (ख) व्यय में बैठे हुए और व्ययेश से दृष्ट ग्रह की अन्तर्दशा।

मारक निर्णय करने के लिये मारक तरंग में अन्य योग निम्नलिखित हैं :—

१७. यदि बुध और शुक्र दोनों एक साथ पंचम में हों तो एक

दूसरे की महादशा, अन्तर्दशा में मारक हो सकते है। बुध में शुक्र, शुक्र में बुध। आधिपत्य का विचार भी कर लेना चाहिये।

१८. यदि मंगल मारक स्थान या अनिष्ट का स्वामी हो (मूल श्लोक में लिखा है कि यदि मंगल को क्रूराधिपत्य हो) तो मंगल की दशा मारक होती है।

१९. चाहे शनि अच्छे घरों का मालिक हो यदि मारक ग्रह के साथ हो तो प्रबल मारक होता है।

२०. यदि अष्टमेश लग्न में हो तो अपनी महादशा में मारक होता है।

२१. यदि किसी व्यक्ति के दो या तीन पुत्रों को राहु की महादशा जा रही हो तो जातक का निधन होता है।

उपर्युक्त महादशा तथा अन्तर्दशा के साथ-साथ दीर्घायु मध्यायु, अल्पायु योगों के आधार पर मृत्यु की संभावना का भी विचार कर लेना चाहिये। अन्यथा षष्ठ, अष्टम, व्यय स्थित किंवा इन भावों के स्वामियों की दशा, अन्तर्दशा आती जाती ही रहती है। मृत्यु नहीं होती। धन आदि की कमी कर देती है। या शत्रु रोग आदि से पीड़ा होती है।

ग्रंथकार श्री रामानुज का कहने का अभिप्राय यह है कि छठा, आठवाँ, बारहवाँ दुःस्थान है। इनके स्वामी और इन भावों में बैठे पापी ग्रह कष्ट कारक होते हैं।

जातक चन्द्रिका के मत से निम्नलिखित ग्रह मारक होते हैं :—

(i) दूसरे घर का मालिक।
(ii) दूसरे घर में बैठे हुए पाप ग्रह।
(iii) सातवें घर का मालिक।
(iv) सातवें घर में बैठे हुए पाप ग्रह।
(v) दूसरे घर के मालिक से युत पाप ग्रह।
(vi) सातवें घर के मालिक से युत पाप ग्रह।

(vii) अष्टमेश ।

(viii) तृतीय या अष्टम का मालिक यदि द्वितीय या सप्तम के मालिक के साथ हो ।

(ix) मारक ग्रह के साथ बैठा हुआ शनि ।

(x) षष्ठेश ।

(xi) जो ग्रह जन्म कुंडली में सबसे निर्मल हो ।

द्वितीय मुख का स्थान है । सप्तम गुप्तेन्द्रिय का स्थान है । प्रसिद्ध है कि आहार (मुख) और विहार (स्त्री संग) जितना नियमित होगा, उतनी आयु अच्छी होगी। जितना मनुष्य अपने द्वितीय और सप्तम स्थान को बिगाड़ेगा, उतना ही अपने पैर पर कुल्हाड़ी मार कर अपनी आयु को नष्ट करेगा।

पृष्ठ ४२३ से पृष्ठ ४५० तक भावार्था रत्नाकर में दिये गये फलित ज्योतिष सम्बन्धी २२५ नियम बतलाये गये हैं । जिससे पाठकों को लाभ हो ।

इक्कीसवाँ अध्याय

प्रत्यन्तर्दशाफल

अपहारविभागलक्षणं तत्पंक्ति क्रमशः स्फुटं प्रवच्मि ।
यवुवोरितमत्र तत्समस्तं कथयेत्स्वदशान्तरान्तरादो ॥१॥

पाकेशाब्दहता दशेश्वरसमा नेत्राङ्कभक्ताः समाः
शिष्टा रूपहता नराङ्कविहृता मासा नगैर्वासराः ।
छिद्राविष्वपि चैवमेव कलयेत्पाकक्रमाच्चेद्दशा-
नाथाद्या पुनरन्तरान्तरदशास्तत्पाकनाथक्रमाः ॥२॥

अब इस अध्याय में अन्तर्दशा और प्रत्यन्तर्दशा लगाना बताते हैं। एक महादशा में नवों ग्रहों की अन्तर्दशा होती है। जैसे सूर्य की महादशा छः वर्ष की है तो इस छः वर्ष में सूर्यादि नौ ग्रहों की अन्तर्दशा आवेंगी। जिस ग्रह की महादशा होती है सबसे पहले उसी की अन्तर्दशा भी होती है। उदाहरण के लिये बृहस्पति की महादशा में अन्तर्दशा का क्रम निम्नलिखित होगा : बृ०, श० बु० के० शु०, आ० चं० भौ० रा०। शुक्र की महादशा में अन्तर्दशा का क्रम होगा— शु० आ० चं० भौ० रा० बृ० श० बु० के०।

जिस प्रकार एक महादशा में नौ अन्तर्दशा होती हैं उसी प्रकार किसी एक अन्तर्दशा में नौ प्रत्यन्तर्दशा होती हैं। जिस ग्रह की अन्तर्दशा होती है उसी की प्रत्यन्तर्दशा सबसे पहले आती है। ग्रहों का जो फल पिछले अध्यायों में बता चुके हैं वह उनकी महादशा, उनकी अन्तर्दशा और उनकी प्रत्यन्तर्दशा में लागू करने चाहिये ॥१॥

महादशा में अन्तर्दशाकाल त्रैराशिक से निकालना चाहिये। उदाहरण के लिये आपको यह निकालना है कि शुक्र की महादशा में सूर्य की अन्तर्दशा कितने समय की होगी तो निम्नलिखित तरीके से निकालिये।

यदि १२० वर्ष में सूर्य का भाग ६ वर्ष

तो १ ,, ,, ,, $६ \times \frac{१}{१२०}$ वर्ष

तो २० ,, ,, ,, $\frac{६}{१२०} \times २० = १$ वर्ष

सूर्य की महादशा ६ वर्ष की होती है और शुक्र की महादशा २० वर्ष की इसलिये २० और ६ की संख्या ऊपर ली गयी है। जिस प्रकार त्रैराशिक से महादशा में अन्तर्दशा निकालते हैं, उसी प्रकार अन्तर्दशा में त्रैराशिक से प्रत्यन्तर्दशा निकाली जाती है। ऊपर हम बता चुके हैं कि शुक्र की महादशा में सूर्य की अन्तर्दशा १ वर्ष की आयी। अब सूर्य की एक वर्ष की अन्तर्दशा में सूर्य की प्रत्यन्तर्दशा कितने दिन का होगा ?

१२० वर्ष में ६ वर्ष

१ वर्ष में $\frac{६}{१२०}$ वर्ष $= \frac{१}{२०}$ वर्ष

$= \frac{१}{२०} \times ३६०$ दिन $= १८$ दिन

इस प्रकार शुक्र की महादशा में सूर्य की अन्तर्दशा में सूर्य की प्रत्यन्तर्दशा का समय आया १८ दिन।

ग्रहों की महादशा, अन्तर्दशा तथा प्रत्यन्तर्दशा की सारिणी पंचांगों में दी रहती है इसलिये यहां नहीं दी जा रही है।

महीश्वरावुपलभतेऽधिकं यशो
वनाचलस्थलवसतिं धनागमम् ।
ज्वरोष्णरुग्जनकवियोगजं भयं
निजां दशां प्रविशति तीक्ष्णदीधितौ ॥३॥

रिपुक्षयोऽ व्यसनशमो धनागमः
कृषिक्रिया गृहकरणं सुहृच्युतिः ।
क्षयानलप्रतिहतिरर्कदायकं
शशी यदा हरति जलोद्भवा रुजः ॥४॥

रुजागमः पदविरहोऽरिपीडनं
व्रणोद्भवः स्वकुलजनैर्विरोधिता ।
महीभृतो भवति भयं धनच्युति-
र्यदा कुजो हरति तदाऽर्कवत्सरम् ॥

रिपूदयो धनहृतिरापदुद्गमो
विषाद्भयं विषयविमूढता पुनः
शिरोहृशोरधिकरुगेव देहिनाम्
अहौ भवेदहिमकरायुरन्तरे ॥६॥

रिपुक्षयो विविधधनाप्तिरन्वहं
सुरार्चनं द्विजगुरुबन्धुपूजनम् ।
श्रवःश्रमो भवति च यक्ष्मरोगिता
सुरार्चिते प्रविशति गोपतेर्दशाम् ॥७॥

धनाहृतिः सुतविरहः स्त्रिया रुजो
गुरुव्ययः सपदि परिच्छदच्युतिः ।
मलिप्लुता भवति कफप्रपीडनं
शनैश्चरे सवितृदशान्तरं गते ॥८॥

विचर्चिका पिटकसकुष्ठकामिला
विशर्धनं जठरकटिप्रपीडनम् ।
महीक्षयः त्रिगदभयं भवेत्तदा
विधोः सुते चरति रवेरथाब्दकम् ॥९॥

सुहृद्व्ययः स्वजनकुटुम्बविग्रहो
रिपोर्भयं धनहरणं पदच्युतिः ।
गुरोर्गदश्चरणशिरोरुगुच्चकैः
शिखी यदा विशति दशां विवस्वतः ॥१०॥

शिरोरुजा जठरगुदार्तिपीडनं
कृषिक्रिया गृहधनधान्यविच्युतिः ।
सुतस्त्रियोरसुखमतीव देहिनां
भृगोः सुते चरति रवेरथान्तकम् ॥११॥

सूर्य

(i) सूर्य की महादशा में सूर्य की अन्तर्दशा में राजा से अधिक यश मिले, धनागम हो, पर्वतों और वनों में रहे, ज्वर और उष्णता के रोग हों, पिता के वियोग का भय हो। सूर्य अच्छा हो तो अच्छा फल लीजिये। सूर्य दुर्बल या दुःस्थान में हो तो अनिष्ट फल लीजिये।

(ii) जब सूर्य की महादशा में चन्द्रमा का अन्तर हो तो जातक अपने शत्रुओं का नाश करे, उसके कष्टों की शान्ति हो जावे, धन का आगम हो, खेती बाड़ी का काम हो, मकान बने, मित्रों से समागम हो। यदि चन्द्रमा दुःस्थान में पड़ा हो या अशुभ फलदायक हो तो क्षय, तथा जल से उत्पन्न होने वाले रोग हों, अग्नि से भी हानि की सम्भावना है ॥४॥

(iii) जब सूर्य की महादशा में मंगल की अन्तर्दशा हो तो जातक बीमार पड़े, पद्च्युत हो और शत्रुओं से पीड़ा हो। अपने कुल के आदमियों से विरोध हो। जातक को राजा से भय हो और धन का नाश हो। जातक को यह भी भय रहता है कि उसको चोट

---

*ऊपर जो महादशा में अन्तर्दशा का फल दिया गया है उसी अनुसार इस अध्याय में सर्वत्र अन्तर्दशा में प्रत्यन्तर्दशा का फल समझना चाहिये।

लगे या शरीर में फोड़े हों। हमारे विचार से सूर्य, मंगल दोनों अच्छे पड़े हों—परस्पर इष्ट राशि में तो मंगल का अच्छा फल ही होगा ॥५॥

(iv) सूर्य की महादशा में राहु का अन्तर बताते हैं। शत्रुओं का उदय हो, वैर बढ़े, धन का नाश हो या चोरी हो। आपत्तियाँ आवें। जातक को विष से भय हो। जातक के शिर में पीड़ा हो। नेत्र में रोग हो किन्तु उसका मन सांसारिक विषयों के भोग की ओर अधिक आकृष्ट हो ॥६॥

(v) जब सूर्य की महादशा में बृहस्पति का अन्तर हो तो शत्रुओं का नाश हो, नाना प्रकार से धन की आमदनी हो। नित्य देवताओं की अर्चना हो, ब्राह्मण, गुरु और बन्धुओं का सत्कार हो। किन्तु कान में पीड़ा हो और यक्ष्मा सम्बन्धी रोग हो। हमारे विचार से बृहस्पति की अन्तर्दशा में अनिष्ट फल तब ही होगा जब बृहस्पति प्रबल मारक हो या दुःस्थान में पड़ा हो ॥७॥

(vi) सूर्य की महादशा में जब शनि की अन्तर्दशा होती है तो धन का नाश हो, पुत्र से वियोग हो, स्त्री को रोग हो, किसी गुरु जन (गुरु पिता, चाचा आदि) की मृत्यु हो। बहुत अधिक व्यय हो। वस्त्र तथा घर की अन्य वस्तुओं का नाश हो। गन्दगी रहे (जातक का मकान, कपड़े, शरीर आदि स्वच्छ न रहें) और जातक को कफ–रोगों से पीड़ा हो। यद्यपि उपर्युक्त श्लोक में कफ पीड़ा कही गयी है किन्तु हमारे विचार से सूर्य पित्त का स्वामी है और शनि वात का इस कारण शनि की अन्तर्दशा में वात पीड़ा होनी चाहिये ॥८॥

(vii) सूर्य की महादशा में जब बुध की अन्तर्दशा हो तो फोड़े, फुंसी, चर्म रोग, कुष्ठ, पीलिया आदि हो। कमर में, पेट में दर्द हो और वात, पित्त, कफ इन तीनों के विकार से शरीर में रोग हो। बुध वात, पित्त, कफ तीनों का स्वामी है। इस कारण तीनों दोषों से रोग होना कहा है। ॥९॥

(viii) सूर्य में जब केतु की अन्तर्दशा होती है तो किसी मित्र की मृत्यु हो या मित्र मित्रता छोड़ दे । अपने आदमियों से और कुटुम्ब के लोगों से विग्रह (झगड़ा) हो । शत्रु से भय हो । धन का नाश हो (चोरी से या किसी अन्य प्रकार से), किसी गुरुजन को बीमारी हो । जातक के पैर में तथा सिर में बहुत दर्द हो । सूर्य और केतु परस्पर शत्रु हैं इस कारण सूर्य में केतु का बहुत दुष्ट फल कहा गया है ॥१०॥

(ix) सूर्य की महादशा में शुक्र का अन्तर जब आवे तो सिर में पीड़ा, पेट में रोग हो, गुदा में पीड़ा हो, खेतीं बाड़ी के काम, मकान, धन और अन्न में कमी हो, बच्चे बीमार पड़ें । स्त्री बीमार हो ॥११॥

चन्द्रमा की महादशा में एविध अन्तर्दशाओ का फल

स्त्रीप्रजाप्तिरमलांशुकागमो
भूसुरोत्तमसमागमो भवेत् ।
मातुरिष्टफलमङ्गनासुखं
स्वां दशां विशति शीतदीधितौ ॥१२॥

पित्तवह्निरुधिरोद्भवा रुजः
क्लेशदुःखरिपुचोरपीडनम् ।
वित्तमानविहतिर्भवेत्कुजे
शीतदीधितिदशान्तरं गते ॥१३॥

तीव्रदोषरिपुवृद्धिबन्धुरुङ् मारुताशनिभयार्तिरुद्भवेत् ।
अन्नपानजनितज्वरोदयाश्चन्द्रवत्सरविहारके ह्यहौ ॥१४॥

दानधर्मनिरतिः सुखोदयो वस्त्रभूषणसुहृत्समागमः ।
राजसत्कृतिरतीव जायते कैरवप्रियवयोहरे गुरौ ॥१५॥

नैकरोगविहृतिः सुहृत्सुत-
स्त्रीरुजा व्यसनसंभवो महान् ।
प्राणहानिरथवा भवेच्छनौ
मारबन्धुवयसो गतेऽन्तरम् ॥१६॥

सर्वदा धनगजाश्वगोकुल-
प्राप्तिराभरणसौख्यसम्पदः ।
चित्तबोध इति जायते विधो-
रायुषि प्रविशति प्रबोधने ॥१७॥

चित्तहानिरपि सम्पदश्च्युति-
र्बन्धुहानिरपि तोयजं भयम् ।
दासभृत्यहृतिरस्ति देहिनां
केतुके हरति चान्द्रमब्दकम् ॥१८॥

तोययानवसुभूषणाङ्गनाविक्रयक्रयकृषिक्रियादयः ।
पुत्रमित्रपशुधान्यसंयुतिश्चन्द्रदायहरणोन्मुखे भृगौ ॥१९॥

राजमाननमतीव शूरता
रोगशान्तिररिपक्षविच्युतिः ।
पित्तवातरुगिने गते तदा
स्याच्छशाङ्कपरिवत्सरान्तरम् ॥२०॥

(i) जब चन्द्रमा की महादशा में चन्द्रमा की अन्तर्दशा हो तो कन्या-सन्तति की प्राप्ति हो, उज्वल वस्त्र मिलें, उत्तम ब्राह्मणों

का समागम हो, माता की प्रसन्नता की बात हो और जातक को अपनी स्त्री का सुख हो ॥१२॥

(ii) जब चन्द्रमा की महादशा में मंगल की अन्तर्दशा हो तो पित्र-प्रकोप, अग्नि-प्रकोप तथा रुधिर की ख़राबी के कारण रोग हो। शत्रुओं और चोरों से पीड़ा हो। क्लेश और दुःख हो। धन और मान का नाश हो ॥१३॥

(iii) चन्द्रमा की महादशा में, राहु की अन्तर्दशा में तीव्र दोष हो अर्थात् जातक के मन को कष्ट पहुंचाने वाली कोई तीव्र घटना हो या कोई शारीरिक बीमारी हो। शत्रुओं की वृद्धि हो, बन्धु बीमार पड़े, तूफ़ान और वज्र से भय और कष्ट हो। और खाने-पीने की गड़बड़ी के कारण शरीर में ज्वर हो ॥१४॥

(iv) चन्द्रमा की महादशा में जब बृहस्पति की अन्तर्दशा हो तो जातक की प्रवृत्ति दान और धर्म में होती है। राजा से सम्मान प्राप्त हो, मित्रों से समागम हो, नवीन वस्त्र और आभूषण प्राप्त हों और सब प्रकार के सुख का उदय हो ॥१५॥

(v) चन्द्रमा की महादशा में जब शनि का अन्तर हो तो अनेक प्रकार के रोगों से कष्ट हो। जातक के मित्र, पुत्र और स्त्री को बीमारी हो, कोई महान् विपत्ति की सम्भावना हो अथवा प्राण की हानि हो। कहने का तात्पर्य यह है कि चन्द्रमा में शनि की अन्तर्दशा बहुत पीड़ा कारक होती है ॥१६॥

(vi) जब चन्द्रमा की महादशा में बुध की अन्तर्दशा हो तो सर्वदा हाथी, घोड़े, गौ और सब प्रकार के धन की प्राप्ति हो।

---

*श्लोक ५ से ११ तक जो अनिष्ट फल बताये गये हैं वे तभी घटित होंगे जब महादशानाथ और अन्तर्दशानाथ या अन्तर्दशानाथ और प्रत्यन्तर्दशानाथ दोनों अनिष्ट हों।

आभूषण और सम्पत्ति मिले। जातक सुखी रहे और उसका मन ज्ञान और बुद्धि में लगा रहे ॥१७॥

(vii) जब चन्द्रमा में केतु की अन्तर्दशा होती है तो तबीयत को परेशान करने वाली घटनायें होती हैं; जल से भय हो। धन हानि हो और बन्धुओं की भी हानि हो अर्थात् किसी बन्धु को कष्ट हो या जातक की उससे अन-बन हो जाये। जातक को दास और भृत्यों से भी हानि हो। संक्षेप में यह है कि चन्द्रमा में केतु कष्ट कारक होता है ॥१८॥

(viii) चन्द्रमा में शुक्र का शुभ फल है। जल, यान (सवारी), धन, भूषण, स्त्री सम्बन्धी कार्य में सुख हो। जातक की खेती के काम में भी वृद्धि हो। यदि जातक व्यापारी है तो माल खरीदने-बेचने में भी लाभ होगा। इस अन्तर्दशा में पुत्र, मित्र, पशु तथा अन्न की प्राप्ति हो और उनसे हर्ष हो ॥१९॥

(ix) जब चन्द्रमा की महादशा में सूर्य की अन्तर्दशा आती है तो राजा से सम्मान प्राप्त होता है। जातक शूरता के कार्य करता है। यदि किसी रोग से पीड़ा पा रहा हो तो उस रोग की शान्ति हो जाती है अर्थात् स्वास्थ्य उत्तम रहता है किन्तु पित्त और बात से नवीन रोग होने की सम्भावना रहती है। इस अन्तर्दशा में जातक विजयी होता है। और उसके शत्रु पक्ष को नीचा देखना पड़ता है। ॥२०॥

मंगल की महादशा में विविध अन्तर्दशाओं का फल

पित्तोष्णरुग्व्रणभयं सहजैर्वियोगः
क्षेत्रप्रवादजनितार्थविभूतिसिद्धिः।
ज्ञात्यग्निशत्रुनृपचोरजनैर्विरोधो
धात्रीसुतो हरति चेच्छरदं स्वकीयाम् ॥२१॥

शस्त्राग्निचोररिपुभूपभयं विषार्तिः
कुक्ष्यक्षिशीर्षजगदो गुरुबन्धुहानिः ।
प्राणव्ययोऽथ यदिवा विपुलापदो वा
वक्रायुरन्तरगते भुजगाधिनाथे ॥२२॥

द्विजविबुधसमर्चा तीर्थपुण्यानुसेवा
सततमतिथिपूजा पुत्रमित्रादिवृद्धिः ।
श्रवणरुगतिमात्रं श्लेष्मरोगोद्भवो वा
भवति कुजदशान्तः संगते वागधीशे ॥२३॥

उपर्युपरिविनाशः स्वात्मजस्त्रीगुरूणा-
मगणितविपदन्तर्दुःखमर्थोपहानिः ।
वसुहरणमरिभ्यो भीतिरुष्णानिलाग्नि-
र्भवति कुजदशायामर्कजे सम्प्रयाते ॥२४॥

अरिभयमुरुचोरोपद्रवोऽथार्थहानिः
पशुगजतुरगाणां विप्लवोऽमित्रयोगः ।
नृपकृतपरिपीडा शूद्रवैरोद्भवो वा
विशति शशितनूजे विश्वधात्रीसुतायुः ॥२५॥

अशनिभयमकस्मादग्निशस्त्रप्रपीडा
विगमनमथ देशाद्वित्तनाशोऽथवा स्यात् ।
अपगमनमसुभ्यो योषितो वा विनाशः ।
प्रविशति यदि केतुः क्रूरनेत्रायुरन्तम् ॥२६॥

युधि जनितविमानं विप्रवासः स्वदेशा-
द्वसुहृतिरपि चोरैर्वाममेत्रोपरोधः ।

परिजनपरिहानिर्जायते मानवाना-
मपहरति यदायुर्भौमिजं भार्गवेन्द्रः ॥२७॥

नृपकृतपरिपूजा युद्धलब्धप्रभावः
परिजनधनधान्यश्रीमदन्तःपुरं च ।
अतिविलसितवृत्तिः साहसादाप्तलक्ष्मी-
स्तिमिरभिदि कुजायुर्दायसंहारिणीति ॥२८॥

विविधधनसुताप्तिर्विप्रयोगोऽरिवर्गे-
र्वसनशयनभूषारत्नसम्पत्प्रसूतिः ।
भवति गुरुजनार्तिर्गुल्मपित्तप्रपीडा
धरणितनयवर्षे शीतगौ सम्प्रयाते ॥२९॥

(i) मंगल की महादशा में मंगल की अन्तर्दशा का फल :

पित्त, उष्णता (गर्मी से उत्पन्न होने वाले रोग हों)—घाव होने या चोट लगने का भय हो, भाईयों से वियोग हो । जाति के लोगों से, शत्रुओं से, राजा से तथा चोरों से विरोध हो । अग्नि पीड़ा का भय हो । किन्तु जातक को खेत और मुकदमों से धन की प्राप्ति हो । हमारा अनुभव है कि मंगल यदि योग कारक हो तो तो उसकी दशा अच्छी हो जाती है । मंगल बलवान् होने से जातक के विरोधी उत्पन्न होने पर भी विजय जातक की होती है । किन्तु यदि मंगल बिगड़ा हुआ हो तो जातक को शत्रुओं से पीड़ा पहुँचती है ॥२१॥

(ii) मंगल की महादशा में राहु का फल :

शस्त्र, अग्नि चोर, रिपु (शत्रु) राजा—इन सब से भय हो । विष के कारण बीमारी या कष्ट हो । किसी गुरुजन या बन्धु की हानि हो । जातक के काँख, आँख और सिर में बीमारी हो । जातक की मृत्यु हो जाये या उस पर महान् आपत्ति आवे ॥२२॥

(iii) मंगल की महादशा में बृहस्पति की अन्तर्दशा का फल :

इस अन्तर्दशा में शुभ फल होते हैं। अशुभ फल तो केवल इतना ही है कि कान में पीड़ा हो और कफ के कारण शरीर में रोग हो। बाकी सब शुभ फल ही हैं। जातक के पुत्र और मित्रों में वृद्धि हो, देवताओं और ब्राह्मणों, की अर्चना हो, सदैव अतिथि पूजा का अवसर मिले। पुण्य कर्मों में प्रसक्ति हो और तीर्थे में यात्रा हो ॥२३॥

(iv) मंगल की महादशा में शनि की अन्तर्दशा :

यह समय बहुत कष्ट कारक होता हैं। जातक के पुत्र, गुरुजन और पुरखों पर एक के बाद एक विपत्ति आती है। जातक स्वयं विपत्तियों का शिकार होता है। शत्रु उसका धन हर लेते हैं। अग्नि और वायु से भय हो--सम्पत्ति आदि चली जावे या पित्त और वात के प्रकोप के कारण शरीरिक रोग हो। जातक के शत्रु उसका धन हर ल। उसकी धन हानि हो और मन को भीतर ही भीतर दुःख पहुचाने वाली घटनायें घटित हों ॥२४॥

(v) मंगल की महादशा में बुध की अन्तर्दशा का फल :

राजा से या सरकार से पीड़ा हो। किसी शूद्र जाति के वैरी के कारण बहुत कष्ट हो। शत्रुओं से भय हो, चोर उपद्रव करे और धन की हानि हो। पशु, हाथी और घोड़ों का नाश हो और शत्रुओं से समागम हो। अब पशु, हाथी या घोड़े तो प्रायः लोग रखते नहीं। तात्पर्य यह है कि खराब फल हो ॥२५॥

(vi) मंगल की महादशा में केतु की अन्तर्दशा का फल :

अकस्मात् वज्र से भय हो, अग्नि और शस्त्र से पीड़ा हो, अपने देश से जाना पड़े या धन नाश हो और या तो जातक के स्वयं के प्राण छूट जायें या उसकी स्त्री का नाश हो जाये ॥२६॥

(vii) मंगल की महादशा में शुक्र के अन्तर का फल :

युद्ध में पराजय, अपना स्वदेश छोड़ना पड़े और विदेश में जाकर

रहे। चोर लोग धन चुरा कर ले जायें, बाँये नेत्र में कष्ट हो। नौकरों की हानि हो। अर्थात् जातक को नौकरों को कष्ट हो या नौकरों की संख्या में कमी हो जाये ॥२७॥

(viii) मंगल की महादशा में सूर्य की अन्तर्दशा का फल :

राजा से सम्मान प्राप्त हो। युद्ध के कारण जातक के प्रभाव में वृद्धि; जातक के नौकरों में, धन में, धान्य में लक्ष्मी में और उसकी स्त्रियों में वृद्धि और विलास हो। अर्थात् इन सब वस्तुओं का अधिकाधिक वैभव और विलास हो। जातक अपने साहस से लक्ष्मी का उपार्जन करे ॥२८॥

(ix) मंगल की महादशा में चन्द्रमा की अन्तर्दशा का फल :

नाना प्रकार के धनों का आगम हो। पुत्र-प्राप्ति हो, वस्त्र. शय्या, आभूषण, रत्न और सम्पत्ति मिले। शत्रुओं से जुदाई हो अर्थात् शत्रु पीड़ा न रहे। लेकिन किसी गुरुजन को पीड़ा हो और जातक को स्वयं को भी गुल्म और पित्त के कारण कष्ट हो सकता है ॥२९॥

राहु की महादशा में विविध अन्तर्दशाओं का फल

विषाम्बुरुग्दुष्टभुजङ्गदर्शनं
परावलासंयुतिरिष्टविच्युतिः ।
अरिष्टवाग्दुष्टजनव्यथा
भवेद्विधुंतुदेनापहृते स्ववत्सरे ॥३०॥

सुखोपनीतिः सुरविप्रपूजनं
विरोगता वामदृशां समागमः ।
सुपुण्यशास्त्रार्थविचारसम्भवः
सुरारिदायान्तरगे बृहस्पतौ ॥३१॥

समीरपित्तप्रगवक्षतिस्तनौ
तनूजयोषित्सहजैश्च विग्रहः ।
स्वभृत्यनाशश्च पदच्युतिर्भवेत्-
दितिप्रजायुः प्रविशत्यथार्कजे ॥३२॥

सुतस्वसिद्धिः सुहृदां समागमो
मनोविनिन्द्यत्वमतीव जायते ।
पटुक्रियाभूषणकौशलादयो
भुजङ्गसंवत्सरहारिणीन्दुजे ॥३३॥

ज्वराग्निशस्त्रारिभयं शिरोरुजा
शरीरकम्पः स्वसुहृद्गुरुव्यथा ।
विषव्रणार्तिः कलहः सुहृज्जनै-
रहीन्द्रदायान्तरगे शिखाधरे ॥३४॥

कलत्रलब्धिः शयनोपचारता
तुरङ्गमातङ्गमहीसमागमः ।
कफानिलाप्तिः स्वजनैर्विरोधिता
भवेद्भुजङ्गायुरपाहृतौ भृगोः ॥३५॥

अरिव्यथा स्यादतिपीडनं
दृशोर्विषाग्निशस्त्राहतिरापवुद्गमः ।
वधूसुतार्तिर्नृपतेर्महद्भयं
भुजङ्गवर्षे तिमिरारिणा हृते ॥३६॥

वधूविनाशः कलहो मनोरुजा
कृषिक्रियावित्तपशुप्रजाक्षयः ।

सुहृद्विपत्तिः सलिलाद्भयं भवे-
द्विषो वशाभक्तरि देवविद्विषः ॥३७॥

नृपाग्निचोरास्त्रभयं शरीरिणां
शरीरनाशो यदि वा महारुजः ।
पदभ्रमो हृन्नयनप्रपीडनं
यदात्र सर्पायुषि संचरेत्कुजः ॥३८॥

(i) राहु की महादशा में राहु की अन्तर्दशा का फल :

विष और जल के कारण रोग हो । जातक को सर्प का दशन हो। दूसरे आदमी की स्त्री से संयोग हो । अपने किसी इष्टजन का वियोग हो । जातक कड़ी बोली बोले । और उसे दुष्टजनों के कारण कष्ट हो ॥३०॥

(ii) राहु की महादशा में बृहस्पति की अन्तर्दशा का फल :

सुख की प्राप्ति हो, देवताओं, ब्राह्मणों का पूजन हो, शरीर में कोई रोग न रहे और सुन्दर नेत्र वाली स्त्रियों से समागम हो। विद्वत्ता के विचार-विनिमय और धार्मिक शास्त्रार्थ में समय व्यतीत हो ॥३१॥

(iii) राहु की महादशा में शनि की अन्तर्दशा का फल :

अपनी स्त्री, पुत्रों और भाईयों से झगड़ा हो । जातक की पदच्युति हो और उसके नौकरों का नाश हो । शरीर में चोट लगे तथा वात और पित्त के कारण रोग हो ॥३२॥

(iv) राहु की महादशा में बुध की अन्तर्दशा का फल :

धन और पुत्र की प्राप्ति हो, मित्रों से समागम हो, मन में प्रसन्नता हो ।* जातक चातुर्य से कार्य करे । भूषण तथा कुश-

---

* एक टीकाकार ने यह भी अर्थ किया है कि मन में तुच्छता हो—पर अन्य शुभ फलों का विचार करते हुए यह अर्थ नहीं जँचता।

लता प्राप्त हो। संक्षेप में यह है कि राहु और बुध मित्र हैं और बुध से क्रिया कुशलता, चतुरता व्यापार आदि का विचार किया जाता है। इस कारण राहु की महादशा में बुध की अन्तर्दशा में बुध से सम्बन्धित कार्यों में शुभता और वृद्धि लाती है ॥३३॥

(v) राहु की महादशा में केतु की अन्तर्दशा का फल :

इस अन्तर्दशा में अशुभ फल होता है। ज्वर, अग्नि, शस्त्र और शत्रुओं से भय हो, सिर में रोग हो, शरीर में कम्प हो, जातक को विष और व्रण के कारण कष्ट हो। मित्रों से कलह हो और जातक के मित्रों और गुरु जनों को व्यथा हो ॥३४॥

(vi) राहु की महदशा में शुक्र की अन्तर्दशा का फल :

स्त्री की प्राप्ति हो। स्त्री–सहवास का सुख हो। हाथी, घोड़े और ज़मीन की प्राप्ति हो या इनका उपभोग प्राप्त हो। किन्तु अपने आदमियों से विरोध हो और जातक को वात और कफ के कारण रोग हो ॥३५॥

(vii) राहु की महादशा में सूर्य के अन्तर का फल :

शत्रु से पीड़ा हो, अनेक आपत्तियां आवें; विष और अग्नि से पीड़ा हो। शस्त्र से चोट लगे। और जातक के नेत्रों को अति पीड़ा हो। जातक को राजा या सरकार से महान् भय उपस्थित हो और उसकी स्त्री तथा पुत्र को भी कष्ट हो। राहु और सूर्य शत्रु हैं। इस कारण यह अन्तर्दशा इतना अशुभ प्रभाव दिखाती है ॥३६॥

(viii) राहु की महादशा में चन्द्रमा की अन्तर्दशा का फल :

स्त्री का विनाश हो, लोगों से कलह हो। मन को सन्ताप हो,

नोट—जब महादशानाथ और अन्तर्दशानाथ एकदूसरे से छठे या आठवें होते हैं या अन्तर्दशानाथ महादशा नाथ से बारहवें होता है तो प्रायः अनिष्ट फल होता है। यदि कोई ग्रह दुःस्थान में बैठा है तो भी कष्ट-कारक होता है। इसी प्रकार अन्तर्दशानाथ और प्रत्यन्तर्दशानाथ का विचार करना चाहिये।

मित्रों पर विपत्ति पड़े । जल से भय हो । कृषि, धन, पशु और सन्तान की हानि हो ॥३७॥

(ix) राहु की महादशा में मंगल की अन्तर्दशा का फल :

राजा, अग्नि, चोर और अस्त्र से भय हो या तो जातक का शरीर नाश हो जाये या मानस रोग हो । नेत्रों को पीड़ा हो, हृदय रोग (Heart trouble) हो और जातक अपने पद से भ्रष्ट हो जाये । अर्थात् स्थान हानि का भय हो ॥ ३८ ॥

बृहस्पति की महादशा में विविध अन्तर्दशाओं का फल

सौभाग्यकान्तिबहुमानगुणोदयः
स्यात्सत्पुत्रसिद्धिरवनीपतिपूजनं च ।
आचार्यसाधुजनसंयुतिरिष्टसिद्धिः
सवत्सरं हरति देवगुरौ स्वकीयम् ॥३९॥

वेश्याङ्गनामदकृदासवदोषसङ्ग
उत्कर्षसौख्यसकुटुम्बपशुप्रपीडा ।
अर्थव्ययोरुभयमक्षिजरुक्सुतार्ति
जैवीं दशां विशति दैनकरे नराणाम् ॥४०॥

स्त्रीद्यूतमद्यजमहाव्यसनं त्रिदोषैः
केचिद्भवन्त्यपि च केवलमङ्गलाप्तिः ।
देवद्विजार्चनसुतार्थसुखप्रयोगै-
र्गीर्वाणपूजितदशां हरतीन्दुसूनौ ॥४१॥

शस्त्रव्रणं भवति भृत्यजनैर्विरोध-
श्चित्तव्यथा तनययोषिदुपद्रवश्च ।

प्राणच्युतिर्गुरुसुहृज्जनविप्रयोगः
सौरेऽब्यमायुरपहृत्य ददाति केतुः ॥४२॥

नानाविधार्थपशुधान्यपरिच्छवस्त्री-
पुत्रान्नपानशयनाम्बरभूषणाप्तिः ।
देवद्विजार्चनमुपासनतत्परत्व-
मायुर्यदा हरति जंवमथासुरेज्यः ॥४३॥

शत्रोर्जयः क्षितिपमाननकीर्तिलाभः
स्याच्चण्डता नरतुरङ्गमवाहनाप्तिः ।
श्रेण्यग्रहारपुरराष्ट्रसमस्तसंपद
दुच्चैरुपब्यसहजायुरपाहृतेऽर्के ॥४४॥

योषिद्बहुत्वमरिनाशनमर्थलाभः
कृष्यर्थवस्तुपरमोन्नतकीर्तिलाभः ।
देवद्विजार्चनपरत्वमतीव पुंसां
संजायते गुरुदशाहृति शर्वरीशे ॥४५॥

बन्धूपतोषणमरिव्रजतोऽर्थलाभः
सुक्षेत्रसत्कृतिरिह प्रथितप्रभावः ।
ईषद्गुरूपहृतिरीक्षणसुक्षतिर्वा
क्षित्यात्मजे हरति वत्सरमार्यजातम् ॥४६॥

बन्धूपतप्तिरुरुमानसरुग्वार्ति-
श्चोराद्भयं गुरुगदो जठरोद्भवो वा ।
राजेन्द्रपीडनमरिव्यसनं स्वनाशः
सम्पद्यते हरति सूरिदशां सुरारौ ॥४७॥

(i) बृहस्पति की महादशा में बृहस्पति की अन्तर्दशा का फल :

सौभाग्य की वृद्धि हो, कान्ति बढ़े, सब ओर से मान-सम्मान मिले, पुत्र प्राप्ति हो, जातक के गुणों का उदय और राजदरबार में इज्जत हो। आचार्य और साधु-जनों से संयोग हो। मन की आकांक्षायें पूर्ण हों ॥३९॥

(ii) बृहस्पति की महादशा में शनि की अन्तर्दशा का फल :

वेश्याओं की संगति हो, शराब पीना आदि दोषों की वृद्धि हो, सांसारिक स्थिति में उन्नति हो, सुख प्राप्ति हो, किन्तु जातक के कुटुम्ब और पशुओं को पीड़ा हो। धन बहुत अधिक खर्च हो। जातक के हृदय में सदैव भय बना रहे। आँखों में रोग हो और पुत्र को पीड़ा ॥४०॥

(iii) बृहस्पति की महादशा में बुध की अन्तर्दशा का फल :

इस सम्बन्ध में दो मत हैं। एक मत यह है कि बृहस्पति में बुध की अन्तर्दशा अशुभ फल दिखाती है। स्त्रियों से संग हो, शराब पीने का घोर दुर्व्यसन हो और जातक जुआ खेले। वात, पित्त, कफ तीनों दोषों के कारण जातक बीमार पड़े। दूसरा मत यह है कि बृहस्पति की महादशा में बुध की अन्तर्दशा केवल शुभ फल देने वाली होती है। और जातक देवताओं और ब्राह्मणों का पूजन करता है। पुत्र, धन और सुख की प्राप्ति होती है ॥४१॥

(iv) बृहस्पति की महादशा में केतु की अन्तर्दशा का फल :

शस्त्र के व्रण होते हैं। नौकरों से विरोध बढ़ता है। चित्त में व्यथा रहती है, जातक के स्त्री और पुत्रों को कष्ट हो, गुरुजनों अथवा प्रियजनों से वियोग हो और जातक के स्वयं के प्राण जाने का भी कष्ट हो ॥४२॥

(v) बृहस्पति की महादशा में शुक्र की अन्तर्दशा का फल :

अनेक प्रकार के धन, पशु, अन्न, वस्त्र, स्त्री, पुत्र, भोजन, पीने की वस्तुएँ, आभूषण, शयन-सुख, घर में काम में आने वाली वस्तुएँ प्राप्त

हों और इन सबसे सुख हो। जातक देवताओं और ब्राह्मणों के अर्चन में तत्पर रहे ।।४३।।

(vi) बृहस्पति की महादशा में सूर्य की अन्तर्दशा का फल :

शत्रु पर विजय प्राप्त हो, राजा से मान मिले, यश वृद्धि हो, लाभ हो, पालकी और घोड़े की सवारी मिले। जातक के हृदय में पुरुषार्थ बढ़े और जातक किसी बड़े शहर में रहता हुआ समस्त सम्पत्ति का उपभोग करे ।।४४।।

(vii) बृहस्पति की महादशा में चन्द्रमा की अन्तर्दशा का फल :

बहुत सी स्त्रियों की प्राप्ति हो, धन-लाभ हो, देवता और ब्राह्मणों की पूजा हो, जातक का यश बढ़े, कृषि से लाभ हो, माल के खरीद-फरोख़्त में भी नफ़ा हो और शत्रुओं का नाश हो ।।४५।।

(viii) बृहस्पति की महादशा में मंगल की अन्र्दशा का फल :

इस समय जातक के कार्य से बन्धुओं को सन्तोष होता है और जातक को शत्रुओं के संग से लाभ होता है। उत्तम भूमि की प्राप्ति हो, जातक सत्कर्म करे और उसके प्रभाव में वृद्धि हो। जातक के किसी गुरुजन को चोट लगे या उसके स्वयं के नेत्रों में कष्ट हो ।।४६।।

(ix) बृहस्पति की महादशा में राहु की अन्तर्दशा का फल :

बन्धुओं को संताप हो या बन्धुओं से संताप हो। मस्तिष्क में घोर दुश्चिन्तायें और व्यथायें रहें। बीमारी हो, चोर से भय हो। किसी गुरुजन को बीमारी हो या जातक को स्वयं को उदर-विकार हो। राजा से पीड़ा प्राप्त हो। शत्रुओं से कष्ट वृद्धि हो, धन का नाश हो। बृहस्पति देवताओं के गुरु हैं। राहु देवताओं का शत्रु है, इसलिये बृहस्पति में राहु का अशुभ फल होना स्वाभाविक ही है ।।४७।।

शनि की महादशा में विविध अन्तर्दशाओं का फल

कृषिवृद्धिभृत्यमहिषाभ्युदयः
पवनामयो वृषलजातिधनम् ।

स्थविराङ्गनाप्तिरलसत्वमघो
निजवत्सरान्तरगते रविजे ॥४८॥

सुभगत्वमस्ति सुखिता वनिता
नृपलालनं विजयमित्रयुतिः ।
त्रिगदोद्भवः सहजपुत्ररुजा
शनिदायहारिणि शशाङ्कसुते ॥४९॥

मरुदग्निपीडनमरिव्यसनं
सुतदारविग्रहमतिः सततम् ।
अशुभावलोकनमहेश्च भयं
मृदुवत्सरं हरति केतुपतौ ॥५०॥

सुहृदङ्गनातनयसौख्ययुतः
कृषितोययानजनितार्थचयः ।
शुभकीर्तिरुद्भवति देहभृतां
यमदायहारिणि भृगोस्तनये ॥५१॥

मरणं तु वा रिपुभयं सततं
गुरुवर्गरुग्जठरनेत्ररुजा ।
धनधान्यविच्युतिरिह प्रभवेत्-
रविजायुराविशति तीव्रकरे ॥५२॥

वनिताहतिर्मरणमेव नृणां
सुहृदां विपत्तिरथ रोगभयम् ।
जलवातजं भयमतीव भवेत्-
रविजायुराविशति रात्रिकरे ॥५३॥

स्वपदच्युतिः स्वजनविग्रहरुक्-
ज्वरवाह्नशस्त्रविषभीरथ वा ।
अरिवृद्धिरान्तररुगक्षिभयं
रविजायुराविशति भूमिसुते ॥५४॥

अपमार्गयानमसुभिर्विरहस्तु
अथ वा प्रमेहगुरुगुल्मभयम् ।
ज्वररुक्क्षतिः सततमेव नृणा-
मसितान्तरं विशति भोगिपतौ ॥५५॥

अमरार्चनद्विजगणाभिरुचि-
र्गृहपुत्रदारविहृतिस्तु भवेत् ।
धनधान्यवृद्धिरधिका हि नृणां
गतवत्यथार्किवयसीन्द्रगुरौ ॥५६॥

(i) शनि की महादशा में शनि की अन्तर्दशा का फल :

खेती में वृद्धि हो, नौकर और भैंसों की वृद्धि हो अर्थात् जातक अधिक नौकर और भैंसें रखे। वात रोग हो, किसी शूद्र जाति के व्यक्ति से धन का लाभ हो, कुछ अधिक उम्र की स्त्री प्राप्त हो, आलस्य और पाप बढ़े ॥४८॥

(ii) शनि की महादशा में बुध की अन्तर्दशा का फल :

सौभाग्य वृद्धि हो, राजा से सत्कार मिले, विजय प्राप्त हो, मित्रों से सौभाग्य हो, स्त्री की प्राप्ति हो और सुख मिले। किन्तु वात, पित्त, कफ, इन तीनों में से किसी एक या अधिक दोषों के कारण रोग हो और जातक के भाई, बहिन या पुत्र को भी बीमारी हो ॥४९॥

(iii) शनि की महादशा में केतु की अन्तर्दशा का फल :

हवा और अग्नि से पीड़ा हो या जातक के शरीर में वायु या गर्मी से

विकार हो, शत्रुओं से संताप हो, अपनी स्त्री और पुत्र से सदैव झगड़ा रहे। अशुभ बातें देखनी पड़ें और सर्पों से भय हो ॥५०॥

(iv) शनि की महादशा में शुक्र की अन्तर्दशा का फल :

स्त्री, पुत्रों और मित्रों को सुख हो, खेती और एक्सपोर्ट-इम्पोर्ट के काम से धन संग्रह हो। मूल श्लोक में समुद्र पार से जहाज द्वारा जो वस्तुएँ लाई या ले जाई जाती हैं उनसे लाभ लिखा है। इस अन्तर्दशा में जातक का यश बहुत फैलता है ॥५१॥

(v) शनि की महादशा में सूर्य की अन्तर्दशा का फल :

जातक की मृत्यु या सदैव शत्रु का भय रहे। गुरुजनों को रोग हो, जातक को स्वयं को उदर-विकार या नेत्र-रोग हो, धन्न और धान्य का नाश हो ॥५२॥

(vi) शनि की महादशा में चन्द्रमा की अन्तर्दशा का फल :

जातक की स्त्री नष्ट हो या स्वयं की मृत्यु हो, मित्रों पर विपत्ति पड़े, जल और वायु के कारण अति भय हो और जातक को रोग का बहुत भय हो ॥५४॥

(vii) शनि की महादशा में मंगल की अन्तर्दशा का फल :

जातक की पदच्युति हो अर्थात् नौकरी छूटे या जिस पद पर वह आरूढ़ हो उस पद से हटाया जाये। अपने आदमियों से झगड़ा हो अथवा रोग, ज्वर, अग्नि, शस्त्र और विष से भय हो। शत्रुओं में वृद्धि हो हर्निया से कष्ट हो या नेत्र रोग हो ॥५४॥

(viii) शनि की महादशा में राहु की अन्तर्दशा का फल :

जातक खराब रास्ते पर जावे, प्राणों का संकट हो। प्रमेह, गुल्म, ज्वर, चोट आदि से पीड़ा हो। शनि और राहु दोनों क्रूर-ग्रह हैं, इस कारण क्रूर-ग्रह की महादशा में क्रूर-ग्रह की अन्तर्दशा पीड़ाकारक होती है ॥५५॥

(ix) शनि की महादशा में बृहस्पति की अन्तर्दशा का फल :

यह अन्तर्दशा शुभ होती है। देवताओं के पूजन और ब्राह्मणों में विशेष

रुचि हो। अपनी स्त्री, पुत्र आदि के साथ जातक सुख-पूर्वक अपने घर में रहे। धन और धान्य की अधिकाधिक वृद्धि हो ॥५६॥

बुध की महादशा में विविध अन्तर्दशाओं का फल

धर्ममार्गनिरतिर्विपश्चितां
सङ्गमो विमलधीर्धनं द्विजात्।
विद्यया बहुयशः सुखं सदा
चन्द्रजे हरति वत्सरं स्वकम् ॥५७॥

दुःखशोककलहाकुलात्मता
गात्रकम्पनममित्रसंयुतिः।
क्षेत्रयानवियुतिर्यदा भवेत्-
सोमसूनुशरदं गतः शिखी ॥५८॥

देवविप्रगुरुपूजनक्रिया दानधर्मपरतासमागमः।
वस्त्रभूषणसुहृद्युतिर्भवेद्बोधनायुषि समागते सिते ॥५९॥

हेमविद्रुमतुरङ्गवारणप्रावृतं भवनमन्नपानयुक्।
भूपतेरपि च पूजनं भवेद्भानुमालिनि बुधाब्दकं गते ॥६०॥

मस्तकव्यसनमक्षिपीडनं कुष्ठवद्रु बहुकण्ठपीडनम्।
प्राणसंशययुतिर्नृणां भवेज्ज्ञायुषं व्रजति शीतदीधितौ ॥६१॥

अग्निभीतिरपि नेत्रजा रुजा
चोरजं भयमतीव दुःखिता।
स्थानहानिरथ वातरोगिता
ज्ञायुषं हरति मेदिनीसुते ॥६२॥

मानहानिरथवाश्रयच्च्युतिः
स्वक्षयोऽग्निविषतोयजं भयम् ।
मस्तकाक्षिजठरप्रपीडनं
शीतरश्मिजदशां गतेऽसुरे ॥६३॥

व्याधिशत्रुभयविच्युतिर्भवे-
द्ब्रह्मसिद्धिरवनीशसत्कृतिः ।
धर्मसिद्धितपसां समुद्गमो
देवमन्त्रिणि विदो दशां गते ॥६४॥

अर्थधर्मपरिलुप्तिरुच्चकैः
सर्वकार्यविफलत्वमङ्गिनाम् ।
श्लेष्मवातजनिता रुगुद्भवे-
द्बोधनायुषि समागतेऽसिते ॥६५॥

(i) बुध की महादशा में बुध की अन्तर्दशा का फल :

जातक धर्म मार्ग पर चले, विद्वानों से समागम हो, जातक की निर्मल बुद्धि हो और ब्राह्मणों से धन मिले। विद्या के कारण उत्तम यश प्राप्त हो और सदैव सुख मिले ॥५७॥

(ii) बुध की महादशा में केतु की अन्तर्दशा का फल :

दुःख, शोक और कलह से मन व्याकुल रहे, जातक का बदन काँपे; शत्रुओं से समागम हो, खेत और सवारी नष्ट हो ॥५८॥

(iii) बुध की महादशा में शुक्र की अन्तर्दशा का फल :

देवता, ब्राह्मण और गुरुओं का पूजन हो। दान और धर्म में जातक लगा रहे। वस्त्र और भूषणों की प्राप्ति हो। मित्रों से समागम हो ॥५९॥

(iv) बुध की महादशा में सूर्य की अन्तर्दशा का फल :

सुवर्ण, मूँगा, घोड़े और हाथियों सहित मकान की प्राप्ति हो, जातक को खाने, पीने का सुख रहे और राजा से सम्मान प्राप्त हो ॥६०॥

(v) बुध की महादशा में चन्द्रमा की अन्तर्दशा का फल :

सिर में पीड़ा, कण्ठ में बहुत अधिक पीड़ा, नेत्र विकार, कोढ़, दाद आदि की बीमारी का भय होता है। जातक के प्राणों का संशय उपस्थित हो जाता है ॥६१॥

हमारे विचार से दोनों बुध और चन्द्र में मारकत्व होने से ही ऐसा अनिष्टफल होगा अन्यथा नहीं।

(vi) बुध की दशा में मंगल की अन्तर्दशा का फल :

अग्नि से भय हो, नेत्र रोग हो, चोरी का भय हो, और जातक सदैव दुःखी रहे। जातक की स्थान हानि हो अर्थात् उसका पद या मकान छूट जावे, वात रोग से भी कष्ट होने की संभावना है। यह सब फल बुध की महादशा में जब मंगल की अन्तर्दशा जाती है तब होते हैं ॥६२॥

(vii) बुध की महादशा में राहु की अन्तर्दशा का फल :

मस्तक, नेत्र तथा उदर में पीड़ा हो अपना क्षय हो अर्थात् रोग के कारण जातक का शरीर कमजोर होता चला जाय या जातक के धन का नाश हो। अग्नि, विष और जल से भय हो, जातक की मान हानि हो या जिस पद पर वह कायम हो उस पद से हटाया जाय ॥६३॥

(viii) बुध की महादशा में बृहस्पति की अन्तर्दशा का फल :

शत्रुओं का नाश हो, रोग से निवृत्ति हो, धार्मिक बातों में सिद्धि प्राप्त हो और राजा से सम्मान मिले। तपस्या और धर्म की ओर विशेष अभिरुचि हो ॥६४॥

(ix) बुध की महादशा में शनि की अन्तर्दशा का फल :

धर्म और अर्थ का नाश हो, सब कार्यों ने विफलता मिले, वात और कफ के कारण रोग हों ॥६५॥

केतु की महादशा में विविध अन्तर्दशाओं का फल

रिपुजनकलहं सुहृद्विरोधं
त्वशुभवचः श्रवणं ज्वराङ्गदाहम् ।
गमनपरधाम्नि वित्तनाशं
शिखिनि लभेत दशां गते स्वकीयाम् ॥६६॥

द्विजवरकलहः स्त्रिया विरोधः
स्वकुलजनैरपि कन्यकाप्रसूतिः ।
परिभवजननं परोपतापो
भवति सिते शिखिवत्सरान्तराले ॥६७॥

गुरुजनमरणं ज्वरावतारः
स्वजनविरोधविदेशयानलाभः ।
नृपकृतकलहः कफानिलार्ति-
र्विशति रवौ शिखिवत्सरान्तरालम् ॥६८॥

सुलभबहुधनं तथैव हानिः
सुतविरहो बहुदुःखभाक्प्रसूतिः ।
परिजनयुवतिप्रजाप्रलाभः
शशिनि यदा शिखिदायमभ्युपेते ॥६९॥

स्वकुलजकलहं स्वबन्धुनाशं
भयमपि पन्नगजं वदन्ति चोरात् ।
हुतवहभयशस्त्रपीडनं च
व्रजति कुजे ध्वजनामखेचरायुः ॥७०॥

अरिकृतकलहं नृपाग्निचौरं-
भयमपि पन्नगजं वदन्ति तज्ज्ञाः ।
खलजनवचनं दुरिष्टचेष्टा
तमसि गतेऽत्र शिखीन्द्रदायमाहुः ॥७१॥

सुतवरजननं सुरेन्द्रपूजा
धरणिधनाप्तिरुपायनार्थसिद्धिः ।
धनचयजननं महीशमानो
भवति गतेऽत्र गुरौ शिखीन्द्रदायम् ॥७२॥

परिजनविहतिं परोपतापं
रिपुजनविग्रहमङ्गभङ्गतां च
धनपदवियुतिं तथाहुरार्या
गतवति सूर्यसुते शिखाधरायुः ॥७३॥

सुतवरजननं प्रभुप्रशस्तिः
क्षितिधनसिद्धिररीश्वरप्रपीडा ।
पशुकृषिविहतिर्भवेत्तु पुंसां
विशति बुधे शिखिवत्सरान्तरालम् ॥७४॥

(i) केतु की महादशा में केतु की अन्तर्दशा का फल :

शत्रुओं से कलह हो, मित्रों से विरोध हो, अशुभ वचन सुनने पड़ें, शरीर में बुख़ार तथा तपिश की बीमारी हो (शरीर के किसी भाग में जलन या दाह)। दूसरे के घर जाना पड़े और धन का नाश हो ॥६६॥

(ii) केतु की महादशा में शुक्र की अन्तर्दशा का फल :

श्रेष्ठ ब्राह्मण से कलह हो, अपनी स्त्री तथा कुल के लोगों से

विरोध हो, जातक के घर में कन्या का जन्म हो, जातक की मान-हानि हो या उसे नीचा देखना पड़े तथा उसे और लोगों से कष्ट पहुँचे ॥६७॥

(iii) केतु की महादशा में सूर्य की अन्तर्दशा का फल :

किसी गुरुजन* का मरण हो, अपने आदमियों से विरोध हो, ज्वर से कष्ट हो, राजा या सरकार की ओर से कलह उपस्थित हो, वात या कफ जनित रोग हो, किन्तु विदेश जाने से लाभ हो ॥६८॥

(iv) केतु की महादशा में चन्द्रमा की अन्तर्दशा का फल :

अचानक बहुत धन का लाभ हो और बहुत धन का नुकसान भी हो, पुत्र से विरह हो, घर में ऐसी प्रसूति (बच्चा पैदा होना) हो जिसके कारण दुःख उठाना पड़े, नौकरों और कन्या-सन्तति का लाभ हो । ६८॥

(v) केतु की महादशा में मंगल की अन्तर्दशा का फल :

अपने पुरखे लोगों से कलह हो, अपने बन्धुओं का नाश हो, सर्प, चोर और अग्नि से भय हो, शत्रु से पीड़ा हो ॥७०॥

(vi) केतु की महादशा में राहु की अन्तर्दशा का फल :

शत्रुओं के कारण कलह उपस्थित हो, राजा से, अग्नि से और चोर से भय हो। दुष्ट लोगों की वाणी सुननी पड़े और दूसरे को हानि पहुँचाने वाले कर्म जातक करे ॥७०॥

(vii) केतु की महादशा में गुरु की अन्तर्दशा का फल :

श्रेष्ठ पुत्र की उत्पत्ति हो, देवताओं का पूजन हो, पृथ्वी और धन की प्राप्ति हो अथवा भूमि से धन की प्राप्ति हो, काफी आमदनी

---

*संस्कृत में गुरुजन का अर्थ गुरु या आचार्य ही नहीं होता है। पिता, चाचा, ज्येष्ठ भाई, मामा, ताऊ, मौसा, श्वशुर या गुरु—यह सब गुरुजन के अन्तर्गत आ जाते हैं । माता, दादी, बाबा आदि को भी गुरुजन में ही समझना चाहिये ।

हो, जगह-जगह से भेंट मिले। राजा या सरकार से सम्मान प्राप्त हो। इस अन्तर्दशा का फल उत्तम होगा ॥७२॥

(viii) केतु की महादशा में शनि की अन्तर्दशा का फल :

नौकरों की हानि हो, दूसरों से कष्ट मिले, शत्रुओं से झगड़ा हो, जातक का कोई अंग-भंग हो, स्थान, (नौकरी या मकान) छूटे और धन की हानि हो। इस अन्तर्दशा का बहुत अनिष्ट फल है ॥७३॥

(ix) केतु की महादशा में बुध की अन्तर्दशा का फल :

उत्तम पुत्र की उत्पत्ति हो, अपने मालिक से प्रशंसा प्राप्त हो, भूमि और धन की प्राप्ति हो किन्तु किसी बड़े शत्रु द्वारा जातक सताया जावे। पशु और खेती का नुकसान हो। इस अन्तर्दशा का मिश्रित फल है ॥७४॥

शुक्र की महादशा में विविध अन्तर्दशाओं का फल

वसनभूषणवाहनचन्दना-
द्यनुभवः प्रमदासुखसंपदः।
द्युतियुतिः क्षितिपाद्धनलब्धयो
भृगुसुते स्वदशां प्रविशत्यपि ॥७५॥

नयनकुक्षिकपोलगदोद्भवः
क्षितिभृतो भयमस्ति शरीरिणाम्।
गुरुकुलोद्भवबान्धवपीडनं
भृगुसुतायुषि भानुमति स्थिते ॥७६॥

नखशिरोरदनक्षतिरुच्चकैः
पवनपित्तरुगर्थविनाशनम्।

ग्रहणिगुल्मकयक्ष्मकपीडनं
सितवयोहृति तत्र हिमत्विषि ॥७७॥

रुधिरपित्तगदार्तिसमाश्रयः
कनकताम्रचयावनिसंग्रहः ।
युवतिदूषणमुद्यमविच्युति-
र्वृषभवल्लभवत्सरगे कुजे ॥७८॥

निधिभवः सुतलब्धिरभीष्टवाक्
स्वजनपूजनमप्यरिबन्धनम् ।
दहनचोरविषोद्भवपीडनं
तुलधरेश्वरवत्सरगेऽसुरे ॥७९॥

विविधधर्मसुरेशनमस्क्रिया
भवति चात्मजवामदृगागमः ।
विविधराज्यसुखं च शरीरिणां
कविदशाहृति कार्मुकनायके ॥८०॥

नगरयोधनृपोद्भवपूजनं
प्रवरयोषिदवाप्तिरथास्ति वा ।
विविधवित्तपरिच्छदसंयुति-
र्वितिपूजितदायगते शनौ ॥८१॥

तनयसौख्यसमागमसम्पदां
निचयलब्धिरतिप्रभुता यशः ।
पवनपित्तकफार्तिररिच्युति
र्दनुजमन्त्रिदशाहृति चन्द्रजे ॥८२॥

सुतसुखादिबहिः स्थितिरग्निजं
भयमतीव विनाशनमङ्गरुक् ।
अपि च वारवधूजनसंयुतिः
शिखिनि यात्यलमौशनसीं दशाम् ॥८३॥

(i) शुक्र की महादशा में शुक्र की अन्तर्दशा का फल :

वस्त्र, आभूषण, सवारी, चन्दन आदि खुशबूदार पदार्थ की प्राप्ति हो, स्त्री भोग, सुख और सम्पत्ति मिले। जातक के शरीर में कान्ति की वृद्धि हो । राजा से बहुत धन प्राप्त हो ॥७५॥

(ii) शुक्र की महादशा में सूर्य की अन्तर्दशा का फल :

नेत्र, कुक्षि, कपोल इन स्थानों में बीमारी हो। राजा से भय प्राप्त हो अर्थात् राजा की तरफ से कोई टन्टा खड़ा हो। गुरुजन, कुटुम्ब के आदमी अथवा बन्धुओं को पीड़ा हो । इस अन्तर्दशा का फल उत्तम नहीं है ॥७६॥

(iii) शुक्र की महादशा में चन्द्रमा की अन्तर्दशा का फल :

नख (नाखून), सिर और दाँतों में चोट लगे या पीड़ा हो। वायु और पित्त की बीमारियां हो, धन का नाश हो, संग्रहणी, यक्ष्मा अथवा गुल्म रोग से पीड़ा हो। (गुल्म पेट के अन्दर तिल्ली को कहते हैं ॥७७॥

(iv) शुक्र की महादशा में मंगल की अन्तर्दशा का फल :

रुधिरदोष तथा पित्त के कारण बीमारियाँ हो । सोना, तांबा और भूमि का संग्रह हो। जिस कार्य में मनुष्य लगा है वह कार्य छोड़ना पड़े। किसी युवती से अनुचित सम्बन्ध हो ॥७८॥

(v) शुक्र की महादशा में राहु की अन्तर्दशा का फल :

धन की प्राप्ति, पुत्र की उत्पत्ति आदि शुभ फल होते हैं। जातक उत्तम वाणी बोलता है, उसके कुल के लोग उसका आदर करते हैं और जातक अपने शत्रुओं पर विजयी होता है। हो सकता है कि जातक के शत्रु को जेल भी जाना पड़े। किन्तु जातक को स्वयं को भी कुछ कष्ट होता है। जातक को भी विष, अग्नि और चोर से पीड़ा हो ॥७९॥

(vi) शुक्र की महादशा में बृहस्पति की अन्तर्दशा का फल :

नाना प्रकार के धर्म के कार्य बन पड़ें। देवताओं का पूजन हो। अपने पुत्र और स्त्रियों से समागम रहे और राज्य में नाना प्रकार के सुख मिलें अर्थात् उत्तम पद और अधिकार के कारण जातक को सुख मिले ॥८०॥

(vii) शुक्र की महादशा में शनि की अन्तर्दशा का फल :

सरकार से, सेना के लोगों से और नागरिकों से सम्मान प्राप्त हो। उत्तम स्त्री की प्राप्ति हो। नाना प्रकार का धनागम हो और सुख के अन्य उपकरण या साधनों की प्राप्ति हो ॥८१॥

(viii) शुक्र की महादशा में बुध की अन्तर्दशा का फल :

पुत्र सुख हो, सम्पत्तियों का समागम हो; यश, प्रभुता और सुख की प्राप्ति हो। जातक के शत्रुओं का नाश हो किन्तु जातक का स्वयं का वात, पित्त, कफ इन त्रिदोषों में से किसी एक या अधिक दोषों से स्वास्थ्य बिगड़े ॥८२॥

(ix) शुक्र की महादशा में केतु की अन्तर्दशा का फल :

अग्नि से भय हो। शरीर के किसी अंग में पीड़ा हो। सम्पत्ति

नष्ट हो, सुख की कमी रहे और वेश्याओं की संगति रहे। पुत्र से विरह हो ॥८३॥

दशापहारेषु फलं यदुक्तं
वर्णाधिकारानुगुणं वदन्तु ।
छिद्रेषु सूक्ष्मेष्वपि तत्फलाप्तिः
छायाङ्गवार्ताश्रवणानि वा स्युः ॥८४॥

ऊपर जो दशा अन्तर्दशा का फल कहा गया है; वह जातक की परिस्थिति, वह किस जाति का है, किस पद पर है, क्या कार्य करता है इन सब बातों का विचार कर कहना चाहिये। ऊपर के श्लोकों में केवल महादशा और अन्तर्दशा का फल बताया गया है। इन्हीं सिद्धान्तों को लागू कर प्रत्यन्तर्दशा आदि का फल भी कहना चाहिये अर्थात् "क" ग्रह की महादशा में "ख" ग्रह की जो अन्तर्दशा का फल है वही "क" ग्रह की अन्तर्दशा में "ख" ग्रह की प्रत्यन्तर्दशा का फल होगा। इसी प्रकार तारतम्य कर प्रत्यन्तर्दशा, सूक्ष्म दशा आदि का फल कहे।

वराहमिहिर ने लिखा है कि जिस ग्रह की महादशा होती है उस ग्रह की छाया मनुष्य पर विद्यमान होती है और उस मनुष्य को देखकर यह कहा जा सकता है कि उस पर किस ग्रह का प्रभाव चल रहा है। सूर्य और मंगल का अग्नि तत्व है। चन्द्रमा और शुक्र का जल तत्व, बुध का पृथ्वी तत्व, बृहस्पत्ति का आकाश तत्व और शनि का वायु तत्व। द्वितीय अध्याय में ग्रहों के पृथक्-पृथक् गुण दिये हैं। जिस ग्रह की महादशा होती है उसके लक्षण जातक में विशेष रहते हैं, उसकी आकृति और वचन भी ग्रह के प्रभाव अनुसार होते हैं। इन सब बातों से भी यह निष्कर्ष निकालना

चाहिये कि जातक पर किस प्रकार का प्रभाव चल रहा है और तदनुसार ऊहापोह कर फल कहना चाहिये। जिसकी जन्म-कुंडली न हो उसके शरीर की कान्ति, छाया, उसकी चेष्टा, वाणी, क्रिया, व्यवहार आदि से यह पता लगाने की कोशिश करनी चाहिये कि किस ग्रह की महादशा, किसकी अन्तर्दशा, किसकी प्रत्यन्तर्दशा है। किन्तु जिसकी शुद्ध कुंडली सामने हो—उसमें अनुमान की अपेक्षा नहीं है।

बाईसवां अध्याय

मिश्रदशा

दस्रादितः पादवशेन मेषान्न्-
मीनांशकान्तं क्रमशोऽपसव्यम् ।
कीटाद्धयान्तं गणयेच्च सव्य-
मार्गेण पादक्रमशोऽजतारात् ॥१॥

(i) अश्विनी से तीन नक्षत्र अश्विनी, भरणी, कृत्तिका इनके १२ चरण हुए । मेष, वृष, मिथुन, कर्क यह अश्विनी के ४ नवांश हुए । सिंह, कन्या, तुला वृश्चिक यह भरणी के चार नवांश हुए । धनु, मकर, कुंभ, मीन यह चार नवांश कृत्तिका के हुए । इस क्रम से १२ नवांशों से इन तीन नक्षत्रों को विभाजित कीजिये ।

(ii) रोहणी से तीन नक्षत्र-रोहिणी, मृगशिर, आर्द्रा--इन तीन नक्षत्रों के १२ नवांश हुए। इनको वृश्चिक से उलटा गिनकर—अर्थात्-वृश्चिक, तुला, कन्या, सिंह, कर्क, मिथुन, वृष, मेष, मीन, कुंभ, मकर, धनु इन १२ नवांशों में विभाजित कीजिये । रोहणी प्रथम चरण का बृश्चिक, द्वितीय चरण का तुला·····इस क्रम से आर्द्रा चतुर्थ चरण का धनु नवांश हुआ ।

एवं भूयाच्चापसव्यं च सव्यं
भानि त्रीणि त्रीणि विद्यात्क्रमेण ।
तद्राशीशप्रोक्तवर्षैर्दशास्य
देवं प्राहुः कालचक्रे महान्तः ॥२॥

इस प्रकार ऊपर (i) में जो क्रम बताया गया है उस क्रम से पुनर्वसु, पुष्य, आश्लेषा को और (ii) में जो क्रम बताया गया है उस क्रम से मघा, पूर्वा फाल्गुनी, उत्तरा फाल्गुनी को; पुनः (i) में जो क्रम बताया गया है उसके अनुसार हस्त, चित्रा, स्वाती को और (ii) में जो क्रम है उस क्रम से, विशाखा, अनुराधा ज्येष्ठा को; फिर (i) वाले क्रम से मूल पूर्वाषाढ़, उत्तराषाढ़ और (ii) वाले क्रम से श्रवण, धनिष्ठा शतभिषा को और (i) वाले क्रम से पूर्वा-भाद्र, उत्तरा भाद्र, रेवती को विभाजित कीजिये :

राशि की दशा उतने वर्ष की होती है—जितनी उस राशि के स्वामी की नीचे के श्लोक में बताई गई है ॥२॥

मनुः परः सनिर्धनिर्नृपस्तपो वने क्रमात् ।
दिवाकरादिवत्सराः शुभाशुभाप्तिहेतवः ॥३॥

सूर्य के ५ वर्ष (सूर्य की राशि सिंह है—इसलिये सिंह के ५ वर्ष) चन्द्रमा के २१ वर्ष (चन्द्रमा की राशि कर्क है इसलिये कर्क के २१ वर्ष), मंगल की के ७ वष की (मंगल की राशि मेष और वृश्चिक हैं—इस कारण मेष के ७ वर्ष और वृश्चिक के ७ वर्ष), बुध के ९ वर्ष (अर्थात् मिथुन के ९ वर्ष, कन्या के भी ९ वर्ष), बृहस्पति के १० वर्ष (इस कारण धनु के १० वर्ष, मीन के भी १० वर्ष), शुक्र के १६ वर्ष (इसलिये वृष और तुला दोनों के सोलह, सोलह वर्ष) शनि के ४ वर्ष (इसकी दो राशियाँ हैं—मकर और कुंभ इस कारण मकर के ४ वर्ष, कुंभ के भी ४ वर्ष) । अब जिस राशि की दशा हो—उस राशि और राशि के स्वामी के अनुसार कालचक्र दशा का फल कहने का नियम है। इस कारण केवल मेष राशि की दशा, या केवल मंगल की दशा इस कालचक्र दशा में नहीं कहते हैं किन्तु मेष-मंगल की दशा कहते हैं। इसी प्रकार वृश्चिक मंगल की दशा कहते हैं । मेष और

वृश्यिक दोनों के मालिक मंगल का प्रभाव तो दोनों राशियों की दशा में समान रहेगा किन्तु मान लीजिये मंगल मेष में है—उसमें (मेष में बृहस्पति आदि शुभ ग्रह हैं) और वृश्चिक राशि में शनि, राहु आदि क्रूर ग्रह हैं तो मेष-मंगल की दशा तो अच्छी जावेगी किन्तु वृश्चिक मंगल की दशा निकृष्ट साबित होगी ॥३॥

दशापहाराविककालचक्रे
वाक्यानि दस्रादिपदादिजानि ।
वक्ष्यामि वर्णैर्नवभिर्भमानै
राशीशवर्षैः परमायुरत्र ॥४॥

कालचक्र दशा में किस नक्षत्र चरण में पैदा होने से कौन-कौन सी दशा किस क्रम से आती है ? जिस नक्षत्र चरण में जन्म हो— उसके लिये जिन राशियों की दशा नीचे बताई गई है—उन दशाओं का जोड़ (कुल वर्ष) उस जातक की परमायु होती है। राशियों का क्रम कटपयादि क्रम से बताया गया है। संस्कृत में प्राचीन शैली में अक्षरों से संख्या बताई जाती थी, इसे कटपयादि क्रम कहते हैं :—

१	क	६	च	१	ट	६	त	१	प	१	य	६	ष
२	ख	७	छ	२	ठ	७	थ	२	फ	२	र	७	स
३	ग	८	ज	३	ड	८	द	३	ब	३	ल	८	ह
४	घ	९	झ	४	ढ	९	ध	४	भ	४	व	११	क्ष
५	ङ	१०	ञ	५	ण	१०	न	५	म	५	श	१२	त्र

पौरं गावो मित सन्दिग्धं
नक्षत्रेन्दुः स तु भूशूलम् ।
रूपेत्रक्षत्रिधयोरङ्गे
वाणी धस्थं दधि नक्षत्रम् ॥५॥

जिसका अश्विनी के प्रथम चरण में जन्म हो उसको (i) मेष-मंगल (ii) वृषभ-शुक्र (iii) मिथुन-बुध (iv) कर्क-चन्द्र (v) सिंह-सूर्य (vi) कन्या-बुध (vii) तुला-शुक्र (viii) वृश्चिक-मंगल (ix) धनु-बृहस्पति यह नौ दशायें होती हैं।

जिसका अश्विनी के द्वितीय चरण में जन्म हो उसकी (i) मकर-शनि (ii) कुंभ-शनि (iii) मीन-बृहस्पति (iv) वृश्चिक-मंगल (v) तुला-शुक्र (vi) कन्या-बुध (vii) कर्क-चन्द्र (viii) सिंह-सूर्य (ix) मिथुन-बुध यह नौ दशायें होती हैं।

जिसका अश्विनी नक्षत्र के तृतीय चरण में जन्म हो उसको (i) वृष-शुक्र (ii) मेष-मंगल (iii) मीन-बृहस्पति (iv) कुंभ-शनि (v) मकर-शनि (vi) धनु-बृहस्पति (vii) मेष-मंगल (viii) वृषभ-शुक्र (ix) मिथुन-बुध यह नौ दशाएँ होती हैं।

जिसका अश्विनी चतुर्थ चरण में जन्म हो उसको (i) कर्क-चन्द्र (ii) सिंह-सूर्य (iii) कन्या-बुध (iv) तुला-शुक्र (v) वृश्चिक-मंगल (vi) धनु-बृहस्पति (vii) मकर-शनि (viii) कुंभ-शनि (ix) मीन-बृहस्पति—यह नौ दशायें होती हैं।

वासतवेशो गौरीपुत्रं
क्षन्तिधिकारो गोभूशेषम् ।
सौवधिनक्षत्रेहासन्तो
भौमगुरुः पुत्राक्षोनाधिः ॥६॥

जिसका भरणी के प्रथम चरण में जन्म हो उसको (i) वृश्चिक-मंगल (ii) तुला-शुक्र (iii) कन्या-बुध (iv) कर्क-चन्द्र (v) सिंह-सूर्य (vi) मिथुन-बुध (vii) वृषभ-शुक्र (viii) मेष-मंगल (ix) मीन-बृहस्पति यह नौ दशायें होती हैं।

जिसका भरणी नक्षत्र के द्वितीय चरण में जन्म हो उसको (i) कुंभ-शनि (ii) मकर-शनि (iii) धनु-बृहस्पति (iv) मेष-मंगल (v) वृषभ-शुक्र (vi) मिथुन-बुध (vii) कर्क-चन्द्र (viii) सिंह-रवि (ix) कन्या-बुध यह नौ दशाएँ होती हैं।

जिसका भरणी नक्षत्र के तृतीय चरण में जन्म हो उसे (i) तुला-शुक्र (ii) वृश्चिक-मंगल (iii) धनु-बृहस्पति (iv) मकर-शनि (v) कुंभ-शनि (vi) मीन-बृहस्पति (vii) वृश्चिक-मंगल (viii) तुला-शुक्र (ix) कन्या-बुध यह नौ दशाएँ होती हैं।

जिसका भरणी नक्षत्र के चतुर्थ चरण में जन्म हो उसको (i) कर्क चन्द्र (ii) सिंह-रवि (iii) मिथुन-बुध (iv) वृष-शुक्र (v) मेष-मंगल (vi) मीन-बृहस्पति (vii) कुंभ-शनि (viii) मकर-शनि और (ix) धनु बृहस्पति यह नौ दशाएँ होती हैं ॥६॥

वाक्यान्येतान्यश्वियाम्यर्क्षयोर्या-
न्यश्विन्याद्यान्यग्निभस्यापसव्ये ।
सव्येऽजेन्द्वोर्वक्ष्यमाणेषु वाक्ये-
ष्विन्दोर्वाक्यान्येव रौद्रस्य भूयः ॥७॥

अश्विनी और भरणी के पृथक-पृथक चरणों में जन्म होने से जो दशाएँ होती हैं—यह ऊपर के श्लोकों में बताया गया है। जो क्रम अश्विनी के पहले, दूसरे, तीसरे और चौथे चरणों के लिये बताया गया है वह क्रमशः कृत्तिका के पहिले, दूसरे, तीसरे और चौथे चरणों के

लिये भी लागू होगा—अश्विनी के प्रथम चरण वाला क्रम कृत्तिका के प्रथम चरण को, अश्विनी के द्वितीय चरण का क्रम कृत्तिका के द्वितीय चरण को इत्यादि।

रोहिणी और मृगशिर राशियों के भिन्न-भिन्न चरणों में जन्म होने से क्या दशाक्रम होता है यह नीचे के श्लोकों में बतावेंगे।

मृगशिर के चारों चरणों के लिये जो क्रम नीचे बतावेंगे वह क्रमशः आर्द्रा के चारों चरणों को भी लागू होगा। मृगशिर के प्रथम चरण का क्रम आर्द्रा के प्रथम चरण को; मृगशिर के द्वितीय चरण वाला क्रम आर्द्रा के द्वितीय चरण को····इत्यादि ॥७॥

धेनुः क्षेत्रे पुरगो शंभु-
स्तासां जत्रु क्षन्निधि दासी।
चर्मभोगी रायधिनाक्ष-
स्त्रीपौराङ्गी शिवतीर्थाब्जे ॥८॥

जिसका रोहिणी के प्रथम चरण में जन्म हो उसको (i) धनु बृहस्पति (ii) मकर-शनि (iii) कुंभ-शनि (vi) मीन-बृहस्पति (v) मेष-मंगल ((vi) वृषभ-शुक्र (vii) मिथुन-बुध (viii) सिंह-सूर्य (ix) कर्क-चन्द्र यह नौ दशाएँ होती हैं।

जिसका रोहिणी के द्वितीय चरण में जन्म हो उसे (i) कन्या-बुध (ii) तुला–शुक्र (iii) वृश्चिक-मंगल (iv) मीन-बृहस्पति (v) कुंभ-शनि (vi) मकर-शनि (vii) धनु-वृहस्पति (viii) वृश्चिक-मंगल (ix) तुला-शुक्र यह नौ दशाएँ होती हैं।

जिसका रोहिणी तृतीय चरण में जन्म हो उसे (i) कन्या-बुध (ii) सिंह-सूर्य (iii) कर्क-चन्द्र (iv) .मिथुन-वुध (v) वृषभ-शुक्र (vi) मेष-मंगल (vii) धनु-बृहस्पति (viii) मकर-शनि (ix) और कुंभ-शनि यह नौ दशाएँ होती हैं।

जिसका रोहिणी के चतुर्थ चरण में जन्म हो उसे (i) मीन-बृहस्पति (ii) मेष-मंगल (iii) वृषभ-शुक्र (iv) मिथुन-बुध (v) सिंह-रवि (vi) कर्क-चन्द्र (vii) कन्या-बुध (viii) तुला-शुक्र (ix) वृश्चिक-मंगल यह नौ दशाएँ होती हैं ॥८॥

ऋक्षनिधिर्दा सूचीशंभो
गौरयधी नक्षत्रं पारम् ।
गोशिवतीर्थे दात्रीक्षन्नो
धीहसितांशुर्भोगी रम्या ॥९॥

जिसका मृगशिर नक्षत्र के प्रथम चरण में जन्म हो उसे (i) मीन-बृहस्पति (ii) कुंभ-शनि (iii) मकर-शनि (iv) धनु-बृहस्पति (v) वृश्चिक-मंगल (vi) तुला-शुक्र (vii) कन्या-बुध (viii) सिंह-सूर्य (ix) कर्क-चन्द्र यह नौ दशाएँ होती हैं ।

जिसका मृगशिर नक्षत्र के द्वितीय चरण में जन्म हो उसे (i) मिथुन-बुध (ii) वृषभ-शुक्र (iii) मेष-मंगल (iv) धनु-बृहस्पति (v) मकर-शनि (vi) कुंभ-शनि (vii) मीन-बृहस्पति (viii) मेष-मंगल (ix) वृष-शुक्र यह नौ दशाएँ होती हैं।

जिसका मृगशिर नक्षत्र के तृतीय चरण में जन्म हो उसे (i) मिथुन-बुध (ii) सिंह-सूर्य (iii) कर्क-चन्द्र (iv) कन्या-बुध (v) तुला-शुक्र (vi) वृश्चिक-मंगल (vii) मीन-बृहस्पति (viii) कुंभ-शनि और (ix) मकर-शनि यह नौ दशाएँ होती हैं ।

जिसका मृगशिर नक्षत्र के चतुर्थ चरण में जन्म हो उसको (i) धनु-बृहस्पति (ii) वृश्चिक-मंगल (iii) तुला-शुक्र (iv) कन्या-बुध (v) सिंह-सूर्य (vi) कर्क-चन्द्र (vii) मिथुन-बुध (viii) वृषभ-शुक्र और (ix) मेष-मंगल यह नौ दशाएँ होती हैं ।

ऊपर अश्विनी, भरणी, रोहिणी और मृगशिर इन चार नक्षत्रों के (चरन भेद के अनुसार—अर्थात् प्रथम चरण है, द्वितीय चरण है, तृतीय चरण है या चतुर्थ चरण—इसके भेद से) दशाक्रम बताए गये हैं। कुल २७ नक्षत्र हैं। बाकी के २३ नक्षत्रों का (प्रत्येक के चार चरण होते हैं। इसलिये इनके प्रत्येक चरण की) दशाक्रम इन्हीं चार नक्षत्रों के क्रम से है।

(i) कृत्तिका, पुनर्वसु, आश्लेषा, हस्त, स्वाती, मूल, उत्तराषाढ़, पूर्वाभाद्र,, रेवती इन नक्षत्र चरणों का दशाकम अश्विनी नक्षत्र के अनुसार,

(ii) पुष्य, चित्रा, पूर्वाषाढ़, उत्तराभाद्र—इन नक्षत्र चरणों का भरणी नक्षत्र के अनुसार.

(iii) मघा, विशाखा, श्रवण इन नक्षत्रों का रोहिणी के अनुसार।

(iv) आर्द्रा, पूर्वाफाल्गुनी, उत्तरा फाल्गुनी, अनुराधा, ज्येष्ठा, धनिष्ठा, शतभिषा इन नक्षत्र चरणों का मृगशिर के नक्षत्र चरणों के अनुसार।

नक्षत्रपादैर्व्यघटी समुत्था
पूर्वा दशा तत्पतिवर्षजाता।
पूर्वोक्तपादक्रमशोऽत्र विद्यात्-
केषांचिदेवं मतमाहुरार्या ॥१०॥

भुक्त, भोग्य दशा निकालने का प्रकार बताते हैं। नक्षत्र चरण के जितने घड़ी, पल बीत गये हैं और नक्षत्र चरण के जितने घड़ी, पल बाकी हैं (यहाँ पूरे नक्षत्र का मान नहीं लिया जाता है—परन्तु नक्षत्र मान का चौथाई लिया जाता है, क्योंकि नक्षत्र के चार चरण होते हैं—चारों चरण बराबर होते हैं) उसी अनुपात से भुक्त-भोग्य—

उस राशि का निकालना—जो राशियाँ उस चरण के लिए बताई गई हैं—उनमें से जो सर्वप्रथम हो (उदाहरण के लिये मृगशिर चतुर्थ चरण के लिये जिन राशियों की दशा बताई गई है उनमें सर्वप्रथम धनु–बृहस्पति आई) उसके जितने वर्ष हों, उनको जितने घड़ी, पल नक्षत्रचरण के शेष हों उनसे गुणा करना और नक्षत्र चरण (नक्षत्र के मान का चौथाई) मान से भाग देना तो भोग्य दशा निकल आवेगी। और बाद की दशा—उस नक्षत्र चरण के लिये जिन राशियों की दशा बताई गई हैं—उस क्रम से होगी–ऐसा कुछ विद्वानों का मत है।

॥ १० ॥

दस्रादिपादप्रभृतीनि भानां
वाक्यानि यान्यक्षरपंक्तिजानि ।
तेषां क्रमेणैव दशा प्रकल्प्या
वाक्यक्रमं साध्विति केचिदाहुः ॥११॥

अन्य विद्वानों का (वाक्य-क्रम वालों का) मत है कि उस नक्षत्र चरण के लिये जो पूर्ण दशा १०० वर्ष, या ८५ वर्ष, या ८३ वर्ष, या ८६ वर्ष जैसी जिस चरण की बताई गई है—उस सारी का भुक्त भोग्य (नक्षत्र चरण के जितने घड़ी, पल, बीत गये हैं—और जितने घड़ी पल शेष हैं उसके हिसाब से) निकालना चाहिये। (उदाहरण के लिये अश्विनी के प्रथम चरण का आधा भाग बीत गया है, आधा शेष है तो १०० वर्ष में से ५० बीत गये, ५० शेष रहे)।

वाक्यक्रमे कर्क्यलिमीनसन्धौ
मण्डूकगत्यश्वरप्लुतिश्च ।
सिंहावलोकस्त्रिविधा तदानीं
दशान्तरं दुःखफलप्रदं स्यात् ॥१२॥

कर्क राशि की दशा के अन्त में जब अन्य राशि की दशा आती है तब मंडूक गति होती है। वृश्चिक राशि की दशा के बाद जब अन्य राशि की दशा आती है तो उसे तुरग गति कहते हैं। और जब मीन राशि की दशा के बाद अन्य दशा आती है तो इसे सिंहावलोकन कहते हैं। यह संधि समय (जब कर्क वृश्चिक या मीन का अन्त हो और बाद की राशि की दशा लगे) दुःख देने वाला होता है।

तद्वाक्यवर्णक्रमशोपहार-
वर्षाहते तत्परमायुराप्ते।
तदा दशायामपहारवर्ष-
संख्याश्च मासान्दिवसान्वदेयुः ॥१३॥

अब प्रत्येक राशि की दशा में अन्य राशियों की अन्तर्दशा निकालने का प्रकार बताते हैं।

अश्विनी प्रथम चरण की दशाएँ हैं—मेष मंगल ७ वर्ष, वृष शुक्र १६ वर्ष आदि। अब मेष मंगल की ७ वर्ष की दशा में—नवों राशि की अन्तर्दशा होवेंगी। जैसे विंशोत्तरी दशा में प्रत्येक ग्रह की महादशा में नौओं ग्रहों की अन्तर्दशा होती है।

∵ अश्विनी प्रथम चरण का कुल महादशा मान १०० वर्ष है।

∴ १०० वर्ष दशामान में वृषभ शुक्र को मिले १६ वर्ष

∴ १ वर्ष दशा में मिलेंगे $= \frac{१६}{१००}$ वर्ष

∴ ७ वर्ष (मेष-मंगल की दशा में) $= \frac{१६}{१००} \times \frac{७}{१} = \frac{११२}{१००}$ वर्ष

इनके वर्ष, महीने, दिन, हिसाब कर निकाल लीजिये। इन महा-

दशा अन्तर्दशाओं को छपी हुई सारिणी भी आती है। वह सारिणी पास में होने से गणित करने का कष्ट नहीं उठाना पड़ता ॥ १३ ॥

वाक्येषु यावच्छरदां प्रमाणं
वदन्ति तावत्परमायुरत्र ।
मेषादनीकं भवनं गजेन
तुन्दः पुनश्चैवमुदीरितं तत् ॥१४॥

इन पिछले श्लोकों में अश्विनी, भरणी, कृतिका के चार चरणों की महादशा का योग क्रमशः १००, ८५, ८३, ८६, वर्ष होता है ।

		वर्ष			वर्ष
अश्विनी	प्रथम चरण	१००	रोहिणी	प्र० च०	८६
	द्वितीय चरण	८५		द्वि० च०	८३
	तृतीय चरण	८३		तृ० च०	८५
	चतुर्थ चरण	८६		च० च०	१००
भरणी	प्र० च०	१००	मृगशिर	प्र० च०	८६
	द्वि० च०	८५		द्वि० च०	८३
	तृ० च०	८३		तृ० च०	८५
	च० च०	८६		च० च०	१००
कृत्तिका	प्र० च०	१००	आर्द्रा	प्र० च०	८६
	द्वि० च०	८५		द्वि० च०	८३
	तृ० च०	८३		तृ० च०	८५
	च० च०	८६		च० च०	१००

इसी प्रकार रोहिणी, मृगशिर, आर्द्रा के चार-चार चरणों की महादशा का योग क्रमशः ८६, ८३, ८५, १०० होता है ॥ १४ ॥

इस प्रकार १४ श्लोकों में मंत्रेश्वर महाराज ने सारी कालचक्र दशा का गणित, फलित समझा दिया। आज से ४० वर्ष पहले हमने जब कालचक्र दशा का गणित फलित इन श्लोकों से समझने का प्रयत्न किया तो कुछ तो समझ में आया परन्तु पूर्ण रूप से इतना समझ में नहीं आया कि शुद्ध गणित कर उसे जन्म कुंडलियों में लागू कर फलित के सही नतीजे पर पहुँच सकें। तब जातक पारिजात, बृहत्-पाराशर होराशास्त्र आदि का अध्ययन कर विषय (गणित और फलित को) पूर्ण रूप से समझा। इन चालीस वर्षों में अनेक सज्जनों को काल-चक्र दशा का गणित और फलित समझाने के अवसर आये—परन्तु जो सज्जन कठिन विषय को (बुद्धि की कमी के कारण या परिश्रम न करने की प्रवृत्ति—आलस्य के कारण) टालना चाहते हैं—वे इस प्रकरण को टाल गये। अब इस कालचक्र दशा को हम अपने तौर पर स्वतंत्र रूप से समझाते हैं- जिससे ज्यौतिष के प्रेमी इससे फलित में लाभ उठा सकें। हमने सैकड़ों ज्योतिषियों से वार्तालाप किया परन्तु यह देख कर खेद हुआ कि जो बड़ी बड़ी जन्मपत्रिकाएँ बनाते हैं और ज्यौतिष के विद्वान् समझे जाते हैं उनको भी कालचक्र दशा का ज्ञान नहीं के बराबर है। सौ-दो सौ विद्वान् ज्यौतिषियों में कोई एक "कालचक्र दशा" का गणित कर सकता है और इसके आधार पर फलित कह सकता है। दसों हजार कुण्डलियाँ देखने का काम पड़ा परन्तु किसी एक में भी कालचक्र दशा नहीं लगाई गई थी। इसका कारण यह है कि कालचक्र दशा का गणित जितनी व्याख्यापूर्वक समझाया जाना चाहिये था उतनी व्याख्यापूर्वक नहीं समझाया गया। संस्कृत में थोड़े से श्लोकों में सूत्र रूप में निदश कर दिया गया है। ऊपर के १४ श्लोकों की हिन्दी-व्याख्या में विषय को समझाने का प्रयत्न किया गया है—परन्तु इन श्लोकों की हिन्दी व्याख्या पढ़ कर विद्वान् तो गणित कर सकेंगे किन्तु साधारण शिक्षितों के दिमाग में इसका गणित का प्रकार पूर्ण रूप से नहीं जम सकेगा—इसलिए अब कालचक्र

दशा के गणित को सारिणियों द्वारा समझाया जाता है।

१. किस नक्षत्र चरण की कितनी परमायु होती है यह आगे के पृष्ट पर सारिणी 'क' में देखिये।

२. प्रत्येक नक्षत्र चरण (आजकल नवीन गणितज्ञ रैफिल या लहरी के पंचांगों को विशेष काम में लाते हैं) जिनमें स्पष्ट चन्द्र लाघवार्थ (लौगेरिथम) से करने की पद्धति दी रहती है। इस कारण नक्षत्र चरणों के साथ-साथ सारिणी 'ख' में स्पष्ट चन्द्र भी ब्रैकिट के अन्दर दे दिये गये हैं। सारिणी 'ख' में यह बताया गया है कि किस नक्षत्र चरण में किन-किन राशियों की दशा होती है।

(३) सारिणी 'क' में नक्षत्र (कोष्ठ क, ग, ङ, छ, झ में) ऊपर से नीचे प्र० च०, द्वि० च०, तृ० च०, च० च० इस क्रम से दिये गये हैं। उनकी राशियों की महादशा (सारिणी 'ख') में जो राशि सर्वप्रथम हो वह 'देह' और जो राशि सबके अन्त में आवे वह 'जीव' कहलाती है। 'देह' राशि का स्वामी 'देहाधिप' और 'जीव' राशि का स्वामी 'जीवाधिप' कहलाता है।

४. सारिणी 'क' में जो नक्षत्र (कोष्ठ ख, घ, च, ज) मे नीचे से ऊपर (च० च०, तृ० च०, द्वि० च०, प्र० च०) इस क्रम से दिये गये हैं उनकी राशियों की महादशा (सारिणी 'ख' में) जो राशि सर्वप्रथम हो वह 'जीव' और उस राशि का स्वामी 'जीवाधिप' और जो राशि सबसे अन्त में हो, वह 'देह' और उसका स्वामी 'देहाधिप' कहलाता है। इन 'जीव' और 'देह' राशियों की आगे फलित में आवश्यकता पड़ेगी इसलिये ध्यान में रखना चाहिये।

---

*स्पष्ट चन्द्र से भुक्त, भोग्य, महादशा निकालने की सारिणियां पुस्तक के अन्त में दी गई हैं।

'सारिणी क' (पृ० ४९९–५०१)

नक्षत्र चरण (क)	नक्षत्र चरण (ख)	नक्षत्र चरण (ग)	पूर्ण आयु वर्ष	देहाधिप	जीवाधिप
१. अ० प्र०	२४. आर्द्रा च०	२५. पुन० प्र०	१००	मंगल	बृहस्पति
२. " द्वि०	२३. " तृ०	२६. " द्वि०	८५	शनि	बध
३. " तृ०	२२. " द्वि०	२७. " तृ०	८३	शुक्र	बुध
४. " च०	२१. आर्द्रा प्र०	२८. " च०	८६	चन्द्र	बृहस्पति
५. भ० प्र०	२०. मृ० च०	२९. पुष्य प्र०	१००	मंगल	बृहस्पति
६. " द्वि०	१९. " तृ०	३०. " द्वि०	८५	शनि	बुध
७. " तृ०	१८. " द्वि०	३१. " तृ०	८३	शुक्र	बध
८. " च०	१७. मृ० प्र०	३२. " च०	८६	चन्द्र	बृहस्पति
९. कृ० प्र०	१६. रो० च०	३३. आ० प्र०	१००	मंगल	बृहस्पति
१०. " द्वि०	१५. " तृ०	३४. " द्वि०	८५	शनि	बुध
११. " तृ०	१४. " द्वि०	३५. " तृ०	८३	शुक्र	बुध
१२. " च०	१३. रो० प्र०	३६. " च०	८६	चन्द्र	बृहस्पति

नक्षत्र चरण (घ)	नक्षत्र चरण (ङ)	नक्षत्र चरण (च)	पूर्ण आयु वर्ष	देहाधिप	जीवाधिप
४८. उ. फा. च०	४९. ह० प्र०	७२. ज्ये० च०	१००	मंगल	बृहस्पति
४७. " तृ०	५०. " द्वि०	७१. " तृ०	८५	शनि	बुध
४६. " द्वि०	५१. " तृ०	७०. " द्वि०	८३	शुक्र	बुध
४५. उ. फा. प्र०	५२. " च०	६९. ज्ये० प्र०	८६	चन्द्र	बृहस्पति
४४. पू. फा. च०	५३. चि० प्र०	६८. अनु० च०	१००	मंगल	बृहस्पति
४३. " तृ०	५४. " द्वि०	६७. " प्र०	८५	शनि	बुध
४२. " द्वि०	५५. " तृ०	६६. " द्वि०	८३	शुक्र	बुध
४१. पू. फा. प्र०	५६. " च०	६५. अनु० प्र०	८६	चन्द्र	बृहस्पति
४०. मघा च०	५७. स्वा० प्र०	६४. वि० च०	१००	मंगल	बृहस्पति
३९. " तृ०	५८. " द्वि०	६३. " तृ०	८५	शनि	बुध
३८. " द्वि०	५९. " तृ०	६२. " द्वि०	८३	शुक्र	बुध
३७. मघा प्र०	६०. " च०	६१. वि० प्र०	८६	चन्द्र	बृहस्पति

नक्षत्र चरण (छ)	नक्षत्र चरण (ज)	नक्षत्र चरण (झ)	पूर्ण आयु वर्ष	देहाधिप	जीवाधिप
७३. मू० प्र०	९६. शत० च०	९७. पू. भा. प्र०	१००	मंगल	बृहस्पति
७४. " द्वि०	९५. " तृ०	९८. " द्वि०	८५	शनि	बुध
७५. " तृ०	९४. " द्वि०	९९. " तृ०	८३	शुक्र	बुध
७६. " च०	९३. शत० प्र०	१००. " च०	८६	चन्द्र	बृहस्पति
७७. पू. षा. प्र०	९२. धनि० च०	१०१. उ. भा. प्र०	१००	मंगल	बृहस्पति
७८. " द्वि०	९१. " तृ०	१०२. " द्वि०	८५	शनि	बुध
७९. " तृ०	९०. " द्वि०	१०३. " तृ०	८३	शुक्र	बुध
८०. " च०	८९. धनि० प्र०	१०४. " च०	८६	चन्द्र	बृहस्पति
८१. उ. षा. प्र०	८८. श्रव० च०	१०५. रेव० प्र०	१००	मंगल	बृहस्पति
८२. " द्वि०	८७. " तृ०	१०६. " द्वि०	८५	शनि	बुध
८३. " तृ०	८६. " द्वि०	१०७. " तृ०	८३	शुक्र	बुध
८४. " च०	८५. श्रव० प्र०	१०८. " च०	८६	चन्द्र	बृहस्पति

कालचक्रदशाक्रम (सारिणी ख)

अश्विनी आदि २७ नक्षत्र हैं। प्रत्येक नक्षत्र में चार चरण होते हैं। भिन्न-भिन्नचरण में उत्पन्न होने से दशाक्रम भिन्न-भिन्न होता है। किस नक्षत्र चरण में जन्म होने से दशाक्रम क्या होता है, यह नीचे दिया जा रहा है :—

१. अश्विनी प्र. च. (०-०-० से ०-३-२०) मे. वृष. मि. कर्क, सिं. कन्या, तु. वृ. ध.

२. द्वि. च. (०-३-२० से ०-६-४०) म० कुं. मी. वृश्चि. तु. कन्या, कर्क, सिं. मि.

३. तृ. च. (०-६-४० से ०-१०-०) वृष मे. मी. कुं. म. ध. मे. वृष मि०

४. च. च. (०-१०-० से ०-१३-२०) कर्क, सिं., कन्या, तु. वृश्चि. ध. म. कुं. मी.

५. भरणी प्र. च. (०-१३-२० से ०-१६-४०) वृश्चि. तु. कन्या कर्क, सिं. मि. वृ. मे. मी.

६. द्वि. च. (०-१६-४० से ०-२०-०) कुं. म. ध. मे. वृ. मि. कर्क स. कन्या

७. तृ. च. (०-२०-० से ०-२३-४०) तु. वृश्चि. ध. म. कुं. मी. वृश्चि. तु. कन्या

८. च. च. (०-२३-२० से ०-२६-४०) कर्क, सिंह. मि. वृ. मे. मी. कुं. म. ध.

मे.	७ वर्ष	कर्क	२१ वर्ष०	तु०	१६ व०	मु०	४ व०
वृ	१६ ,,	सिं	५ ,,	वृ०	७ ,,	कुं.	४ ,,
मि.	९ ,,	कन्या	९ ,,	ध.	१० ,,	मी.	१० ,,

९. कृत्तिका प्र. च. (०-२६-४० से १-०-०) मे. वृ. मि. कक, सिं. कन्या. तु. वृ. ध.

१०. द्वि. च. (१-०-० से १-३-२०) म. कुं. मी. वृश्चि. तु. कन्या, कर्क, सिं. मि.

११. तृ. च. (१-३-२० से से १-६-४०) वृ. मे. मी. कुं. म. ध. मे. वृ. मि.

१२. च. च. (१-६-४० से १-१०-०) कर्क, सिं. कन्या. तु. वृश्चि. ध. म. कुं. मी.

१३. रोहिणी प्र. च. (१-१०-० से १-१३-२०) ध. म. कुं. मी. मे. वृ. मि. सिं. कर्क

१४. द्वि. च. (१-१३-२० से १-१६-४०) कन्या तु. वृश्चि. मी. कुं. म. ध. वृश्चि. तु.

१५. तृ. च. (१-१६-४० से १-२०-०) कन्या, सिं. कर्क, मि. वृ. मे. ध. म. कुं.

१६. च. च. (१-२०-० से १-२३-२०) मी. मे. वृ. मि. सिं. कर्क, कन्या, तु. वृश्चि.

१७. मृगशिर प्र. च. (१-२३-२० से १-२६-४०) मी. कुं. म. व. वृश्चि. तु. कन्या. सिं. कर्क

१८. द्वि. च. (१-२६-४० से २-०-०-) मि. वृ. मे. ध. म. कुं. मी. मे. वृ.

१९. तृ. च. (२-०-० से २-३-२०) मि. सिं. कर्क, कन्या, तु. वृ. मी. कुं. म.

२०. च. च. (२-३-२० से २-६-४०) ध. वृश्चि. तु. कन्या. सिं. कर्क, मि. वृ. मे.

२१. आर्द्रा प्र. च. (२-६-४० से २-१०-०) मी. कुं. म. ध. वृश्चि. तु. कन्या, सिं. क.

२२. द्वि. च. (२-१०-० से २-१३-२०) मि. वृ. मे. ध. म. कुं. मी. मे. वृ.

२३. तृ. च. (२-१३-२० से २-१६-४०) मि. सिं. कर्क, कन्या, तु. वृश्चि. मी. कुं. म.

२४. च. च. (२-१६-४० से २-२०-०) ध. वृश्चि. तु. कन्या. सिं. कर्क, मि. वृ. मे.

२५. पुनर्वसु प्र. च. (२-२०-० से २-२३-२०) मे. वृ. मि. कर्क. सिं. कन्या, तु. वृश्चि. ध.

२६. द्वि. च. (२-२३-२० से २-२६-४०) म. कु. मी. वृश्चि. तु. कन्या, कर्क, सिं. मि.

२७. तृ. च. (२-२६-४० से ३-०-०) वृ. मे. मी. कुं. म. ध. मे. वृ. मि.

२८. च. च. (३-०-० से ३-३-२०)कर्क, सिं. कन्या, तु, वृश्चि. ध. म. कुं. मी.

२९. पुष्य प्र. च. (३-३-२० से ३-६-४०) वृश्चि. तु. कन्या, कर्क, सिं. मि. वृ. मे. मी.

३०. द्वि. च. (३-६-४० से ३-१०-०) कुं. म. ध. मे. वृ. मि. कर्क, सिं. कन्या

३१. तृ. च. (३-१०-० से ३-१३-२०) तु. वृश्चि. ध. म कुं. मी. वृ तु. कन्या.

३२. च. च. (३-१३-२० से ३-१६-४०) कर्क, सिं. मि. वृ. मे. मी. कुं. म. ध.

३३. आश्लेषा प्र. च. (३-१६-४० से ३-२०-०) मे. वृ. मि. कर्क, सिं. कन्या, तु. वृश्चि. ध.

३४. द्वि. च. (३-२०-० से ३-२३-२०) मं. कुं. मी. वृश्चि. तु. कन्या, कर्क, सिं. मि.

३५. तृ. च. (३-२३-२० से ३-२६-४०) वृष. मे. मी. कुं. म. ध. मे. वृ. मि.

३६. च. च. (३-२६-४० से ४-०-०) कर्क, सिं. कन्या तु. वृश्चि. ध. म. कुं. मी.

३७. मघा प्र. च. (४-०-० से ४-३-२०) ध. म. कुं. मी. मे. वृ. मि. सिं. कर्क

३८. द्वि. च. (४-३-२० से ४-६-४०) कन्या, तु. वृश्चि. मी. कुं. म. ध. वृश्चि. तु.

३९. तृ. च. (४-६-४० से ४-१०-०) कन्या, सिं. कर्क, मि. वृ. मे. ध. म. कुं.

४०. च. च. (४-१०-० से ४-१३-२०) मी. मे. वृ. मि. सिं. कर्क, कन्या, तु. वृश्चि.

४१. पूर्वाफाल्गुनी प्र. च. (४-१३-२० से ४-१६-४०) मी. कुं. म. ध. वृश्चि. तु. कन्या, सिं. कर्क.

४२. द्वि. च. (४-१६-४० से ४-२०-०) मि. वृ. मे. ध. म. कु. मी. मे. वृ.

४३. तृ च. (४-२०-० से ४-२३-२०) मि. सिं. कर्क. कन्या, तु. वृ. मी. कुं. म.

४४. च. च. (४-२३-२० से ४-२६-४०) ध. वृश्चि. तु. कन्या सिं. कर्क, मि. वृ. मे.

४५. उत्तरा फाल्गुनी प्र. च. (४-२६-४० से ५-०-०) मी. कुं. म. ध. वृश्चि. तु. कन्या, सिंह, कर्क

४६ द्वि. च. (५-०-० से ५-३-२०) मि. वृ. मे. ध. म. कुं. मी. मे. वृ.

४७. तृ. च. (५-३-२० से ५-६-४०) मि. सिं. कर्क, कन्या, तु. वृश्चि. मी. कुं. म.

४८. च. च. (५-६-४० से ५-१०-०) ध. वृश्चि. तु. कन्या, सिं. कर्क, मि. वृ. मे.

४९. हस्त प्र. च. (५-१०-० से ५-१३-२०) मे. वृ. मि. कर्क, सिं. कन्या, तु. वृश्चि. ध.

५०. द्वि. च. (५-१३-२० से ५-१६-४०) म. कुं. मी. वृश्चि. तु. कन्या, कर्क, सिं. मि.

५१. तृ. च. (५-१६-४० से ५-२०-०) वृ. मे. मी. कुं. म. ध. मे. वृ. मि.

५२. च. च. (५-२०-० से ५-२३-२०) कर्क, सिं. कन्या, तु. वृश्चि. ध. मं. कुं. मी.

५३. चित्र प्र. च. (५-२३-२० से ५-२६-४०) वृश्चि. तु. कन्या, कर्क, सिं. मि. वृ. मे. मी.

५४. द्वि. च. (५-२६-४० से ६-०-०) कुं. म. ध. मे. वृ. मि. कर्क, सिंह, कन्या

५५. तृ. च. (६-०-० से ६-३-२०) तु. वृश्चि. ध. म. कुं. मी. वृश्चि. तु. कन्या

५६. च. च. (६-३-२० से ६-६-४०) कर्क, सिं. मि. वृ. मे. मी कुं. म. ध.

५७. स्वाती प्र. च. (६-६-४० से ६-१०-०) मे. वृ. मि. कर्क, सिं. कन्या, तु. वृश्चि. ध.

५८. द्वि. च. (६-१०-० से ६-१३-२०) मं. कुं. मी. वृश्चि. तु. कन्या, कर्क, सिं. मि.

५९. तृ. च. (६-१३-२० से ६-१६-४०) वृ. मे. मी. कुं. म. ध. मे. वृ. मि.

६०. च. च. (६-१६-४० से ६-२०-०) कर्क, सिं. कन्या, तु. वृश्चि. ध. म. कुं. मी.

६१. विशाखा प्र. च. (६-२० से ६-२३-२०) ध. म. कुं. मी. मे. वृ. मि. सिं. कर्क

६२ द्वि. च. (६-२३-२० से ६-२६-४०) कन्या. तु. वृश्चि. मी. कुं. म. ध. वृश्चि. तु.

६३. तृ. च. (६-२६-४० से ७-०-०) कन्या, सिं. कर्क मि. वृ. मे. ध. म. कुं.

६४. च. च. (७-०-० से ७-३-२०) मी. मे. वृ. मि. सिं. कर्क, कन्या, तु. वृश्चि.

६५. अनुराधा प्र. च. (७-३-२० से ७-६-४०) मी. कुं. म. ध. वृश्चि. तु. कन्या, सिं. कर्क

६६. द्वि. च. (७-६-४० से ७-१०-०) मि. वृ. मे. ध. म. कुं. मी. मे. वृ.

६७. तृ. च. (७-१०-० से ७-१३-२०) मि. सिं. कर्क कन्या, तु. वृश्चि. मी. कुं. म.

६८. च. च. (७-१३-२० से ७-१६-४०) ध. वृश्चि. तु. कन्या, सिं. कर्क मि. वृ. मे.

६९. ज्येष्ठा प्र. च. (७-१६-४० से ७-२०-०) मी. कुं. म. ध. वृश्चि. तु. कन्या, सिं. कर्क

७०. द्वि. च. (७-२०-० से ७-२३-२०) मि. वृ. मे. ध. म. कुं. मी. मे. वृ.

७१. तृ. च. (७-२३-२० से ७-२६-४०) मि. सि. कर्क कन्या तु. वृश्चि. मी. कु. म.

७२. च. च. (७-२६-४० से ८-०-०) ध. वृश्चि. तु. कन्या सिं. कर्क मि. वृ. मे.

७३. मूल प्र. च. (८-०० से ८-३-२०) मे. वृ. मि. कर्क, सिं. कन्या, तु. वृश्चि. ध.

७४. द्वि. च. (८-३-२० से ८-६-४०) म. कुं. मी. वृश्चि. तु. कन्या, कर्क, सिं. मि.

७५. तृ. च. (८-६-४० से ८-१०-०) वृ. मे. मी. कुं. म. ध. मे. वृ. मि.

७६. च. च. (८-१०-० से ८-१३-२०) कर्क सिं. कन्या, तु. वृ. ध. म. कुं. मी.

७७. पूर्वाषाढ प्र. च. (८-१३-२० से ८-१६-४०) वृश्चि. तु. कन्या, कर्क, सिं. मि. वृ. मे. मी.

७८. द्वि. च. (८-१६-४० से ८-२०-०) कुं. म. ध. मे. वृ. मि. कर्क, सिं. कन्या.

७९. तृ. च. (८-२०-० से ८-२३-२०) तु. वृश्चि. ध. म. कुं. मी. वृश्चि. तु. कन्या

८०. च. च. (८-२३-२० से ८-२६-४०) कर्क, सिं. मि. वृ. मे. मी. कुं. म. ध.

८१. उत्तराषाढ प्र. च. (८-२६-४० से ९-०-०) मे. वृ. मि. कर्क, सिं. कन्या, तु.० वृश्चि. ध.

८२. द्वि. च. (९-०-० से ९-३-२०) मं. कुं. मी. वृश्चि. तु. कन्या कर्क सिं. मि.

८३. तृ. च. (९-३-२० से ९-६-४०) वृ. मे. मी. कुं. म. ध. मे. वृ. मि.

८४. च. च. (९-६-४० से ९-१०-०) कर्क, सिं. कन्या, तु. वृश्चि. ध. म. कुं. मी.

८५. श्रवण प्र. च. (९-१०-० से ९-१३-२०) ध. म. कुं. मी. मे. वृ. मि. सिं. कर्क

८६. द्वि. च. (९-१३-२० से ९-१६-४०) कन्या तु. वृश्चि. मी. कुं. म. ध. वृश्चि. तु.

८७. तृ. च. (९-१६-४० से ९-२०-०) कन्या, सिं. कर्क, मि. वृ. मे. ध. म. कुं.

८८. च. च. (९-२०-० से ९-२३-२०) मी. मे. वृ. मि. सिं. कर्क, कन्या, त. वृश्चि.

८९. धनिष्ठा प्र. च. (९-२३-२० से ९-२६-४०) मी. कुं. म. ध. वृश्चि. तु. कन्या, सिं. कर्क

९०. द्वि. च. (९-२६-४० से १०-०-०) मि. वृ. मे. ध. म. कुं. मी. मे. वृ.

९१. तृ. च. (१०-०-० से १०-३-२०) मि. स. कर्क, कन्या, तु. वृश्चि. मी. कुं. म.

९२. च. च. (१०-३-२० से १०-६-४०) ध. वृश्चि. तु. कन्या सिं. कर्क मि. वृ. मे.

९३. शतभिषा प्र. च. (१०-६-४० से १०-१०-०) मी. कुं. म. ध. वृश्चि. तु. कन्या, सिं. कर्क

९४. द्वि. च. (१०-१०-० से १०-१३-२०) मि. वृ. मे. ध. म.
कुं. मी. मे. वृ.

९५. तृ. च. (१०-१३-२० से १०-१६-४०) मि. सिं. कर्क,
कन्या तु. वृश्चि. मी. कुं. म.

९६. च. च. (१०-१६-४० से १०-२०-०) ध. वृश्चि. तु.
कन्या सिं. कर्क मि. वृ. मे.

९७. पूर्वाभाद्र प्र. च. (१०-२०-० से १०-२३-२०) मे. वृ. मि. कर्क,
सिं. कन्या. तु. वृश्चि. ध.

९८. द्वि. च. (१०-२३-२० से १०-२६-४०) म. कुं. मी. वृश्चि.
तु. कन्या, कर्क सिं. मि.

९९. तृ. च. (१०-२६-४० से ११-०-०) वृ. मे. मी. कुं. म.
ध. मे. वृ. मि.

१००. च. च. (११-०-० से ११-३-२०) कर्क, सिं, कन्या, तु.
वृश्चि. ध. म. कुं. मी.

१०१. उत्तराभाद्र प्र. च. (११-३-२० से ११-६-४०) वृश्चि. तु. कन्या,
कर्क, सिं. मि. वृ. मे. मी.

१०२. द्वि. च. (११-६-४० से ११-१०-०) कुं. म. ध. मे. वृ.
मि. कर्क, सिं. कन्या.

१०३. तृ. च. (११-१०-० से ११-१३-२०) तु. वृश्चि. ध. म.
कुं. मी. वृश्चि. तु. कन्या

१०४. च. च. (११-१३-२० से ११-१६-४०) कर्क, सिं. मि. वृ.
मे. मी. कुं. म. ध.

१०५. रेवती प्र. च. (११-१६-४० से ११-२०-०) मे. वृ. मि. कर्क.
सिं. कन्या. तु. वृश्चि. ध.

१०६. द्वि. च. (११-२०-० से ११-२३-२०) म. कुं. मी. वृश्चि. तु. कन्या, कर्क, सिं. मि.

१०७. तृ. च. (११-२३-२० से ११-२६-४०) वृ. मे. मी. कुं. म. ध. मे. वृ. मि.

१०८. च. च. (११-२६-४० से १२-०-०) कर्क, सिं. कन्या, तु. वृश्चि. ध. म. कुं. मी.

किस नक्षत्र चरण में जन्म होने से कितने वर्ष की महादशा होती है यह ४९९-५०१ पृष्ठों पर बताया गया है। बिना उसके भी ऊपर के विवरण से पाठक जान सकते हैं कि किस नक्षत्र चरण में जन्म होने से कितने वर्ष की दशा हुई। उदाहरण के लिये किसी मनुष्य का जन्म रेवती नक्षत्र के प्रथम चरण में हुआ तो दशा

मेष, वृष, मिथुन, कर्क, सिंह, कन्या, तुला, वृश्चिक, धनु
७ + १६ + ९ + २१ + ५ + ९ + १६ + ७ + १० = १००

वर्ष की हुई। पहिले बताया जा चुका है कि मेष के ७ वर्ष, वृष के १६ वर्ष.... इत्यादि होते हैं। इसी कारण जिस राशि की दशा के जितने वर्ष बताये गये हैं वे राशियों के नीचे लिख कर जोड़ा तो कुल १०० वर्ष हुए।

अब मान लीजिये जन्म के दिन (पहिला दिन या दूसरा दिन भी शामिल करके) रेवती का कुल नक्षत्र मान ५६ घड़ी है। तो रेवती का एक चरण (चौथाई) १४ घड़ी का हुआ इसमें से ७ घड़ी बीत चुका है ७ घड़ी बाकी है। तो भुक्त भोग्य कितनी दशा हुई ?

इसमें दो मत हैं।

(१) एक मत तो यह है कि रेवती नक्षत्र प्रथम चरण में सबसे पहिले मेष की दशा आती है। मेष की दशा—कुल ७ वर्ष हैं। प्रथम चरण का आधा व्यतीत हो चुका है इस कारण ३½ वर्ष बीत गये बाकी ३½ वर्ष मेष के भोग्य, उसके बाद १६ वर्ष वृष के योग्य, फिर मिथुन के ९ वर्ष

इत्यादि । इस मत को हम उतना मान्य नहीं मानते । क्योंकि जब एक चरण की महादशा १०० वर्ष की है तो आधा चरण बीत जाने से केवल ३½ वर्ष भुक्त हुए बाकी ९६½ वर्ष भोग्य हुए यह असंगत प्रतीत होता है। परन्तु फिर भी बहुत-से लोग इस मत को भी मानते हैं ।

(२) दूसरा मत जो हमारे विचार से अधिक मान्य है वह यह है कि एक चरण के १०० वर्ष हुए : आधा चरण बीत गया है । इस कारण १०० का आधा पचास वर्ष बीत गये । बाकी पचास वर्ष रहे ।

अब गिनिये, मेष के ७ वर्ष, वृषभ के १६ वर्ष, मिथुन के ९ वर्ष, और कर्क के २१ कुल ७+१६+९+२१=५३ वर्ष हुए। ५० बीत गये हैं—इस कारण ७+१६+९+१८=५० वर्षों में से १८ वर्ष कर्क के बीते हैं। ३ वर्ष कर्क के बाकी हैं। इसलिये भोग्य दशा—जो जातक को भोगनी पड़ेगी वह होगी ।

कर्क भोग्य		सिंह		कन्या		तुला		वृश्चिक		धनु		
३	+	५	+	९	+	१६	+	७	+	१०	=५०	वर्ष

जब जातक ५० वर्ष का हो जावेगा तब कौन-सी दशा चलेगी ? देखिये रेवती प्रथम चरण के बाद रेवती द्वितीय चरण होता है। इस कारण ५० वर्ष के बाद रेवती के द्वितीय चरण की जो दशा बतायी गयी है—अर्थात् मकर के ४ वर्ष, उसके बाद कुंभ के ४ वर्ष, तब मीन के १० वर्ष, वृश्चिक के ७ वर्ष, यह दशायें आवेंगी ।

यदि रेवती के अन्तिम (चतुर्थ चरण) में जन्म होवे और उसमें भोग्य —मान लीजिये केवल ४० वर्ष हो, तो उसके बाद अश्विनी के प्रथम चरण में जो दशा दी गई है वे आवेंगी ।

पुस्तक के अन्त में चन्द्र स्पष्ट से भुक्त, भोग्य महादशा निकालने की सारिणियां नं. १,२,३,४ दी जा रही हैं ।

सारिणी नं. ५

कलाओं का दशामान

चन्द्र कला	पूर्ण आयु १०० वर्ष	८५ वर्ष	८३ वर्ष	८६ वर्ष
	वर्ष-मास-दिन	व. मा. दि.	व. मा. दि.	व. मा. दि.
१	०–६–०	०– ५– ३	०– ४–२९	०– ५– ५
२	१–०–०	०–१०– ६	०– ९–२९	०–१०–१०
३	१–६–०	१– ३– ९	१– २–२८	१– ३–१४
४	२–०–०	१– ८–१२	१– ७–२८	१– ८–१९
५	२–६–०	२– १–१५	२– ०–२७	२– १–२४
६	३–०–०	२– ६–१८	२– ५–२६	२– ६–२९
७	३–६–०	२–११–२१	२–१०–२६	३– ०– ४
८	४–०–०	३– ४–२४	३– ३–२५	३– ५– ८
९	४–६–०	३– ९–२७	३– ८–२५	३–१०–१३
१०	५–०–०	४– ३– ०	४– १–२४	४– ३–१८
११	५–६–०	४– ८– ३	४– ६–२३	४– ८–२३
१२	६–०–०	५– १– ६	४–११–२३	५– १–२८
१३	६–६–०	५– ६– ९	५– ४–२२	५– ७– २
१४	७–०–०	५–११–१२	५– ९–२२	६– ०– ७
१५	७–६–०	६– ४–१५	६– २–२१	६– ५–१२
१६	८–०–०	६– ९–१८	६– ७–२०	६–१०–१७
१७	८–६–०	७– २–२१	७– ०–२०	७– ३–२२
१८	९–०–०	७– ७–२४	७– ५–१९	७– ८–२६
१९	९–६–०	८– ०–२७	७–१०–१९	८– २– १
२०	१०–०–०	८– ६– ०	८– ३–१८	८– ७– ६

चन्द्र कला	१०० वर्ष	८५ वर्ष	८३ वर्ष	८६ वर्ष
२१	१०– ६– ०	८–११– ३	८– ८–१७	९– ०–११
२२	११– ०– ०	९– ४– ६	९– १–१७	९– ५–१६
२३	११– ६– ०	९– ९– ९	९– ६–१६	९–१०–२०
२४	१२– ०– ०	१०– २–१२	९–११–१६	१०– ३–२५
२५	१२– ६– ०	१०– ७–१५	१०– ४–१५	१०– ९– ०

नोट :—जहाँ आधे से अधिक दिन अर्थात् ३० घड़ी से अधिक आया है उसको १ दिन मान लिया गया है और जहाँ आधे दिन से कम अर्थात ३० घड़ी से कम समय आया है—उन दिनों को छोड़ दिया गया है।

उदाहरण :

मान लीजिये किसी का स्पष्ट चन्द्र ११–२०–३९ है। अर्थात् जन्म के समय चन्द्रमा मीन राशि के २० अंश ३९ कला पर था। यह रेवती नक्षत्र के द्वितीय चरण में हुआ। देखिये सारिणी 'क'। रेवती द्वितीय चरण की परमायु ८५ वर्ष है। ८५ वर्ष वाली सारिणी नं० २ में देखिये। यह सारिणी पुस्तक के अन्त में दी गई है।

	व. मा. दि
११–२०–२५ की भोग्य दशा	७४–४–१५ है
११–२०–५० की भोग्य दशा	६३–९– ०

हमें ११–२०–३९ की भोग्य दशा निकालनी है।

अब चाहे ११–२०–२५ में से (३९–२५=१४) चौदह कला का मान निकाल दीजिये, चाहे ११–२०–५० में (५०–३९=११) ग्यारह कला का मान जोड़िये—भोग्य दशा निकल आवेगी।

			व. मा. दि.	
	११–२०–२५	=	७४–४ –१५	
घटाइये	०– ०–१४ कला का मान	=	५–११–१२	(यह ८५ के नीचे १४ के आगे सारिणी नं० ५ में देखिये) पृ० ५१३।
			भोग्यदशा ६८–५–३	

दूसरा प्रकार

		व. मा. दिन
१०–२०–५० (सारिणी नं० २)	=	६३–९–०
जोड़िये ११ कला का मान (सारिणी नं० ५ में ८५ के नीचे ११ के सामने पृ० ५१३)		४–८–३
		६८–५–३

इस प्रकार से भी वही भोग्य आ गया।

अब देखिये सारिणी 'ख'। रेवती द्वितीय नक्षत्र का मान ८५ वर्ष है।

इसमें ९ दशा होती हैं।

मकर शनि+कुंभ शनि+मीन बृहस्पति+बृश्चिक मंगल+तुला शुक्र
४ + ४ + १० + ७ + १६
+कन्या बुध+कर्क चन्द्र+सिंह रवि+मिथुन बुध
+ ९ + २१ + ५ + ९ =८५ वर्ष

भोग्य ६८ वर्ष—५ मास ३ दिन है। इसको ८५ में से घटाया।

८५–०–०
६८–५–३

१६–६–२७ अर्थात् १६ वर्ष ६ मास २७ दिन भुक्त हुए, यानी जब जातक पैदा हुआ तब बीत चुके थे।

मकर-शनि के ४, कुंभ-शनि के ४ और ८ वर्ष ६ मास २७ दिन मीन-बृहस्पति के इस प्रकार कुल १६ व. ६ मा. २७ दि. भुक्त हुए । मीन बृहस्पति के कुल १० वर्ष हैं। इसमें से ८ वर्ष ६ मास २७ दिन घटाये तो १ वर्ष ५ मास ३ दिन शेष रहे । यह मीन-बृहस्पति के भोग्य हुए फिर वृश्चिक मंगल के ७ वर्ष इत्यादि। इस व्यक्ति की महादशा सारिणी निम्नलिखित हुई ।

देह राशि-मकर	कालचक्र महादशा	जीवराशि मिथुन
देहाधिप-शनि		जीवाधिप बुध

राशि तथा राशि स्वामी	वर्ष मास दिन
मीन बृहस्पति	१–५–३
वृश्चिक मंगल	७–०–०
तुला शुक्र	१६–०–०
कन्या बुध	९–०–०
कर्क चन्द्र	२१–०–०
सिंह सूर्य	५–०–०
मिथुन बुध	९–०–०
	६८–५–३

इसके बाद रेवती तृतीय नक्षत्र की जो सारिणी दी गई है वह चलेगी। देखिये सारिणी ख में रेवती तृतीय नक्षत्र की राशि दशायें वृष शुक्र से प्रारम्भ होती हैं इसलिये देह राशि वृष, देहाधिप शुक्र हो जावेगा। रेवती तृतीय नक्षत्र की जो राशिया दी गई हैं उनका अन्त मिथुन से होता है। इसलिये जीव राशि मिथुन और इसका स्वामी बुध जीवाधिप हुआ; ६८ वर्ष ५ मास ३ दिन के बाद ।

देह राशि वृष		जीवराशि मिथन
देहाधिप शुक्र		जीवाधिप बुध
वृष शुक्र	१६-०-०	
मेष मंगल	७-०-०	
	९१-५-३	यह दशाक्रम आया।

अन्तर्दशा

मानलीजिये आपको वृश्चिक मंगल में अन्तर्दशा लगाना है। यह १ वर्ष ५ मास ३ दिन की आयु पर लगी।

अन्तर्दशाचक्र

	समय	उम्र तक
	व. मा. दि.	व. मा. दि.
मीन बृहस्पति	१-५- ३	१-५- ३
वृश्चिक मंगल में		
वृश्चिक मंगल	०-६-२७	२-०- ०
वृश्चिक मंगल में तुलाशुक्र	१-३-२४	३-३-२४
,, ,, कन्या बुध	०-८-२७	४-०-२१
,, ,, कर्क-चन्द्र	१-८-२३	५-९-१४
,, ,, सिंह-सूर्य	०-४-२८	६-२-१२
,, ,, मिथुन-बुध	०-८-२७	६-११-९
,, ,, मकर-शनि	०-३-२९	७-३-८
,, ,, कुंभ-शनि	०-३-२९	७-७-७
,, ,, मीन-बृहस्पति	०-९-२६	८-५-३

इसी प्रकार अन्य अन्तर्दशाएँ लगानी चाहिये।

अब कालचक्र दशा का गणित प्रकरण समाप्त किया जाता है। आशा है—पुस्तक के अन्त में दी गई सारणियों से भुक्त, भोग्य दशा तथा किस दशा के बाद क्या दशा आती है यह गणित, पाठकों की समझ में आ गया होगा ।

फलित विचार

अब कालचक्र दशा में राशियों का शुभ या अशुभ फल देखने के लिये कुछ नियम बताए जाते हैं :—

(१) जिस राशि की दशा का विचार करना हो—वह राशि बलवान् हो उसमें शुभ ग्रह बैठे हों—उसका स्वामी उस राशि में बैठा हो, उस राशि पर शुभ ग्रहों की दृष्टि हो, जन्म लग्न से वह राशि अच्छे स्थान में हो, उस राशि का स्वामी बलवान् हो, शुभ ग्रहों से सम्बन्ध करता हो, जन्म लग्न से अच्छे स्थान में बैठा हो तो उस राशि की दशा अच्छी कही जाती है।

(२) यदि राशि कमजोर हो, उसमें पाप ग्रह बैठे हों, उसका स्वामी शत्रु राशि या पाप राशि में बैठा हो उस राशि पर पाप ग्रहों की दृष्टि हो, जन्म लग्न से वह राशि अनिष्ट स्थान में हो, उस राशि का स्वामी कमजोर हो (अस्त, नीच राशि नीच या शत्रु नवांश आदि) उस पर पाप ग्रहों की दृष्टि हो या पाप ग्रहों से युत हो, जन्म लग्न से अनिष्ट स्थान में उस राशि का स्वामी बैठा हो तो उस राशि की दशा अनिष्ट फल करती है ।

अब जन्म लग्न से जिस स्थान पर वह राशि है, इसके तारतम्य से दशा फल बतलाया जाता है।

(१) यदि लग्न में हो तो शरीर का आरोग्य, सुख, यश, भूषण उत्तम पद, धन, पुत्र, स्त्री का सुख। यदि इस राशि का स्वामी शुभ ग्रह है तो शुभ फल यदि पाप ग्रह की राशि है तो शुभ फल नहीं होता। यदि पाप ग्रह और शुभ ग्रह दोनों लग्न-राशि में बैठे हों तो

मिश्र फल। यदि पाप ग्रह अधिक हों तो अधिक कष्ट, यदि शुभ ग्रह अधिक हों तो शुभ फल अधिक—यह मिश्र फल का अभिप्राय है आगे जहाँ भी, मिश्र फल' शब्द आवे यही फल समझना चाहिये। यदि लग्न में उच्च राशि का, अपनी राशि का, मित्र क्षेत्री (मित्र की राशि में) कोई ग्रह हो तो बहुत उत्तम पद प्राप्त होता है—राजा या सरकार से सम्मान प्राप्त होता है। यदि ग्रह नीच राशि, शत्रु राशि या अस्त होकर लग्न-राशि में हो तो पुत्र कष्ट, स्त्री कष्ट आदि निकृष्ट फल होते हैं।

(२) यदि जिस राशि का विचार कर रहे हों वह जन्म लग्न से दूसरे घर में हो तो धन और धान्य की वृद्धि, उत्तम भोजन, स्त्री, पुत्र सुख, नयी भूमि की प्राप्ति, राजा से सत्कार, विद्या प्राप्ति, बोलने में प्रवीणता, अच्छे आदमियों की गोष्ठी (सोसायटी) में समय व्यतीत होना आदि शुभ फल—यदि राशि शुभ हो तो होते हैं। पाप राशि होने से उलटा फल होता है।

(३) विचारणीय राशि यदि लग्न से तीसरे घर में हो तो महान् सुख, उत्तम भोजन, पराक्रम तथा धैर्य वृद्धि, विशेष उत्साह, मन पर संयम—यदि शुभ राशि हो तो यह सब शुभ फल होते हैं।

(४) यदि चतुर्थ घर में राशि हो तो, सवारी प्राप्ति, भूषण, मकान या जमीन में वृद्धि, तीर्थ यात्रा, बड़े आदमियों की सोसायटी, चित्त शुद्धि, उत्साह वृद्धि, खेती बाड़ी विशेष हो, स्त्री और पुत्र का सुख, बन्धुओं में वृद्धि, नवीन जायदाद प्राप्ति, शरीर सुख, लाभ—यदि शुभ राशि हो तो यह सब शुभ फल होते हैं। पाप-राशि हो तो चतुर्थ भाव सम्बन्धी अनेक प्रकार के कष्ट और नाश।

(५) यदि राशि लग्न से पाँचवें घर में पड़ती हो तो राजा से सत्कार, उत्तम पद प्राप्ति, स्त्री, पुत्र सुख, धैर्य, आरोग्य, बन्धुओं का पोषण अन्नदान, यश, आनन्द और उत्सव के अवसर, धनलाभ, अन्य बनों का उपकार करना आदि शुभफल होते हैं। यदि पंचम घर में शुभ

राशि हो तो यह सब शुभ फल होते हैं। यदि पाप राशि हो तो अशुभ फल। पाप राशि होने के साथ-साथ यदि चर राशि हो तो जातक पदच्युत हो जाता है।

(६) जन्म लग्न से छठे घर में पाप राशि हो तो उसकी दशा में अग्नि का भय, चोर, शत्रु, विष, राजा से पीड़ा, स्थान नाश, महाभय, प्रमेह, गुल्म, पाण्डु, संग्रहणी, क्षय, आदि रोग, अयश (बदनामी), बन्धन (जेल या गिरफ्तारी), ऋण (कर्ज़ा), दरिद्रता, पीड़ा आदि कष्ट फल। यदि शुभ राशि हो तो मिश्र फल होता है।

(७) यदि विचारणीय राशि लग्न से सातवें घर में हो तो विवाह (यदि विवाह की उम्र हो और जातक अविवाहित हो) स्त्री सुख (स्त्री की कुंडली में पति सुख) पुत्र सुख, उत्तम भोजन, खेती बाड़ी में वृद्धि, साझेदारी में रोज़गार (व्यापार), यश, राजा से सम्मान। यदि शुभ राशि हो, शुभ ग्रह युत हो तो अवश्य ही यह सब फल होते हैं।

(८) यदि राशि जन्म लग्न से अष्टम हो तो धन हानि, महान् दुःख, स्थाननाश, बन्धुनाश, गुह्य भागों में या पेट में रोग, शत्रु भय, दरिद्रता, अन्न का अभाव या अन्न में अरुचि—यदि पाप राशि हो, पाप ग्रह उसमें बैठा हो तो यह अनिष्ट फल अवश्य होते हैं।

(९) यदि विचारणीय राशि लग्न से नवें घर में हो तो शुभ समय जाता है; पुत्र, स्त्री, मित्र आदि का सुख, धन लाभ अच्छे कार्यों में सिद्धि, धार्मिक कृत्य, ऊंची श्रेणी के लोगों से सम्पर्क। यदि शुभ राशि हो तो सब कार्यों में सफलता आदि शुभ फल प्राप्त होता है। यदि पाप राशि हो तो उलटा फल होता है।

(१०) जिस राशि की दशा का फल विचार कर रहे हैं वह लग्न से दशम हो तो उच्च पदवी की प्राप्ति, राजा की कृपा, यश, स्त्री, पुत्र और अपने बन्धुओं से सत्संग, महान् उत्सव, हुकूमत, शरीर

सुख (उत्तम स्वास्थ्य) अच्छी गोष्ठी (सोसाइटी) में समय व्यतीत होना, ऐश्वर्य, अच्छे और बड़े कामों में सफलता आदि शुभ फल होते हैं।

(११) यदि राशि लग्न से ग्यारहवें घर में हो तो धन प्राप्ति, आरोग्य, नवीन और विचित्र वस्तुओं का लाभ, फ़र्नीचर, कालीन, सोफा आदि, स्त्री, पुत्र, बन्धुओं से प्रसन्नता, जो रुपया उधार दिया गया हो उसकी प्राप्ति, राजा से प्रेम, महान् आदमियों का सम्पर्क आदि (शुभ राशि हो तो) शुभ फल होते हैं।

(१२) यदि लग्न से बारहवें घर में राशि हो तो शरीर पीड़ा, अपने पद से अलग हो जाना (नौकरी छूटनी), चोर, अग्नि का भय, राजा का प्रकोप, राजा से पीड़ा, स्त्री कष्ट, पुत्र सम्बन्धी चिन्ता, आलस्य, जो उद्योग किया जाय उसमें असफलता, कर्म विकलता (अर्थात् जो कार्य हाथ में लिया हो उसमें परेशानी या काम न मिलने से परेशानी) आदि (यदि पाप राशि या पाप ग्रह से युत राशि हो तो) अशुभ फल होते हैं।

(१३) ऊपर जो लग्न से गिनने पर—जिस भाव में राशि हो उसके अनुसार जो फल बतलाया गया है उसमें यह अवश्य ध्यान में रखना चाहिये कि उस राशि का स्वामी कितना बलवान् है। यदि राशि का स्वामी बलवान् हो अपनी उच्च राशि, मित्र राशि, अपने नवांश आदि वर्गों में हो, मित्र के साथ बैठा हो, उस पर शुभ ग्रहों की दृष्टि हो तो शुभ फल होता है। यदि राशि का स्वामी बलहीन हो, नीच या शत्रु की राशि में हो, अस्त हो, पापग्रह या अशुभ ग्रहों से देखा जाता हो, छठे, आठवें या बारहवें घर में बैठा हो तो कष्ट फल होता है अर्थात् जिस राशि का स्वामी ऐसी दुःस्थिति में जन्म कुंडली में है—उस राशि का अनिष्ट फल होता है।

यदि राशि का फल अनिष्ट है किन्तु उसका स्वामी विशेष बलवान है तो परिणामतः शुभ फल ही होता है। दोनों (राशि

और राशीश) शुभ और बलवान् हों तो बहुत अधिक शुभ फल होगा। दोनों पाप युक्त, निर्बल हों तो परिणाम बहुत अनिष्ट होगा। राशि शुभ भी हो किन्तु उसका स्वामी निर्बल हो तो परिणामतः निकृष्ट फल ही होगा। अर्थात् राशि और स्वामी दोनों के विचार में स्वामी की ही प्रधानता है। किन्तु मान लीजिये मिथुन पापाक्रान्त पापदृष्ट है और कन्या राशि शुभाक्रान्त शुभ दृष्ट है—दोनों का स्वामी बुध ही है। तो मिथुन-बुध की दशा निकृष्ट फल करेगी। कन्या-बुध की दशा उत्तम जावेगी।

(१४) जिस राशि का विचार किया जा रहा है वह यदि चर राशि हो, उसका स्वामी चर राशि, चर नवांश में है तो जातक विदेश जावेगा। यदि ऊपर जो ३ चर लक्षण बताये गये हैं (चर राशि, राशीश चर में, राशीश चर नवांश में) इनमें कोई चर और कोई स्थिर में हों तो तारतम्य से फल कहना चाहिये।

(१५) संज्ञाध्याय में या कर्माजीवाध्याय में (देखिये बृहज्जातक) या ग्रहों के भिन्न-भिन्न राशियों या भावों में रहने के जो फल बताये गये हैं, राजयोग के या चन्द्रमा से गिनने पर (चन्द्रराशि से) कौन सा ग्रह कहाँ बैठ कर क्या योग बनाता है—उसका क्या फल है; दो ग्रहों या तीन ग्रहों के योग से क्या फल होते हैं आदि का विचार काल चक्रदशा फल बताते समय ध्यान में रखना चाहिये क्योंकि जब किसी का फल कह रहे हों तो उन सब योगों का फल भी (यदि राशि या राशीश उन योगों से सम्बद्ध हैं) उस राशि की दशा में होगा।

देह-जीव फल

ऊपर लग्न से विचारणीय राशि कहाँ है—इस आधार से उस राशि की दशा कैसी होगी यह बताया है। अब देह और जीव राशियों

में यदि भिन्न-भिन्न ग्रह हों तो, क्या फल उन देहराशियों की दशा का, या जीव राशियों की दशा का होगा यह बतलाते हैं :—

(१) यदि मंगल, सूर्य, शनि, राहु देह और जीव राशियों में हों तो एक-एक क्रूर ग्रह के योग से भी, उनकी दशा में मरण हो सकता है—यदि कई पाप ग्रह देह या जीव राशि में हों तो मरण में क्या सन्देह है ।

(२) यदि केवल देह राशि पापाक्रान्त (अर्थात् उसमें पाप ग्रह हों) हो तो महारोग (भयंकर व्याधि) । यदि जीव राशि पापाक्रान्त हो तो उसकी दशा में महान् भय। यदि दोनों में हो तो मृत्यु ।

(३) यदि दो क्रूर ग्रह ऊपर लिखे योग १ या २ में हों तो बहुत बढ़ता हुआ भयंकर रोग, यदि ३ ग्रह उपर्युक्त प्रकार से पीड़ा कारक हों तो अपमृत्यु । यदि चारों क्रूर ग्रहों ने देह तथा जीव राशियों को आक्रान्त कर रखा हो तो मृत्यु ।

(४) यदि एक साथ जीव राशि और देह राशि पापग्रहों से आक्रान्त हों तो राजभय, चोर भय आदि महाभय हों । सूर्य यदि अनिष्ट कारक ग्रह हो तो अग्नि से पीड़ा, चन्द्रमा पीड़ा कारक हो तो जल से क्लेश, भौम हो तो शस्त्र से चोट, बुध हो तो वायु से बाधा, बृहस्पति हो तो पेट का रोग, शुक्र हो तो अग्नि बाधा, शनि से गुल्म, रोग, राहु से विष से उत्पन्न रोग होते हैं । यह चारों योग जन्म कुंडली के हैं—किन्तु यदि जीव देह राशियों में गोचर से शुभ ग्रह जा रहे हों तो शुभ फल, पापग्रह जा रहे हों तो पाप फल होता है । अर्थात् गोचर भी देखना चाहिये ।

(५) यदि तृतीय बृहस्पति, सप्तम स्थान स्थित मंगल, जन्म स्थान में शनि, नवम में राहु, आठवें घर में चन्द्रमा, बारहवें घर में सूर्य, सप्तम में बुध, छठे शुक्र यदि पापग्रह के साथ हों या दुर्बल हों नीच या शत्रु राशि में हों और उन पर पापग्रहों की दृष्टि हो तो जातक दुःख प्राप्त करता है ।

देह या जीवराशियों में स्थित

ग्रहों के स्वभाव, गुण के अनुसार दशाफल

सौम्य ग्रह शुभ फल करता है। क्रूर ग्रह या पापग्रह दुष्ट फल करता है।

(१) सूर्य धननाश, आपत्ति, पीड़ा, ज्वर, शत्रुओं से भय, पदच्युति (स्थान छूट जाना), पित्त के रोग, गुल्म, संग्रहणी, क्षय, कान के रोग, पशु या बन्धुओं का मरण, भाई बहिनों का नाश करता है।

(२) चन्द्रमा अपने बन्धुओं से समागम, कन्या का जन्म, आरोग्य, (उत्तम स्वास्थ्य) भूषण, सुख, वस्त्र, राजा से सम्मान. दान, देवताओं का पूजन, ब्राह्मणों का सत्कार, पुण्य स्थानों की यात्रा (तीर्थ, मंदिरों की यात्रा) तीर्थ स्नान, उत्तम भोजन आदि शुभ फल करता है।

(३) मंगल, ज्वर, बीमारी, अग्नि, भय, चोर भय अपने बन्धुओं से कलह, भाई बहिनों का नाश, खेती और खेत का नुकसान, लड़ाई-झगड़ा (युद्ध) पदच्युति, गुल्म, बवासीर, कुष्ठ, विष और शत्रु से बाधा करता है। ज्वर फुंसी-फोड़े, पित्तरोग, ग्रंथि स्फोट, विष से पीड़ा अग्नि भय, शस्त्र या चोर से हानि, राजा से भय—यह सब मंगल की दशा का फल है।

(४) बुध अपने मित्रों और बन्धुओं से समागम, बड़े आदमियों की कृपा, विद्या और बुद्धि का प्रसार, अध्ययन, ज्ञान में वृद्धि, शास्त्र पठन. स्त्री, पुत्र तथा राजा से सुख, भूषण गौ, घोड़े, बकरी आदि का लाभ, विवेक, धन, बुद्धि और यश में विस्तार करता है।

(५) बृहस्पति महत्व को बढ़ाता है। नाना प्रकार के सुख, राजा से अभिषेक (अर्थात् राज सम्मान) स्त्री, पुत्र, से सुख, इनकी प्राप्ति, धन-लाभ, सुख, भूषण, उत्तम भोजन, आरोग्य, यश, परोपकार आदि शुभ फल प्रदान करता है।

(६) शुक्र रति, लाभ, सुख, विविध प्रकार के सुन्दर, वस्त्र, आभूषण, पशु, सवारी रत्न, स्त्रियों का सुख, भोग, गायन, दोस्तों की गोष्ठी (सोसाइटी), प्रताप वृद्धि, उत्तम यश आदि शुभ फल देता है।

(७) शनि कलह, बीमारी (शारीरक पीड़ा) मृत्यु, बन्धुओं को कष्ट, बन्धुओं से पीड़ा, अग्नि, शत्रु, भूत, पिशाच आदि का भय, विष से कष्ट, मानहानि, धननाश, स्त्री कष्ट, पुत्र कष्ट, घर, खेती, व्यापार गौ आदि पशुओं का विनाश उत्पन्न करता है और अभिमान के कारण मनुष्य दुःखी रहता है।

(८) राहु शरीर में पीड़ा, व्यर्थ घूमना, बन्धु कष्ट, लकवे आदि की बीमारी, राजा से भय उत्पन्न करता है।

(९) केतु चोर, अग्नि से पीड़ा, खून बहना, दरिद्रता, बन्धुनाश स्थान नाश आदि दुष्ट फल करता है।

यह ग्रहों के नैसर्गिक गुण हैं। जन्म कुंडली जितनी बलवान् होगी और विचारणीय राशि जितनी बलवान् होगी तथा विचारणीय राशि का स्वामी शुभग्रह जितना बलवान् होगा उतना अधिक शुभ फल उसका होगा। जन्म कुंडली जितनी कमज़ोर होगी—उसमें जितने अधिक दुर्योग पड़े होंगे—विचारणीय राशि जितनी कमज़ोर, पापक्रान्त, पाप दृष्ट होगी, उसका स्वामी जितना कमज़ोर होगा, उतना ही कष्ट फल, पापग्रह की दशा का अधिक होगा।

विविध गतियाँ

अब केवल एक विषय और समझाकर यह कालचक्र दशा का प्रकरण समाप्त किया जाता है। इसमें सब राशियों की दशा क्रम से नहीं है—(i) मीन से वृश्चिक (ii) कन्या से कर्क (iii) सिंह से मिथुन (iv) धनु से मेष (v) वृश्चिक से मीन (vi) मेष से धनु

छः गतियाँ ऐसी हैं जो क्रम का उल्लंघन करती हैं। मेष, वृष, मिथुन ....इस प्रकार क्रम से राशियों की दशा हो या उत्क्रम उलटा (उलटी गति) मीन, कुंभ, मकर आदि हो तो उसमें कोई विशेष बात नहीं। किन्तु मेष से उछलकर धनु में या धनु से उछलकर मेष में जाना या वृश्चिक से छलांग मार का मीन में जाना या मीन से छलांग मारकर वृश्चिक में आना या एक राशि कूदकर मिथुन से बुध या कर्क से कन्या में जाना या एक राशि कूदकर सिंह से मिथुन में जाना, ऐसी दशाओं के प्रारम्भ में प्रायः कष्ट होता है।

कालचक्रदशा की काफी व्याख्या ऊपर की जा चुकी है। अब १४ श्लोकों के आगे के श्लोक अन्य प्रकार की दशा, कितने वर्ष की होती है आदि वर्णन करते हैं। इसलिये अब १५वें श्लोक की व्याख्या की जाती है।

उत्पन्न आधान और क्षेम महादशाएं

महादशासु यत्फलं प्रकीर्तितं मया पुरा।
तदेव योजयेद् बुधो दशासु पंचमादिषु ॥१५॥

महादशाओं के विचार जो अन्य महादशाओं के लिये बताये गये हैं वह "उत्पन्न" महादशा, 'क्षेम' महादशा और "आधान महादशा" में भी लागू करने चाहियें ॥१५॥

जन्मर्क्षात्परतस्तु पञ्चमभवाऽथोत्पन्नसंज्ञा दशा
स्यादाधानदशाऽप्यतोऽष्टमभवात् क्षेमान्महाख्या दशा।
आसामेव दशावसानसमये मृत्युप्रदा स्यान्नृणां
स्वल्पानल्पसमायुषां त्रिवर्षपञ्चर्क्षेशदायान्तिमे ॥१६॥

जन्म नक्षत्र से पांचवां नक्षत्र कौन सा हुआ ? इस नक्षत्र से गिनने पर जो महादशा चले उसे "उत्पन्न" महादशा कहते हैं। जन्म नक्षत्र से आठवां नक्षत्र गिनिये। इस आठवें नक्षत्र से प्रारंभ कर जो महादशा लगाई जाती हैं वे "आधान" दशा कहलाती हैं। इसी प्रकार जन्म नक्षत्र से चौथे नक्षत्र से जो महादशा लगाई जाती है उसे क्षेम दशा कहते हैं

यदि तीनों प्रकार की दशा किसी एक समय ही (वर्ष तथा मास विशेष में) समाप्त होवें तो वह मारक का समय होता है। अल्पायु योग वाले को तृतीय दशा, मध्यायु वाले को पंचम दशा और दीर्घायु व्यक्ति को सातवीं दशा मारक होती है ॥१६॥

निसर्गदशा

एकं द्वे नव विंशतिर्धृतिकृतिः पञ्चाशदेषां क्रमात्
चन्द्रारेन्दुजशुक्रजीवदिनकृद्दैवाकरीणां समाः ।
स्वैः स्वैः पुष्टफला निसर्गजनितैः पक्तिर्दशाया क्रमा-
दन्ते लग्नदशा शुभेति यवना नेच्छन्ति केचित्तथा ॥१७॥

चन्द्रमा का १ वर्ष, मंगल के २ वर्ष, बुध के ९ वर्ष, शुक्र के २० वर्ष, बृहस्पति के १८ वर्ष, सूर्य के २० वर्ष, शनि के ५० वर्ष नैसर्गिक दशा में होते हैं। यवनों के मत से कि शनि के ५० वर्ष में लग्न दशा भी सम्मिलित है, अन्य लोगों को मान्य नहीं है। जो ग्रह जन्म कुंडली में अच्छा पड़ा हो वह शुभ, जो अनिष्ट पड़ा हो वह पाप फल करता है। ग्रहों का बल (षड्बल) निकाल कर जो नैसर्गिक दशा लगाई जाती है उसके लिये केशवीय जातक पद्धति तथा श्रीपति पद्धति देखनी चाहिये ॥१७॥

अंशदशा

लिप्तीकृत्य भजेद् ग्रहं खखजिनैस्तच्छिष्टमायुष्कला
आशाखाश्विहृताब्दमासदिवसाः सत्योदितेंऽशायुषि ।
वक्रिण्युच्चगते त्रिसङ्गुणमिदं स्वांशत्रिभागोत्तमे
द्विघ्नं नीचगतेऽर्धमप्यथ दलं मौढ्ये सितार्कौ विना ।।१८।।

प्रत्येक ग्रह की राशि, अंश, कला के कला बनाकर २४०० से भाग दीजिये। जो शेष रहे उतनी आयुष्कला वह ग्रह प्रदान करता है। इन आयुष्कलाओं को २०० से भाग दीजिये। लब्धिः=वर्ष। शेष को १२ से गुणा कर २०० का भाग दीजिये। लब्धि=मास। शेष को ३० से गुणाकर २०० का भाग दीजिये। लब्धि=दिन। यह सत्याचार्य का मत है। यदि ग्रह उच्च राशि में हो या वक्री हो तो उसके प्रदत्त जो वर्ष, मास, दिन आवें उनको तिगुना कर लेना चाहिये। यदि ग्रह स्वनवांश, स्वद्रेष्काण या वर्गोत्तम हो तो उसके प्रदत्त जितने वर्ष, मास, दिन आवें उनको दुगुना करना चाहिये। यदि ग्रह नीच राशि में हो या अस्त हो तो उसके दिये हुए वर्ष, मास, दिन को आधा कर दीजिये। लेकिन यह अस्तंगत ग्रह की दशा को आधी करने की प्रक्रिया शुक्र और शनि को लागू नहीं होती ।।१८।।

सर्वार्द्धंत्रिकृतेषुषड्मितलवह्रासोऽसतामुत्क्रमा-
द्व्रिःफात्सत्सु दलं तदा हरति बल्येको बहुष्वेकभे ।
त्र्यंशोनं रिपुभे विना क्षितिसुतं सत्योपदेशे दशा
लग्नस्यांशसमा बलिन्युदयभेऽस्यात्रापि तुल्यापि च ।।१९।।

यदि पापग्रह बारहवें घर में हो तो उसकी प्रदत्त आयु पूरी कम कर दी जाती है; यदि ग्यारहवें घर में हो तो $\frac{1}{2}$ कम कीजिये;

दसवें घर में हो तो $\frac{1}{3}$ कम करें; नवें घर में हो तो $\frac{1}{4}$ कम करें; आठवें घर में हो तो $\frac{1}{5}$ कम करे, सातवें घर में हो तो $\frac{1}{6}$ कम करें।

यदि शुभग्रह इसी प्रकार १२वें, ११वें, १०वें, ९वें, ८वें, या ७वें घर में हो तो पापग्रह होता तो जितनी आयु कम करते उसका आधा भाग कम कीजिये। यदि एक से अधिक ग्रह सातवें से १२वें—इन छः भावों में से किसी में हो तो केवल जो सबसे अधिक बली हो उसी की प्रदत्त आयु में कमी करते हैं—अन्य ग्रहों की प्रदत्त आयु में कमी नहीं करते। मंगल को छोड़कर अन्य ग्रह यदि शत्रु राशि में हों तो उनकी प्रदत्त आयु में तिहाई ($\frac{1}{3}$) कम कर देते हैं।

सत्याचार्य का मत है कि—जितने नवांश लग्न में उदित हों उतनी आयु लग्न की होती है। चाहे लग्न बलवान् हो या निर्बल यही नियम लागू होता है।

सत्योपदेशो वरमत्र किन्तु
कुर्वन्त्ययोग्यं बहुवर्गणाभिः।
आचार्यकं त्वत्र बहुघ्नतायाम्
एके तु यद्भूरि तदेव कार्यम् ॥२०॥

मय या जीव शर्मा के बताये गये नियमों की अपेक्षा सत्याचार्य का क्रम श्रेष्ठ है। किन्तु अनेक प्रकार के ह्रास (कम करने या घटाने) के नियम ऊपर बताये गये हैं। जब कई प्रकार के ह्रास प्राप्त हों तो क्या सब प्रकार के ह्रास करने? इस विषय में कहते हैं :—

(१) जब कई प्रकार के ह्रास प्राप्त हों (जैसे १२ से ७वें स्थान तक १२, ११, १०, ९, ८, ७ इन स्थानों में स्थित, नीच राशि गत स्थिति, शत्रु राशि स्थिति, अस्तंगत होना—इन प्रत्येक में

कम करना बताया गया तो जिस परिस्थिति (नियम) में सबसे अधिक कम करना बताया गया है केवल वही नियम लागू करना।

(२) इसी प्रकार उच्च या वक्र आदि में 'वृद्धि' की जाती है। इसलिये ऐसी स्थिति में भी केवल एक 'वृद्धि' करना—वही एक नियम लागू करना जिसमें सबसे अधिक 'वृद्धि' लागू होती हो ॥ २० ॥

पिण्डायुर्दशा

धेयं शूर शके ख्रियं स्मय परे निद्राः समा भास्करात्
पिण्डाख्यायुषि पूर्ववच्च हरणं सर्वं विदध्यादिह ।
लग्ने पापिनि भं विनोदयलवैर्निघ्नं नताङ्गैर्हृतं
त्याज्यं सौम्यनिरीक्षितेऽर्धमृणमत्रायुष्यभिज्ञा विदुः ॥२१॥

सूर्य आदि ग्रह यदि अपनी उच्च राशि में परमोच्च अंश पर हों तो प्रत्येक ग्रह के निम्नलिखित वर्ष होते हैं :

सूर्य १९, चन्द्रमा २५, मंगल १५, बुध १२, बृहस्पति १५, शुक्र २१ तथा शनि २० वर्ष । यदि नीच राशि–परम नीच अंश में हो तो ० (कुछ नहीं) । मध्य में अनुपात से लगाना । जो ह्रास तथा वृद्धि के नियम अंशायु के लिये बताये गये हैं, वे इस पिंडायु में भी लागू करना। यदि कोई क्रूर ग्रह लग्न में हो तो जितने अंश कला लग्न के हों उनकी कला बना लीजिये (राशि के अंश कला नहीं बनाये जाते—केवल अंश कला की कला बनायी जाती हैं) । इनका, जो आयु ग्रह प्रदत्त आयुओं का जोड़ आवे—उससे गुणा कर २१६०० का भाग दीजिये । जो भजनफल आवे उसको पूर्ण आयु में घटा दीजिये । यदि लग्न में शुभ ग्रह हो तो पापग्रह होने से जितना घटाते उससे आधा घटाइये । ऐसा विद्वानों का मत है ॥२१॥

लग्नदशामंशसमां बलवत्यंशे वदन्ति पैण्डाख्ये ।
बलयुक्तं यदि लग्नं राशिसमैवात्र नांशोत्था ॥२२॥

पिण्डायुर्दाय में—यदि लग्न नवांश बली हो तो (i) लग्न प्रदत्त आयु उतनी होती है जितने लग्न नवांश उदित हों। यदि लग्न राशि बलवान् हो तो लग्न दत्त आयु उतने लग्न संख्या के हिसाब से होती है—मेष लग्न १ वर्ष, वृष लग्न २ वर्ष इत्यादि ।

हरणं नीचेऽर्द्धमृणं स्यात्पूर्णं प्रोक्तवर्षमुच्चगृहे ।
पैण्डादौ म्यन्तरगे प्राज्ञैस्त्रैराशिकं चिन्त्यम् ॥२३॥

पैण्डाख्यमायुर्ब्रुवते प्रधानं
मणित्थचाणक्यमयादयश्च ।
एतन्न साध्वित्यवदद्वदन्तो
वराहसूर्यस्य तथैव वाक्यम् ॥२४॥

मणित्थ, चाणक्य, मय तथा अन्य आचार्यों ने "पिंडायु" को आयुर्दाय निश्चित करने का सर्वोत्तम प्रकार बताया है। परन्तु सत्याचार्य के मत से यह प्रकार साधु (उत्तम) नहीं है। वराहमिहिर के मत से भी यह उत्तम प्रकार नहीं है ॥२४॥

सूर्यादिकानां स्वमतेन जीव-
शर्मा स्वरांशं परमायुषोऽत्र ।
अस्यापि सर्वं हरणं विधेयं
पूर्वोक्तवल्लग्नदशामपोह ॥२५॥

जीवशर्मा का मत है कि १२० वर्ष ५ दिन को ७ से भाग दीजिये:

१७ वर्ष ७३ दिन आये। प्रत्येक ग्रह १७ वर्ष ५ दिन प्रदान करता है। इस प्रत्येक ग्रह प्रदत्त १७ वर्ष २ मास १३ दिन में भी उन सब 'हरण' (ह्रास-घटाना, आदि) करना चाहिये जो पहिले बता चुके हैं। जैसे पहिले बता चुके हैं—वैसे लग्न प्रदत्त आयु भी जोड़नी चाहिये ॥२५॥

नृणां द्वादशवत्सरा दशहता ह्यायुःप्रमाणं परै-
राख्यातं परमं शनेस्त्रिभगणं यावत्परैरीरितम् ।
कैश्चिच्चन्द्रसहस्रदर्शनमिह प्रोक्तं कलौ किन्तु यत्
वेदोक्तं शरदः शतं हि परमायुर्दायमाचक्ष्महे ॥२६॥

कुछ लोगों ने मनुष्य की पूर्ण आयु १२० वर्ष कही है। कुछ अन्य की राय है कि शनि को ३ भ्रमण करने में जितना समय लगे उतनी मनुष्य की परमायु होती है। तीसरा मत यह है कि चन्द्रमा को १००० (एक हज़ार) परिभ्रमण में जितना समय लगता है—उतनी परमायु होती है। लेकिन हमारा विचार है कि कलियुग में वेदोक्त १०० वर्ष पूर्ण आयु होती है। श्रुति का वाक्य है "शतायुर्वै पुरुषः"।

लग्नादित्येन्दुकानामधिकबलवतः स्याद्दशादौ ततोऽन्या
तत्केन्द्रादिस्थितानामिह बहुषु पुनर्वीर्यतो वीर्यसाम्ये ।
बह्वायुर्वर्षदातुः प्रथममिनवशाच्चोदितस्याब्दसाम्ये
वीर्यं किन्त्वत्र सन्धिग्रहविवरहतं भावसन्ध्यन्तराप्तम् ॥२७॥

लग्न, सूर्य और चन्द्र—इनमें जो बली होगा। उसकी दशा प्रथम आवेगी। तब उन ग्रहों की दशा आवेगी जो इस 'बली' (सूर्य, चन्द्र या लग्न) से केन्द्र में हों। तब उनकी जो इस बली से

पणफर' में हो, तब उनकी जो आपोक्लिम में हों। मान लीजिये १ से अधिक ग्रह केन्द्र में, है किस की दशा सर्वप्रथम आवेगी ? उसकी जो बली ग्रह से केन्द्र स्थित ग्रहों में सबसे बलवान् हो। यदि समान बली हों तो जो अधिक आयुकाल (वर्ष आदि) प्रदान कर रहा हो। यदि प्रदत्त आयुकाल भी बराबर हो तो उस ग्रह की दशा सर्वप्रथम आवेगी जो सूर्य से अस्त होकर सर्व प्रथम उदित होगा। यह क्रम प्रायः निम्नलिखित है (i) लग्न, सूर्य, चन्द्र, मंगल, बुध, बृहस्पति, शुक्र, शनि। यहाँ ग्रह का बल निम्न लिखित प्रकार से निकाला जाता है—भावमध्य से जितने अंश कला विकला पर ग्रह हो—उस अंतर को—भाव मध्य से भाव संधि के अंतर से भाग दीजिये।

अंशोद्भवं लग्नबलात्प्रसाध्य-
मायुश्च पिण्डोद्भवमर्कवीर्यात्।
नैसर्गिकं चन्द्रबलात्प्रसाध्यं
ब्रूमस्त्रयाणामपि वीर्यसाम्ये ॥२८॥

यदि लग्न बली हो तो अंशायुर्दाय लगाइये, सूर्य बली हो तो पिंडायु, चन्द्रमा बली हो निसर्गायु। यदि तीनों बली हों तो? आगे के श्लोक बताते हैं। ॥२८॥

तेषां त्रयाणामिह संयुतिस्तु
त्रिभिर्हृता सैव दशा प्रकल्प्या।
वीर्ये द्वयोरैक्यदलं तयोः स्यात्
चेज्जीवशर्मायुरमी बलोनाः ॥२९॥

यदि तीनों बली हों तो तीनों से जो आयु आती है—उनको जोड़

कर ३ से भाग दीजिये। यदि दो बली हों तो जो आयु आवे उनको जोड़कर २ का भाग दीजिये। यदि तीनों निर्बल हों तो जीव शर्मा ने जो प्रकार बताया है, उस प्रकार से आयु निकालिये। ॥२९॥

कालचक्रदशा ज्ञेया चन्द्रांशेशे बलान्विते।
सदा नक्षत्रमार्गेण दशा बलवती स्मृता ॥३०॥

चन्द्रमा जिस नवांश में हो उसका स्वामी बलवान् हो तो काल चक्र दशा से विचार करना चाहिये। नक्षत्र दशा (विंशोत्तरी दशा) सदा बलवती होती है। ॥३०॥

समाः षष्टिर्द्विघ्ना मनुजकरिणां पञ्च च निशा
हयानां द्वात्रिंशत्खरकरभयोः पञ्चककृतिः।
विरूपा साप्यायुर्वृषमहिषयोर्द्वादश शुनां
स्मृतं छागादीनां दशकसहिताः षट् च परमम् ॥३१॥

मनुष्य (स्त्री या पुरुष) तथा हाथी की परमायु १२० वर्ष की, घोड़ों की ३२ वर्ष, ऊँट और गधों की परमायु २५ वर्ष की, बैल और भैंस की आयु २४ वर्ष, कुत्ते की १२ वर्ष तथा भेड़ वगैरह की १६ वर्ष। ॥ ३१ ॥

ये धर्मकर्मनिरता विजितेन्द्रिया ये
ये पथ्यभोजनजुषो द्विजदेवभक्ताः।
लोके नरा वर्षति ये कुलशीललीलां
तेषामिदं कथितमायुरुदारधीभिः ॥३२॥

जो धर्म कर्म में निरत है (शास्त्रों में बताये गये धर्म और कर्म करते हैं) जितेन्द्रिय, पथ्य भोजन (स्वास्थ्य के अनुकूल पदार्थ जितनी मात्रा में जितनी बार खाना चाहिये उतना ही भोजन) करते हैं, ब्राह्मण और देवताओं के जो भक्त हैं जो अपने कुल, शील की मर्यादानुसार आचार-विचार का पालन करते हैं—उनकी आयुर्दाय ऊपर विद्वानों ने बताई हैं। ॥ ३२ ॥

तेईसवां अध्याय

अष्टकवर्ग

ग्रहों के विभिन्न राशियों में भ्रमण करने से व्यक्ति विशेष पर क्या शुभाशुभ प्रभाव होता है इसे गोचर फल कहते हैं। साधारणतः जन्म राशि (जिस राशि में जन्म के समय चन्द्रमा हो) से गोचर विचार किया जाता है। उदाहरण के लिये जन्मकालीन चन्द्र राशि से जब चतुर्थ राशि में बृहस्पति भ्रमण करें तो अनिष्ट फल—जब साल भर के बाद जन्म राशि से पाँचवीं राशि में बृहस्पति आ जावे तो उत्तम फल—जब फिर बृहस्पति छठी राशि में आ जावे, तो जन्म चन्द्रमा से षष्ठ होने के कारण अनिष्ट फल आदि विचार गोचर विचार कहलाता है।

गोचर विचार में जन्म के ग्रह जहाँ हों वहीं माने जाते हैं और जिस समय का गोचर विचार करना हो उस समय विचारणीय ग्रह कहाँ हैं यह पंचांग में देखा जाता है। गोचर विचार केवल जन्मकालीन चन्द्रमा से करना, यह साधारण प्रथा है। किन्तु जो विशेष सूक्ष्म विचार करते हैं उनका कहना है कि मान लीजिये जन्मकालीन चन्द्रमा से तो आजकल बृहस्पति अनिष्ट स्थान पर है परन्तु जन्मकालीन अन्य ग्रहों से यदि बृहस्पति अच्छे स्थान पर हो तो क्या आप गोचरस्थ बृहस्पति को निकृष्ट कहेंगे? या इसका उलटा दृष्टांत लीजिये। जन्मकालीन चन्द्रमा से तो बृहस्पति इष्ट स्थान पर है किन्तु सूर्य, मंगल, बुध, जन्मकालीन बृहस्पति, शुक्र, शनि और जन्म लग्न से आजकल बृहस्पति अनिष्ट स्थान पर हो तो क्या आप गोचरस्थ (जहाँ आजकल बृहस्पति जा रहा हो उसे) शुभ कहेंगे? कहने का तात्पर्य यह है कि जैसे चन्द्रमा से गोचर विचार किया जाता है वैसे ही अन्य ग्रहों और लग्न से

गोचर विचार को अष्टक वर्ग विचार कहते हैं। अष्टक का अर्थ है आठ। यह आठ कौन-कौन हैं—सात ग्रह और जन्म लग्न। आठों से विचार करने पर कोई भी ग्रह अधिक के दृष्टिकोण से शुभ हो तो शुभ और अशुभ हो तो अशुभ। यह अष्टक वर्ग विचार कहलाता है।

गोचरग्रहवशान्मनुजानां यच्छुभाशुभफलाभ्युपलब्ध्यै ।
अष्टवर्ग इति यो महदुक्तस्तत्प्रसाधनमिहाभिदधेऽहम् ॥१॥

ग्रहों के गोचरवश (विभिन्न राशियों में भ्रमणवश) क्या शुभ या अशुभ फल होता है। यह जानने के लिये अष्टक वर्ग की बहुत प्रशंसा की गई है। इसलिये अब मैं अष्टक वर्ग बनाना बताता हूँ ॥१॥

आलिख्य सम्यग्भुवि राशिचक्रं ग्रहस्थितिं तज्जननप्रवृत्ताम् ।
तत्तद्ग्रहर्क्षात्क्रमशोऽष्टवर्गं प्रोक्तं करोत्यक्षविधानमत्र ॥२॥

पहले भूमि पर राशि चक्र आदि बनाने की प्रथा थी और जहाँ पर बिन्दी लगानी होती वहाँ रुद्राक्ष का दाना या अन्य कोई गोली के आकार का फल रखकर गणना किया करते थे किन्तु अब हम लोग सब कार्य कागज पर करते हैं और जहाँ पर गोली का निशान बनाना हो वहाँ ० (शून्य) का चिह्न लगा देते हैं। इसलिये श्लोकों में यद्यपि अक्ष (गोली) रखना आदि लिखा है तथापि हम अपनी व्याख्या में इस

दक्षिण भारत में शुभ स्थानों पर बिन्दु रक्खे जाते हैं अशुभ स्थानों पर रेखा।

उत्तर भारत में शुभ स्थानों पर रेखा रखी जाती है अशुभ स्थानों पर बिन्दु। बात एक ही है। तात्पर्य शुभ या अशुभ से है—चाहे उसे रेखा कहिये या बिन्दु।

विषय को आधुनिक तरीके से समझावेंगे। कागज पर जन्म कुंडली बना लीजिये, जन्म लग्न तथा जन्म कुण्डली में जो ग्रह जहाँ हो ध्यानपूर्वक लिखें। नीचे के श्लोकों में सात ग्रहों के सात चक्र और एक सातों की सम्मिलित संख्या का चक्र, इस प्रकार कुल आठ चक्र बनाने बताये गये हैं। मान लीजिये आप को साथ में दी गई जन्मकुंडली के अष्टक वर्ग चक्र बनाने हैं। यहाँ जो अष्टक वर्ग चक्र बनाने बताये गये हैं, उनमें राहु और केतु की आवश्यकता नहीं पड़ती क्योंकि ये दोनों ग्रह अवश्य हैं परन्तु इनका शरीर पिंड नहीं है। ये केवल गणित सिद्ध स्थान मात्र हैं। सर्वप्रथम सूर्य का अष्टक वर्ग साधन लिखते हैं ॥२॥

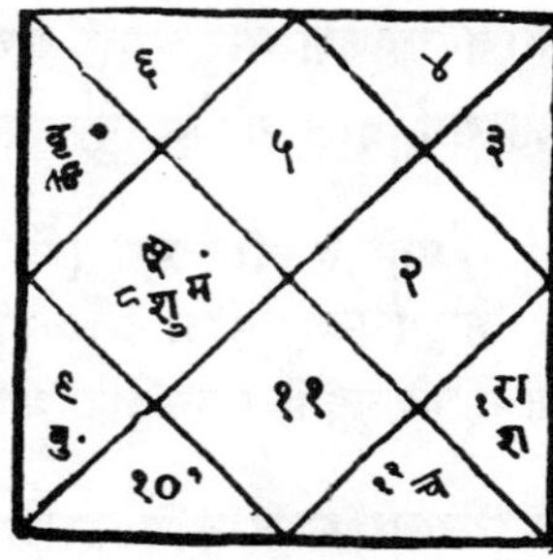

पुत्रीवसाहिधनिकेऽर्ककुजार्कजेभ्यो
मुक्ताङ्के सुरगुरोर्भृगुजात्तथाब्धेः ।
ज्ञाद्गोमतीधनपरा रविरिष्टदोऽब्जात्-
धीतोऽश्मयेष्युदयभाल्लघुताम्रपात्रे ॥३॥

सूर्य अपने स्थान से १–२–४–७–८–९–१०–११ स्थानों में शुभ होता है इस कारण जिस राशि में जन्मकालीन सूर्य है उस राशि से १–२–४–७–८–९–१०–११ स्थानों में बिन्दु ० लगाइये। इसी प्रकार चन्द्रमा से ३–६–१०–११ इन स्थानों पर सूर्य शुभ होता है। मंगल से और शनि से भी १–२–४–७–८–९–१०–११ स्थानों में सूर्य शुभ होता है। बृहस्पति से ५–६–९–११ स्थानों पर जब गोचर-वश सूर्य भ्रमण करता है तो उत्तम फल देता है। शुक्र से ६–७–१२

स्थानों पर सूर्य गोचरवश शुभ होता है। जन्मकालीन बुध से ३–५–६–९–१०–११ और १२वें स्थान में जब सूर्य आता है तो शुभ फल देता है। जो-जो स्थान शुभ बताये गये हैं उनसे अन्यत्र अशुभ फल समझना चाहिये। लग्न से ३–४–६–१०–११–१२ स्थानों में शुभ बिन्दु लगाइये। शुभ स्थानों में बिन्दु लगाइये। सातों ग्रहों से शुभ स्थानों में बिन्दु लगाने से साथ का चक्र बनेगा। यह सूर्य का अष्टक वर्ग तैयार हुआ। इस में कुल ४८ बिन्दु हुए जिनका विवरण निम्नलिखित है :

सूर्य का अष्टक वर्ग

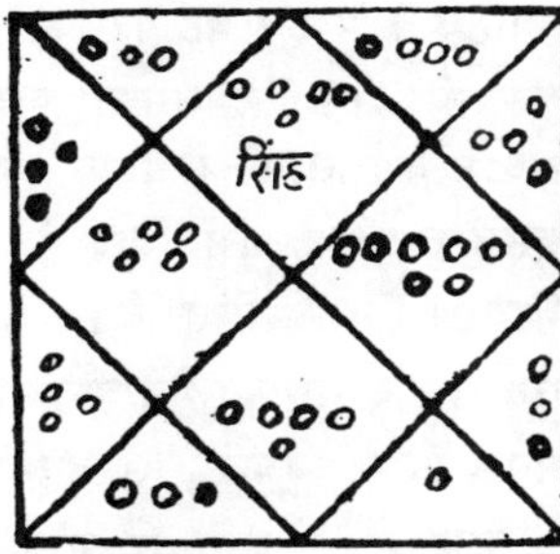

सूर्य से ८, चन्द्रमा से ४, मंगल से ८, बुध से ७, बृहस्पति से ४, शुक्र से ३, शनि से ८ और लग्न से ६ ॥१३॥

गीतासौ जनके रवेः कलितसान्निध्ये तुषारद्युतेः
भौमाच्छ्रीगुणिते धनस्य युगवन्मासाब्दनित्ये बुधात् ।
जीवात्कौरवसज्जनस्य भृगुजाद्गूढात्मसिद्धाज्ञया
मन्दाद्वाराणचये तनोर्गतिनये चन्द्रः शुभो गोचरे ॥४॥

इस श्लोक में चन्द्रमा का अष्टक वर्ग बनाना बताया जाता है :—

सूर्य से चन्द्रमा ३–६–७–८–१०–११ स्थानों में शुभ होता है। जन्मकालीन चन्द्र राशि से जब चन्द्रमा स्वयं १–३–६–७–१०–११ स्थानों पर आता है तो शुभ होता है। मंगल से २–३–५–६–९–१०–११ स्थान शुभ हैं। बुध से १–३–४–५–७–८–१०–११ शुभ स्थान हैं। बृहस्पति से गोचरवश चन्द्रमा निम्नलिखित स्थानों पर

शुभ होता है: १-२-४-७-८-१०-११* शुक्र से ३-४-५-७-९-१०-११ स्थानों में चन्द्रमा शुभ प्रभाव दिखाता है। शनि से ३-५-६-११ शुभ स्थान हैं और लग्न से ३-६-१०-११। इन स्थानों पर शुभ बिन्दु लगाने चाहियें। पृष्ठ ५३८ पर जो जन्म कुण्डली दी गई है उसका चन्द्रमा का अष्टक वर्ग साथ में दिया गया है। इसमें कुल ४९ शुभ बिन्दु हैं जिनका विवरण निम्नलिखित है। ६ बिन्दु सूर्य से, ६ जन्मकालीन चन्द्रमा से, ७ मंगल से, ८ बुध से, ७ बृहस्पति से, ७ शुक्र से, ४ शनि से और ४ ही लग्न से शुभ स्थानों में डाले गये हैं।

चन्द्रमा का अष्टक वर्ग

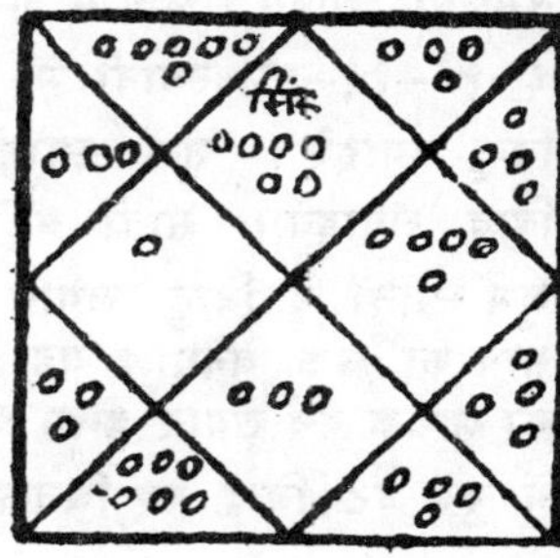

तीक्ष्णांशोर्गणितानके शिशिरगोर्लाक्षाय भूमेः सुतात्
पुत्रीवासजनाय चन्द्रतनयाद्गोमेतके गोष्पतेः।
तन्नाकारि सितात्तदा कुरुशनेः कोवासदाधेनुको
लग्नात्स्वात्कलितं नयेत् क्षितिसुतः क्षेमप्रदो गोचरे ॥५॥

अब मंगल का अष्टक वर्ग बनाना बताया जाता है। मंगल के अष्टक वर्ग में निम्नलिखित शुभ स्थान हैं।

---

*वराहमिहिर और मन्त्रेश्वर का इस विषय में मतभेद है। वराहमिहिर के मत से जन्मकालीन बृहस्पति से १-४-७-८-१०-११-१२ इन स्थानों में चन्द्रमा शुभ होता है।

मंगल का अष्टक वर्ग

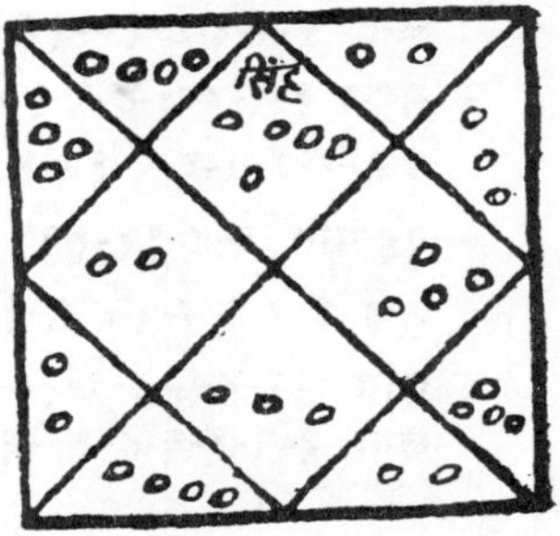

सूर्य ३-५-६-१०-११
चन्द्र ३-६-११
मगल १-२-४-७-८-१०-११
बुध ३-५-६-११
बृहस्पति ६-१०-११-१२
शुक्र ६-८-११-१२
शनि १-४-७-८-९-१०-११
लग्न से १-३-६-१०-११

जन्मकालीन ग्रह जहां हैं वहां से उपर्युक्त स्थानों पर शुभ बिन्दु डालने से मंगल का अष्टक वर्ग तैयार होगा जो ऊपर दिया है ।

मंगल के अष्टक वर्ग में कुल ३९ शुभ बिन्दु पड़ते हैं, इनका विवरण निम्नलिखित है । सूर्य से ५, चन्द्रमा से ३, मंगल से ७, बुध से ४, बृहस्पति से ४, शुक्र से ४, शनि से ७ और लग्न से ५ ॥५॥

सौम्याद्योगशतं धनैः कुरुरवेर्मोषाधिकश्चोगुरोः
तेजो यत्र यमारयोः पुरवसन्दिग्धेनये भार्गवात् ।
पुत्रो गर्भमहान्धके परभृतां दानाय लग्नात्सुधा-
मूर्तेः प्रावृषि जानकी शशिसुतस्त्वत्र स्थितश्चेच्छुभः ॥६॥

अब बुध का अष्टक वर्ग बनाना बताया जाता है । बुध का अष्टक वर्ग बनाने में किन ग्रहों से किन स्थानों में शुभ बिन्दु डाले जाते हैं यह बताते हैं ।

सूर्य ५-६-९-११-१२
चन्द्र २-४-६-८-१०-११
मंगल १-२-४-७-८-९-१०-११
बुध १-३-५-६-९-१०-११-१२
बृहस्पति ६-८-११-१२
शुक्र १-२-३-४-५-८-९-११
शनि १-२-४-७-८-९-१०-११
लग्न १-२-४-६-८-१०-११

बुध का अष्टकवर्ग

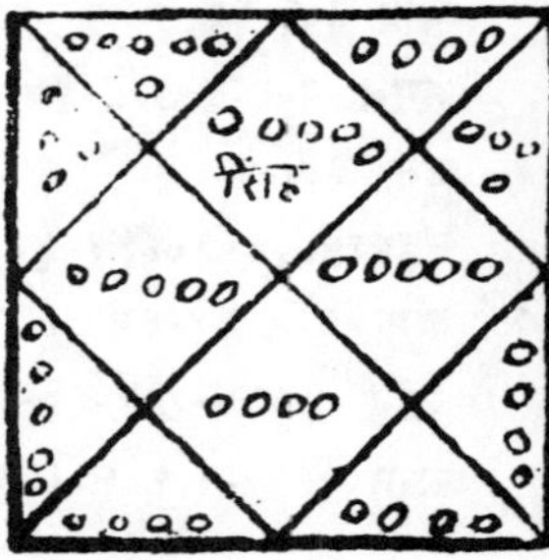

इस प्रकार बुध के अष्टक वर्ग में कुल ५४ शुभ बिन्दु पड़ते हैं। सूर्य से ५, चन्द्र से ६, मंगल से ८, बुध से ८, बृहस्पति से ४, शुक्र से ८, शनि से ८ और लग्न से ७ ॥६॥

अब बृहस्पति का अष्टक वर्ग बनाना बताया जाता है ।

मार्तण्डात्करलाभसज्जधनिके चन्द्राद्र्मेसाळिके
भौमार्त्कि प्रभुसूदनाय कुरवः शिक्षाधनाढ्ये बुधात् ।
पुत्री गर्भसदानके सुरगुरोः स्वल्लक्ष्मिचन्द्रे शनेः
श्रीमन्तो धनिकाः सितात्कररिविशेषे सिद्धिनित्यं तनोः ॥७॥

किस ग्रह से किस-किस स्थान पर शुभ बिन्दु लगाने चाहियें, यह नीचे स्पष्ट कर ५३८ पृष्ठ पर दी गई जन्मकुंडली का बृहस्पति का अष्टक वर्ग नीचे बनाया जाता है ।

सूर्य १-२-३-४-७-८-९-१०-११
चन्द्र २-५-७-९-११
मंगल १-२-४-७-८-१०-११
बुध १-२-४-५-६-९-१०-११
बृहस्पति १-२-३-४-७-८-१०-११
शुक्र २-५-६-९-१०-११
शनि ३-५-६-१२
लग्न १-२-४-५-६-७-९-१०-११

बृहस्पति का अष्टक वर्ग

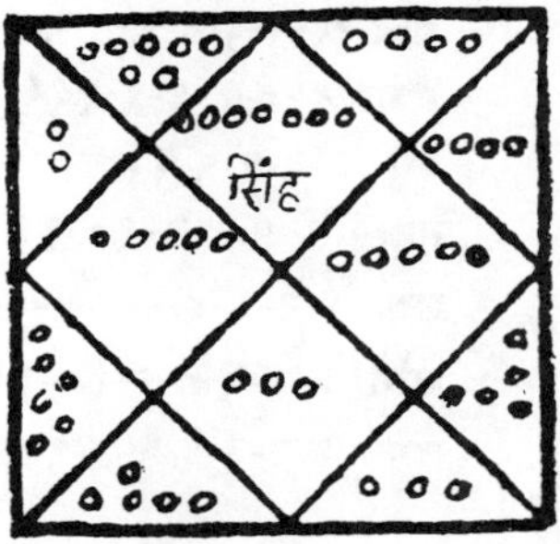

इस प्रकार बृहस्पति के अष्टक वर्ग में कुल ५६ शुभ बिन्दु पड़ते हैं जिनका विवरण निम्नलिखित है—सूर्य से ९, चन्द्र से ५, मंगल से ७, बुध से ८, बृहस्पति से ८, शुक्र से ६, शनि से ४ तथा लग्न से ९ ।

अब शुक्र का अष्टक वर्ग बनाना बताया जाता है ।

जात्यां श्रीस्तु रवेर्विधोः पुरगवामन्दोळिपुत्रे तनोः
पौरे लाभमदाळिके कुरुलवं मोहे धनेळ्ये भृगोः ।
लोभस्ताळिपरे कुजाद्रविसुतान्गभं महाब्धौ नये
ज्ञाळक्ष्मीचुळके गुरोर्मदघताळ्योऽसौ भृगुः सौख्यदः ॥८॥

शुक्र का अष्टक वर्ग बनाने में किन-किन ग्रहों से किन-किन स्थानों पर और लग्न से कहाँ-कहाँ पर शुभ बिन्दु लगाने चाहिये, यह नीचे बताया जाता है ।

शुक्र का अष्टक वर्ग

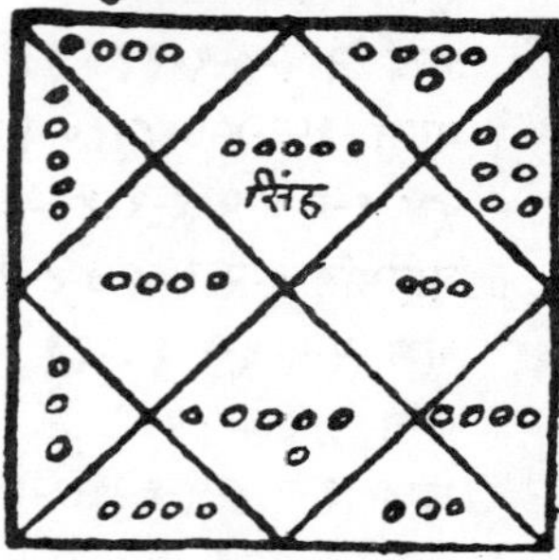

सूर्य ८-११-१२

चन्द्र १-२-३-४-५-८-९-११-१२

*मंगल ३-४-६-९-११-१२

बुध ३-५-६-९-११

बृहस्पति ५-८-९-१०-११

शुक्र १-२-३-४-५-८-९-१०-११

शनि ३-४-५-८-९-१०-११

लग्न १-२-३-४-५-८-९-११

इस प्रकार शुक्र के अष्टक वर्ग में कुल ५२ शुभ बिन्दु पड़ते हैं—

सूर्य से ३, चन्द्र से ९, मंगल से ६, बुध से ५, बृहस्पति से ५, शुक्र से ९, शनि से ७, और लग्न से ८ ॥ ८॥

अब शनि का अष्टक वर्ग बनाना बताया जाता है।

रवेर्यात्रावीथीजनय शशिनो लक्षय शनेः
गुणेस्तुत्यो भौमाद्गगणितनिकरोऽसौ शुभकरः ।
शताकारे जीवात्तवधनपरे ज्ञादुदयभात्
कलाभूतानम्ये भृगुज चयखे सूर्यतनयः ॥९॥

शनि का अष्टक वर्ग बनाने के लिये निम्नलिखित ग्रहाधिष्ठित (जन्मकुण्डली में जिसमें ग्रह पड़े हैं उन) राशियों से निर्दिष्ट राशियों में शुभ बिन्दु लगाइये :—

---

* पराशर के मतानुसार मंगल से ३-४-६-९-११-१२ यह स्थान शुक्र के गोचर के लिए शुभ हैं।

सूर्य १-२-४-७-८-१०-११
चन्द्र ३-६-११
मंगल ३-५-६-१०-११-१२
बुध ६-८-९-१०-११-१२
बृहस्पति ५-६-११-१२
शुक्र ६-११-१२
शनि ३-५-६-११
लग्न १-३-४-६-१०-११

शनि का अष्टक वर्ग

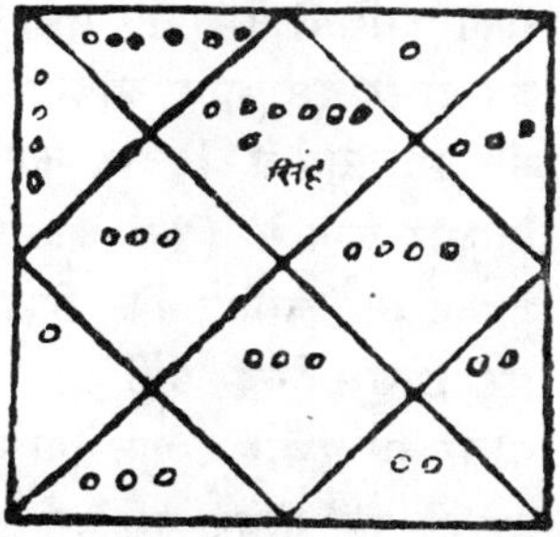

इस प्रकार शनि के अष्टक वर्ग में कुल ३९ शुभ बिन्दु पड़ते हैं: सूर्य से ७, चन्द्र से ३, मंगल से ६, बुध से ६, बृहस्पति से ४, शुक्र से ३, शनि से ४, लग्न से ६ ॥९॥

इति निगदितमिष्टं नेष्टमन्यद्विशेषा-
दधिकफलविपाकं जन्मिनां तत्र दद्युः ।
उपचयगृहमित्रस्वोच्चगैः पुष्टमिष्टं
त्वपचयगृहनीचारातिगैर्नेष्टसम्पत् ॥१०॥

ऊपर अष्टक वर्गों में जहाँ-जहाँ शुभ बिन्दु डाले गये हैं वहां-वहां जब गोचरवश ग्रह भ्रमण करेगा तब शुभ फल देगा। जिन स्थानों का नाम नहीं लिया गया वहां-वहां अशुभ फल करेगा ऐसा समझना चाहिये। उदाहरण के लिए सूर्य से १-२-४-७-८-१०-११ इन स्थानों पर जब शनि गोचर वश आता है तब शुभ फल करता है यह ऊपर श्लोक ९ में बताया गया है। उदाहरण कुंडली में (देखिये पृष्ठ ५३८) सूर्य वृश्चिक राशि में है इस कारण सूर्य के विचार से वृश्चिक से १ वृश्चिक, २ धनु, ४ कुम्भ, ७ वृष, ८ मिथुन, १० सिंह, ११ कन्या।

इन राशियों में जब शनि गोचर वश आवेगा तब शुभ फल करेगा। बाकी राशियों में अर्थात् मेष, कर्क, तुला, मकर, मीन, इन राशियों में जब गोचर वश शनि आवेगा तो शुभ फल नहीं करेगा। इस कारण जैसे ऊपर सूर्य से विचार करके बताया गया है वैसे ही सातों ग्रहों से और लग्न से (कुल आठ से—इसीलिए इसे अष्टक वर्ग कहते हैं) यह देखना चाहिए कि कितने शुभ बिन्दु पड़े। यदि किसी स्थान पर ८ शुभ बिन्दु पड़ें, तो समझना चाहिए कि उस स्थान पर ग्रह गोचर वश पूर्ण शुभ फल देगा यदि किसी स्थान पर एक भी शुभ बिन्दु न पड़े तो वहाँ गोचर वश पूर्ण अशुभ फल समझना चाहिए। यदि किसी स्थान पर ४ शुभ बिन्दु हों तो यह समझना चाहिये कि ४ ग्रहों के विचार से तो वहाँ शुभ फल होगा और बाकी ४ के विचार से अशुभ फल।* ऊपर जो शनि का अष्टक वर्ग बनाया गया है उसमें सिंह राशि में ७ शुभ बिन्दु हैं। केवल शुक्र से वह राशि गोचर वश शनि के लिये शुभ स्थान नहीं बनती। जन्म कुंडली में (देखिये पृष्ठ ५३८) शुक्र वृश्चिक में है और शुक्र से केवल ६-११-१२ इन स्थानों में—शनि के अष्टक वर्ग में शुभ बिन्दु पड़ते हैं। (देखिये पृष्ठ ५४५)। सिंह, वृश्चिक से १०वाँ स्थान है इस कारण ऊपर जो शनि का अष्टक वर्ग बनाया गया है उसमें केवल ७ बिन्दु पड़े। क्योंकि यह सूर्य, चन्द्र, मंगल, बुध, बृहस्पति, शनि और लग्न से, शनि के गोचर के लिये शुभ स्थान है। ७ शुभ बिन्दु होने से काफ़ी अच्छा शुभ-फल गोचर वश होगा। जिस राशि में केवल एक शुभ बिन्दु पड़ा है वहाँ शनि गोचर वश काफ़ी अशुभ फल देगा। ४ शुभ बिन्दु जहाँ हों वहां मध्यम फल समझना चाहिये। चार से अधिक जितने शुभ बिन्दु पड़े उतना ही अधिक शुभ और चार मे जितने कम शुभ बिन्दु पड़ें

---

* ७ ग्रह और एक लग्न इस प्रकार कुल आठ हुए।

उतना ही अधिक अशुभ समझना चाहिये। यह साधारण नियम है। इसके अतिरिक्त दो बातें और ध्यान में रखनी चाहियें :—

(अ) यदि ग्रह गोचर वश अपनी स्वयं की राशि, अपनी उच्च राशि या अपने मित्र की राशि में जा रहा हो या उपचय* स्थान में जा रहा हो तो खराब फल में कमी करता है और अच्छे फल को और भी बढ़ाता है। इसका अर्थ यह हुआ कि मान लीजिये तीन बिन्दु है किन्तु स्वराशि और उपचय स्थान में जा रहा है तो उतना खराब नहीं होगा। यदि ५ बिन्दु हों और उपचय स्थान में हो—मित्र राशि में हो तो जितना शुभ फल ५ बिन्दु के कारण करना चाहिये उससे भी अधिक करेगा।

(ब) यदि ग्रह नीच राशि, शत्रु राशि या अनुपचय** स्थान में गोचर वश जा रहा हो तो यदि थोड़े बिन्दु होने के कारण अशुभ फल देने वाला है तो और भी अशुभ फल करेगा। यदि अनुपचय राशि में हो—नीच राशि में हो तो अधिक बिन्दु होने के कारण जैसा शुभ फल करना चाहिए वैसा न करके उससे कम शुभ फल करेगा। यहाँ एक शंका उठती है। मित्र राशि में तो है लेकिन अनुपचय राशि में हो या शत्रु राशि में हो किन्तु उपचय राशि में, तो क्या फल ? इसका उत्तर यही है :

शुभ	अशुभ
(क) अधिक बिन्दु होना	(घ) थोड़े बिन्दु होना

* लग्न से तीसरा, छठा, दसवाँ, ग्यारहवाँ—यह चार जगह उपचय कहलाती हैं।

** लग्न से १, २, ४, ५, ७, ८, ९, १२ अनुपचय स्थान कहलाते हैं।

(ख) स्वराशि, उच्चराशि, अधिमित्र या मित्र राशि में होना (ङ) नीच राशि, अधि शत्रु या या शत्रु राशि में होना

(ग) उपचय स्थान में होना (च) अनुपचय स्थान में होना

(क) (ख) (ग) शुभता के द्योतक हैं। (घ) (ङ) (च) अशुभता के द्योतक हैं। यदि कोई लक्षण शुभता का हो और कोई लक्षण अशुभता का हो तो मिश्रित फल समझना चाहिए।

कृत्वाष्टवर्गं द्युसदां क्रियादि-
च्वक्षेविहीने मृतिरेकबिन्दोः ।
नाशो व्ययो भीतिभयार्थनारी-
श्रीराज्यसिद्धिः क्रमशः फलानि ॥११॥

जब अष्टक वर्ग बनाये जा चुकें तो यह देखना चाहिए कि किस राशि में कितने बिन्दु हैं, यदि किसी राशि में एक भी शुभ बिन्दु न हो और उसमें ग्रह गोचर वश आवे तो मृत्यु समान कष्ट हो। यहां शंका यह होती है कि मान लीजिये सूर्य के अष्टक वर्ग में किसी राशि में कोई भी शुभ बिन्दु नहीं हैं—सूर्य तो उस राशि में प्रत्येक वर्ष एक महीने के लिए आवेगा। तब क्या प्रत्येक वर्ष उस मास में मृत्यु के समान कष्ट होगा ?

यहां यह स्मरण रखना चाहिये कि केवल एक ग्रह मात्र मृत्यु नहीं करता। जब अनेक ग्रह अनिष्ट होते हैं—दशा, अन्तर्दशा और गोचर दोनों बिगड़ते हैं तब मृत्यु होती है। और केवल गोचर में भी जब अनेक ग्रह अनिष्ट होते हैं तब विशेष कष्ट होता है। यदि आठ ग्रह अनुकूल हुए और केवल एक ग्रह अनिष्ट हुआ तो जैसे आठ लोटे ठंढे जल में एक लोटा गरम जल बहुत कम गरमाई पैदा करता है वैसे ही अनिष्ट ग्रह के गोचर का प्रभाव विशेष रूप से अनुभव में नहीं आता। दूसरे, ऊपर जो मृत्यु कहा गया उसका अर्थ मृत्यु ही नहीं

समझना चाहिए बल्कि मृत्यु समान कष्ट आदि—व्याधि, द्रव्य हानि आदि समझना।

यदि एक शुभ बिन्दु हो तो नाश या हानि होती है; यदि दो बिन्दु हों तो व्यय, तीन बिन्दु हों तो भय, चार बिन्दु हों तो भी भय। यद्यपि मन्त्रेश्वर महाराज ने तीन बिन्दु और चार बिन्दु दोनों का प्रायः एक ही फल दिया है किन्तु हमारे विचार से चार बिन्दु वाली राशि में गोचर वश अनिष्ट फल नहीं होगा। यदि पाँच बिन्दु हों तो वाञ्छित वस्तु की प्राप्ति या धन, ६ बिन्दु हों तो स्त्री प्राप्ति, ७ बिन्दु हों तो लक्ष्मी प्राप्ति और ८ बिन्दु हों तो राज्य सिद्धि होती है अर्थात् राज दरबार में मान सम्मान बढ़े ॥११॥

> तत्तद्ग्रहाधिष्ठितसर्वराशीं-
> स्तत्संज्ञितं लग्नमिति प्रकल्प्य।
> तेभ्यः फलान्यष्टविधान्यभूवं-
> स्तत्तद्गृहाङ्का ववशाद्वदन्तु ॥१२॥

भारतवर्ष में दो प्रकार के अष्टक वर्ग चक्र बनाए जाते हैं—एक तो जैसे हमने सूर्य का अष्टक वर्ग पृष्ठ ५३९ पर बनाया है अर्थात् जन्म कुण्डली का सिंह लग्न है और सूर्य के अष्टक वर्ग में भी सिंह लग्न को ही मध्य में रखा। दूसरा प्रकार यह है कि जिस राशि में जितने बिन्दु पड़े हैं उस राशि में बिन्दु तो उतने ही रहने देंगे किन्तु जन्म कुण्डली में सूर्य वृश्चिक में है और सूर्य का अष्टक वर्ग बनाना है तो वृश्चिक राशि को लग्न के स्थान पर रखेंगे। पृष्ट ५३९ के सूर्य के अष्टक वर्ग को निम्नलिखित प्रकार से लिखा जावेगा। अर्थात् जिस ग्रह का अष्टक वर्ग बनाना हो वह ग्रह जन्म कुण्डली में जिस राशि में हो उसे लग्न के स्थान में

सूर्य का अष्टक वर्ग

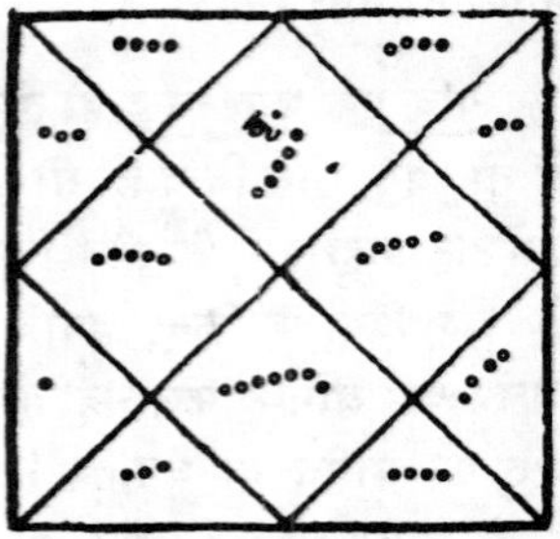

रखना। अब इस लग्न से आप देखिये कि किस भाव में कितने शुभ बिन्दु हैं। इस लग्न से जिस भाव में अधिक बिन्दु हैं उस भाव सम्बन्धी फल—जब सूर्य उस राशि में गोचर वश आवेगा, उत्तम करेगा। उदाहरण के लिये सूर्य जन्म कुण्डली में वृश्चिक में है इससे सप्तम वृषभ राशि है और वृषभ में ७ बिन्दु हैं इस कारण जब सूर्य वृषभ राशि में जावेगा तो स्त्री सम्बन्धी या सप्तम भाव सम्बन्धी उत्तम फल करेगा। ऊपर वृश्चिक से पाँचवें मीन में केवल एक बिन्दु है, इस कारण जब मीन में सूर्य आवेगा तब मानसिक चिन्ता, उद्वेग, सन्तान कष्ट, उदर विकार आदि करेगा। जिस ग्रह का गोचर विचार करना हो, वह ग्रह जिस राशि में जन्म कुण्डली में हो उस राशि को लग्न मानकर फलादेश कीजिये, यह इस श्लोक का सार है ॥१२॥

तत्तद्ग्रहर्क्षांशकतुल्यभांश
स्थिता ग्रहाश्चारवशादिदानीम् ।
तथैव तद्भावसमुत्थितानि
फलानि कुर्वन्ति शुभाशुभानि ॥१३॥

अब यह बताते हैं कि गोचर वश शुभाशुभ फल कब होगा। जिस राशि में थोड़े बिन्दु हैं वहाँ अशुभ फल और जिस राशि में अधिक बिन्दु हैं वहाँ शुभ फल। परन्तु बृहस्पति एक राशि में साल भर रहता है और शनि २½ वर्ष; तब यह कैसे निश्चय किया जाय कि इस साल भर में या २½ साल के लम्बे अर्से में गोचर वश ग्रह अपना इष्ट या अनिष्ट प्रभाव

कब दिखलावेगा। यही बताते हैं। मान लीजिये उदाहरण जन्म कुण्डली में देखिये पृष्ठ ५३८ बृहस्पति के १४ अंश हैं और कन्या राशि में (लग्न से दूसरे) बृहस्पति के ७ शुभ बिन्दु हैं तो जब कन्या राशि में बृहस्पति के गोचर वश करीब १४ अंश होंगे तब वह अपना फल दिखावेगा। क्योंकि प्रत्येक जन्म कुण्डली में ग्रहों के अंश भिन्न-भिन्न होते हैं, इसीलिये कोई ग्रह गोचर वश शुभ या अशुभ होने पर भी भिन्न-भिन्न अंश प्राप्त होने पर भिन्न-भिन्न लोगों को फल दिखाता है अर्थात् मान लीजिये यज्ञदत्त, देवदत्त, भवदत्त तीनों को धनु का बृहस्पति गोचर वश अनुकूल है, किन्तु यज्ञदत्त की कुण्डली में बृहस्पति के ७ अंश हैं, देवदत्त की कुण्डली में १४ अंश और भवदत्त की कुण्डली में २१ अंश तो गोचर वश धनु राशि में जब बृहस्पति के ७ अंश होंगें तब यज्ञदत्त को शुभ फल प्राप्त होगा। जब १४ अंश वृहस्पति के होंगे तब देवदत्त को शुभ फल प्राप्त होगा और जब इसी धनु राशि में २१ अंश होंगे तब भवदत्त को शुभ फल-प्राप्ति होगी ॥१३॥

कृतेऽष्टवर्गे सति कारकर्क्षात्-
यद्भावमुक्ताङ्कमुपैति खेटः।
तद्भावपुष्टि सशुभोऽशुभो वा
करोत्यनुक्ते विपरीतमेव ॥१४॥

इस श्लोक में प्रायः वही बात दोहरायी गई है जो श्लोक १२ में बता चुके हैं कि जिस ग्रह का गोचर वश विचार किया जा रहा हो वह जन्म कुण्डली में जिस राशि में है वहाँ से इस समय किस भाव में जा रहा है—उसी भाव सम्बन्धी शुभाशुभ फल करेगा। यदि अधिक बिन्दु हैं तो शुभ फल करेगा। यदि कम बिन्दु हैं तो अशुभ फल करेगा। इसी को उदाहरण द्वारा स्पष्ट किया जाता है। श्लोक १३ के उदाहरण में मान लिया है कि गोचरवश धनु राशि के

बृहस्पति, यज्ञदत्त, देवदत्त, भवदत्त तीनों के अनुकूल है, तब तीनों को क्या एक ही फल प्राप्त होगा ? नहीं। यदि यज्ञदत्त की जन्म कुण्डली में मेष का बृहस्पति है तो मेष से धनु नवम होने से उसे नवम भाव सम्बन्धी हर्ष होगा—भाग्योदय होगा। यदि देवदत्त की जन्म कुण्डली में मिथुन का बृहस्पति है तो मिथुन से धनु सप्तम होने के कारण स्त्री सम्बन्धी हर्ष होगा और भवदत्त की कुण्डली में सिंह का बृहस्पति है तो सिंह से धनु पंचम होने के कारण पुत्र या विद्या सम्बन्धी हर्ष होगा ॥१४॥

एकत्र भावे बहवो यदानी-
मुक्ताङ्गाश्चारवशाद्व्रजन्ति ।
पुष्णन्ति तद्भावफलानि सम्यक्
तत्कारकात्तत्तनुपूर्वभावे ॥१५॥

ऊपर यह सिद्धांत बता चुके हैं कि किस भाव सम्बन्धी फल होगा। इसका विचार करने के लिये यह देखना चाहिये कि जिस ग्रह का गोचरवश विचार किया जा रहा है, वह जन्मकुण्डली में किस राशि में है। मान लीजिये कि बृहस्पति अपनी जन्माधिष्ठित* राशि से दशम में जा रहा है और बृहस्पति के अष्टक वर्ग में वहाँ अधिक बिन्दु हैं; शनि अपनी जन्माधिष्ठित राशि से दशम में जा रहा है और शनि के अष्टक वर्ग में वहाँ (जहाँ कुण्डली में शनि है वहाँ से दशम स्थान पर) अधिक बिन्दु हैं; सूर्य अपनी जन्माधिष्ठित राशि से दशम में जा रहा है और सूर्य के अष्टक वर्ग में वहाँ उसके अधिक बिन्दु हैं। इस प्रकार जब अपनी-अपनी जन्म स्थानीय राशि से अनेक ग्रह एक साथ

---

* जन्माधिष्ठित राशि का अर्थ है जन्म कुण्डली में जिस राशि में ग्रह हो ।

ही जिस भाव में जा रहे हों और उन राशियों में उनके स्वयं के अष्टक वर्ग में अधिक बिन्दु हों तो उस भाव सम्बन्धी विशेष शुभ फल होता है। जैसे ऊपर सूर्य, बृहस्पति, शनि अपनी-अपनी जन्माधिष्ठित राशि से गोचरवश दशम में हों और वहाँ उनके स्वयं के अष्टक वर्ग में अधिक बिन्दु हों तो दशम भाव सम्बन्धी शुभ फल होगा ॥१५॥

बिन्दौ स्थिते तत्फलसिद्धिकाल
विनिर्णयाय प्रहितेऽष्टवर्गे ।
भान्यष्टधा तत्र विभज्य कक्षा
क्रमेण तेषां फलमाहुरन्ये ॥१६॥

आलिख्य चक्रं नव पूर्वरेखाः
याम्योत्तरस्था दश च त्रिरेखाः ।
प्रस्तारकं षण्णवतिप्रकोष्ठं
पङ्क्त्यष्टकं चाष्टकवर्गजं स्यात् ॥१७॥

होराशशीबोधनशुक्रसूर्य-
भौमामरेन्द्रार्चितभानुपुत्राः ।
याम्यादिपङ्क्त्यष्टकराशिनाथाः
क्रमेण तद्विन्दुफलप्रदाः स्युः ॥१८॥

राश्यष्टभागप्रथमांशकाले
शनिर्द्वितीये तु गुरुः फलाय ।
कक्षाक्रमेणैवमिहान्त्यभाग-
काले विलग्नं फलदं प्रदिष्टम् ॥१९॥

श्लोक १६ में यह बताया गया है कि गोचर फल कब होता है। आगे के पृष्ठ पर शनिका प्रस्ताराष्टक वर्ग दिया जा रहा है

शनि का अष्टक वर्ग चक्र

	मे०	वृ०	मि०	क०	सि०	क०	तु०	वृ०	ध०	म०	कुं०	मी०
श०			०		०	०					०	
बृ०					०	०					०	०
मं०	०				०	०	०			०		०
सू०		०	०		०	०		०	०		०	
शु०	०					०	०					
बु०		०		०	०	०	०	०				
चं०		०			०					०		
ल०		०	०		०		०	०		०		
	२	४	३	१	७	६	४	३	१	३	३	२

शनि २½ वर्ष एक राशि में रहता है, किस समय उसका शुभ या अशुभ फल होगा ? निर्णय का एक प्रकार तो १३ वें श्लोक में बता दिया अब दूसरा प्रकार बताते हैं। पृष्ठ ५४४ पर लिखे अनुसार ९६ वर्ग का एक चक्र बनाइये और मान लीजिए आपको शनि का गोचर विचार करना है तो पृष्ठ ५४५ पर जो शनि का अष्टक वर्ग बनाने का प्रकार दिया गया है उसी प्रकार से शनि का अष्टक वर्ग बनाइए। लिखा है कि शनि का अटक वर्ग बनाने में सूर्य से १-२-४-७-८-१०-११ स्थानों में शुभ बिन्दु डालना इसलिये सूर्य वृश्चिक राशि में है और वृश्चिक से १-२-४-७-८-१०-११ हुये—वृश्चिक, धनु, कुम्भ, वृषभ, मिथुन, सिंह और कन्या—इनमें शुभ बिन्दु लगाइये। इस प्रकार अन्य ग्रहों से भी जहाँ जहाँ शुभ बिन्दु पड़ने चाहियें वहाँ वहाँ शुभ बिन्दु लगाने से पिछले पृष्ठ पर दिया गया शनि का अष्टक वर्ग तैयार होगा।

ऊपर मेष में शनि के दो बिन्दु आये हैं—वृष में ४, मिथुन में ३, कर्क में १, सिंह में ७, कन्या में ६, तुला में ४, वृश्चिक में ३, धनु में १, मकर में ३, कुम्भ में ३ और मीन में २। अब आप पृष्ठ ५४५ देखिये जहां शनि का अष्टक वर्ग बनाया है। सिंह लग्न में ७ बिन्दु हैं लग्न से दूसरे कन्या में ६ बिन्दु हैं लग्न से तीसरे तुला में ४ बिन्दु हैं इत्यादि। पृष्ठ ५४५ पर और पृष्ठ ५५४ पर दोनों एक ही कुण्डली के शनि के अष्टक वर्ग हैं तब पृष्ठ ५५४ फिर वही अष्टक वर्ग पुनः क्यों बनाया गया ? इसलिये कि पृष्ठ ५५४ पर जो अष्टक वर्ग बनाया गया है उसमें यह मालूम होता है कि किस-किस ग्रह ने किस-किस राशि में शुभ बिन्दु डाले हैं। इसका प्रयोजन क्या ? यही बताते हैं। प्रत्येक राशि के आठ भाग कीजिये। यह मालूम ही है कि एक राशि में ३० अंश होते हैं इस कारण ३० को ८ से भाग देने पर ३ अंश ४५ कला आए। तीन-तीन अंश और पैंतालीस-पैंतालीस कलाओं के आठ भाग हो गए। चाहे कोई भी राशि हो प्रथम आठवें

भाग पर शनि का अधिकार माना है। इसलिये प्रारम्भिक ३ अंश ४५ कला तक शनि की कक्षा कहलाती है। दूसरे अष्टमांश पर बृहस्पति का अधिकार माना है। इस कारण ३°-४५′ से ७½ अंश तक बृहस्पति की कक्षा हुई। बृहस्पति के बाद तृतीय अष्टमांश अर्थात् ७°-३०′ से ११°-१५′ तक मंगल की कक्षा हुई। मंगल के बाद सूर्य की कक्षा, सूर्य के बाद शुक्र की कक्षा, उसके बाद बुध की और बुध के बाद चन्द्रमा की कक्षा होती है। अन्तिम कक्षा २६°-१५′ से ३०° तक लग्न की कक्षा होती है। इसी कारण पृष्ठ ५५४ पर जो शनि का अष्टक वर्ग चक्र दिया है उनमें श० बृ०, मं० सू० शु०, बु० च० ल० यह क्रम रखा है। अब देखिये सिंह राशि में शनि, बृहस्पति, मंगल, सूर्य, बुध, चन्द्र, लग्न, इनसे शुभ बिन्दु पड़े हैं इस कारण जब इन कक्षाओं में शनि जावेगा तब गोचर वश शुभ प्रभाव दिखावेगा किन्तु जब शुक्र की कक्षा में जावेगा (शुक्र की पांचवी कक्षा होती है १५° से १८°-४५′ तक) तब शुभ फल नहीं दिखावेगा बल्कि अशुभ फल दिखावेगा क्योंकि शनि के अष्टक वर्ग में शुक्र से सिंह राशि में कोई शुभ बिन्दु नहीं पड़ा। यह सूक्ष्म गोचर विचार है ॥ १६-१९ ॥

सर्वग्रहाणां प्रहितेऽष्टवर्गे
तत्कालराशिस्थितबिन्दुयोगे ।
अष्टाक्षसंख्याधिकविन्दवश्चेत्
शुभं तदूने व्यसनं क्रमेण ॥२०॥

अब सर्वाष्टक वर्ग बनाना बताते हैं। निम्नलिखित प्रकार से सर्वाष्टक वर्ग बनाइये। पहले जितने शुभ बिन्दु हैं—उनको किस अष्टक वर्ग में, किस राशि में, कितने शुभ बिन्दु हैं यह लिख लीजिये फिर एक नया अष्टक वर्ग चक्र बनाकर भिन्न-भिन्न अष्टक वर्गों में जितने शुभ बिन्दु हैं उनको प्रत्येक राशि के विचार से जोड़ लीजिए।

उदाहरण के लिए सिंह राशि में सातों अष्टक वर्ग में क्रमशः ५, ६, ५, ५, ७, ५, ७, यह शुभ बिन्दु क्रमशः सूर्य आदि सातों ग्रहों के अष्टक वर्ग में पड़े हैं। इनका योग ४० हुआ तो सर्वाष्टक वर्ग में सिंह राशि में ४० संख्या लिखेंगे। इसी प्रकार प्रत्येक राशि में जितने शुभ बिन्दु पड़े हैं उनका योग सर्वाष्टक वर्ग में लिखा जाता है।

सूर्य का अष्टकवर्ग

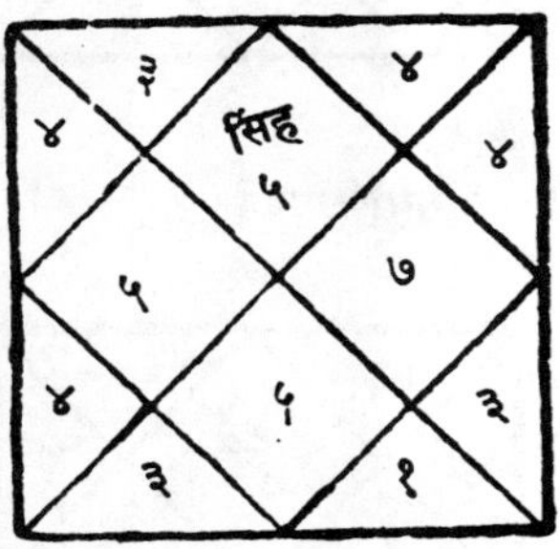

चन्द्रमा का अष्टकवर्ग

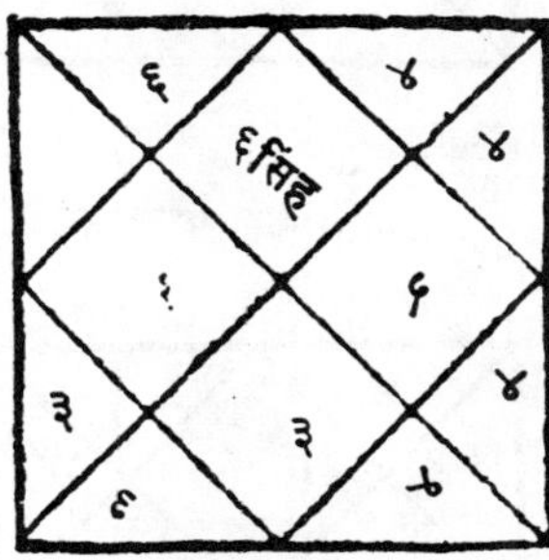

मंगल का अष्टकवर्ग

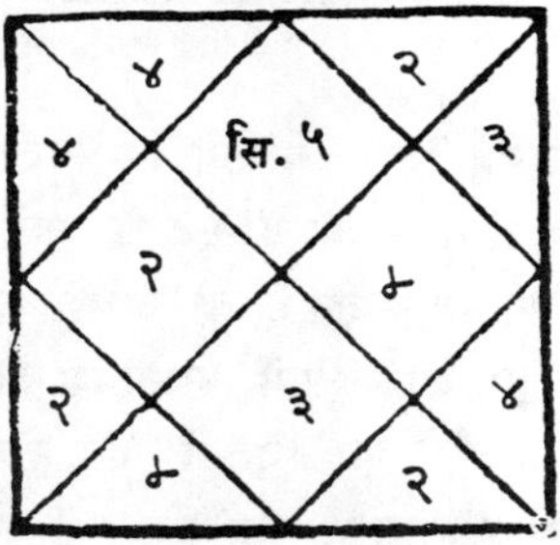

बुध का अष्टकवर्ग

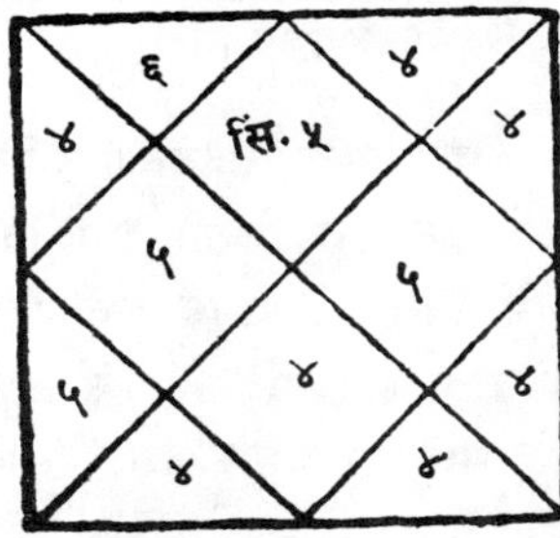

बृहस्पति का अष्टकवर्ग

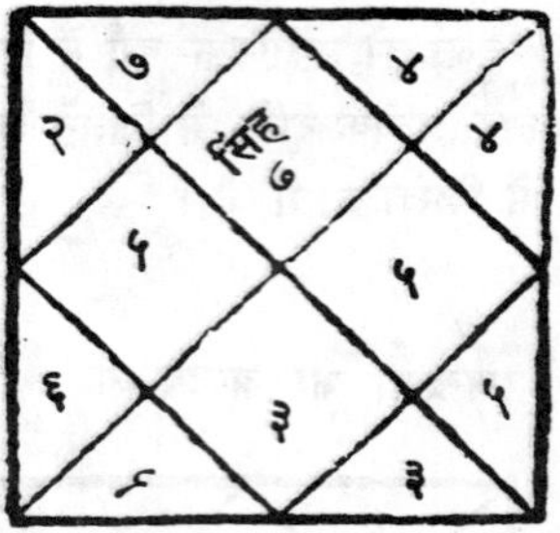

शुक्र का अष्टकवर्ग

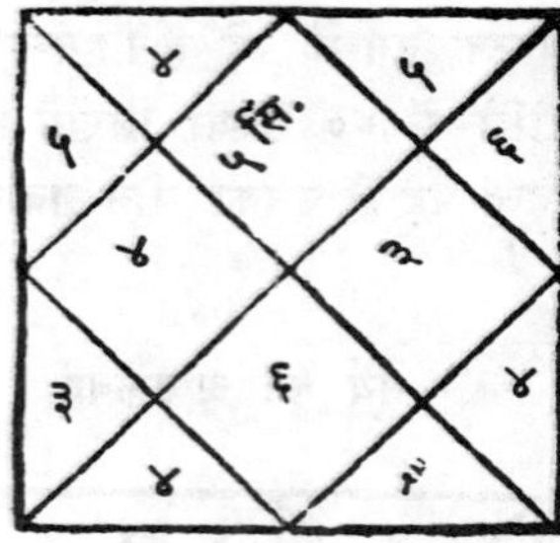

शनि का अष्टकवर्ग

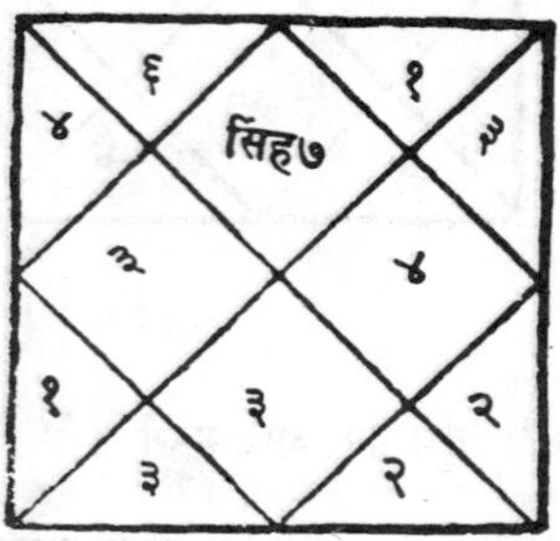

सर्वाष्टकवर्ग

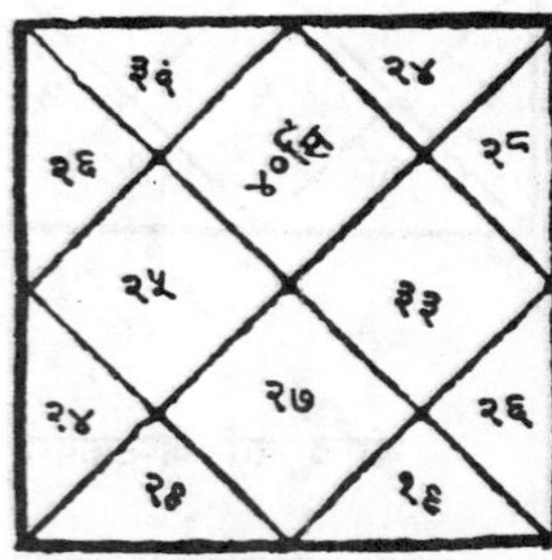

इस प्रकार सर्वाष्टक वर्ग बनाने पर यह देखना चाहिये कि प्रत्येक राशि में कुल कितने शुभ बिन्दु पड़े। जिस राशि में २८ से अधिक शुभ बिन्दु पड़ें, उसमें जब गोचरवश कोई ग्रह जाता है तो अच्छा फल दिखाता है। यदि २८ से कम संख्या हो और उसमें गोचरवश कोई ग्रह जावे तो अशुभ फल दिखावेगा। २८ से संख्या जितनी कम होगी उतना अशुभ फल अधिक होगा। यहाँ एक शंका यह होती है कि

मान लीजिये शनि के गोचर का विचार करना है। सर्वाष्टक वर्ग में तो किसी राशि में ३० बिन्दु आवें किन्तु शनि के अष्टक वर्ग में उसके दो ही बिन्दु हैं तब क्या वह शुभ जावेगा ? अथवा मान लीजिये शनि के अष्टक वर्ग में तो ६ बिन्दु हैं किन्तु सर्वाष्टक वर्ग में २२ बिन्दु ही हैं तो क्या शनि का गोचर उस राशि में अशुभ जावेगा। इसका उत्तर यही है कि प्रत्येक ग्रह के स्वयं के अष्टक वर्ग में कितने शुभ बिन्दु हैं और सर्वाष्टक वर्ग में उस राशि में कितने बिन्दु हैं इन दोनों का तारतम्य कर लेना चाहिये। यदि दोनों में शुभ तो गोचर का पूर्ण शुभ फल होगा। यदि दोनों में अशुभ तो पूर्ण अशुभ फल होगा। यदि एक में शुभ और एक में अशुभ तो मध्यम फल समझना चाहिए ॥२०॥

यावन्तस्तुहिनरुचेः शुभाङ्कसंस्था
यावन्तः शुभभवने हिमद्युतेर्वा।
इत्थं तद्विदितमिहाधिके च तेभ्यः
स्वस्त्यूने विपदिति सूचितं परेषाम् ॥२१॥

टिप्पणी :—बहुत से लोग लग्न से भी इस प्रकार विचार करते हैं : मान लीजिये प्रथम भाव में ४० शुभ बिन्दु पड़े तो प्रथम, तेरहवें, पच्चीसवें, ३७वें, ४९वें ६१वें, ७३वें वर्ष में अभ्युदय। यदि अष्टम भाव में कुल १९ बिन्दु पड़े हैं तो ८वें, २०वें, ३२वें, ४४वें, ५६वें, ६८वें वर्ष में शरीर कष्ट आदि। इस प्रकार जिस भाव में अधिक बिन्दु पड़े हों उस-उस वर्ष में और उससे प्रत्येक बारहवें वर्ष में शुभ। जिस भाव में थोड़े बिन्दु पड़े हों उस वर्ष में और उससे प्रत्येक १२वें वर्ष में कष्ट।

विशेष विवरण के लिये देखिये श्री जीवनाथ शर्मा विरचित जन्म-पत्रिका विधानम् पृ० ३६-४१।

प्रायः षष्ठ, अष्टम, द्वादश—यह तीनों अशुभ भवन माने जाते हैं बाकी के शुभ भवन। शुभ भवनों में अधिक बिन्दु होना शुभ है। इसी प्रकार चन्द्र लग्न से विचार कीजिये।

(क) यदि चन्द्र लग्न से शुभ भवनों में २८ से अधिक संख्या हो तो उन-उन भावों की समृद्धि होती है यदि २८ से कम हो तो उन-उन भावों की हानि होती है।

(ख) चन्द्रमा से किन भावों में शुभ ग्रह पड़े हैं यह देखिये। यदि इन शुभ ग्रहाधिष्ठित राशियों में २८ से अधिक बिन्दु हैं तो इन भावों की समृद्धि समझनी चाहिये। यदि २८ से कम हों उस-उस भाव सम्बन्धी विपत्ति समझनी चाहिये ॥२१॥

कर्तुं: स्वजन्मसमयावसथग्रहाणां
कृत्वाष्टवर्गकथिताक्षविधानमत्र ।
बह्वक्षयोगवशतः शुभराशिमास-
भावग्रहस्थितिषु कर्मशुभं विदध्यात् ॥२२॥

ऊपर जो सर्वाष्टक वर्ग बनाना बताया गया है उसका एक अन्य उपयोग और बताते हैं। अपने जन्म के समय जो ग्रह जिस राशि में थे और जो जन्म लग्न और सात ग्रह—या उन आठ आधारों पर जो सर्वाष्टक वर्ग तैयार किया गया है उसमें जिस-जिस राशि में अधिक बिन्दु हों उनमें शुभ कार्य करने चाहियें। ऐसा करने से विशेष सफलता प्राप्त होगी। उदाहरण के लिये जन्म लग्न सिंह है और सिंह राशि में सर्वाष्टक वर्ग में ४० बिन्दु पड़े हैं तो जब सिंह में सूर्य हो या सिंह में चन्द्रमा हो या सिंह में बृहस्पति हो या जब पूर्वीय क्षितिज पर सिंह लग्न उदित हो तब इस कुण्डली वाला जातक जो-जो कार्य करेगा। उसमें विशेष सफलता होगी। प्रत्येक मनुष्य को कौन सा वर्ष, मास

या दिन अधिक अनुकूल या सफलता देने वाला होगा यह देखने के लिए सर्वाष्टक वर्ग एक साधन है ॥ २२ ॥

पापोऽपि स्वगृहस्थश्चेद्भाववृद्धिं करोत्यलम् ।
नीचारातिगृहस्थश्चेत्कुर्याद्भावक्षयं ध्रुवम् ॥२३॥

अब गोचर विचार के सम्बन्ध में एक नवीन सिद्धान्त और बताते हैं। यदि पापी ग्रह भी अपने भाव में जावे तो भाव की वृद्धि करता है। किन्तु यदि कोई ग्रह नीच राशि का हो या शत्रु राशि का हो तो उस भाव को बिगाड़ता है ॥ २३ ॥

स्वोच्चस्थोऽपि शुभो भावहानिं दुःस्थानपो यदि ।
सुस्थानपश्चेत् स्वोच्चस्थः पापी भावानुकूल्यकृत् ॥२४॥

यदि कोई ग्रह दुःस्थान का मालिक हो तो चाहे वह शुभ हो और उच्च राशि में भी हो—जिस भाव में है उस भाव को बिगाड़ेगा। किन्तु यदि सुस्थान का मालिक होकर उच्च स्थान में है तो उस भाव को बढ़ावेगा ॥२४॥

टिप्पणी :—ऊपर श्लोक २३ और २४ में जो सिद्धान्त बताये गये हैं वे यद्यपि इस अध्याय में गोचर के प्रकरण में कहे गये हैं किन्तु इनका उपयोग जन्म कुण्डली तथा गोचर दोनों में समान रूप से कर सकते हैं।

चौबीसवाँ अध्याय

अष्टकवर्गफल

अर्कस्थितस्य नवमो राशिः पितृगृहः स्मृतः ।
तद्राशिफलसंख्याभिर्वर्द्धयेच्छोध्यपिण्डकम् ॥१॥

अब होरासार में जो अष्टक वर्ग का फल दिया है वह बतलाते हैं। सूर्य जिस राशि में हो उस राशि से जो नवम(९वीं) राशि हो उसे "पिता का घर" कहते हैं अर्थात् उस घर से पिता का विचार करना। सूर्य के अष्टक वर्ग में—उस 'पिता के घर' में जितने शुभ बिन्दु हों—उस संख्या से "शोध्यपिंड" को गुणा करना। शोधपिण्ड कैसे बनाया जाता है, यह आगे बतलावेंगे ॥ १ ॥

सप्तविंशहृताल्लब्धं नक्षत्रं याति भानुजे ।
तस्मिन् काले पितृक्लेशो भविष्यति न संशयः ॥२॥

यह जो (ऊपर के बताये हुए प्रकार से) संख्या आई—उस संख्या को सत्ताइस से भाग देना। शेष संख्या से जो नक्षत्र आवे (जैसे अश्विनी से १, भरणी से २, कृत्तिका से ३ आदि) उस नक्षत्र में जब गोचर में शनि आवे तो जातक के पिता को अवश्य क्लेश होता है। ॥२॥

तत्त्रिकोणगते वाऽपि पितृतुल्यस्य वा मृतिः ।
संयोगः शोध्यशोषाणां शोध्यपिण्ड इति स्मृतः ॥३॥

अथवा ऊपर (श्लोक २ में) जो नक्षत्र आया है, उससे त्रिकोण में जब शनि आता है तो पिता के तुल्य—चाचा आदि की मृत्यु

होती है। अश्विनी की संख्या १ है—इससे त्रिकोण में मघा और मूल हुए। भरणी के त्रिकोण में पूर्वा फाल्गुनी और पूर्वाषाढ़ हुए। इसी प्रकार अन्य नक्षत्रों का त्रिकोण होता है। त्रिकोण शोधन और एकाधिपत्य शोधन के बाद जो शुभ बिन्दु बच जाते हैं, उन्हें शोध्य पिंड कहते हैं। यह त्रिकोण शोधन और एकाधिपत्य शोधन का प्रकार आगे बतलावेंगे ॥३॥

लग्नात्सुखेश्वरांशेशदशायां च पितृक्षयः ।
सुखनाथदशायां वा पितृतुल्यमृतिं वदेत् ॥४॥

लग्न से चौथे घर का स्वामी जिस नवांश में हो—उस नवांश के स्वामी की दशा में पिता की मृत्यु होती है। चौथे घर के मालिक की दशा में पिता-तुल्य (चाचा आदि) की मृत्यु होती है ॥४॥

संशोध्य पिण्डं सूर्यस्य रन्ध्रमानेन वर्द्धयेत् ।
द्वादशेन हृताच्छेषराशिं याते दिवाकरे ॥५॥

तत्त्रिकोणगते वाऽपि मरणं तस्य निर्दिशेत् ।
एवं ग्रहाणां सर्वेषां चिन्तयेन्मतिमान्नरः ॥६॥

सूर्याष्टक वर्ग में जो शोध्यपिंड हो उसमें ८ जोड़िये और जो जोड़ आवे, उसमें १२ का भाग दीजिये। जो शेष बचे उस वाली राशि में (जैसे १ शेष बचे तो मेष, २ शेष बचे तो वृष इत्यादि) जब सूर्य आवे या उससे पाँचवीं या नवीं राशि में जब सूर्य आवे (गोचरवश) तब पिता की मृत्यु की संभावना होती है। वैसे तो प्रतिवर्ष सूर्य उन राशियों में आता है, किन्तु यहाँ अभिप्राय यह है कि जब दशा, अन्तर्दशा के विचार से, तथा शनि के गोचर विचार से पिता की मृत्यु

मालूम पड़ती हो तब उस वर्ष में किस महीने में मृत्यु की संभावना है यह देखने के लिये सूर्य का गोचर फल बताया गया है। जैसे सूर्य के अष्टक वर्ग से ऊपर के श्लोकों में पिता का मृत्युकाल निश्चय करने के नियम बताये गये, इसी प्रकार चन्द्रमा के अष्टकवर्ग से माता का मंगल के अष्टकवर्ग से भाई का··इत्यादि विचार बुद्धिमान् व्यक्ति को करना चाहिये ॥५-६॥

चन्द्रात्सुखफलैः पिण्डं हृत्वा सारावशेषितम् ।
शनौ याते मातृहानिः त्रिकोणर्क्षगतेऽपि वा ॥७॥

चन्द्रमा के अष्टकवर्ग में चन्द्रमा से चौथी राशि में जितने शुभ बिन्दु हों उनको चन्द्रमा के अष्टक वर्ग के शोध्यपिंड से गुणा कीजिये। जो गुणन फल आवे उसमें २७ का भाग दीजिये। जो शेष आवे उस नक्षत्र की संख्या में या उससे त्रिकोण के नक्षत्र में जब शनि गोचरवश आवे तब माता की मृत्यु की संभावना होती है ॥७॥

चन्द्रात्सुखाष्टमेशांशत्रिकोणे दिवसाधिपे ।
मातुर्वियोगं तन्मासे निर्दिशेल्लग्नतः पितुः ॥८॥

चन्द्रमा जिस राशि में हो—उससे चौथे और आठवें घर के मालिक किस नवांश में बैठे हैं यह देखिये। जब इन नवांश से गोचर वश सूर्य त्रिकोण में जावे—तो माता की मृत्यु होती है। जैसे ऊपर चन्द्रमा से चौथे और आठवें के मालिक किन नवांशों में हैं, वैसे लग्न से चौथे और आठवें के मालिक किन नवांशों में हैं यह देखिये—उन नवांश राशियों से जब त्रिकोण में सूर्य जावे तो पिता की मृत्यु होती है ॥ ८ ॥

भौमात्तृतीयराशिस्थफलैर्भ्रातृगणं वदेत् ।
बुधात्सुखफलैर्बन्धुगणं वा मातुलस्य च ॥६॥

मंगल के अष्टक वर्ग में—मंगल जिस राशि में है उससे तृतीय राशि में मंगल के अष्टकवर्ग में कितने शुभ बिन्दु हैं यह देखिये। उतने ही भाई उस जातक के होंगे। बुध के अष्टक वर्ग में बुध जिस राशि में है उससे चौथी राशि में कितने शुभ बिन्दु हैं ? जितने शुभ बिन्दु हों उतने ही मामा या बन्धु होंगे ॥९॥

गुरुस्थितसुतस्थाने यावतां विद्यते फलम् ।
शत्रुनीचग्रहं त्यक्त्वा शेषास्तस्यात्मजाः स्मृताः ॥१०॥

बृहस्पति के अष्टकवर्ग में बृहस्पति जिस राशि में है—उससे पंचम राशि में जितने शुभ बिन्दु होंगें उतने ही पुत्र होंगे। किन्तु यदि किसी शत्रु या नीच ग्रह ने इस राशि में बिन्दु प्रदान किया हो—-ऐसे शत्रु, नीच ग्रह के बिन्दु कम कर दीजिये ॥१०॥

गुरोरष्टकवर्गे तु शोध्यशिष्टफलानि वै ।
क्रूरराशिफलं त्यक्त्वा शेषास्तस्यात्मजाः स्मृताः ॥११॥

बृहस्पति के अष्टकवर्ग में त्रिकोण शोधन और एकाधित्य शोधन के बाद जो संख्या आवे—उसमें से क्रूर राशियों में जो बिन्दु हों उन्हें कम कर दीजिये। शेष जितने बचें उतने ही पुत्र होंगे ॥११॥

फलाधिकं भृगोर्यत्र तत्र भार्याजनिर्यदि ।
तस्यां वंशाभिवृद्धिः स्यादल्पे क्षीणार्थसंततिः ॥१२॥

शुक्र के अष्टक वर्ग में जिन राशियों में अधिक शुभ बिन्दु हैं उस

राशि में जिस कन्या का जन्म है (कन्या की चन्द्र राशि हो या जन्म लग्न हो) उससे विवाह होने से वंश की वृद्धि होगी। यदि जातक की कुंडली में शुक्र के अष्टक वर्ग में जिस राशि में थोड़े शुभ बिन्दु हों— उस जन्म लग्न या चन्द्र राशि वाली कन्या से विवाह हो तो सन्तान थोड़ी होगी।

टीकाकारों ने इस श्लोक का अर्थ निम्न प्रकार से भी किया है— जिस राशि में—जातक के शुक्र के अष्टक वर्ग में अधिक शुभ बिन्दु हों—उस राशि की दशा में जिस कन्या का जन्म हुआ हो, उस कन्या से विवाह विशेष सन्तानप्रद होती है और जातक के शुक्राष्टक वर्ग में जिस राशि में कम शुभ बिन्दु हों—उस दिशा में जन्म लेने वाली कन्या से विवाह करने से कम सन्तान होती है ॥१२॥

शोध्यपिण्डं शनेर्लग्नाद्धत्वा रन्ध्रफलैः सुखैः ।
हृत्वावशेषभं याते मन्दे जीवेऽपि वा मृतिः ॥१३॥

शनि के अष्टक वर्ग में जो शोध्यपिंड की संख्या हो—उसे शनि के अष्टक वर्ग में लग्न से अष्टम राशि में जितने शुभ बिन्दु हों उनसे गुणा कीजिये। २७ का भाग दीजिये। जो शेष आवे उस संख्या के नक्षत्र में जब गोचर से बृहस्पति या शनि जावे तो जातक की मृत्यु हो सकती है। (जब मारक ग्रह की दशा, अन्तर्दशा हो तभी यह फल होता है) ॥१३॥

लग्नादिमन्दान्तफलैक्यसंख्या-
वर्षे विपत्तिस्तु तथार्कपुत्रात् ।
यावद्विलग्नान्तफलानि तस्मिन्-
नाशो हि तद्योगसमानवर्षे ॥१४॥

लग्न से लेकर शनि राशि जिस राशि में है उस राशि तक (जन्म लग्न तथा शनि जिस राशि में हैं दोनों को शामिल करना चाहिये और बीच की सारी राशियाँ भी शामिल होंगी)—शनि के अष्टक वर्ग में जितने शुभ बिन्दु हैं—जोड़िये। यह जो संख्या आवे जातक के जीवन में इस वर्ष में विपत्ति होगी।

इसी प्रकार शनि जिस राशि में है—उससे लग्न तक (शनि जिस राशि में है तथा लग्न दोनों को बीच की राशियों के साथ शामिल कीजिये)—शनि के अष्टक वर्ग में कितने बिन्दु हैं—इनको जोड़िये। यह जो जोड़ आवे इसके बराबर वाले वर्ष में—(जैसे जोड़ १५ आया तो १५वें वर्ष में) कष्ट होगा ॥१५॥

अष्टमस्थफलैर्लग्नात्पिण्डं हत्वा सुखैर्भजेत् ।
फलमायुर्विजानीयात्प्राग्वद्वेलां तु कल्पयेत् ॥१५॥

शनि के अष्टक वर्ग में जो शोध्यपिड आवे उसे लग्न से अष्टम में जितने शुभ बिन्दु हों उनसे गुणा कीजिये। जो गुणनफल आवे उसमें २७ का भाग दीजिये। जो लब्धि आवे—उतने वर्ष की आयु जातक की होगी। मृत्यु का समय पूर्वलिखित नियमों के अनुसार निश्चित करे ॥१५॥

त्रिकोणेषु तु यन्न्यूनं तत्तुल्यं त्रिषु शोधयेत् ।
एकस्मिन् भवने शून्ये तत्त्रिकोणं न शोधयेत् ॥१६॥

भवनद्वयशून्ये तु शोधयेदन्यमन्दिरम् ।
समत्वे सर्वगेहेषु सर्वं संशोधयेत्तदा ॥१७॥

त्रिकोण शोधन :

अव त्रिकोण शोधन और एकाधिपत्य शोधन बताया जावेगा। यह अष्टक वर्ग का एक आवश्यक अंग है। मंत्रेश्वर का इस सम्बन्ध में

क्या विचार है यह बताने से पहिले इस विषय का थोड़ा सा परिचय दे देना जरूरी है जिससे पाठकों को श्लोकों को समझने में कठिनता न हो।

(i) मेष, सिंह और धनु एक त्रिकोण बनाते हैं क्योंकि मेष से सिंह पाँचवीं राशि, सिंह से धनु पाँचवीं और धनु से मेष पाँचवीं राशि होती है।

(ii) इसी प्रकार वृष कन्या और मकर यह दूसरा त्रिकोण हुआ।

(iii) मिथुन, तुला, कुंभ यह तीसरा त्रिकोण हुआ।

(iv) कर्क, वृश्चिक, मीन यह चौथा त्रिकोण हुआ।

पहिले अष्टक वर्ग वनाने का प्रकार बता चुके हैं। सूर्य, चन्द्र, मंगल, बुध, बृहस्पति, शुक्र, शनि इन सातों ग्रहों के सात अष्टक वर्ग बने। प्रत्येक अष्टक वर्ग का अलग-अलग त्रिकोण शोधन होता है। मान लीजिये आपको सूर्य अष्टक वर्ग का त्रिकोण शोधन करना है तो देखिये मेष, सिंह तथा धनु तीनों राशियों में कितने बिन्दु हैं:

मेष में ३, सिंह में ५ तथा धनु में ४ हैं।

अब संस्कृत के आचार्यों में—ज्योतिष के मनीषियों में—विविध उदभट विद्वानों में मतभेद है कि त्रिकोण शोधन किस प्रकार किया जावे:

(१) प्रथम मत यह है कि त्रिकोण की तीनों राशियों में—जिसमें सबसे कम संख्या हो उसे अन्य त्रिकोण की बाकी जो दो राशियाँ हैं—उनमें जो संख्या है—उनमें से घटाइये। उदाहरण के लिये सूर्य के अष्टक वर्ग में मेष में ३, सिंह में ५ तथा धनु में ४ हैं। इन तीनों में सबसे कम संख्या ३ है तो इस ३ को सिंह राशि में जो ५ संख्या है उसमें से घटा कर सिंह राशि के नीचे ५—३=२ स्थापित

* आगे के पृष्ठ पर सर्वाष्टक बर्ग दिया जा रहा है जिसकी त्रिकोण शोधन में आवश्यकता पड़ेगी।

सर्वाष्टक वर्ग

ग्र०/रा०	मे०	वृ०	मि०	क०	सिं०	क०	तु०	वृ०	ध०	म०	कुं०	मी०	योग
सू०	३	७	४	४	५	३	४	५	४	३	५	१	४८
चं०	४	५	४	४	६	६	३	१	३	६	३	४	४९
मं०	४	४	३	२	५	४	४	२	२	४	३	२	३९
बु०	४	५	४	४	५	६	४	५	५	४	४	४	५४
बृ०	५	५	४	४	७	७	२	५	६	५	३	३	५६
शु०	४	३	६	५	५	४	५	४	३	४	६	३	५२
श०	२	४	३	१	७	६	४	३	१	३	३	२	३९
योग	२६	३३	२८	२४	४०	३६	२६	२५	२४	२९	२७	१९	३३७

कीजिये। इसी प्रकार ३ को—धनु राशि में जो ४ संख्या है उसमें से घटाकर धनु राशि के नीचे ४—३=१ यह संख्या स्थापित कीजिये। मेष में ३—३=० रहेगा।

इसी प्रकार सूर्याष्टक वर्ग में वृष, कन्या, मकर—इन तीनों त्रिकोण राशियों को लीजिये—वृष में ७ संख्या है, कन्या में ३ तथा मकर में ३। इन तीनों में अर्थात् ७ तथा ३ तथा ३ में—३ सबसे कम है। इस कारण ३ को ७ में से घटाकर वृष में ४ तथा कन्या में ३—३ =० एवं मकर में ३—३=० रखिये यह सामान्य नियम होना चाहिये।

अब मिथुन, तुला तथा कुंभ राशियों में सूर्याष्टक वर्ग में कितने बिन्दु हैं यह देखिये। मिथुन में ४, तुला में ४ तथा कुंभ में ५ हैं। उपर्युक्त नियम के अनुसार सब से कम संख्या ४ है, इसलिये इस ४ को—तीनों राशि की संख्याओं में से - प्रत्येक में से घटाकर मिथुन में ४—४=०, तुला में ४—४=० तथा कुंभ में ५—४=१ स्थापित करना चाहिये यह सामान्य नियम हुआ।

अब चौथा त्रिकोण लीजिये अर्थात् सूर्याष्टक वर्ग की कर्क, बृश्चिक तथा मीन राशियां। कर्क में ४ संख्या है, वृश्चिक में ५ तथा मीन में १। इनमें सबसे कम संख्या १ है। इसलिये इस १ को कर्क वाली ४ संख्या में से घटाकर कर्क में ४—१=३ रखिये तथा वृश्चिक में ५—१=४ स्थापित कीजिये। मीन में तो १—१=० हो ही जावेगा।

इस नियम को जिसे "प्रथम-मत" के नाम से ऊपर समझाया गया है—हम निम्नलिखित प्रकार से निर्दिष्ट कर सकते हैं:

(क) त्रिकोण की तीन राशियों में—जिसमें सबसे कम संख्या है—उस सबसे कम वाली संख्या को—त्रिकोण की दोनों राशियों में से अलग-अलग घटाकर जो शेष बचें, उन-उन शेष को—उन-उन राशियों के नीचे स्थापित करे।

(ख) यदि त्रिकोण की एक राशि में शून्य हो तो उस शून्य को त्रिकोण की अन्य दो राशियों को घटाने से कोई अन्तर नहीं पड़ेगा और त्रिकोण की अन्य दो राशियों में जो संख्या पहिले से थी वह वैसी की वैसी रहेगी ।

(ग) यदि त्रिकोण की तीनों राशियों में समान संख्या हो तो —उस संख्या को त्रिकोण की तीनों राशियों में से घटाने से—तीनों ही जगह ० शेष रहेगा । उदाहरण के लिये आपको मंगल के अष्टक वर्ग में त्रिकोण शोधन करना है और वृष, कन्या, मकर इस त्रिकोण का शोधन करना है; तो देखिये मंगल के अष्टक वर्ग में वृष में ४ संख्या है, कन्या में भी ४ है तथा मकर में भी ४ । अब इस '४' को वृष के ४ में से घटाया तो ४—४=० शेष रहा । इसी प्रकार कन्या में ४—४=० और मकर में भी ४—४=० शेष हुआ । यह ऊपर जो प्रथम मत बताया गया है वह पराशर का है ।

दूसरा मत :

अब दूसरा मत दिया जाता है ।

मान लीजिये आप को सूर्याष्टक वर्ग का त्रिकोण शोधन करना है । मेष में ३ है, सिंह में ५ तथा धनु में ४ । इन तीनों में सब से कम संख्या ३ है । इसलिये मेष में ३, सिंह में भी ३ रखिये तथा धनु में भी ३ ।

वृषभ में ७ है, कन्या में ३ तथा मकर में ३ तो, इनमें न्यून संख्या ३ है । इस कारण वृष में भी ३ रखिये, कन्या में ३ तथा मकर में ३ तो रहेंगी ही ।

सूर्याष्टक वर्ग में मिथुन में ४, तुला में ४ तथा कुंभ में ५ है। सबसे कम ४ है—इसलिये कुंभ में ४ स्थापित कीजिये । मिथुन तथा तुला में तो—प्रत्येक में ४ रहेंगी ही ।

कर्क में ४, बृश्चिक में ५ तथा मीन में १ है। सबसे कम '१'

है। इसलिये सूर्याष्टक वर्ग के त्रिकोण शोधन के उपरान्त कर्क में १, वृश्चिक में १ तथा मीन में १ रखिये।

यह द्वितीय मत "होरा-रत्न" के लेखक बलभद्रजी का है। पराशर का मत उत्तर भारत में विशेष प्रचलित है। बलभद्रजी का दक्षिण भारत में : मूल ग्रंथ का संस्कृत श्लोकांश निम्नलिखित है :—

त्रिकोणेषु तु यन्न्यूनं तत्तुल्यं त्रिषु शोधयेत्

अर्थात् त्रिकोणों में जो कम है उसके बराबर तीनों में शोधन करे। एक मत कहता है कि इसका अर्थ हुआ उस न्यून संख्या को तीनों में से कम करे। दूसरा मत कहता है—उस न्यून सख्या के बराबर—तीनों में रखें।

मन्त्रेश्वर का मत :

मंत्रेश्वर महाराज ने अपनी फलदीपिका में संस्कृत के वही शब्द दिये हैं जो पराशर जी या बलभद्र जी के ग्रंथों में मिलते हैं अर्थात् श्लोक १६ और १७।

अर्थात् (१) सूर्य या किसी अन्य ग्रह के अष्टक वर्ग में त्रिकोण शोधन करना हो तो—त्रिकोण की तीनों राशियों में से जिसमें सबसे कम संख्या हो उसके समान तीनों में शोधन करे। प्रश्न उठता है कि उसके समान संख्या तीनों में घटा कर शोधन करे—अर्थात् घटाकर शेष स्थापित करे या उसके समान संख्या शोधन करे अर्थात् उसके समान संख्या स्थापित करे।

उपर्युक्त श्लोकों के दो अर्थ हो सकते हैं। पराशर जी के टीकाकार जो अर्थ करते चले आये हैं—वह प्रथम मत के नाम से ऊपर समझाया गया है। बलभद्र जी इसी श्लोक की जो व्याख्या होरारत्न में करते हैं—और जो दक्षिण भारत में प्रचलित है वह द्वितीय मत के नाम से ऊपर कह चुके हैं।

(२) यदि त्रिकोण की दो राशियों में शून्य हो तो तीसरी राशि का शोधन करें। अर्थात् तीसरी राशि में भी शून्य स्थापित करे। (इस मत से बलभद्रजी के मत की पुष्टि होती है। क्योंकि पराशरजी के टीकाकारों के अनुसार तो—न्यून को अधिक में से घटाकर—शेष को अधिक के स्थान में रखना। शून्य को अधिक में से घटाया तो जैसी संख्या थी वैसी ही रहनी चाहिये। परन्तु फलदीपिकाकार लिखते हैं कि उसे शोधन करे तो इसका अर्थ यही हुआ कि वहाँ भी ० स्थापित करे।

(३) यदि तीनों राशियों में समान संख्या हो तो तीनों को शोधन करे। अर्थात् तीनों राशियों में ० रखें।

*जातक पारिजात का भी मत है कि (१) त्रिकोण की तीनों राशियों में—जिसमें सबसे कम वाली संख्या हो—वही सबसे कम वाली संख्या अन्य दोनों राशियों में स्थापित कर, (२) यदि तीनो राशियों में से एक में शून्य हो तो बाकी दोनों का शोधन न करे, (३) यदि तीनों में समान संख्या हो तो सबके स्थान में ० रख दे।

प्रश्न मार्ग का मत है कि

भूचक्रे निहतेऽष्टवर्गजफले भेषु त्रिकोणेषु यन्न्यूनं
तेन समं त्यजेत्त्रिषु च यद्येकत्र न स्यात् फलम्।
जह्यात् सर्वमथान्ययोर्यदि फलान्येकत्र चेत्केवलं
जह्यात्तानि यदा समं त्रिषु तदा सर्वं विशोध्यं ततः॥

इस मत के अनुसार यदि त्रिकोण की एक अथवा दो राशियों में कोई संख्या न हो तो—तो त्रिकोण की तीनों राशियों में ० स्थापित करे। यदि तीनों में समान संख्या हो तो भी तीनों राशियों में ० रखे।

---

*देखिये जातक पारिजात अध्याय १० श्लोक ३८।

सूर्याष्टक वर्ग (त्रिकोण शोधन)

	मेष	वृष	मिथुन	कर्क	सिंह	कन्या	तुला	वृ.	धन	मकर	कुं.	मी.	योग
	३	७	४	४	५	३	४	५	४	३	५	१	४८
घटाइये	३	३	४	१	३	३	४	१	३	३	४	१	३३
शेष	०	४	०	३	२	०	०	४	१	०	१	०	१५

मेष, सिंह, धनु एक त्रिकोण हुआ। सबसे कम मेष में ३ है। इसलिये इन राशियों में से ३ घटाया। वृष, कन्या, मकर यह दूसरा त्रिकोण है—इनमें सबसे कम कन्या में ३ हैं। इसलिये इन राशियों में से ३ घटाया। मिथुन, तुला, कुंभ यह तीसरा त्रिकोण है—सब से कम मिथुन में ४ है, इसलिये इन राशियों में से ४ घटाया। कर्क, वृश्चिक, मीन, इनमें सब से कम कर्क में १ है, इसलिये इन राशियों में १ घटाया।

अब अन्य अष्टक वर्गों का त्रिकोण शोधन आगे दिया जाता है।

चन्द्रमा का अष्टक वर्ग (त्रिकोण शोधन)

	मे.	वृ.	मि.	क	सिं.	क.	तु.	वृ.	ध.	म.	कुं.	मी.	योग
	४	५	४	४	६	६	३	१	३	६	३	४	४९
घटाइये	३	५	३	१	३	५	३	१	३	५	३	१	३६
शेष	१	०	१	३	३	१	०	०	०	१	०	३	१३

मंगल का अष्टक वर्ग (त्रिकोण शोधन)

	मे.	वृ.	मि.	क	सिं.	क.	तु.	वृ.	ध.	म.	कुं.	मी.	योग
	४	४	३	२	५	४	४	२	२	४	३	२	३९
घटाइये	२	४	३	२	२	४	३	२	२	४	३	२	३३
शेष	२	०	०	०	३	०	१	०	०	०	०	०	६

बुध का अष्टक वर्ग (त्रिकोण शोधन)

	मे.	वृ.	मि.	क.	सिं.	कन्या	तु.	वृ.	ध.	म.	कुं.	मी.	योग
	४	५	४	४	५	६	४	५	५	४	४	४	५४
घटाइये	४	४	४	४	४	४	४	४	४	४	४	४	४८
शेष	०	१	०	०	१	२	०	१	१	०	०	०	६

बृहस्पति का अष्टक वर्ग (त्रिकोण शोधन)

	मे.	वृ.	मि.	क.	सिं.	कन्या	तु.	वृ.	ध.	म.	कुं.	मी.	योग
	५	५	४	४	७	७	२	५	६	५	३	३	५६
घटाइये	५	५	२	३	५	५	२	३	५	५	२	३	४५
शेष	०	०	२	१	२	२	०	२	१	०	१	०	११

शुक्र का अष्टक वर्ग (त्रिकोण शोधन)

	मे.	वृ.	मि.	क.	सिं.	कन्या	तु.	वृ.	ध.	म.	कुं.	मी.	योग
	४	३	६	५	५	४	५	४	३	४	६	३	५२
घटाइये	३	३	५	३	३	३	५	३	३	३	५	३	४२
शेष	१	०	१	२	२	१	०	१	०	१	१	०	१०

शनि का अष्टक वर्ग (त्रिकोण शोधन)

	मे.	वृ.	मि.	क.	सिं.	कन्या	तु.	वृ.	ध.	म.	कुं.	मी.	योग
	२	४	३	१	७	६	४	३	१	३	३	२	३९
घटाइये	१	३	३	१	१	३	३	१	१	३	३	१	२४
शेष	१	१	०	०	६	३	१	२	०	०	०	१	१५

त्रिकोण शोधन के बाद मेष, वृश्चिक, वृष-तुला मिथुन-कन्या, धनु-मीन, मकर-कुंभ इन दो दो राशियों में निम्नलिखित १४ प्रकार की परिस्थिति हो सकती है।

एक राशि	दूसरी राशि
ग्रहयुक्त	ग्रहयुक्त
१. समान बिन्दु	समान बिन्दु
२. अधिक "	कम "
३. अधिक "	शून्य "
४. शून्य "	शून्य "

ग्रहयुक्त	ग्रहहीन
५. समान बिन्दु	समान बिन्दु
६. अधिक "	कम "
७. अधिक "	शून्य "
८. कम "	अधिक "
९. शून्य "	अधिक "
१०. शून्य "	शून्य "

ग्रहहीन	ग्रहहीन
११. समान बिन्दु	समान बिन्दु
१२. अधिक "	कम "
१३. अधिक "	शून्य "
१४. शून्य "	शून्य "

शून्य बिन्दु का अर्थ है कि कोई बिन्दु नहीं हो। एकाधिपत्य शोधन के नियम नीचे दिये जाते हैं।

(क) १, २, ३, ४, ७, ९, १०, १३, १४ की परिस्थिति (हालत) में कोई शोधन नहीं होता। जैसी संख्या बिन्दुओं की है वैसी ही रहने दी जाती है।

(ख) यदि उपर्युक्त नं० ५ या ६ की परिस्थिति हो तो दूसरी राशि (जिसमें ग्रह नहीं है) में से सब बिन्दु हटा दीजिये। ग्रह युक्त राशि की संख्या वैसी ही रहेगी।

(ग) यदि नं० ८ में वर्णित हालत हो तो इस दूसरी राशि में से उतने ही बिन्दु कर दीजिये जितने पहली राशि (ग्रह युक्त राशि) में हों। पहली राशि (ग्रहयुक्त) में जितनी संख्या थी उतनी ही रहेगी।

(घ) यदि नं० ११ की परिस्थिति हो तो—दोनों राशियों में संख्या हटा कर ० लिख दीजिये।

(ङ) यदि नं० १२ में वर्णित हालत हो तो—जितनी कम बिन्दु वाली राशि में संख्या हो उतनी दोनों में कर दीजिये।

संस्कृत के मूल श्लोकों की भाषा इस प्रकार की है कि कई प्रकरणों में दो पृथक्-पृथक् (अलग, अलग) अर्थ हो सकते हैं—ऐसी स्थिति में पाठकों की सुविधा के लिये उन अर्थों को अंगीकार किया गया है जो पराशर से अधिक मेल खाते हैं, जिनमें स्पष्ट पराशर से मतभेद है वहाँ मंत्रेश्वर का ही मत दिया गया है। यह दर्शनशास्त्र तो है नहीं कि अनेक सिद्धान्तों का प्रतिपादन कर भिन्न भिन्न शाखाओं की व्याख्या कर उस विषय को वहीं छोड़ दिया जावे—जैसे भगवद् गीता में सन्यास परक, निष्काम कर्म परक, भक्ति परक सांख्य, योग आदि के सिद्धान्तों को प्रतिपादन करने वाले भिन्न-भिन्न अर्थों की टीका-भाष्य बड़े-बड़े विद्वानों ने की है—कोई विद्वान् कम नहीं— अब जिसकी जैसी रुचि हो वैसे सिद्धान्त को ग्रहण करे—यह ज्योतिष

का विषय तो गणित का विषय है। एक सिद्धान्त पर आना पड़ेगा कि इस कोष्ठ में २ रखा जावे या ३, या ४ इत्यादि।

जो विद्वान् पाठक तुलनात्मक अध्ययन करना चाहें वे विविध मूल ग्रंथों के वाक्यों का समन्वय या तारतम्य कर सकते हैं—पर इस हिन्दी पुस्तक का उद्देश्य तो नवीन पाठकों को निश्चयात्मक रूप से एक पद्धति या क्रम बताने का है—जिससे वे इसमें बताये गये नियम लागू कर किसी जन्म कुण्डली का त्रिकोण शोधन, एकाधिपत्य शोधन कर सकें। अब उदाहरण कुण्डली का एकाधिपत्य शोधन नीचे दिया जाता है :—

त्रिकोणशोधनं कृत्वा पश्चादैकाधिपत्यकम् ।
क्षेत्रद्वये फलानि स्युस्तदा संशोधयेत्सुधीः ॥१८॥

ग्रहयुक्ते फलैर्हीने ग्रहाभावे फलाधिके ।
ऊनेन सदृशन्त्वस्मिन् शोधयेद्ग्रहवर्जिते ॥१९॥

फलाधिके ग्रहैर्युक्ते चान्यस्मिन् सर्वमुत्सृजेत् ।
सग्रहाग्रहतुल्यत्वे सर्वं संशोध्यमग्रहात् ॥२०॥

उभाभ्यां ग्रहहीनाभ्यां समत्वे सकलं त्यजेत् ।
उभयोर्ग्रहसंयुक्ते न संशोध्यं कदाचन ॥२१॥

एकस्मिन् भवने शून्ये न संशोध्यं कदाचन ।
द्वावग्रहौ चेत्तन्न्यूनं तत्तुल्यं शोधयेद्द्वयोः ॥२२॥

शोध्यावशिष्टं संस्थाप्य राशिमानेन वर्द्धयेत् ।
ग्रहयुक्तेऽपि तद्राशौ ग्रहमानेन वर्द्धयेत् ॥२३॥

सूर्य का एकाधिपत्य शोधन

	मे.	वृ.	मि.	क.	सिं.	क.	तु.	वृ.	ध.	म.	कुं.	मी.	योग
	०	४	०	३	२	०	०	४	१	०	१	०	
शोधन के बाद	०	४	०	३	२	०	०	४	१	०	१	०	१५

चन्द्रमा का एकाधिपत्य शोधन

	म.	वृ.	मि.	क.	सिं.	क.	तु.	वृ.	ध.	म.	कुं.	मी.	योग
	१	०	१	३	३	१	०	०	०	१	०	३	
शोधन के बाद	१	०	०	३	३	०	०	०	०	१	०	३	११

मंगल का एकाधिपत्य शोधन

	मे.	वृ.	मि.	क.	सिं.	क.	तु.	वृ.	ध.	म.	कुं.	मी.	योग
	२	०	०	०	३	०	१	०	०	०	०	०	
शोधन के बाद	२	०	०	०	३	०	१	०	०	०	०	०	६

बुध का एकाधिपत्य शोधन

	मे.	वृ.	मि.	क.	सिं.	क.	तु.	वृ.	ध.	म.	कुं.	मी.	योग
	०	१	०	०	१	२	०	१	१	०	०	०	
शोधन के बाद	०	१	०	०	१	२	०	१	१	०	०	०	६

बृहस्पति का एकाधिपत्य शोधन

	मे.	वृ.	मि.	क.	सिं.	क.	तु.	वृ.	ध.	म.	कुं.	मी.	योग
	०	०	२	१	२	२	०	२	१	१	१	०	
शोधन के बाद	०	०	०	१	२	०	०	२	१	०	०	०	७

शुक्र का एकाधिपत्य शोधन

	मे.	वृ.	मि.	क.	सिं.	क.	तु.	वृ.	ध.	म.	कुं.	मी.	योग
	१	०	१	२	२	१	०	१	०	१	१	०	
शोधन के बाद	१	०	०	२	२	०	०	१	०	०	०	०	६

गोसिंहौ दशगुणितौ वसुभिर्मिथुनालिभे ।
वणिङ् मेषौ च मुनिभिः कन्यकामकरे शरैः ॥२४॥

शेषाः स्वमानगुणिताः कर्किचापघटीझषाः ।
एते राशिगुणाः प्रोक्ताः पृथग्ग्रहगुणाः पृथक् ॥२५॥

जीवारशुक्रसौम्यानां दशवसुसप्तेन्द्रियैः क्रमाद्गुणिता ।
बुधसंख्या शेषाणां राशिगुणाद्ग्रहगुणः पृथक्कार्यः ॥२६॥

शोध्यपिंड

अब एकाधिपत्य शोधन के बाद जो प्रत्येक अष्टक वर्ग में योग आया वह शोध्यपिंड हुआ :—पृष्ठ ५८१-५८५ देखिये ।

सूर्य,	चन्द्र,	मंगल,	बुध,	बृहस्पति,	शुक्र,	शनि
१५	११	६	६	७	५	१४

यह इस उदाहरण कुंडली का शोध्य पिंड है । भिन्न-भिन्न कुंडलियों में भिन्न-भिन्न शोध्यपिंड आवेगा । मंत्रेश्वर ने शोध्य पिंड की परिभाषा ऊपर श्लोक में यह की है कि दोनों शोधन (त्रिकोण और एकाधिपत्य) के बाद जो बचे उनका जोड़ शोध्य पिंड कहलाता है । पराशर के मत से राशिगुणक के बाद जो गुणनफल आवे और ग्रह गुणक के बाद जो गुणनफल आवे दोनों के योग (जोड़) को शोध्यपिंड कहते हैं ।

राशिगुणक और ग्रहगुणक

एकाधिपत्य शोधन के बाद जो संख्या प्रति राशि के नीचे प्राप्त हो उसको राशिगुणक (प्रति राशि के लिए नीचे बताया गया है कि किस संख्या से गुणा करें—उस संख्या को राशिगुणक कहते हैं) से गुणा करे ।

इसी प्रकार एकाधिपत्य शोधन के बाद जो संख्या बचे उसे ग्रह

शनि-अष्टक वर्ग का एका० शोधन

	मे.	वृ.	मि.	क.	सिं.	क.	तु.	वृ.	ध.	म.	कुं.	मी.	योग
	१	१	०	०	६	३	१	२	०	०	०	१	
शोधन के बाद	१	०	०	०	६	३	१	२	०	०	०	१	१४

राशि-गुणक-चक्र

राशि	मे.	वृ.	मि.	क.	सिं.	क.	तु.	वृ.	ध.	म.	कुं.	मी.
गुणक	७	१०	८	४	१०	५	७	८	९	५	११	१२

ग्रह गुणक चक्र

ग्रह	सू.	चं.	मं.	बु.	वृ.	शु.	श.
गुणक	५	५	८	५	१०	७	५

गुणक (प्रत्येक संख्या को किस ग्रह भेद से किस संख्या से गुणा करना चाहिये—इसे ग्रह गुणक कहते हैं) से गुणा करे।

प्रत्येक राशि के गुणक अलग-अलग होते हैं। इसी प्रकार प्रत्येक ग्रह के गुणक अलग अलग होते हैं। यह पृ० ५८५ पर दिये गये हैं:—

सूर्य आदि सातों ग्रहों के राशि गुणक तथा ग्रह गुणक नीचे लिखे प्रकार से किये जावेंगे। पहले सूर्य का एकाधिपत्य शोधनचक्र देखिये।

मेष में ० इसका है गुणक ७ है। किन्तु ० को ७ से गुणा किया तो ० ही आया। इस कारण मेष में राशि गुणक के स्थान में कुछ नहीं रखा। वृष में ४ लिखा है। वृष की गुणक संख्या १० है ४×१०=४० इस कारण ४० लिखा। कर्क में ३ लिखा है इसकी गुणक संख्या ४ है। इस कारण ३×४=१२ लिखा।

अब ग्रह गुणक लीजिये। मेष में शनि है शनि का गुणक ५ है किन्तु मेष में ० होने से ०×५=०। इस कारण मेष के नीचे ० रक्खा। वृश्चिक में ४ लिखा है और सूर्य, मंगल, शुक्र यह तीन ग्रह हैं। सूर्य का गुणक ५ मंगल का ८, शुक्र का ७ है। इस कारण

(वृश्चिक राशि ४ संख्या है इसलिये)	४×५ (सू०)=२०
	४×८ (मं०)=३२
	४×७ (शु०)=२८
	८०

८० वृश्चिक के नीचे लिखा। धनु में १ है। और बुध धनु में है। बुध का गुणक ५ है। इस प्रकार १×५=५। यह धनु के नीचे लिखा इस प्रकार आगे चन्द्राष्टक वर्ग आदि में राशि गुण के और ग्रह गुणक से गुणा कर संख्या लिखी गई हैं।

सूर्याष्टक वर्ग (राशि गुणक और ग्रह गुणक)

	मे.	वृ.	मि.	क.	सिं.	क.	तु.	वृ.	ध.	म.	कुं.	मी.	
ए.शो.	०	४	०	३	२	०	०	४	१	०	१	०	
रा.गु.		४०		१२	२०			३२	९		११		१२४
ग्र.गु.								८०	५				८५

चन्द्राष्टक वर्ग (राशि गुणक और ग्रह गुणक)

	श.						वृ.	मं.शु. सू.	बु.			चं.	
राशि	मेष १	वृष ०	मि. ०	क. ३	सिं. ३	क. ०	तु. ०	वृ ०	ध. ०	म. १	कुं. ०	मी. ३	योग
राशि गुणक	७			१२	३०					५		३६	९०
ग्रह ,,	५											१५	२०

मगलाष्टक वर्ग (राशि गुणक और ग्रह गुणक)

ग्र. राशि	श. मे.	वृ.	मि.	क.	सि.	क.	वृ. तु.	सू.मं.शु. वृ.	बु. ध.	म.	कुं.	चं. मी.	योग
ए. शो.	२	०	०	०	३	०	१	०	०	०	०	०	
राशि गु.	१४				३०		७						५१
ग्रह गु.	१०						१०						२०

बुधाष्टक वर्ग (राशि गुणक और ग्रह गुणक)

ग्र. रा.	श. मे.	वृ.	मि.	क.	सि.	क.	वृ. तु.	सू.मं.शु. वृ.	बु. ध.	म.	कुं.	चं. मी.	योग
ए.	०	१	०	०	१	२	०	१	१	०	०	०	
राशि गु.		१०			१०	१०		८	९				४७
ग्र. गु								२०	५				२५

बृहस्पति का अष्टकवर्ग (राशि गुणक और ग्रह गुणक)

प्र.	श.						वृ.	सू.मं. श.	बु.			चं	
रा.	मे.	वृ.	मि.	क.	सिं.	क.	तु.	वृ.	ध.	म.	कुं.	मी.	
ए. शो.	०	०	०	१	२	०	०	२	१	०	१	०	
राशि गु.				४	२०			१६	९		११		६०
ग्र. गु.								४०	५				४५

शुक्राटष्क वर्ग (राशि गुणक और ग्रह गुणक)

ग्रह	श.						वृ.	सू.मं.शु.	बु.			चं.	योग
राशि	मे.	वृ.	मि.	क.	सिं.	क.	तु.	वृ.	ध.	म.	कुं.	मी.	
ए. शो.	१	०	०	२	२	०	०	१	०	१	०	०	६
रा. गु.	७			८	२०			८		५			४८
ग्र. गु.	५							२०					२५

शनि का अष्टक वर्ग (राशि गुणक और ग्रह गुणक)

ग्र.	श.						वृ सू.म.		बु			चं.	योग
रा.	मे.	वृ.	मि.	क.	सिंह	क.	तु.	वृ.	ध.	म.	कुं.	मी.	
ए. शो.	१	०	०	०	६	३	१	२	०	०	०	१	
रा. गु.	७				६०	१५	७	१६				१२	११७
ग्र. गु.	५						१०	४०				५	६०

इस प्रकार गुणा करके राशि गुणक और ग्रह गुणकों को जोड़िये।

	सू.	चं.	मं.	बु.	बृ.	शु.	श.
राशि गुणक का गुणनफल	१२४	९०	५१	४७	६०	४३	११७
ग्रह गुणक का गुणनफल	८५	२०	२०	२५	४५	२५	६०
योग पिंड	२०९	११०	७१	७२	१०५	६८	१७७

एवं गुणित्वा संयोज्य सप्तभिर्गुणयेत्पुनः ।
सप्तविंशहृताल्लब्धवर्षाण्यत्र भवन्ति हि ॥२७॥

द्वादशाद्गुणयेल्लब्धा मासाहर्घटिकाः क्रमात् ।
सप्तविंशति वर्षाणि मण्डलं शोधयेत्पुनः ॥२८॥

अब इस योग २०९ को ७ से गुणा कीजिये और २७ से भाग दीजिये जो लब्धि होगी वह वर्ष होंगे । १२ से गुणा कर २७ से भाग देने पर लब्धि आवे वह मास होंगे, जो शेष बचे उसे ३० से गुणा कर २७ से भाग दीजिये, जो लब्धि आवे उतने दिन होंगे । इसी प्रकार ६० से गुणा कर २७ से भाग देने से घड़ी आ जावेगीं

सबको जोड़िये । २७ वर्ष का एक मंडल होता है । इसलिये यदि २७ वर्ष से अधिक वर्ष आवें तो २७ कम करके जो संख्या आवे—उतने वर्ष उस ग्रह की दशा समझनी चाहिये । अब उदाहरण कुंडली में ग्रहों की दशा निकाल कर बताया जाता है ।

(१) सूर्याष्टक वर्ग का राशि -ग्रह योग पिण्ड २०९ है । इसको ७ से गुणा किया=१४६३ । इसको २७ से भाग दिया=५४ वर्ष । शेष ५ बचे, इस को १२ से गुणा किया=६० । इस को २७ से भाग दिया=२ मास । शेष को ३० से गुणा कर के २७ का भाग दिया=७ दिन । क्योंकि ५४ वर्ष २ मास ७ दिन, २७ वर्ष से अधिक हैं २७ वर्ष कम किये शेष २७ वर्ष २ मास ७ दिन । सूर्य की दशा ।

(२) इसी प्रकार चन्द्राष्टक वर्ग का योग पिंड ११० । इसको ७ से गुणा किया=७७० । इसको २७ से भाग दिया । =२८ वर्ष ६ मास ७ दिन । २७ वर्ष कम किये शेष १ वर्ष ६ मास ७ दिन चन्द्रमा की दशा ।

(३) मंगल के अष्टक वर्ग का योग पिंड ७१ । इसको ७ से गुणा किया=४९७ । इसे २७ से भाग दिया=१८ वर्ष ४ मास २७ दिन मंगल की दशा ।

(४) बुध के अष्टक वर्ग का योग पिंड ७२ । इसे ७ से गुणा किया= ५०४ । इसे २७ से भाग दिया=१८ वर्ष ८ मास । बुध की दशा ।

(५) बृहस्पति का योग पिंड १०५ । इसको ७ से गुणा किया =७३५ । इसे २७ से भाग दिया=२७ वर्ष २ मास २० दिन । २७ वर्ष कम किया, शेष २ मास २० दिन बृहस्पति की दशा ।

(६) शुक्र का योग पिंड ६८ । इसको ७ से गुणा किया=४७६ । २७ से भाग दिया=१७ दर्ष ७ मास १७ दिन यह शुक्र की दशा हुई ।

(७) शनि का योग पिंड १७७ । इसको ७ से गुणा किया= १२३९ से । इसे २७ से भाग दिया=४५ वर्ष १० मास २० दिन । २७ वर्ष कम किये=१८ वर्ष १० मास २० दिन शनि की दशा ।

जातक पारिजात तथा शंभु हीरा प्रकाश में अष्टक वर्ग से दशा निकालने की पद्धति (प्रकार) में भिन्नता है ।विस्तार भय से उसे यहाँ नहीं दिया जा रहा है।

हरण

अन्योऽन्यमर्द्धहरणं ग्रहयुक्ते तु कारयेत् ।
नीचेऽर्द्धमस्तगेऽप्यर्द्धहरणं तेषु कारयेत् ॥२६॥

(१) यदि कोई ग्रह दूसरे ग्रह के साथ हो तो उसकी दशा का आधा कर दीजिये ।

(२) यदि कोई ग्रह अस्त हो या नीच राशि में हो तो भी उसकी दशा का आधा कर दीजिये ।

शत्रुक्षेत्रे त्रिभागोनं दृश्यार्द्धहरणं तथा ।
त्र्यंशोनहरणं भङ्गे सूर्येन्द्वोः पातसंश्रयात् ॥३०॥

(१) यदि कोई ग्रह शत्रु राशि में हो तो उसकी दशा का जो समय आया है उसका एक तिहाई कम कर दीजिये।

(२) यदि कोई ग्रहदृश्यार्द्ध (१२वें घर, ११वें घर, १०वें घर ९वें घर आदि-जितना मार्ग पृथ्वी के ऊपर है) में हो तो भी एक-तिहाई दशा कम कीजिये।

(३) जो ग्रह अन्य ग्रह के साथ (उसी राशि अंश में होने से) होने से युद्ध में पराजित हो या सूर्य या चन्द्रमा के पात के अन्तर्गत हो—उसकी दशा में भी एक-तिहाई कम कीजिये ।

बहुत्वे हरणे प्राप्ते कारयेद्बलवत्तरम् ।
पश्चात्तान् सकलान् कृत्वा धराङ्गेण विवर्द्धयेत् ॥३१॥

मातङ्गलब्धं शुद्धायुर्भवतीति न संशयः ।
पूर्ववद्दिनमासाब्दान् कृत्वा तस्य दशा भवेत् ॥ ३२ ॥

यदि हरण की अनेक परिस्थिति जो ऊपर बताई गई है—उपस्थित हों तो—जिस परिस्थिति में सबसे अधिक हरण होता है—केवल उस परिस्थिति के अनुसार जो हरण आता हो उतना कम कर दीजिये । अन्यहरण छोड़ दीजिये ।

इस प्रकार जो आयु भावे इसे ३२४ से गुणा कीजिये ओर ३६५ से भाग दीजिये । जो वर्ष, मास दिन आवे वह दशा होगी,

एवं ग्रहाणां सर्वेषां दशां कुर्यात् पृथक् पृथक् ।
अष्टवर्गदशामार्गः सर्वेषामुत्तमोत्तमः ॥३३॥

इस प्रकार प्रत्येक ग्रह की अष्टक वर्ग के अनुसार दशा निकालनी चाहिये। अष्टक वर्ग की दशा निकाल कर फलादेश करना उत्तमोत्तम है।

बालो बलिष्ठो लवणागमोसुरो
रागी मुरारिः शिखरीन्द्रगाथया।
भौमो गणेन्द्रो लघुभावतासुरो
गोकर्णरक्ता तु पुराणमैथिली ॥३४॥

रुद्रः परं गह्वरभैरवस्थली
रागी बली भास्वरगीर्भंगाचलाः।
गिरौ विवस्वान्बलवद्विवक्षया
शूली मम प्रीतिकरोऽत्र तीर्थकृत् ॥३५॥

अष्टकवर्ग कौन-सा ग्रह जिस राशि में वह है—वहाँ से गिनने पर—किस राशि में कितने शुभ बिन्दु प्रदान करता है यह बताते हैं।

देखिये अध्याय तेईस। सूर्य अपने अष्टक वर्ग में पहले स्थान में बिन्दु प्रदान करता है; बृहस्पति के अष्टक वर्ग में अपने स्थान से पहले में बिन्दु प्रदान करता है; शनि के अष्टक वर्ग में अपने स्थान से प्रथम स्थान में एक शुभ बिन्दु प्रदान करता है। तो सब अष्टक वर्गों में मिला कर उसने अपने स्थान से प्रथम स्थान पर ३ बिन्दु प्रदान किये। इसी प्रकार सूर्य अपने स्थान से द्वितीय स्थान में (अपने अष्टक वर्ग में १, बृहस्पति के अष्टक बर्ग में १, शनि के अष्टक वर्ग में १) कुल ३ बिन्दु प्रदान करता है। इसी प्रकार सूर्य आदि सातों ग्रह तथा लग्न से किस स्थान पर कितने बिन्दु पड़ते हैं इनका हिसाब करने से नीचे लिखी संख्या आती है:

	श.				लग्न		वृ.	सू. म. शु.	बु.			चं.	
	मे.	वृ.	मि.	क.	सिं.	क.	तु.	वृ.	ध.	म.	कु.	मी.	योग
सूर्य	३	४	५	३	५	७	२	३*	३	३	३	२	४३
चन्द्र	३	५	२	२	५	२	२	२	३	७	१	२*	३६
मंगल	३	४	४	४	६	७	२	४*	५	३	५	२	४९
बुध	६	६	१	२	५	५	७	३	३*	१	५	२	४६
गुरु	२	४	२	४	७	३	२*	२	१	२	३	४	३६
शुक्र	४	२	३	४	३	६	३	२	३*	३	३	४	४०
शनि	*३	२	४	४	४	३	३	४	४	४	६	१	४२
लग्न	२	६	७	१	५	३	५*	५	२	६	१	२	४५
योग	२६	३३	२८	२४	४०	३६	२६	२५	२४	२९	२७	१९	३३७

सूर्य	३,३,३३	२,३,४,५	३,५,७,२	= ४३
चन्द्र	२,३,५,२	२,५,२,२	२,३,७,१	= ३६
मंगल	४,५,२,५	२,३,४,४	४,६,७,२	= ४९
बुध	३,१,५,२	६,६,१,२	५,५,७,३	= ४६
बृहस्पति	२,२,१,२	३,४,२,४	२,४,७,३	= ३६
शुक्र	२,३,३,३	४,४,२,३	४,३,६,३	= ४०
शनि	३,२,४,४	४,३,३,४	४,४,६,१	= ४२
लग्न	५,३,५,५	२,६,१,२	२,६,७,१	= ४५
सर्वाष्टक वर्ग योग				=३३७

सर्वाष्टक वर्ग योग

वराहमिहिर ने जो अष्टक वर्ग बनाने के लिये-कहाँ-कहाँ किस-किस स्थान में प्रत्येक ग्रह से शुभ बिन्दु पड़ते हैं—जो शुभस्थान में दिये हैं—उनमें और इसमें थोड़ा मतभेद है। अब उपर्युक्त संख्याओं के द्वारा उदाहरण कुंडली में सर्वाष्टक वर्ग बनाया गया है। देखिये पृष्ठ ५९५

ऊपर सूर्य के लिये ३,३,३,३,२,३, आदि संख्या दी है। सूर्य वृश्चिक में है इसलिये तह ३,३,३,३,२,३ आदि संख्या वृश्चिक से प्रारम्भ की हैं। इस लिये सूर्य के आगे–वृश्चिक के नीचे *यह चिह्न दिया गया है। सब ग्रहों से इसी प्रकार संख्या रखनी चाहिये। चन्द्रमा मीन में है इस कारण २,३,५,२,२,५,२, २ आदि की संख्या मीने से प्रारम्भ की है। मीन में यह * चिह्न दे दिया गया है॥३५॥

सर्वकर्मफलोपेतमष्टवर्गकमुच्यते ।
अन्यथा बलविज्ञानं दुर्ज्ञेयं गुणदोषजम् ॥३६॥

अष्टक वर्ग से फलित ज्यौतिष देखने का प्रकार बहुत उत्तम है। बिना अष्टक वर्ग के ग्रहों, राशियों और भावों के–ये बलवान् हैं या निर्बल यह जानने का और कोई उपाय नहीं है ॥३६॥

त्रिंशाधिकफला ये स्यू राशयस्ते शुभप्रदाः ।
पञ्चविंशात्परं मध्यं कष्टं तस्मादधः फलम् ॥३७॥

जिन राशियों में ३० से अधिक बिन्दु हों वे उत्तम हैं। जिनमें २५ से ३० तक मध्यम और जिनमें २५ से कम बिन्दु हों वे अधम (निकृष्ट) फल देती हैं ॥३७॥

मध्यात्फलाधिकं लाभे लाभात् क्षीणतरे व्यये ।
यस्य व्ययाधिके लग्ने भोगवानर्थवान् भवेत् ॥३८॥

यदि दशम घर से अधिक ग्यारहवें घर में हों; ग्यारहवें से कम बारहवें घर में हों और बारहवें से अधिक लग्न में हों वह जातक भोगवान् (सांसारिक सुख के साधनों सहित) और अर्थवान् (द्रव्य वाला) होता है ॥३८॥

मूर्त्यादि व्ययभावान्तं दृष्ट्वा भावफलानि वै ।
अधिके शोभनं विद्याद्धीने दोषं विनिर्दिशेत् ॥३९॥

लग्न आदि भावों में—प्रत्येक में—सर्वाष्टक वर्ग में कितने शुभ बिन्दु हैं यह देखकर फलादेश करना चाहिये। अधिक बिन्दु लग्न में हों तो शरीर स्वास्थ्य उत्तम, धन स्थान में अधिक हो तो धन संग्रह विशेष, सप्तम में अधिक हों तो पत्नी सुख उत्तम, भाग्य में अधिक हों तो विशेष भाग्योदय आदि उत्कृष्ट फल कहना चाहिये। थोड़े बिन्दु होने से अच्छा फल नहीं होता ॥३९॥

षष्ठाष्टमव्ययांस्त्यक्त्वा शेषेष्वेव प्रकल्पयेत् ।
श्रेष्ठराशिषु सर्वाणि शुभकार्याणि कारयेत् ॥४०॥

ऊपर जो यह नियम बताया गया है कि जिस राशि भाव में अधिक बिन्दु होने से अच्छा फल होता है यह नियम छठे, आठवें, बारहवें घर के लिये लागू नहीं होता।

जो राशियाँ श्रेष्ठ हों—अर्थात् अधिक बिन्दु वाली हों उन लग्नों में और उन राशियो में जब सूर्यादि ग्रह आवें तब शुभ कार्य करे। इसमें सफलता मिलती है और उत्कर्ष मिलता है ॥४०॥

लग्नात्प्रभृति मन्दान्तमेकीकृत्य फलानि वै ।
सप्तभिर्गुणयेत्पश्चात्सप्तविंशहृतात्फलम् ॥४१॥

तत्समानगते वर्षे दुःखं वा रोगमाप्नुयात् ।
एवं मन्दानि लग्नान्तं भौमराह्वोस्तथा फलम् ॥४२॥

लग्न से शनि जिस राशि है उस तक, (लग्न और शनि वाली राशियों को शामिल करते हुए) संर्वाष्टक वर्ग में प्रति राशि में जितने विन्दु हैं जोड़िये। इसे ७ से गुणा कर २७ से भाग दीजिये। जो भजनफल आवे—उसकी जो संख्या हो—उस वर्ष में कष्ट हो—दुःख या रोग हो।

इसी प्रकार शनि जिस राशि में हो उससे लग्न तक (शनि वाली राशि और लग्न दोनों शामिल कीजिये)—इन राशियों में जितने शुभ बिन्दु हों उन्हें ७ से गुणा कर २७ से भाग दीजिये। जो भजनफल आवे—उसकी जो संख्या हो—आयु के उस वर्ष में कष्ट, दुःख या रोग होता है। इसी प्रकार (१) लग्न से मंगल वाली राशि तक (२) मंगल से लग्न तक (३) लग्न से राहु वाली राशि तक—जैसे शनि के कारण गणना ऊपर बताई गई है—(४) राहु से लग्न तक उसी पद्धति से सब संख्या जोड़ कर ७ से गुणा कर २७ से भाग देने से अनिष्ट वर्ष निकल आते हैं।

शुभग्रहाणां संयोगसमानाब्दे शुभं भवेत् ।
पुत्रवित्तसुखादीनि लभते नात्र संशयः ॥४३॥

जैसे, शनि, मंगल राहु इन पापग्रहों की राशि तक या इन पापग्रहों वाली राशि से लग्न तक सर्वाष्टक बिन्दु योग से कष्ट वर्ष का ज्ञान हो जाता है वैसे ही (१) लग्न से शुभ ग्रह जहाँ स्थित हो (२) शुभ ग्रह जहाँ स्थित हों वहाँ से लग्न तक—सब राशियों के बिन्दु जोड़कर ७ का गुणा कर २७ से भाग देने से शुभ वर्ष निकालना चाहिये। बलवान् चन्द्रमा जिसमें पक्षबल अधिक हो और पापग्रह के साथ न बैठा हो, बुध (पाप ग्रह के साथ न हो, शुक्र और बृहस्पति शुभ ग्रह हैं। इन शुभ वर्षो में पत्र जन्म, धनागम आदि शुभ फल होते हैं ॥४३॥

संग्रहेण मया प्रोक्तमष्टवर्गफलं त्विह ।
तज्ज्ञैर्विस्तरतः प्रोक्तमन्यत्र पटुबुद्धिभिः ॥४४॥

यह मैने संक्षेप से अष्टक वर्ग का फलादेश किया है। और ग्रंथों मे विद्वानों ने उनका विस्तार से वर्णन किया है ॥४४॥

पच्चीसवां अध्याय

गुलिकादि उपग्रह

गुलिक आदि निकालने का प्रकार और उनका फल-विचार

नमामि मान्दि यमकण्टकाख्य-
मर्द्धप्रहारं भुवि कालसंज्ञम् ।
धूमव्यतीपातपरिध्यभिख्यान्-
उपग्रहानिन्द्रधनुश्च केतून् ॥१॥

चरं रुद्रदास्यं घटं नित्यतानं
खनिर्मान्दिनाख्यः क्रमेणार्कवारात् ।
अहर्मानवृद्धिक्षयौ तत्र कार्यौ
निशायां तु वारेश्वरात्पञ्चमाद्याः ॥२॥

दिव्या घटी नित्यतनुः खनीनां
चन्दे रुरुः स्याद्यमकण्टकस्य ।
अर्द्धप्रहारस्य भटो नटेन
स्तनौ खनी चन्द्रखरौ जयज्ञः ॥३॥

कालस्य फेनं तनुरुद्रदिव्यं
वन्द्यो नटस्तैरनुसूर्यवारात् ।
एषां समं मान्दिवदेव तत्त
ग्राह्या स्फुट लग्नवदत्र साध्यम् ॥४॥

धूमो वेदगुहैस्त्रयोदशभिरप्यंशैः समेते रवौ
स्यात्तस्मिन् व्यतिपातको विगलिते चक्रादथास्मि न्युते ।

षड्भिभैः परिवेश इन्द्रधनुरित्यस्मिश्च्युते मण्डला-
दत्यष्टयंशयुतेऽत्र केतुरथ तत्र कक्षंयुक्तो रविः ॥५॥

(१) मान्दि, (२) यमअंटक, (३) अर्द्धप्रहार, (४) काल, (५) धूम, (६) व्यतीपात, (७) परिधि, (८) इन्द्रधनु और (९) उपकेतु ——इन नवों उप-ग्रहों को मैं नमस्कार करता हूँ।

यदि दिनमान ३० घड़ी हो तो रविवार को सूर्योदय के २६ घड़ी बाद मान्दि होगा; सोमवार को २२ घड़ी बाद; मंगलवार को १८ घड़ी बाद, बुध को १४ घड़ी बाद, बृहस्पतिवार को सूर्योदय से १० घड़ी बाद; शुक्रवार को सूर्योदय से ६ घड़ी बाद और शनिवार को सूर्योदय के २ घड़ी बाद मान्दि होता है। यदि दिनमान पूरा तीस घड़ी न हो—कुछ कम या अधिक हो तो उसी अनुपात से २६, २२, १८, १४, १०, ६, २—यह जो घड़ियाँ बताई गई हैं इनमें अन्तर कर देना चाहिये। इस प्रकार दिन के समय मान्दि की स्थिति निकाली जा सकती है।

रात्रि के समय मान्दि की स्थिति रात्रि-उदय काल (अर्थात् जब दिनमान समाप्त होता है) उसके बाद किस वार को कितने घड़ी पर होगा, यह नीचे बताया जाता है।

रविवार को	सूर्यास्त के	बाद	१०	घड़ी पर
सोमवार को	,,	,,	६	,,
मंगलवार को	,,	,,	२	,,
बुधवार को	,,	,,	२६	,,
बृहस्पतिवार को	,,	,,	२२	,,
शुक्रवार को	,,	,,	१८	,,
शनिवार को	,,	,,	१४	,,

रात्रिमान यदि पूरा तीस घड़ी न हो कुछ कम या अधिक हो तो अनुपात से अन्तर करना चाहिये।

(iii) ऊपर जो संस्कृत के श्लोक में मान्दि निकालने का तरीका बताया गया है उसको हम दूसरे प्रकार से समझाते हैं।

मान्दि और गुलिक एक ही बात है। दिनमान के आठ भाग कीजिये। सात भागों के स्वामी सातों वारों के स्वामी होते हैं। आठवें भाग का स्वामी कोई नहीं होता। शनि के भाग का जो काल है उसे मान्दि या गुलिक कहते हैं। 'मन्द' शनि का नाम है। मन्द कहते हैं धीरे को। शनैश्चर का अर्थ भी है धीरे चलने वाला। मन्द (शनि) का काल या शनि वाला आठवाँ भाग मान्दि (मन्द का बेटा) कहलाता है। मान लीजिये आपको रविवार को मान्दि निकालना है तो दिनमान के आठ भाग कीजिये। सातवाँ भाग जिस घड़ी-पल पर समाप्त होता है वह मान्दि स्पष्ट होगा। क्यों? प्रथम भाग रवि का, दूसरा सोम का, तीसरा मंगल का, इस क्रम से सातवाँ भाग शनि का आया। यदि आप को बुधवार को मान्दि निकालना है तो भी दिनमान के आठ भाग कीजिये। पहला बुध का, दूसरा बृहस्पति का, तीसरा शुक्र का और चौथा शनि का हिस्सा होगा—मान लीजिये ३२ घड़ी दिनमान है तो ठीक १६ घड़ी के अन्त पर शनि का भाग समाप्त होगा और १६ घड़ी के इष्ट पर जो लग्न आवे उस लग्न-स्पष्ट के तुल्य मान्दि स्पष्ट होगा।

दिन के समय तो जो वार होता है उसी से गणना प्रारम्भ करते हैं किंतु रात्रि के समय दूसरा क्रम है। रात्रिमान के आठ भाग कीजिये और यह देखिये कि शनि का भाग किस घड़ी पर समाप्त होता है। उसी समय मान्दि समाप्त हो जाती है। रात्रि के समय मान्दि निकालने का प्रकार यह है कि जो वारेश हो उससे पाँचवें से गिनना प्रारम्भ करते हैं। मान लीजिये रविवार की रात्रि को मान्दि निकालना है। रात्रि के आठ भाग कीजिये। सूर्यास्त के बाद प्रथम भाग बृहस्पति का (पहले बता चुके हैं कि वारेश से पाँचवें वार में गिनना चाहिये—सूर्य, चंद्र, मंगल, बुध, बृहस्पति, इस प्रकार सूर्य से पाँचवाँ बृहस्पति

होने के कारण बृहस्पति से प्रारम्भ किया।) हुआ, दूसरा शुक्र का, तीसरा शनि का। मान लीजिये रात्रिमान ३२ घड़ी है तो प्रत्येक भाग ४-४ घड़ी का हुआ और ४×३=१२ घड़ी पर शनि का भाग समाप्त हुआ। सूर्यास्त के १२ घड़ी बाद किस लग्न का कौन-सा अंश उदित होता है ? यही मान्दि स्पष्ट होगा।

यमघंटक, अर्द्धप्रहार और काल

अब यम कंटक, अर्द्ध प्रहार और काल निकालना बताते हैं।

	यमकंटक	अर्द्धप्रहार	काल
रविवार	१८ घड़ी बाद	१४ घड़ी बाद	२ घड़ी बाद
सोमवार	१४ ,,	१० ,,	२६ ,,
मंगलवार	१० ,,	६ ,,	२२ ,,
बुधवार	६ ,,	२ ,,	१८ ,,
बृहस्पतिवार	२ ,,	२६ ,,	१४ ,,
शुक्रवार	२६ ,,	२२ ,,	१० ,,
शनिवार	२२ ,,	१८ ,,	६ ,,

ऊपर जो घड़ियाँ दी गयी हैं वह यह मान कर कि दिनमान तीस घड़ी है। यदि दिनमान कम या ज्यादा हो तो ऊपर के समय में भी अनुपात से अन्तर कर लेना चाहिए। ॥३, ४॥

धूम, व्यतीपात, परिवेष (परिधि) इन्द्रचाप, उपकेतु

सूर्यस्पष्ट में ४ राशि १३ अंश और २० कला जोड़ने से धूम-स्पष्ट निकल आता है। यदि १२ राशियों में से धूम-स्पष्ट कम किया

जाय तो व्यतीपात निकल आता है। व्यतीपात में ६ राशि जोड़ने से परिधि की स्थिति मालूम हो जाती है। परिधि को ही परिवेष भी कहते हैं। यदि परिवेश को बारह राशियों में से घटाया जाय तो इंद्रचाप निकल आता है। इंद्रचाप में १६ अंश, ४० कला जोड़ने से उपकेतु की स्थिति मालूम हो जाती है। उपकेतु में एक राशि जोड़ने से सूर्य स्पष्ट आ जाता है।

मान लीजिये किसी का सूर्य वृश्चिक राशि के २६ अंश पर है, तो

(i) सूर्य = ७—२६
जोड़िये +४—१३—२०
१२ — ९—२० =०—९—२० =धूम

(ii) बारह राशि में से =१२—०— ०
घटाइये धूम — ०—९—२०
=११—२०—४० =व्यतीपात

(iii) व्यतीपात =११—२०—४०
६ राशि जोड़िये + ६— ०— ०
१७—२०—४०=५—२०—४०=परिवेश

(iv) बारह राशि में से = १२— ०— ०
घटाइये परिवेष — ५—२०—४०
= ६— ९—२० =इंद्रचाप

(v) *इंद्रचाप में = ६— ९—२०
जोड़िये + १६—४०
६—२६— ० =केतु या उपकेतु

*यह केतु—राहु केतु वाला केतु नहीं है किन्तु केतु नामक उपग्रह है।

(vi) केतु या उपकेतु में = ६—२६— ०
जोड़िये + १— ०— ०
७—२६— ० =सूर्य स्पष्ट

जहाँ योग १२ राशि से अधिक आवे—वहाँ उन राशियों में से १२ घटा देना चाहिये।

जैसे १२—९—२० में १२ घटाया तो ०—९—२० बचा अर्थात् मेष राशि के ९ अंश २० कला।

भावाध्याये पूर्वमेव मया प्रोक्तं समुच्चयम् ।
मुक्तानां यत्तदेवात्र वाच्यं भावफलं दृढ़म् ॥६॥

तथापि गुलिकादीनां विशेषोऽत्र निगद्यते ।
पूर्वाचार्यैर्यदाख्यातं तत्संगृह्य मयोदितम् ॥७॥

पहले यह बता चुके हैं कि किन कारणों से भाव बिगड़ता है और किन कारणों से भाव सुधरता है। सामुदायिक रूप से भाव विचार पिछले अध्यायों में बताया जा चुका है। अब गुलिक आदि का भाव फल बताते हैं। पहले के आचार्यों ने गुलिक आदि का जो फल बताया है वही संग्रह करके बताया जाता है ॥७॥

चोरः क्रूरो विनयरहितो वेदशास्त्रार्थहीनो
नातिस्थूलो नयनविकृतो नातिधीर्नातिपुत्रः ।
नाल्पाहारी सुखविरहितो लम्पटो नातिजीवी
शूरो न स्यादपि जडमतिः कोपनो मान्दिलग्ने ॥८॥

न चाटुवाक्यं कलहायमानो
न वित्तधान्यं परदेशवासी ।
न वाङ्न सूक्ष्मार्थविवादवाक्यो
दिनेशपौत्रे धनराशिसंस्थे ॥९॥

विरहगर्वमदादिगुणैर्युतः
प्रचुरकोपधनार्जनसंभ्रमः ।
विगतशोकभयश्च विसोदरः
सहजधामनि मन्दसुतो यदा ॥१०॥

सुहृदि शनिसुते स्याद्बन्धुयानार्थहीन-
श्चलमतिरवबुद्धिस्त्वल्पजीवी च पुत्रे ।
बहुरिपुगणहन्ता भूतविद्याविनोदी
रिपुगतगुलिके सच्छे्ष्ठपुत्रः स शूरः ॥११

कलत्रसंस्थे गुलिके कलही बहुभार्यकः ।
लोकद्वेषी कृतघ्नश्च स्वल्पज्ञः स्वल्पकोपनः ॥१२॥

विकलनयनवक्त्रो ह्रस्वदेहोऽष्टमस्थे
गुरुसुतवियुतोऽभ्द्धर्मसंस्थेऽर्कपौत्रे
न शुभफलदकर्मा कर्मसंस्थे विदानः
सुखसुतमतितेजः कान्तिमाँल्लाभसंस्थे ॥१३॥

विषयविरहितो दीनो बहुव्ययः
स्याद्व्यये गुलिकसंस्थे ।
गुलिकत्रिकोणभे वा
जन्म ब्रूयान्नवांशे वा ॥१४॥

(i) यदि गुलिक लग्न में हो तो जातक चोर, क्रूर, विनयरहित होता है। वह अति मोटा नहीं होता। उसके नेत्रों में विकार होता है। पुत्र विशेष नहीं होते और बुद्धि कम होती है। ऐसा व्यक्ति वेदों और शास्त्रों का अध्ययन नहीं करता। जातक भोजन अधिक करता है

किन्तु दुःखी रहता है और दीर्घायु नहीं होता। ऐसा व्यक्ति क्रोधी, मूर्ख और भीरु प्रकृति का होता है। जातक विषय वासना में लिप्त, लम्पट स्वभाव का होता है ॥८॥

(ii) यदि गुलिक द्वितीय स्थान में हो तो जातक दूसरों को प्रसन्न करने वाले वचन नहीं बोलता। ऐसा व्यक्ति लोगों से प्राय: कलह करता रहता है। जातक के पास धन और धान्य की कमी रहती है और परदेश में अधिक रहता है। अपनी बात का पाबन्द नहीं होता और जिस विषय में बातचीत करने के लिये बहुत सूक्ष्म बुद्धि की आवश्यकता है उन विषयों में जातक वाद-विवाद करने में अक्षम होता है। कहने का तात्पर्य यह है कि जातक स्थूल बुद्धि का होता है और जिन विषयों पर बात करने के लिये कुशाग्र बुद्धि की आवश्यकता है उन विषयों में उसकी वाणी नहीं चलती ॥९॥

(iii) यदि गुलिक तीसरे घर में हो तो जातक घमण्डी, स्वभाव का, क्रोधी और लोभी होता है। ऐसा व्यक्ति प्राय: अकेला रहना पसन्द करता है। उसमें बहुत अधिक मद होता है अथवा मद-प्रिय (शराब का शौकीन) होता है। ऐसे व्यक्ति को भाई बहिन का सुख कम होता है। जातक स्वयं भयहीन, शोकहीन होता है। धन उपार्जन करने में उसका बहुत ठाट-बाट दिखाई देता है ॥१०॥

(iv) यदि गुलिक चौथे घर में हो तो जातक बन्धुहीन और धन-हीन होता है और उसे सवारी का सुख प्राप्त नहीं होता है।

(v) यदि गुलिक पाँचवें घर में हो तो जातक दुष्ट बुद्धि का होता है और किसी एक विचार पर दृढ़ नहीं रहता। वह अधिक समय तक जीवित भी नहीं रहता।

(vi) यदि गुलिक छठे घर में हो तो जातक भूत-विद्या का शौकीन होता है। जो व्यक्ति डाकिनी, शाकिनी, यक्षिणी, भूत, प्रेत आदि की आराधना कर उनसे काम निकालते हैं उन्हें भूत विद्या का प्रेमी कहते हैं। जिसके छठे घर में गुलिक होता है वह बहुत शूरवीर होता

है और अपने शत्रुओं को परास्त कर देता है। ऐसे जातक का पुत्र बहुत श्रेष्ठ (उत्तम) होता है।

(vii) यदि गुलिक सातवें घर में हो तो जातक कलह करने वाला और लोक-द्वेषी होता है। ऐसा व्यक्ति थोड़ा समझने वाला, थीड़ा क्रोध करने वाला और कृतघ्न होता है। जातक की अनेक भार्यायें होती हैं ॥१२॥

(viii) यदि गुलिक अष्टम स्थान में हो तो जातक का शरीर छोटा होता है। चेहरे और नेत्रों में कोई विकलता की बात होती है। अर्थात् या तो कोई शारीरक कमी हो या वाक् शक्ति में कुछ दोष हो।

(ix) यदि नवें घर में गुलिक हो तो जातक अपने गुरु (गुरु, पिता आदि) तथा पुत्र से हीन होता है।

(x) यदि दशम में गुलिक हो तो जातक शुभ कर्मों का परित्याग करता है और दानशील नहीं होता।

(xi) यदि ग्यारहवें घर में गुलिक हो तो जातक सुखी, अति तेजस्वी और कान्तिवान् होता है। तथा उसे पुत्र सुख भी प्राप्त होता है ॥१३॥

(xii) यदि गुलिक बारहवें घर में हो तो जातक विषय युक्त से रहित, दीन और बहुत व्यय करने वाला होता है।

अब एक दूसरा विषय प्रारम्भ करते हैं। जातक का जन्म लग्न या जन्म राशि वही होगी जो (१) गुलिक जिस राशि में है उससे त्रिकोण में हो या (२) जिस नवांश में मान्दि हो वह लग्न हो ॥१४॥

रवियुक्ते पितृहन्ता मातृक्लेशी निशापसंयुक्ते।
भ्रातृवियोगः सकुजे बुधयुक्ते मन्दजे च सोन्मादी ॥१५॥

गुरुयुक्ते पाषण्डी शुक्रयुते नीचकामिनीसङ्गः ।
शनियुक्ते शनिपुत्रे कुष्ठव्याध्यर्दितश्च सोऽपल्पायुः ॥१६॥

विषरोगी राहुयुते शिखियुक्ते वह्निपीडितो मान्दौ ।
गुलिकस्त्याज्ययुतश्चेत्तस्मिञ्जातो नृपोऽपि भिक्षाशी ॥१७॥

गुलिकस्य तु संयोगे दोषान्सर्वत्र निर्दिशेत् ।
यमकण्टकसंयोगे सर्वत्र कथयेच्छुभम् ॥१८॥

अब जन्म कुंडली में गुलिक के अन्य ग्रहों के साथ बैठने का फल बताते हैं। गुलिक जिस ग्रह के साथ बैठता है प्रायः उस ग्रह को दूषित करता है । सूर्य पिता का कारक है इसलिये यदि गुलिक सूर्य के साथ बैठे तो जातक के पिता को मार दे अर्थात् पिता अल्पायु हो; चन्द्रमा मातृ कारक है इसलिये यदि गुलिक चन्द्रमा के साथ बैठे तो जातक की माता को कष्ट करे; मंगल भ्रातृ कारक है इसलिये मंगल के साथ गुलिक बैठे तो भाई से वियोग करावे; बुध बुद्धि कारक है इस कारण बुध और गुलिक एक साथ बैठे तो जातक को उन्माद--पागलपन का रोग हो जाता है ॥१५॥

बृहस्पति धर्म कारक है; इस कारण यदि बृहस्पति और गुलिक एक साथ हों तो जातक पाखंडी होता है । शुक्र स्त्रीकारक है और यदि शुक्र तथा गुलिक एक साथ हों तो जातक नीच स्त्रियों के साथ समागम करता है। यदि गुलिक शनि के साथ हो तो जातक कुष्ठ, व्याधि आदि से पीड़ित और अल्पायु होता है ॥१६॥

यदि राहु और गुलिक एक साथ हों तो विष रोगी हो (किसी प्रकार के विष के शरीर में उत्पन्न होने से जो रोग होते हैं) । यदि केतु और गुलिक एक साथ हों तो जातक अग्नि से पीड़ित हो। यदि

जिस दिन जातक का जन्म हुआ है उस दिन 'गुलिक' त्याज्यकाल* में पड़े तो ऐसा जातक चाहे राजघराने में भी पैदा हुआ हो किन्तु भीख मांगता है—अर्थात् दरिद्र होता है ॥१७॥

*"त्याज्ययुते" मूल संस्कृत श्लोक में यह शब्द आया है। इसकी परिभाषा किसी ने नहीं की है कि त्याज्य (काल) से क्या अभिप्राय है :—

हमारे विचार से निम्नलिखित त्याज्यकाल हैं।

(क) विषघटी—यदि मान लिया जावे कि प्रत्येक नक्षत्र में ६० घड़ी होती हैं तो

अश्विनी	५०	घड़ी से	५४	घड़ी
भरणी	२४	,,	२८	,,
कृत्तिका	३०	,,	३४	,,
रोहिणी	४०	,,	४४	,,
मृगशिर	१४	,,	१८	,,
आर्द्रा	२१	,,	२५	,,
पुनर्वसु	३०	,,	३४	,,
पुष्य	२०	,,	२४	,,
आश्लेषा	३२	,,	३६	,,
मघा	३०	,,	३४	,,
पूर्वा फाल्गुनी	२०	,,	२४	,,
उत्तरा फाल्गुनी	१८	,,	२२	,,
हस्त	२१	,,	२५	,,
चित्रा	२०	,,	२४	,,
स्वाती	१४	,,	१८	,,
विशाखा	१४	,,	१८	,,
अनुराधा	१०	,,	१४	,,
ज्येष्ठा	१४	,,	१८	,,

दोषप्रदाने गुलिको बलीयान्
शुभप्रदाने यमकण्टकः स्यात् ।
अन्ये च सर्वे व्यसनप्रदाने
मान्द्युक्तवीर्याद्बलान्विताः स्युः ॥१९॥

शनिवद्गुलिके प्रोक्तं गुरुवद्यमकण्टके ।
अर्धप्रहारे बुधवत्फलं काले तु राहुवत् ॥२०॥

मूल	५६	,,	६०	,,
पूर्वाषाढ	२४	,,	२८	,,
उत्तराषाढ	२०	,,	२४	,,
श्रवण	१०	,,	१४	,,
धनिषा	१०	,,	१४	,,
दशतमिषा	१८	,,	२२	,,
पूर्वाभाद्र	१६	,,	२०	,,
उत्तराभाद्र	२४	,,	२८	,,
रेवती	३०	,,	३४	,,

(ख) व्यतीपात तथा वैधृति योग भी त्याज्या है

(ग) भद्राकरण त्याज्य है

(घ) क्षय तिथि

(ङ) वृद्धि तिथि

(च) कुलिक, अर्धयाम पातयोग विष्कुंभ और वज्र

(छ) (i) परिघयोग का पूर्वार्ध

(ii) गंड योग में ६ घड़ी

(iii) व्याघात में ९ घड़ी

त्याज्य काल यह सब हैं। परन्तु इस प्रकरण में नक्षत्र घटी, के त्याज्य काल लागू करने चाहिये।

कालस्तु राहुर्गुलिकस्तु मृत्यु-
जीवातुकः स्याद्यमकण्टकोपि ।
अर्द्धप्रहारः शुभदः शुभाङ्क-
युक्तोऽन्यथा चेदशुभं विदध्यात् ।।२१।।

आत्मादयोऽधिपैर्युक्ता धूमादिग्रहसंयुताः ।
ते भावा नाशतां यान्ति वदतीति पराशरः ।।२२।।

धूमे सन्ततमुष्णं स्यादग्निभीतिर्मनोव्यथा ।
व्यतीपाते मृगभयं चतुष्पान्मरणं तु वा ।।२३।।

परिवेषे जले भीरुर्जलरोगश्च बन्धनम् ।
इन्द्रचापे शिलाघातः क्षतं शस्त्रैरपि च्युतिः ।।२४।।

केतौ पतनघाताद्यं कार्यनाशोऽशनेर्भयम् ।
एते यद्भावसहितास्तद्दशायां फलं वदेत् ।।२५।।

(i) गुलिक के संयोग से सर्वत्र दोष होते हैं । ऊपर बता चुके हैं कि छठे और ग्यारहवें भाव को छोड़कर जिस घर में गुलिक बैठता है उसके शुभ फल को नष्ट करता है—अशुभ फल को बढाता है ।

(ii) यम कंटक का फल यह है कि जिस ग्रह के साथ यम कण्टक बैठे उस ग्रह के शुभ फल को बढ़ावे–जिस भाव में यम कंटक बैठे उस भाव के शुभ फल में वृद्धि करे ।।१८।।

(iii) दोष युक्त करने में—अशूभ फल बढ़ाने में गुलिक बलवान् होता है। शुभ फल प्रदान करने में यम कंटक बली है । अन्य जो उपग्रह हैं वह दुष्ट फल देने वाले हैं किन्तु जितना दुष्ट फल मान्दि देता है अन्य ग्रह केवल उसका आधा दुष्ट फल देते हैं। मान लीजिये मान्दि

१६ आना अशुभ फल प्रदान करता है तो 'काल' 'केतु' आदि केवल आठ आना अशुभ फल देते हैं ॥१९॥

(iv) गुलिक का प्रभाव शनि के सदृश होता है। यमकंटक का बृहस्पति के सदृश। अर्धप्रहार का फल बुध की तरह समझना चाहिये और 'काल' का राहु के सदृश ॥२०॥

(v) काल का प्रभाव राहु के सदृश होता है। अर्थात् यदि किसी भाव में काल हो तो वही फल कहना जो उस भाव में यदि राहु रहता तो कहते। गुलिक साक्षात् 'मृत्यु' है। यमकंटक में बृहस्पति की भांति जीवन प्रदायिनी शक्ति है। जिस भाव में अधिक शुभ बिन्दु हों—उसमें यदि अर्धप्रहार बैठे तो शुभ फल प्रदान करता है। यदि अर्ध प्रहार ऐसे घर में बैठे जिसमें सर्वाष्टक वर्ग में अधिक शुभ बिन्दु न हों तो अर्धप्रहार शुभ फल नहीं करेगा ॥२१॥

(vi) पराशर ऋषि का कथन है कि लग्न आदि भाव और लग्नेश आदि भावेश जो भी धूम आदि उपग्रहों से युत होते हैं—वे नाश को प्राप्त होते हैं। अन्य उपग्रह क्रूर फल देने वाले हैं किन्तु यमकंटक शुभ फल देने वाला है, यह स्मरण रखना चाहिये ॥२२॥

(vii) 'धूम' जलन, उष्णता, अग्नि से भय और चित्त को व्यथा उत्पन्न करता है। 'व्यतीपात' सींग वाले जानवरों से भय और किसी चौपाये से मृत्यु कराने वाला होता है ॥२३॥

(viii) 'परिवेष' या परिधि जातक में जल से भय उत्पन्न करता है। अर्थात् जिसके लग्न में परिवेष या परिधि हो वह नदी या तालाब में घुस कर स्नान करने से डरेगा। ऐसे जातक को जल रोग (जलोदर या शरीर के किसी अन्य भाग में पानी इकट्ठा हो जाने की बीमारी) होने का भी अन्देशा होता है। जातक को बन्धन (गिरफ्तारी, जेल

---

*संस्कृत में बृहस्पति को 'जीव' कहते हैं।

जाना) का भी भय होता है। इन्द्रचाप पत्थर से या शस्त्र से चोट लगवाता है या जातक किसी मकान, सवारी या पेड़ से गिर पड़े।

(ix) उपकेतु पतन (गिरना) घात (चोट आदि) करता है। वज्र से भय होगा-अर्थात् ऐसे व्यक्ति पर बिजली गिरने का भय हो। यह कार्य का नाश करने वाला उपग्रह है।

(x) ऊपर जो फल बताये गये हैं वह किस दशा में होंगे? क्योंकि उपग्रहों की तो दशा होती नहीं--जिस भाव में उपग्रह हों उस भावेश की दशा में उपग्रह का फल होगा।

अर्थात् मान लीजिये कोई उपग्रह अष्टम में है तो अष्टमेश की दशा में इस उपग्रह का फल होगा।२५॥

अल्पायुः कुमुखः पराक्रमगुणो दुःखी च नष्टात्मजः
प्रत्यर्थिक्षुभितो विशीर्णमदनो दुर्भाग्यमृत्युं गतं।
धर्मादिप्रतिकूलताटनरुचिर्लाभान्वितो दोषवा-
नित्येवं क्रमशो विलग्नभवनात्केतोः फलं कीर्तयेत्॥२॥

उपकेतु यदि लग्न आदि द्वादश भावों में से किसी में हो तो भाव-फल क्रमशः निम्नलिखित हैः (१) अल्पायु (२) खराब मुख हो (३) पराक्रमी (४) दुःखी (५) सन्तान नष्ट हो जावे (६) शत्रुओं से पीड़ित (७) पुंस्त्व में कमी हो जावे (८) दुर्भाग्य से मृत्यु को प्राप्त हो (९) धर्म से प्रतिकूलता (१०) घूमने फिरने का शौकीन (११) लाभ (१२) दोषवान्॥२६॥

अप्रकाशाः संचरन्ति धूमाद्याः पंच खेचराः।
क्वचित्कदाचिद्दृश्यन्ते लोकोपद्रवहेतवे॥२७॥

धूम आदि पांच उपग्रह—धूम, व्यतीपात, परिवेष, इन्द्रचाप, उपकेतु-यह बिना दिखाई देतें हुए ही आकाश में संचार करते हैं । अर्थात् जैसे सूर्य, चन्द्र आदि सात ग्रह दिखाई देते हैं उस प्रकार यह पांच उप-ग्रह दिखाई नहीं देते । यह उपग्रह (धूम आदि) कभी-कभी कहीं-कहीं दिखाई दे जाते हैं।

जब यह कहीं दिखाई दें तो समझिये कि लोक में कुछ उपद्रव होगा अर्थात् जिस देश में या प्रदेश,, में दिखाई दें उसमें कुछ दुर्घटना घटित होगी ॥२७॥

धूमस्तु धूमपटलः पुच्छर्क्षमिति केचन ।
उल्कापातो व्यतीपातः परिवेषस्तु दृश्यते ॥२८॥

कुछ लोग कहते हैं कि "धूम" धुएं का समूह है किन्तु अन्य लोगों के विचार से यह पूंछ वाला तारा या पुच्छल तारा है । उल्कापात तारे के गिरने की तरह व्यतीपात होता है । परिवेष-सूर्य या चन्द्रमा के चारों ओर गोल मंडल के रूप में दिखाई देता है ॥२८

लोके प्रसिद्धं यद्दृष्टं तदेवेन्द्रधनुः स्मृतम् ।
केतुश्च धूमकेतुः स्याल्लोकोपद्रवकारकः ॥२९॥

दिन में वर्षा के बाद (जैसे दोपहर में वर्षा समाप्त हो गई तो उसके बाद) आकाश में सात रंग का धनुष जो कभी-कभी दिखाई दे जाता है और जिसे लौकिक भाषा में इन्द्र धनुष कहते हैं—वही "इन्द्र चाप" है । 'केतु' धूम केतु को कहते हैं । यह लोक में उपद्रव-कारक है ॥२९॥

यह केतु—राहु केतु वाले केतु से भिन्न है ।

गुलिकभवननाथे केन्द्रगे वा त्रिकोणे
बलिनि निजगृहस्थे स्वोच्चमित्रस्थिते वा ।
रथगजतुरगाणां नायको मारतुल्यो
महितपृथुयशास्स्यान्मेदिनीमण्डलेन्द्रः ॥३०॥

जिस घर में गुलिक है–उस घर का स्वामी केन्द्र या त्रिकोण में हो, बली हो, अपने घर या अपनी उच्च राशि या मित्रराशि में हो तो जातक बहुत सुन्दर, यशस्वी और पृथ्वी का स्वामी होता है ॥३०॥

छब्बीसवाँ अध्याय

गोचरफल

सर्वेषु लग्नेष्वपि सत्सु चन्द्र-
लग्नं प्रधानं खलु गोचरेषु ।
तस्मात्तद्दक्षादपि वर्तमान-
ग्रहेन्द्रचारैः कथयेत्फलानि ॥१॥

यद्यपि जन्म कुंडली में जन्म लग्न से, सूर्य को लग्न मानकर (अर्थात् सूर्य जिस राशि में हो उसे लग्न मानकर) या अन्यग्रह जिस राशि में हों—उन्हें लग्न मानकर विचार किया जा सकता है किन्तु गोचर फलादेश में चन्द्र लग्न की प्रधानता है । इसलिये—जिस समय का विचार करना हो उस समय चन्द्र राशि से (जिस जातक की कुंडली का विचार करना हो उसके जन्म के समय चन्द्रमा जिस राशि में हो—उसको लग्न मानकर—इसे ही चन्द्र लग्न कहते हैं—उस चन्द्र लग्न से) कौन सा ग्रह कहाँ जा रहा है—वह शुभ फल करेगा या अनिष्ट फल करेगा—इसका विचार करना चाहिये ॥१॥

तेईसवें अध्याय में प्रत्येक ग्रह से तथा जन्म लग्न से गोचर का विचार अष्टक वर्ग द्वारा बतलाया गया है । अष्टक का अर्थ है आठ । लग्न तथा सात ग्रह—सूर्य, चन्द्र, मंगल, बुध, बृहस्पति, शुक्र तथा शनि इन आठों से विचार करके रेखा या बिन्दु लगाकर यह देखा जाता

है कि आठ में से–कितनों से गोचरवश ग्रह अच्छा है–कितने से अनिष्ट है–अधिक से अच्छा और थोड़े ग्रहों से निकृष्ट हुआ तो परिणाम में शुभ, और यदि अधिक ग्रहों से–उनकी जन्मकालीन राशि स्थिति से गिनने पर अशुभ हुआ और थोड़े ग्रहों से शुभ तो परिणाम में अशुभ।

चौबीसवें अध्याय में सूर्य राशि (जन्म कुंडली में सूर्य जिस राशि से बैठा है) से नवम राशि से पिता का विचार करना; चन्द्र राशि (जन्म कुंडली में चन्द्रमा जिस राशि में बैठा हो) से चतुर्थ राशि से माता का विचार करना, मंगल राशि (जिस राशि में जन्म कुंडली में मंगल बैठा हो) से तृतीय जो राशि हो उससे भाई का विचार करना इस प्रकार सूर्य, लग्न, चन्द्र लग्न, मंगल लग्न आदि प्रत्येक ग्रह स्थिति को लग्न मान उससे नवीं, चौथी, तृतीय आदि राशियों से, गोचर विचार बतलाया गया है। अब छब्बीसवें अध्याय में चन्द्र लग्न को प्रधान मान-कर गोचर विचार क्यों बताया गया ? ऐसी शंका होना स्वाभाविक है। इसका कारण यह है कि चन्द्रमा मन है। वेदों में लिखा है "चन्द्रमा मनसो जातः" चन्द्रमा उस विराट् पुरुष परब्रह्म परमेश्वर के मन से उत्पन्न हुआ। अर्थात् मन का अधिष्ठाता चन्द्रमा है। अंग्रेजी में चन्द्रमा को लूना कहते हैं। लूना से ही लूनैसी शब्द बना है–जिसका अर्थ है पागलपन। मन विक्षिप्त हो जाने से पागलपन होता है। सुख-दुःख का अनुभव मन ही करता है। अन्य ग्रहों का प्रभाव-मनुष्य पर मन के द्वारा ही पड़ता है—इसीलिये वराहमिहिर ने अपने बृहज्जातक अध्याय २ श्लोक १ में लिखा है। मनस्तुहितगुः

अर्थात् चन्द्रमा मन है।

इसी कारण चन्द्र लग्न को गोचर फलादेश में प्रधान माना गया है। बहुत से जातकों की कुंडली में जन्म लग्न की अपेक्षा यदि चन्द्र लग्न बलवान् हो तो चन्द्र लग्न को ही लग्न मान कर फलादेश किया

जावे तो विशेष ठीक बैठता है । उदाहरण के लिये निम्नलिखित कुंडली देखिये ।

जन्म लग्न

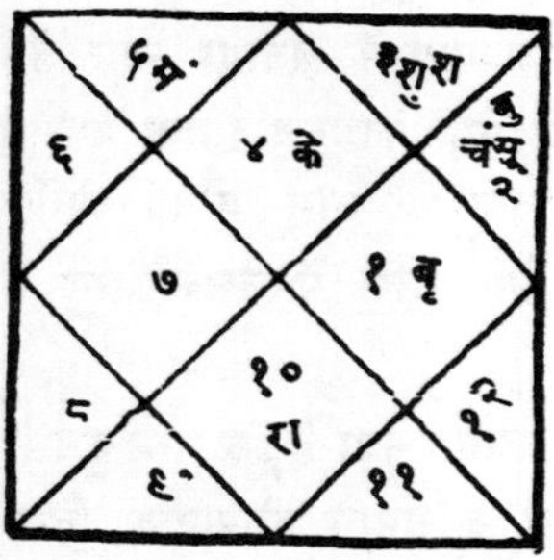

चन्द्र लग्न

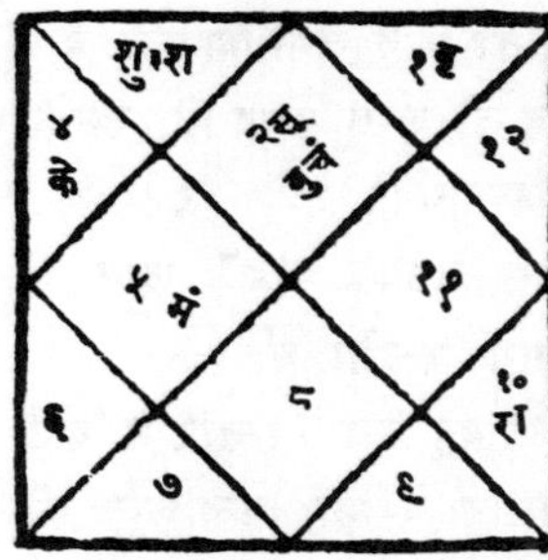

चन्द्रमा उच्च राशि में बैठा है । शनि की महादशा कर्क लग्न के विचार से सप्तमेश, अष्टमेश महामारक की दशा है किन्तु चन्द्र लग्न वृषभ है—उससे शनि नवम तथा दशम का स्वामी होकर योगकारक हो जाता है । इस कारण राजयोगकारक होने से शुभ फलप्रद होता है । शनि की महादशा में विलायत गये हैं और अच्छा द्रव्य कमाया हैं ।

यहाँ इस अध्याय में हम जन्म कुंडली का विचार नहीं कर रहे हैं—केवल गोचर का विचार किया जा रहा है किन्तु प्रसंगवश यह बताया जा रहा है कि—केवल गोचर विचार में ही नहीं अपितु जन्म कुंडली विचार में भी चन्द्र लग्न की प्रधानता है । वराहमिहिर आदि आचार्यों ने चन्द्र लग्न को जन्म लग्न के तुल्य ही प्रधानता दी है । जन्म लग्न से किस प्रकार विचार करना यह बतलाकर लिख दिया है कि इसी प्रकार चन्द्र लग्न से विचार करना ।

नवें अध्याय में मेष लग्न, वृष लग्न आदि का फल बतलाकर मँत्रेश्वर ने भी १३वें श्लोक में लिख दिया है कि–जो फल मेष, वृष आदि का बताया गया है–यदि जन्म के समय चन्द्रमा इस राशि में हो तो जो लग्न फल कहा गया है उसे चन्द्र लग्न पर भी लागू करना। उदाहरण के लिये किसी व्यक्ति का सिंह लग्न है और चन्द्रमा मेष में है तो सिंह लग्न का फल है (जो नवम अध्याय में बताया गया है) वह तो लागू होगा ही, उसके अलावा जो 'मेष' का फल बताया गया है (अध्याय ९ श्लोक १) वह भी उस जातक पर लागू होगा क्योंकि मेष उसका चन्द्र लग्न है–अर्थात् मेष राशि में उसके जन्म के समय चन्द्रमा था।

यह सब विस्तार से यहाँ इसलिये समझाया गया है कि जन्म कुंडली विचार में भी, चन्द्र लग्न को जन्म लग्न के समान ही महत्व दिया जाता है। अंग्रेजी, ज्योतिष में प्रायः जन्म लग्न से गोचर विचार किया जाता है। उदाहरण के लिये जन्म लग्न से द्वादश में पापग्रह गोचर से जा रहा है तो अधिक खर्च, द्रव्य की हानि आदि करावेगा। डाक्टर टकर जो अंग्रेजी ज्योतिष के विद्वान हैं, सूर्य लग्न से अर्थात् जिस मनुष्य की जन्म कुंडली का विचार कर रहे हैं उसकी कुंडली में सूर्य जिस राशि में बैठा है उसे जन्म लग्न बनाकर–उससे गोचर का विचार करते हैं। और उनकी गोचर विचार पद्धति में यह विशेषता है कि वह आकाश स्थित नक्षत्र (२७ नक्षत्रों के अलावा) अन्य बड़े तारागणों से—जन्म का कौन सा ग्रह किससे युति कर रहा था–इत्यादि का भी विचार करते हैं।*

अस्तु, इस समय हम भारतीय गोचर पद्धति का विचार कर रहे हैं। ऊपर जो जन्म कुंडली (६१९ पृष्ठ पर दी गई है) उसमें जन्म कुंडली

* इस विषय में जिज्ञासु पाठक डाक्टर डबल्यू॰ जे॰ टकर लिखित The "Fixed Stars and Your Horoscope" देखें।

के साथ चन्द्र कुंडली भी दी गई है। इस अध्याय में चन्द्र लग्न से गोचर विचार बताया गया है—इस कारण मान लीजिये गोचर में मीन का शनि जा रहा है तो जन्म लग्न कर्क से मीन नवाँ हुआ किन्तु चन्द्र लग्न वृषभ से मीन ग्यारहवाँ हुआ—तो चन्द्र लग्न से ग्यारहवाँ होने के कारण इस अध्याय में जब गोचर से ग्यारहवाँ शनि कहा जावे तो चन्द्र लग्न से ही गणना समझनी चाहिये—जन्म लग्न से नहीं। वारंवार चन्द्र लग्न से यह नहीं लिखा जावेगा—इसलिये इस ओर विशेष ध्यान दिलाया जाता है।

सूर्यः षटत्रिदशस्थितस्त्रिदशषट्सप्ताद्यगश्चन्द्रमाः
जीवस्त्वस्ततपोद्विपंचमगतो वक्रार्कजौ षटत्रिगौ।
सौम्यः षट्स्वचतुर्दशाष्टमगतः सर्वेऽप्युपान्तस्थिताः
शुक्रः स्वास्तरिपून्विहाय शुभदस्तिग्मांशुवद्भोगिनौ ॥२॥

गोचर में, अर्थात् जिस समय का शुभाशुभ (शुभ या अशुभ) विचार करना है। उस समय का पंचांग देखकर यह निर्णय करना कि कौन सा ग्रह किस राशि में है। चन्द्र लग्न से निम्नलिखित स्थानों में ग्रह शुभ होते हैं:

सूर्य	३, ६, १०, ११
चन्द्रमा	१, ३, ६, ७, १०, ११
मंगल	३, ६, ११
बुध	२, ४, ६, ८, १०, ११
बृहस्पति	२, ५, ७, ९, ११
शुक्र	१, २, ३, ४, ५, ८, ९, ११, १२
शनि	३, ६, ११
राहु	३, ६, १०, ११
केतु	३, ६, १०, ११

उदाहरण के लिये पृष्ठ ६१९ पर जो चन्द्र कुण्डली (वृष राशि में चन्द्रमा है–इसलिये वृष से गणना की गई) दी गई है उसका विचार करना है। कर्क में जब सूर्य होगा तो वृषभ, मिथुन, कर्क इस प्रकार गोचर से सूर्य तृतीय होगा। यह शुभ है। इसी प्रकार सर्वत्र समझना चाहिये।

लाभविक्रमखशत्रुषु स्थितः
शोभनो निगदितो दिवाकरः।
खेचरैः सुततपोऽलान्त्यगैः
र्व्यार्किभिर्यदि न विद्ध्यते तदा ॥३॥

ऊपर श्लोक में गोचर से प्रत्येक ग्रह के शुभ स्थान बताये गये हैं। इस नियम का एक प्रतिवाद है अर्थात् इस नियम के ऊपर एक दूसरा नियम और है—जो उस परिस्थिति को बतलाता है जिस हालत में श्लोक २ में लिखा हुआ नियम लागू नहीं होगा। वह यह है। श्लोक ३ से ८ तक यही अपवाद—विशेष नियम बताये गये हैं।

सूर्य तृतीय में शुभ होगा किन्तु यदि नवें स्थान में चन्द्र, मंगल, बुध, बृहस्पति, शुक्र, राहु, केतु इन ग्रहों में से कोई ग्रह जा रहा हो तो सूर्य तृतीय में शुभ नहीं होगा। इसे वेध कहते हैं। सूर्य का पुत्र शनि है। चन्द्रमा का पुत्र बुध है।

सूर्य तृतीय में जब हो तब नवम में शनि के अलावा कोई ग्रह हो तो सूर्य का वेध होता है। सूर्य का पुत्र शनि है। पिता पुत्र का या पुत्र पिता का वेध नहीं करता है। इसी कारण नवम में जो ग्रह वेध कारक बताये गये हैं उनमें शनि नहीं लिखा है।

वेध का विचार हमने अपनी पुस्तक 'सुगम ज्योतिष प्रवेशिका' में लिखा है। उसे देखें। वेध के सम्बन्ध में दो विचार हैं। मान लीजिये कर्क का सूर्य वृषभ से तृतीय है। अब 'नवम' कहाँ से गिनना? वृष राशि (जहाँ जन्म कुंडली में चन्द्रमा है वहाँ) से नवम गिनना या

गोचर में सूर्य कर्क राशि में है, तो कर्क से नवम गिनना ? दोनों परिपाटी प्रचलित हैं। नारद का मत है कि वृषभ से ही नवम गिनना। इस पुस्तक में यही परिपाटी मानी गई है। वृषभ से नवम मकर हुआ। तो जिस समय सूर्य गोचर से कर्क में है उस समय शनि के अलावा कोई ग्रह मकर में हो तो सूर्य का वेध होने के कारण तृतीय सूर्य का शुभ फल नहीं होगा।

बुध सूर्य से २८ अंश से अधिक आगे पीछे नहीं रहता। शुक्र सूर्य से ४८ अंश से अधिक आगे-पीछे नहीं जा सकता। इस कारण जब कर्क में सूर्य होगा तो बुध या शुक्र मकर में हो ही नहीं सकते। परन्तु बताना यह था कि शनि के अलावा अन्य ग्रह सूर्य का वेध करते हैं इसलिये अन्य सब ग्रह लिख दिये गये हैं।

अब सूर्य के गोचर स्थान तथा वेध स्थान नीचे दिये जाते हैं।

शुभ गोचर स्थान ३, ६, १०, ११

वेध स्थान ९, १२, ४, ५

गोचर में एकादश सूर्य शुभ होता है। जन्म कुंडली में वृषभ में चन्द्रमा है। वृषभ से एकादश मीन राशि होती है। मीन में जब सूर्य गोचर से आवेगा (प्रति वर्ष १३ मार्च से १३ अप्रैल तक सूर्य मीन में होता है) तब शुभ होगा किन्तु यदि वृषभ से पंचम (क्योंकि ऊपर ११ के नीचे ५ लिखा है—इसका अर्थ हुआ कि जब चन्द्र राशि से सूर्य एकादश हो तो वेध स्थान चन्द्र राशि से पंचम होगा) कन्या में शनि के अलावा कोई ग्रह हो तो वेध होने से तृतीय सूर्य का जो शुभ फल गोचर का है वह नहीं होगा।

द्यूनजन्मरिपुलाभखत्रिगः

चन्द्रमाः शुभफलप्रदः सदा ।

स्वात्मजान्त्यमृतिबन्धुधर्मगे
विध्यते न विबुधैर्यदि ग्रहैः ॥४॥

चन्द्रमा के शुभ गोचर स्थान १, ३, ६, ७, १०, ११
वेध स्थान ५, ९, १२, २, ४, ८

विक्रमायरिपुगः कुजः शुभः
स्यात्तदान्त्यसुतधर्मगैः खगैः ।
चेन्न विद्ध इनसूनुरप्यसौ
किन्तु धर्मघृणिना न विध्यते ॥५॥

मंगल के शुभ गोचर स्थान ३, ६, ११
वेध स्थान १२, ९, ५

ऊपर जो श्लोक ३ से—और आगे के श्लोकों में जो शुभ गोचर स्थान लिखे गये हैं—वहाँ तीसरे का बारहवाँ, छठे का नवाँ, ग्यारहवें का पाँचवाँ. इस प्रकार समझना चाहिये। यदि गोचर में मंगल तृतीय में है तो जन्म राशि से द्वादश कोई ग्रह होगा तभी वेध समझना। गोचर में मंगल तृतीय में हो और जन्म राशि से ९वें या ५वें कोई ग्रह हो तो तृतीय मंगल का कोई वेध नहीं होगा। यदि गोचर में छठे मंगल हो और नवें कोई अन्य ग्रह गोचर से हो (गोचर विचार के समय जन्म कुंडली में नहीं) तो वेध होगा। गोचर से एकादश मंगल हो और गोचर से ५वें (जन्म राशि से ५वें) कोई ग्रह हो तो मंगल का वेध होने के कारण शुभ फल नहीं होगा।

जो मंगल के शुभ गोचर स्थान हैं वही शनि के हैं:

शनि के शुभ गोचर स्थान ३, ६, ११
वेध स्थान १२, ९, ५

अन्तर केवल यह है कि सूर्य, चन्द्र, बुध, बृहस्पति, शुक्र, शनि, राहु, केतु, यह सब मंगल का वेध करते हैं किन्तु सूर्य शनि का पिता होने के कारण, शनि का वेध नहीं करता। केवल चन्द्र, मंगल, बुध, बृहस्पति, शुक्र, शनि, राहु, केतु, शनि का वेध करते हैं।

स्वाम्बुशत्रुमृतिखायगः शुभो
ज्ञस्तदा न खलु विध्यते सदा।
स्वात्मजत्रितप आद्यनैधन
प्राप्तिगैर्विबुधुभिर्यदि ग्रहैः ॥६॥

बुध के शुभ गोचर स्थान २, ४, ६, ८, १०, ११
वेध स्थान ५, ३, ९, १, ८, १२

स्वायधर्मतनयास्तसंस्थितो नाकनायकपुरोहितः शुभः।
रिःफरन्ध्रखजलत्रिगैर्यदा विध्यते गगनचारिभिर्न हि ॥७॥

बृहस्पति के शुभ गोचर स्थान २, ५, ७, ९, ११
वेध स्थान १२, ४, ३, १०, ८

आसुताष्टमतपोव्ययायगो विद्ध आस्फुजिदशोभनः स्मृतः।
नैधनास्ततनुकर्मधर्मधीलाभवैरिसहजस्थखेचरैः ॥८॥

शुक्र के शुभ गोचर स्थान १, २, ३, ४, ५, ८, ९, ११, १२
वेध स्थान ८, ७, १, १०, ९, ५, ११, ३, ६

जन्मन्यायासदाता क्षपयति विभवान् क्रोधरोगाध्वदाता
वित्तभ्रंशं द्वितीये दिशति न सुखदो वञ्चनामाग्रहं च।

स्थानप्राप्तिं तृतीये धननिचयमुदाकल्यकृच्चारिहन्ता
रोगान् दत्ते चतुर्थे जनयति च मुहुः स्रग्धराभोगविघ्नम् ॥९॥

वित्तक्षोभं सुतस्थो वितरति बहुशो रोगमोहादिदाता
षष्ठेऽर्को हन्ति रोगान् क्षपयति च रिपूञ्छोकमोहान्प्रमार्ष्टि ।
अध्वानं सप्तमस्थो जठरगुदभयं दैन्यभावं च तस्मै
रुक्त्रासावष्टमस्थः कलयति कलहं राजभीतिं च तापम् ॥१०॥

अब सूर्य, जन्म राशि से गिनने पर—गोचर वश प्रत्येक स्थान में क्या-क्या फल उत्पन्न करता है, यह बताते हैं। उदाहरण के लिये जन्म कुंडली में वृष राशि में चन्द्रमा है तो सूर्य जब वृष राशि में होगा तो प्रथम स्थान में हुआ; मिथुन में जब सूर्य हुआ तो द्वितीय सूर्य हुआ, इस प्रकार प्रथम, द्वितीय आदि गिनना चाहिये । सूर्य भिन्न-भिन्न स्थानों में क्या फल करता है यह बताते हैं :—(१) परिश्रम कराता है, धन खर्च होता है जातक क्रोध करता (मन के प्रतिकूल परिस्थिति होने से क्रोध होता है) । यात्रा कराता है या यात्रा नहीं हुई तो जिस स्थान में मनुष्य रहता है—वहीं बहुत चलाता है। (२) धन का नाश, सुख नहीं होता, मनुष्य जिद्दी हो जाता है, लोग उसको धोखा देकर उससे काम निकालते हैं। (३) स्थान प्राप्ति, धन संग्रह से हर्ष, शुभ समाचार प्राप्त हों या शुभ(हर्ष उत्पन्न करने वाले) कार्य करे शत्रुओं का नाश हो, उन पर विजय प्राप्त हो । (४) रोग उत्पन्न हो, सुख के कार्यों में बाधा हो। (५) मन में क्षोभ हो, रोग, मोह आदि के कारण मानसिक विकलता । (६) रोगों का नाश हो, शत्रुओं पर विजय हो, शोक, मोह आदि विकलता उत्पन्न करने वाले भावों का नाश हो–अर्थात् चित्त स्वस्थ रहे। (७) रास्ता चलना पड़े, पेट में या गुदा में (बवासीर आदि) पीड़ा हो, मनुष्य को दीनता हीनता अर्थात् सम्मान हानि, आदर की कमी के कारण मन में क्लेश का

अनुभव हो। (८) रोग, भय उत्पन्न करे, मन में ताप (चिन्ता) कलह (लड़ाई, झगड़ा, विवाद), राजा या सरकार, अधिकारी वर्ग से भय, उनकी नाराज़गी का अन्देशा हो। (९) आपत्ति, दीनता, अपने प्रिय लोगों से विरह, जो उद्योग किये जावें उनमें असफलता। (१०) जिस कार्य की सिद्धि के लिये काम कर रहे हों उसमें सफलता—कोई बड़ा कार्य उठाया गया हो तो वह पूरा हो। (११) स्थान प्राप्ति, सम्मान वृद्धि, द्रव्य लाभ, रोग से छुटकारा, आर्थिक शारीरक स्वास्थ्य। (१२) क्लेश, धन की बर्बादी, ज्वर आदि रोग, दोस्त दुश्मनी करें ॥ ११ ॥

आपद्दैन्यं तपसि विरहं चित्तचेष्टानिरोधं
प्राप्नोत्युग्रां दशमगृहगे कर्मसिद्धिं दिनेशे।
स्थानं मानं विभवमपि चैकादशे रोगनाशं
क्लेशं वित्तक्षयमपि सुहृद्वैरमन्त्ये ज्वरं च ॥११॥

यह क्रम से बारहों स्थानों में गोचरवश सूर्य का फल कहा गया है। प्रति वर्ष प्राय: निम्नलिखित तारीखों को सूर्य एक राशि से दूसरी राशि में प्रवेश करता है और प्रत्येक राशि में करीब एक महीना रहता है :

सूर्य की राशि प्रवेश की अंग्रेजी तारीखें

मेष	प्रवेश	१३ या १४ अप्रैल
वृष	”	१४ या १५ मई
मिथुन	”	१५ जून
कर्क	”	१६ या १७ जुलाई
सिंह	”	१६ या १७ अगस्त

कन्या	प्रवेश	१७ सितम्बर
तुला	"	१७ अक्तबर
वृश्चिक	"	१५-१६ नवम्बर
धनु	"	१६ दिसम्बर
मकर	"	१३ या १४ जनवरी
कुंभ	"	१२ फरवरी
मीन	"	१४ मार्च

ऊपर जो तारीखें बताई गई हैं वह स्थूल (मोटा-मोटी) सूर्य क्रान्ति (सूर्य जब एक राशि से दूसरी राशि में संक्रमण करता है—जाता है) की अंग्रेज़ी तारीखें हैं। कभी फरवरी के २८ दिन हो जाते हैं कभी २९। इस कारण एकाध दिन का अन्तर पड़ जाता है—इससे अधिक नहीं।

अब प्रत्येक मनुष्य अपने जीवन की पिछली घटनाओं को विचार में लाकर यह देख सकता है कि उसके जीवन की महत्वपूर्ण घटनाएँ किस महीने (यहाँ महीना सूर्य प्रवेश राशि का गिनना चाहिये १५ ता० से १५ ता० तक, पहली तारीख से ३० या ३१ तारीख तक नहीं) में अधिक होती हैं। यह प्रत्यक्ष है कि जीवन के सब वर्ष एक से नहीं जाते—और सब महीने प्रति वर्ष एक से नहीं जाते क्योंकि सूर्य गोचर ही तो सब कुछ नहीं है— अन्य ग्रहों का भी गोचर होता है—महादशा, अन्तर्दशा भी अच्छी या खराब बदलती रहती है।

सूर्य संक्रान्तिवश सूर्य गोचर विचार

सूर्य गोचर विचार के सिलसिले में हम एक नई बात पाठकों के सामने रखते हैं। यह मंत्रेश्वर ने नहीं लिखी है। अन्य स्थानों से ली गई हैं।

(१) जिस दिन—जिस समय सूर्य संक्रान्ति हो अर्थात् सूर्य एक

राशि से दूसरी राशि में जावे शुद्ध पंचांग में यह देखिये कि जितने घंटे, मिनट पर (जितने बजे) या जितने घड़ी पल भर सूर्य पिछली राशि छोड़ कर आगे की राशि में प्रवेश कर रहे हैं—उस समय चन्द्रमा किस नक्षत्र में है। जिस नक्षत्र में चन्द्रमा उस समय हो उस नक्षत्र से पहले वाला नक्षत्र एक कागज़ पर नोट कर लीजिये। उदाहरण के लिये जब सूर्य की संक्रान्ति हो रही है उस समय ज्येष्ठा नक्षत्र है तो ज्येष्ठा से पहला अनुराधा आप कागज़ पर नोट करें। यदि मान लीजिये सूर्य संक्रान्ति के समय चन्द्रमा पुष्य नक्षत्र में है तो पुष्य से पहला 'पुनर्वसु' नक्षत्र कागज पर नोट कीजिये।

अब इस कागज पर नोट किये हुए नक्षत्र से गणना प्रारम्भ कीजिये और जन्म नक्षत्र तक—(जिस नक्षत्र में—जिस व्यक्ति का आप विचार कर रहे हैं—उसका जन्म के समय जन्द्रमा था) गिनिये।

उदाहरण के लिये किसी व्यक्ति के जन्म के समय भरणी नक्षत्र था (अर्थात् उसके जन्म के समय चन्द्रमा भरणी नक्षत्र में था) और आपको यह विचार करना है कि इस मास में (सूर्य जिस राशि में एक मास रहेगा) सूर्य गोचर से कैसा फल करेगा तो उस सूर्य संक्रान्ति के समय चन्द्रमा मान लीजिये ज्येष्ठा में था तो आपने ज्येष्ठा से पहला नक्षत्र अनुराधा कागज़ पर नोट किया है तो अनुराधा से भरणी (जन्म नक्षत्र) तक गिनिये। अनुराधा १, ज्येष्ठा २, मूल, ३, पूर्वाषाढ़ ४, उत्तराषाढ़ ५, श्रवण ६, धनिष्ठा ७, शतभिषा ८, पूर्वाभाद्र ९, उत्तराभाद्र १०, रेवती ११, अश्विनी १२, भरणी १३, इस प्रकार १३ संख्या आई। इस संख्या के अनुसार उस मास में (१५ ता० से १५ तक) निम्नलिखित फल होगा।

(क) यदि संख्या १, २, ३ इनमें से कोई हो तो—यात्रा, सफर या रास्ता चलना पड़े।

(ख) यदि संख्या ४, ५, ६, ७, ८, ९, इनमें से कोई हो तो भोग।

(ग) यदि संख्या १०, ११, १२ इनमें से कोई हो तो 'व्यथा' अर्थात् कष्ट।

(घ) यदि संख्या १३, १४, १५, १६, १७, १८ इनमें से कोई हो तो नवीन वस्त्र की प्राप्ति।

(ङ) यदि संख्या १९, २०, २१ इनमें से कोई हो तो "हानि"।

(च) यदि संख्या २२, २३, २४, २५, २६, २७ इनमें से कोई हो तो विपुल धन की प्राप्ति।

क्रमेण भाग्योदयमर्थहानिं जयं भयं शोकमरोगतां च।
सुखान्यनिष्टं गदमिष्टसिद्धिं मोदं व्ययं च प्रददाति चन्द्रः॥१२॥

चन्द्र

जन्मकालीन चन्द्र राशि से जब गोचर से चन्द्रमा विविध राशियों में आता है तो क्रमशः निम्नलिखित फल होते हैं:—

(१) भाग्योदय (२) धनहानि (३) जय (४) भय (५) शोक (६) अरोगता (७) सुख (८) अनिष्ट फल (९) रोग (१०) इष्ट-सिद्धि—कार्य में सफलता (११) प्रसन्नता (१२) व्यय।

जन्मकालीन चन्द्र राशि में हो तो भाग्योदय। द्वितीय में हो तो धनहानि, तृतीय में जय, जन्मकालीन चन्द्र राशि से चौथी राशि में गोचर से चन्द्र आये तब भय—इसी प्रकार सर्वत्र समझना चाहिये॥ १२॥

अन्तः शोकं स्वजनविरहं रक्तपित्तोष्णरोगं
लग्ने वित्ते भयमपि गिरां दोषमर्थक्षयं च।

धैर्ये भौमो जनयति जयं स्वर्णभूषांप्रमोदं
स्थानभ्रंशं रुजमुदरजां बन्धुदुःखं चतुर्थे ॥१३॥

ज्वरमनुचितचिन्तां पुत्रहेतुव्यथां वा
कलयति कलहं स्वैः पञ्चमे भूमिपुत्रः ।
रिपुकलहनिवृत्तिं रोगशान्तिं च षष्ठे
विजयमथ धनाप्तिं सर्वकार्यानुकूल्यम् ॥१४॥

कलत्रकलहाक्षिरुग्जठररोगकृत्सप्तमे
ज्वरक्षतजरूक्षितो विगतवित्तमानोऽष्टमे ।
कुजे नवमसंस्थिते परिभवोऽर्थनाशादिभि-
र्विलम्बितगतिर्भवत्यबलदेहधातुक्षयैः ॥१५॥

दुश्चेष्टा वा कर्मविघ्नः श्रमः खे
द्रव्यारोग्यक्षेत्रवृद्धिश्च लाभे ।
भौमः खेटो गोचरे द्वादशस्थो
द्रव्यच्छेदस्ताप उष्णामयाद्यैः ॥१६॥

मंगल

अब मंगल का गोचर फल बताते हैं। जन्मकालीन चन्द्र राशि से गिनने पर जिस राशि में गोचर से मंगल हो उसके अनुसार निम्नलिखित फल होते हैं।

(१) अन्तःशोक—मन का भीतर ही भीतर किसी कारण से शोकाकुल या चिन्तायुक्त होना अपने कुटुम्बियों से वियोग, रक्त सम्बन्धी रोग या पित्त जनित पीड़ा, ज्वर या अन्य उष्णता पैदा करने वाले रोग ।

(२) भय, धनहानि वाक् पारुष्य (कठोर वाणी, झगड़ा)।

(३) जय, सफलता, धन प्राप्ति, आनन्द।

(४) स्थान भ्रंशता (जगह या नौकरी छूट जाय), रोग, पेट की बीमारी, तथा बन्धुओं के कारण दुःख।

(५) ज्वर, बिना कारण चिन्ता, सन्तति कष्ट, उद्वेग, अपने लोगों से कलह।

(६) शत्रुओं से कलह की निवृत्ति (उन पर विजय हो जाये या उनसे समझौता हो जाये) रोग शान्ति, विजय, धन प्राप्ति तथा सब कामों में अनुकूलता (सफलता)।

(७) अपनी स्त्री से कलह, नेत्र रोग, उदर रोग।

(८) ज्वर, चोट या घाव से पीड़ा, धन नाश, मान नाश।

(९) दीनता या पराजय, अर्थनाश, शरीर में निर्बलता, विलम्ब से चलना आदि अशक्तता के लक्षण, धातु क्षय, आदि।

(१०) कार्य में असफलता या विघ्न, परिश्रम, दुश्चेष्टा (ऐसा कार्य जो नहीं करना चाहिये अथवा जो कार्य किया जाय उससे हानि)

(११) द्रव्य लाभ, आरोग्य, जमीन जायदाद में लाभ आदि शुभ फल।

(१२) धन नाश उष्णता या ताप से विविध रोग, चिन्ता, उद्वेग आदि ॥ १३-१६ ॥

वित्तक्षयं श्रियमरातिभयं धनाप्ति
भार्यातनूजकलहं यिजयं विरोधम् ।
पुत्रार्थलाभमथ विघ्नमशेषसौख्यं
पुष्टिं पराभवभयं प्रकरोति चान्द्रिः ॥१७॥

बुध

जन्मकालीन चन्द्र राशि से बुध के गोचर वश बारह राशियों के भ्रमण का फल क्रमशः निम्नलिखित है।

(१) धन हानि (२) धन लाभ (३) शत्रुओं से भय (४) धन प्राप्ति (५) अपने स्त्री पुत्रों से कलह (६) विजय (७) विरोध, झगड़ा (८) पुत्र से खुशी, धन लाभ (९) विघ्न (१०) सब प्रकार से सुख (११) धनवृद्धि लाभ (१२) पराजय-दीनता ॥१७॥

जीवे जन्मनि देशनिर्गमनमप्यर्थच्युतिं शत्रुतां
प्राप्नोति द्रविणं कुटुम्बसुखमप्यर्थे स्ववाचां फलम् ।
दुश्चिक्ये स्थितिनाशमिष्टवियुतिं कार्यान्तरायं रुजं
दुःखैर्बन्धुजनोद्भवैश्च हिबुके दैन्यं चतुष्पाद्भयम् ॥१८॥

पुत्रोत्पत्तिमुपैति सज्जनयुतिं राजानुकूल्यं सुते
षष्ठे मन्त्रिणि पीडयन्ति रिपवः स्वज्ञातयो व्याधयः ।
यात्रां शोभनहेतवे वनितया सौख्यं सुताप्तिं स्मरे
मार्गक्लेशमरिष्टमष्टमगते नष्टं धनैः कष्टताम् ॥१९॥

भाग्ये जीवे सर्वसौभाग्यसिद्धिः
कर्मण्यर्थस्थानपुत्रादिपीडा ।
लाभे पुत्रस्थानमानादिलाभो
रिःफे दुःखं साध्वसं द्रव्यहेतोः ॥२०॥

बृहस्पति

गोचर वश बृहस्पति के बारह राशियों के भ्रमण का फल निम्नलिखित है। जन्मकालीन चन्द्र राशि में जब बृहस्पति हो तो प्रथम

राशि और उसके बाद की राशियों को द्वितीय, तृतीय इस प्रकार गणना करनी चाहिए।(१) देश या अपने स्थान से बाहर जाना, धन का अत्यन्त व्यय या नाश, शत्रुता आदि अनिष्ट फल। (२) धन प्राप्ति, कुटुम्ब सुख, अपनी वाणी का इष्टफल, उसकी बात को लोग ध्यान से सुनें या अपनी वाणी द्वारा धन प्राप्त हो। (३) स्थिति नाश—जगह छूटे या स्थान छूटे या आर्थिक या सामाजिक स्थिति में अंतर आये, अपने इष्ट जनों से वियोग, कार्य में विघ्न, रोग आदि दुष्ट फल (४) बन्धुओं से दुःख दीनता, चौपायों से भय। (५) पुत्र की उत्पत्ति, सन्तान सुख, सज्जनों से समागम, राजा की कृपा आदि शुभ फल। (६) अपने दायादों (चचेरे भाई आदि) तथा शत्रुओं से पीड़ा, रोग आदि अशुभ फल। (७) किसी शुभ कार्य से यात्रा, अपनी स्त्री से सुख, पुत्र प्राप्ति आदि शुभ फल।(८) मार्ग क्लेश—व्यर्थ यात्रा से परिश्रम, अशुभ फल, धन नाश, विविध प्रकार के कष्ट। (९) सर्वसौभाग्य, सिद्धि—भाग्योदय, कार्य में सफलता आदि शुभ फल। (१०) धन कष्ट, स्थान कष्ट (नौकरी या ओहदे में कमी या सम्मान में कोई बट्टा। संतान पीड़ा आदि अशुभ फल। (११) पुत्र लाभ, स्थान लाभ (नयी जगह या ओहदा मिले या अपनी जगह में ही इज्जत बढ़े), सम्मान वृद्धि आदि शुभ फल। (१२) द्रव्य सम्बन्धो दुःख, भय, चिन्ता उद्वेग आदि अशुभ फल ॥ १८-२० ॥

अखिलविषयभोगं वित्तसिद्धिं विभूतिं
सुखसुहृदभिवृद्धिं पुत्रलब्धिं विपत्तिम् ।
दिशति युवतिपीडां सम्पदं वा सुखाप्तिं
कलहमभयमर्थप्राप्तिमिन्द्रारिमन्त्री ॥ २१ ॥

शुक्र

शुक्र का गोचर फल निम्नलिखित है।

(१) सब प्रकार का भोग। (२) धनागम।(३) धन वृद्धि—

सुन्दर उपकरण आदि का लाभ। (४) सुख, मित्रों में वृद्धि। (५) पुत्र प्राप्ति, सन्तान सुख (६) विपत्ति, कष्ट। (७) स्त्री के कारण पीड़ा। (८) सम्पत्ति। (९) सुख प्राप्ति। (१०) कलह। (११) भय। (१२) अर्थप्राप्ति आदि शुभ फल।

यह सब स्थानों के फल जन्मकालीन चन्द्र राशि से गिनना चाहिए। उदाहरण के लिए किसी की जन्म कुण्डली में कर्क राशि में चन्द्रमा है और जिस समय शुभाशुभ विचार किया जा रहा हो गोचर से शुक्र कुम्भ राशि में हो तो कर्क राशि से कुम्भ अष्टम होने के कारण उपर्युक्त अष्टम स्थान का फल शुक्र करेगा ॥ २१ ॥

रोगाशौचक्रियाप्ति धनसुतविहर्ति स्थानभृत्यार्थलाभं
स्त्रीबन्ध्वर्थप्रणाशं द्रविणसुतमतिप्रच्युर्ति सर्वसौख्यम्।
स्त्रीरोगाध्वावभीति स्वसुतपशुसुहृद्वित्तनाशामयार्ति
जन्मादेरष्टमान्तं दिशति पदवशेनार्कसूनुः क्रमेण ॥ २२ ॥

दारिद्र्यं धर्मविघ्नं पितृसमविलयं नित्यदुःखं शुभस्थे
दुर्व्यापारप्रवृत्ति कलयति दशमे मानभङ्गं रुजं वा।
सौख्यान्येकादशस्थो बहुविधविभवप्राप्तिमुत्कृष्टकीर्ति
विश्रान्तिं व्यर्थकार्याद्वसुहृतिमरिभिः स्त्रीसुतव्याधिमन्त्ये ॥२३॥

शनि

जब जन्मकालीन चन्द्र राशि में ही गोचर से शनि भ्रमण कर रहे हों तो रोग, किसी की मृत्यु के कारण आशौच आदि अशुभ फल होता है। जन्म राशि से द्वितीय में शनि हो तो संतान कष्ट, धन नाश आदि अशुभ फल होते हैं। गोचर से तृतीय शनि हो तो स्थान

लाभ (नयी जगह या नौकरी की प्राप्ति) या रोज़गार, अपनी हुकूमत, बहुत से नौकरों का होना, धन लाभ आदि शुभ फल होते हैं। चौथे शनि अशुभ फलकारक है—धन नाश, स्त्री नाश (या स्त्री से कलह) बन्धुओं से या उनके कारण कष्ट आदि। जन्म राशि से पंचम शनि हो तो धन की कमी हो या घाटा लगे। सन्तान कष्ट; बुद्धिनाश (मन में शांति न रहे; नाना प्रकार की चिन्ताओं तथा उद्वेगों से अशांति रहे)। जन्म राशि से गोचर वश शनि छठे हो तो शुभ फल देता है। सब प्रकार का सुख, शत्रुओं पर विजय आदि—शुभ फल होते हैं। सप्तम शनि पीड़ाकारक होता है—स्त्री कष्ट (स्त्री को रोग या उससे कलह) अनेक प्रकार का भय, व्यर्थ की कष्टप्रद यात्राएँ आदि। जन्मकालीन चन्द्र राशि से गोचरवश शनि अष्टम आवे तो भी पूर्ण अशुभ फल देता है। संतान नाश या कष्ट, पशु, मित्र, धन, आदि के कारण घोर पीड़ा। मित्र नष्ट हो जायें, पशु मर जायें, धन की विशेष हानि हो। मनुष्य को स्वास्थ्य सम्बन्धी भी चिन्ता उपस्थित होती है। किसी पीड़ाकारक रोग के कारण विशेष शरीर कष्ट हो। जब गोचर से नवें शनि हो तो दरिद्रता कारक होता है। धर्म कार्य में विघ्न उपस्थित होते हैं। पिता के समान किसी श्रेष्ठ व्यक्ति की (गुरु, चाचा, मामा आदि की मृत्यु होती है और कुछ न कुछ दुःख का कारण बना रहता है। जन्म राशि से दशम शनि हो तो सम्मान भंग (इज्ज़त में बट्टा लगे) कोई विशेष पीड़ा कारक रोग हो और किसी ऐसे व्यापार (कार्य) में प्रवृत्ति हो जिसमें असफलता हो और घाटा लगे या ऐसा दुष्ट कर्म बन आवे जिसके कारण अप्रतिष्ठा हो। एकादश स्थान में (जन्म कालीन चन्द्र राशि से एकादश राशि में) जब शनि भ्रमण करे तो शुभ फलकारक होता है। सब प्रकार के सुख, बहुत प्रकार के वैभव, उत्कृष्ट कीर्त्ति आदि शुभ फल होते हैं। जब बारहवें शनि हो तो वृथा कार्यों में लगे रहने के कारण व्यर्थ का परिश्रम

होता है अर्थात् उद्योग सिद्धि या सफलता न मिलने के कारण केवल कष्ट प्राप्ति होती है। शत्रुओं द्वारा धन नाश, स्त्री और पुत्रों को रोग पीड़ा होती है ॥२२, २३॥

देहक्षयं वित्तविनाशसौख्ये
दुःखार्थनाशौ सुखनाशमृत्यून् ।
हानिं च लाभं सुभगं व्ययं च
कुर्यात्तमो जन्मगृहात्क्रमेण ॥ २४ ॥

राहु

जन्मकालीन चन्द्र राशि से बारह राशियों में राहु का फल निम्न-लिखित है।

(१) बीमारी, शारीरक शक्ति का क्षय। (२) धन नाश। (३) सुख। (४) दुःख। (५) धन नाश। (६) सुख। (७) नाश। (८) मृत्यु तुल्य कष्ट। (९) हानि। (१०) लाभ। (११) सौभाग्य। (१२) व्यय। ॥२४॥

क्षितितनयपतङ्गौ राशिपूर्वत्रिभागे
सुरपतिगुरुशुक्रौ राशिमध्यत्रिभागे।
तुहिनकिरणमन्दौ राशिपाश्चात्यभागे
शशितनयभुजङ्गौ पाकदौ सार्वकालम् ॥२५॥

ग्रहों के विशेष प्रभाव का काल

सूर्य और मंगल गोचर वश जब किसी राशि में प्रवेश करते हैं तब प्रवेश करते ही अपना प्रभाव दिखाते हैं। एक राशि में ३० अंश होते हैं—राशि के प्रथम तृतीयांश में इनका विशेष जोर रहता है। बृहस्पति और शुक्र राशि के मध्य भाग में अर्थात् दस अंश

से बीस अंश तक विशेष प्रभाव या फल उत्पन्न करते हैं। चन्द्रमा और शनि राशि के अन्तिम तृतीयांश अर्थात् २० अंश से ३० अंश तक विशेष फल दिखाते हैं। बुध और राहु सारी राशि में अर्थात् एक अंश से तीस अंश तक सर्वत्र एक सा फल दिखाते हैं ॥२५॥

टिप्पणी—मुहूर्त चिंतामणि तथा अन्य कई ग्रंथों में शंका उठाई है कि वेध कारक ग्रह की गणना जन्मकालीन चन्द्र राशि से करना या गोचर द्वारा जिस ग्रह का विचार किया जा रहा है उससे करना। विपरीत-वेध का भी विचार किया है। किंतु इस छोटी सी पुस्तक में नारद कश्यप आदि ऋषि प्रणीत विभिन्न आदेशों का परस्पर सामंजस्य करना संभव नहीं है। जो शास्त्रार्थ की जटिलता में विशेष अभिरुचि रखते हों वे संस्कृत की सम्बन्धित पुस्तकों का अवलोकन कर सकते हैं।

अथ मतान्तरेण रव्यादिग्रहाणां जन्मभाद्गोचरफलवेधयोर्ज्ञानाय चक्रम् ।

श्री	सूर्यः	चन्द्रः	भौमः	बुधः	बृहस्पतिः	शुक्रः	शनिः	राहुः	केतुः
१	स्थाननाशः पन्था	पुष्टिः अन्नलाभः	भयम्पीडा च	बंधन भयम्	अरिष्टादि भय	सुख शत्रुनाश	सर्वनाश पीड़ाभय	हानि कष्ट	हानि रोगभय
२	हानिः भयम्	धनलाभः सुखम्	धननाशः नेत्रार्तिः	धनलाभः	धनादि-लाभ	सुखम् अर्थलाभः	शोकः धनहानिः	नैस्व व्ययञ्च	वैरं वित्तनाशः
३	सुखं श्रियाप्तिः	द्रव्याप्तिः सुखम्	सुखं श्रीप्राप्तिः	शत्रुतो भयम्	भय रोगाप्ति	सुखमं अर्थलाभः	सुखार्थलाभः	नैरुज्यं धनप्राप्तिः	सुखलाभ वृद्धि
४	रोगभयं माननाशः	रोगदाना-र्थनाशः	कष्टं शत्रुभीतिः	धन सुखा-दिप्राप्तिः	धनहानि व्ययम्	धनागमः	पीडाभयं शत्रुवृद्धिः	वैरं शोकश्चक	भीति पीड़ा
५	दैन्यं अर्थनाशः	सुखं कार्यनाशः	रुग्भयं धननाशः	रुक्-शोकश्च	लाभः सुखं च	लाभः पुत्रलाभः	धनपुत्रयो-र्नाशः	हानिः शोकश्च	शोक अर्थनाश
६	रिपुनाशः सुखं	वित्तलाभः	सुखार्थ-लाभः	अलाभः स्थितिः	रोगः शोकश्च	शत्रुवृद्धिः पीड़ा च	सुखं वित्तलाभः	सुखं लक्ष्मी प्राप्तिः	सुखम् वित्तद
७	गमन धनहानिः	द्रव्यप्राप्ति सुखम्	कार्श्यम् धननाशः	पीड़ाभय विग्रहः	सम्मानं सुखं च	शोकः अतिभयम्	दोषः पीड़ाभयम्	हानिः कलहः	दुर्गति पीड़ाच

श्री	सूर्यः	चन्द्रः	भौमः	वुधः	वृहस्पतिः	शुक्रः	शनिः	राहुः	केतुः
८	रोगाप्तिः भयम्	क्लेशभयं मृत्युः	भयं पाप बुद्धिः	धनान्नादि लाभः	मृत्युभयं पीड़ा च	विपत्तिः धनक्षयः	पीड़ाभयम् शत्रुवृद्धिः	रुग्भयं सुखं च	पीड़ाभय हानिश्च
९	कान्तिक्षयः पापबुद्धिः	मानं नृपभयम्	रुग्भयम्	रुग्भयं धननाशः	सुखं सम्मानम्	सुखं लाभः	पापः धननाशः	पापकर्म रतिः	पापं दैन्यश्च
१०	सौख्य कर्मसिद्धिः	शुभं सुखम्	सुखं शोकश्च	सुखं सुभोगः	अति- दैन्यम्	धर्मनाशः असुखम्	वैमनस्यम्	वैरं सुखम्	भयं शोकश्च
११	वित्ताप्तिः सुखम्	विविधार्थ लाभः	लाभः सुखाप्तिः	शुभम- र्थागमः	सौख्यं धनप्राप्तिः	दुःखं धनागमः	सुखवित्त- लाभः	सुखं वित्तप्राप्ति	सुयशो- ऽर्थलाभः
१२	द्रव्यनाशः पीड़ाभयं	रोगो धननाशः	रोगश्शो- कश्च	शोकः धननाशः	देहेपीड़ा भयं	धनागमः	क्लेश अनर्थश्च	हानिः पीड़ा च	पीड़ा वैरञ्च
शु.	३।११। ६।१०।	७।६।१०। १।३।११।	३।६। ११	२।४। ६।८। १०।१९	५।२।९ ।७।११	१।२।३ ४।५।८ ९।१२।११	६।११ ।३।	३।११ ६	३।६ ११
वे.	९।५। १२।४। शनिर्वर्जितः	२।१२।४ ५।९।८ बुधवर्जितः	१२।९ ।५।	५।३।९। १।८।१२ चंद्रवर्जितः	४।१२ १०।३ ८।	८।७।१ १०।९।५ ११।६।३	९।५। १२ रविवर्जितः	१२।५ ९	१२।९ ।५।

गोचरफलचक्रम्

सूर्य	चन्द्रः	भौमः	बुधः	गुरुः	शुक्रः	श.रा.के.	ग्रहाः
३।६। १०।११।।	१।२।३।५।६ ७।९।१०।११	३।६ १०।११	२।६ १०।११	२।५।७ ।९।११।	१।२।३ ।९।११	३।६।१० ।११।	उत्तम
१।२।५ ७।९	+ +	१।२।५ ७।९	१।३।५ ७।९	१।३।६ ।।१०।।	५।६। ७।१०	१।२।५ ।७।९।	अरिष्टकारक
४।८।१२	४।८।१२	४।८।१२	४।८।१२	४।८।१२	४।८।१२	४।८।१२	विशेष अनिष्ट

प्रायः गोचर वश जो फल ऊपर दिये गये हैं वही वराहमिहिर आदि अन्य आचार्यों ने दिये हैं। इस कारण पिष्टपेषण नहीं किया जाता है। विद्वानों ने गोचर-विचार का एक चक्र प्रस्तुत किया है, वह साथ में दिया गया है। इस प्रसंग में ही मंत्रेश्वर ने नक्षत्र-गोचर का भी विचार किया है और कब ग्रह गोचर द्वारा फल कम करते हैं—कब अधिक इसका विचार भी किया है। वह आगे दिया जाता है :

नक्षत्र गोचर

सात रेखायें आडी खीचिये और सात रेखायें इन आड़ी रेखाओं को काटती हुई खड़ी खींचिए । अब पूर्वोत्तर दिशा से प्रारम्भ कर जैसा चित्र में दिखाया गया है, क्रमशः कृत्तिका आदि अट्ठाइस (अभिजित् सहित) नक्षत्रों के नाम लिखिए ।

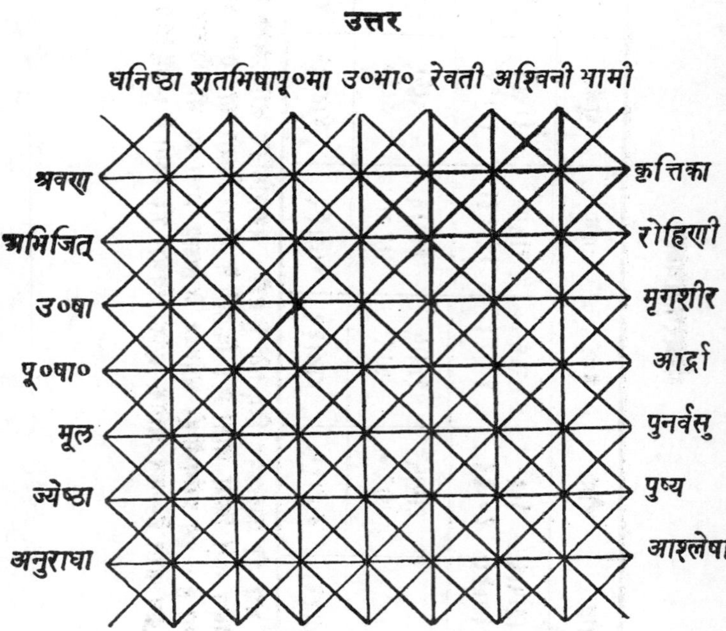

रेखाः सप्तसमालिखेदुपरिगास्तिर्यक्तथैव क्रमा-
दीशादग्निभमादितोऽपि गणयेदादित्यभस्यावधि ।
वेधा जन्मदिने मृतिर्भयमथाधानाख्यनक्षत्रके
कर्मण्यर्थविनाशनं खलु रविर्वेधात्सपापो मृतिम् ॥२६॥

सूर्य जिस नक्षत्र में गोचर से हो उसका यदि जन्मकालीन चन्द्र नक्षत्र से वेध होता हो तो प्राण भय होता है । यदि आधान नक्षत्र (जन्म नक्षत्र से उन्नीसवाँ नक्षत्र) का वेध होता हो तो भय और चिंता होगी । यदि कर्म नक्षत्र (जन्म नक्षत्र से दसवां नक्षत्र) का वेध होता हो तो धन नाश होगा । यदि सूर्य के साथ-साथ कोई क्रूर ग्रह भी हो तो विशेष अनिष्ट परिणाम होता है ।

एवं विद्धे खचरैः क्रूरैरन्यैर्मरणम् ।
सौम्यैर्विद्धे न मृतिर्विद्यादेवं सकलम् ॥२७॥

ऊपर जो तीन नक्षत्र बताये गये हैं उनका यदि अन्य क्रूर ग्रहों से वेध हो रहा हो तो मृत्यु होती है । यदि शुभ ग्रहों से भी वेध हो तो मृत्यु नहीं होती, इसी प्रकार जैसे सूर्य का नक्षत्र गोचर ऊपर बताया गया है, अन्य ग्रहों के नक्षत्र गोचर का भी विचार करना चाहिए ॥२७॥

आधानकर्मर्क्षविपन्निजर्क्षे
वैनाशिके प्रत्यरभे वधाख्ये ।
पापग्रहो मृत्युभयं विदध्या
द्वेधेतथा कार्यहरः शुभाख्ये ॥२८॥

जन्मकालीन चन्द्र नक्षत्र से (क) उन्नीसवाँ नक्षत्र आधान नक्षत्र कहलाता है, (ख) दसवाँ नक्षत्र कर्म नक्षत्र । (ग) तीसरा नक्षत्र

विपत् । (घ) बाईसवाँ नक्षत्र वैनाशिक। (ङ) पाँचवां नक्षत्र प्रत्यरि, (च) और सातवाँ नक्षत्र वध कहलाता है। ऊपर लिखे हुए छः नक्षत्र तथा जन्म नक्षत्र इन सातों का यदि पाप ग्रहों द्वारा वेध होता हो तो मृत्यु का भय होता है। यदि साथ ही शुभ ग्रहों से भी वेध हो तो केवल कार्य हानि (भाग्य हानि, घाटा) आदि अशुभ फल होकर रह जाते हैं। ॥२८॥

आदित्यसङ्क्रान्तिदिने ग्रहाणां
प्रवेशने वा ग्रहणे च युद्धे ।
उल्कानिपाते च तथाद्भुते च
जन्मत्रयं स्यान्मरणादिदुःखम् ॥२९॥

(१) जिस दिन सूर्य का एक राशि से दूसरी राशि में संक्रमण हो। (२) या अन्य ग्रह का किसी राशि में संक्रमण हो। (३) ग्रहण हो। (४) ग्रह युद्ध हो। (५) उल्का निपात हो। (६) या कोई अद्भुत "आकाशी चमत्कार" हो। उस दिन यदि जन्म नक्षत्र, अनुजन्म (जन्म नक्षत्र से दसवाँ नक्षत्र) तथा त्रिजन्म (जन्म नक्षत्र से उन्नीसवां) नक्षत्र हो तो मृत्यु आदि दुःखदायक फल होता है ॥२९॥

असत्फलः सौम्यनिरीक्षितो यः
शुभप्रदश्चाप्यशुभेक्षितश्च ।
द्वौ निष्फलौ द्वावपि खेचरेन्द्रौ
यः शत्रुणा स्वेन विलोकितश्च ॥३०॥

तीन परिस्थितियों में ग्रह गोचर द्वारा अपना पूर्ण प्रभाव दिखाने में निष्फल हो जाते हैं: (१) यदि कोई अशुभ फल देने वाला ग्रह

हो और सौम्य ग्रह द्वारा गोचर काल में निरीक्षित हो तो उसकी अशुभता नष्ट हो जाती है। (२) यदि कोई शुभप्रद ग्रह हो और गोचर के समय अशुभ ग्रह से दृष्ट हो तो उसकी शुभता नष्ट हो जाती है। (३) यदि कोई ग्रह अपने शत्रु से दृष्ट हो तो उसकी शक्ति भी कम हो जाती है और शुभ फल देने में असमर्थ हो जाता है ॥३०॥

अनिष्टभावस्थितखेचरेन्द्रः
स्वोच्चस्वगेहोपगतो यदि स्यात् ।
न दोषकृच्चोत्तमभावगश्चेत्
पूर्णं फलं यच्छति गोचरेषु ॥ ३१ ॥

यदि कोई ग्रह गोचर द्वारा अनिष्ट भाव में हो किन्तु अपनी स्वराशि या उच्च राशि में हो तो दोष नही करता (अर्थात् हानि नहीं पहुँचाता)। यदि गोचर द्वारा शुभ भाव में हो और स्वराशि या उच्च राशि का भी हो तो पूर्ण शुभ फल करता है ।:३१।।

ग्रहेश्वरास्ते शुभगोचरस्था
नीचारिमौढ्यं समुपाश्रिताश्चेत् ।
ते निष्फलाः किन्त्वशुभाङ्कसंस्थाः
कष्टं फलं संविदधत्यनल्पम् ॥३२॥

जो ग्रह गोचर में शुभ हों किन्तु नीच राशि, या शत्रु राशि के हों, या सूर्य के अत्यन्त सानिद्ध्य के कारण मूढ़ावस्था को प्राप्त हों तो वह अपना शुभ प्रभाव दिखाने में निष्फल हो जाते हैं। यदि ऐसी अवस्था में (नीच या शत्रु राशि या मूढ़ावस्था) कोई ग्रह अशुभ भाव में हो तो अत्यन्त अशुभ फल दिखाते हैं ॥३२॥

द्वादशाष्टमजन्मस्थाः शन्यर्काङ्गारका गुरुः ।
कुर्वन्ति प्राणसन्देहं स्थानभ्रंशं धनक्षयम् ।।३३।।

जन्मकालीन चन्द्रराशि से प्रथम, अष्टम और द्वादश राशियों में जब सूर्य, मंगल, बृहस्पति और शनि गोचरवश होते हैं तो धनहानि, स्थानभ्रंशता (जगह छूटे, सम्मान में कमी आदि) अत्यन्त अशुभ फल दिखाते हैं। यहाँ तक कि प्राणों में भी सन्देह हो जाता है। ।। ३३ ।।

चन्द्राष्टमे च धरणीतनयः कलत्रे
राहुः शुभे कविररौ च गुरुस्तृतीये ।
अर्कः सुतेऽर्किरुदये च बुधश्चतुर्थे
मानार्थहानिमरणानि वदेद्विशेषात् ।।३४।।

जन्मकालीन चन्द्रराशि से अष्टम राशि में चन्द्रमा, सप्तम में मंगल, नवम् में राहु, चौथे बुध, तीसरे बृहस्पति, छठे शुक्र, प्रथम में शनि और पंचम में सूर्य गोचर द्वारा अत्यन्त अनिष्ट फल देते हैं।—धन-हानि, मान-हानि, मृत्यु या मृत्यु तुल्य कष्ट होता है ।।३४।।

अब नक्षत्र गोचर का अन्य प्रकार बतलाते हैं :

जन्मकालीन चन्द्र नक्षत्र से गिनने पर गोचर द्वारा भिन्न-भिन्न नक्षत्रों में सूर्य के भ्रमण को काल पुरुष के भिन्न-भिन्न अंगों में भ्रमण माना गया है। इसका विवरण निम्नलिखित है । (क) प्रथम नक्षत्र में चेहरे पर । (ख) २, ३. ४ और ५वें नक्षत्र में सिर में, (ग) ६, ७, ८, ९ में छाती। (घ) १०, ११, १२, १३ दाहिनी बाहु ।

वक्त्रे क्ष्मा मूर्ध्नि चत्वायुरसि च चतुरः सव्यहस्ते चतुष्कं
पादे षड्वामहस्ते चतुरथ नयने द्वौ च गुह्ये द्वयं च।
भानुर्नाशं विभूतिं विजयमथ धनं निर्धनं देहपीडां
लाभं मृत्युं च चक्रे जनयति विविधान् जन्मभाद्देहसंस्थः ॥३५॥

(ङ) १४, १५, १६, १७, १८ तथा १९वें नक्षत्र में दोनों पैर। (च) २०, २१, २२, २३वें नक्षत्र ने बाँयी बाँह में। (छ) २४ तथा २५वें नक्षत्र में दोनों नेत्रों में। (ज) २६ तथा २७वें नक्षत्र में गुह्य अंग में भ्रमण करता है। इनका प्रभाव क्रमशः निम्नलिखित है। (क) नाश, (ख) विभूति, (ग) विजय, (घ) धन, (ङ) निर्धनता, (च) देहपीड़ा, (छ) लाभ और (ज) मृत्यु ॥ ३५ ॥

शीतांशोर्वदने द्वयोरतिभयं क्षेमं शिरस्यम्बुधौ
पृष्ठे शत्रुजयं द्वयोर्नयनयोर्नेत्रे धनं जन्मभात्।
पञ्चस्वात्मसुखं हृदि त्रिषु करे वामे विरोधं क्रमात्
पादौ षट्सु विदेशतां जनयति त्रिष्वर्थलाभं करे ॥३६॥

जिस प्रकार विविध नक्षत्रों में सूर्य के भ्रमण का फल ऊपर बताया गया है। उसी प्रकार चन्द्रमा का २७ नक्षत्र में गोचर फल बताया जाता है।

जन्मकालीन चन्द्र नक्षत्र से गिनने पर

(क) १ और २ में—चेहरे में—इसका फल अत्यन्त भय।

(ख) ३, ४, ५ और ६ नक्षत्र में—सिर में—फल क्षेम।

(ग) ७ और ८ में—पीठ में—फल शत्रुओं पर जय।

(घ) ९ और १० में—दोनों नेत्रों में—धनागम होता है।

(ङ) ११, १२, १३, १४, १५—हृदय में—फल आत्मसुख।

(च) १६, १७, १८ में—बायें हाथ में—झगड़ा।

(छ) १९, २०, २१, २२, २३ और २४ में—दोनों पैरों में—यात्रा।

(ज) २५, २६, २७वें में—दाहिने हाथ में—इसका फल अर्थ लाभ है ॥३६॥

वक्त्रे द्वे मरणं करोत्यवनिजः षट् पादयोर्विग्रहं
क्रोडे त्रीणि जयं चतुर्विधनतां वामे करे मस्तके।
द्वे लाभं चतुराननेऽधिकभयं क्षेमंकरे दक्षिणे
वार्द्धिर्द्वे नयने विदेशगमनं चक्रे स्वजन्मर्क्षतः ॥३७॥

अब मंगल का नक्षत्र पुरुष के किस अंग में कब भ्रमण समझना चाहिए यह बताया जाता है। जन्मकालीन चन्द्र नक्षत्र से गिनने पर

(क) १ और २ नक्षत्र में—चेहरे में—इसका फल मृत्यु।

(ख) ३, ४, ५, ६, ७, ८ में दोनों पैरों में—फल झगड़ा।

(ग) ९, १०, ११ में—गोद में—इसका फल जय।

(घ) १२, १३, १४, १५—बायें हाथ में—फल निर्धनता।

(ङ) १६, १७—सिर में—फल लाभ।

(च) १८, १९, २०, २१—चेहरे में—फल अत्यन्त भय।

(छ) २२, २३, २४, २५ दाहिने हाथ में—फल क्षेम।

(ज) २६, २७ नक्षत्रों में—विदेश गमन ॥३७॥

मूर्ध्नि त्रीणि मुखे त्रयं च करयोः षट् पञ्च कुक्षौ तथा
लिङ्गे द्वे द्विचतुष्टयं चरणयोः प्राप्तेऽमरेन्द्रार्चितः।
शोकं लाभमनर्थमर्थनिचयं नाशं प्रतिष्ठां तथा
दद्यादात्मदिनात्तथैव भृगुजस्तद्वद् बुधोऽपि क्रमात् ॥३८॥

अब बुध, बृहस्पति और शुक्र का नक्षत्र पुरुष के विविध अंगों में भ्रमण का विवरण और फल बताया जाता है। बुध, बृहस्पति और

शुक्र तीनों का एक ही क्रम और एक ही फल है। इस कारण एक साथ बताया जाता है। जन्मकालीन चन्द्र नक्षत्र से गिनने से।

(क) १, २, ३ नक्षत्रों में सिर में—फल–शोक।

(ख) ४, ५, ६ नक्षत्र में चेहरे में–फल—लाभ।

(ग) ७, ८, ९, १०, ११, १२ नक्षत्रों में–दोनों हाथों में–फल अनर्थ।

(घ) १३, १४, १५, १६, १७ में कुक्षि में –फल–धान लाभ।

(ङ) १८, १९ चक्षत्र में गुह्य स्थान में –फल–नाश।

(च) २०, २१, २२, २३, २४ २५ २६ २७ नक्षत्र में–दोनों पैरों में-फल–प्रतिष्ठा ॥३८॥

भूवेदवह्निगुणवेदशराग्निनेत्र-
दस्रं च वक्त्रकरपादपदेषु हस्ते।
कुक्षौ च मूर्ध्नि नयनद्वयपृष्ठभागे
न्यस्य क्रमेण शनिसंयुतभान्निजर्क्षात्॥३९॥

दुःखं च सौख्यं गमनं च नाशं
लाभं स्वभोगं सुखसौख्यमृत्यून्।
वक्त्रक्रमादाह फलानि मन्द-
स्यैवं तमःखेचरयोर्वदन्तु ॥४०॥

अब शनि, राहु और केतु के नक्षत्र पुरुष के विविध अंगों में भ्रमण का फल बताया जाता है। तीनों का फल एक सा है। इस कारण एक साथ बताया जाता है। जन्मकालीन चन्द्र नक्षत्र से गिनने पर शनि, राहु या केतु :

(क) १ नक्षत्र में हो तो चेहरे में—इसका फल दुःख।

(ख) २, ३, ४, ५ नक्षत्र में हो तो दाहिने हाथ में—फल—सौख्य।

(ग) ६, ७, ८ नक्षत्र में हो तो दाहिने पैर में—फल—गमन।

(घ) ९, १०, ११ नक्षत्र में हो तो बायें टाँग में—फल—नाश।

(ङ) १२, १३, १४, १५ नक्षत्र में हो तो बायें हाथ में—फल लाभ।

(च) १६, १७, १८, १९, २० नक्षत्र में हो तो कुक्षि में —फल— स्वभोग।

(छ) २१, २२, २३ नक्षत्र में—सिर में—फल—सुख।

(ज) २४, २५ नक्षत्र में—नेत्रों में—फल—सौख्य।

(झ) २६, २७ नक्षत्र में—पीठ में—फल—मृत्यु।

अब गोचर का एक नया प्रकार बतलाते हैं ॥३९–४०॥

यत्राष्टवर्गेऽधिकबिन्दवः स्यु-
स्तत्र स्थितो गोचरतो ग्रहेन्द्रः ।
तद्वत्फलं प्राह शुभं व्ययारि-
रन्ध्रस्थितो वाऽपि शुभं विधत्ते ॥४१॥

नक्षत्र गोचर विस्तारपूर्वक बताने पर भी पुनः अष्टक वर्ग गोचर की ओर ध्यान दिलाते हैं कि यदि किसी राशि में अष्टक वर्ग के अनुसार किसी ग्रह का गोचर शुभ हो तो—ऐसा ग्रह चाहे चन्द्र राशि से छठे, आठवें या बारहवें भी पड़ा हो,—इसका आशय यह है कि छठा, आठवाँ, बारहवाँ, अनिष्ट स्थान है किन्तु अष्टक वर्ग में अधिक शुभ बिन्दु (उत्तर भारत की संस्कृत पुस्तकों में इन्हें रेखा कहते हैं) पड़े हों—तो शुभ फल ही होता है—अशुभ फल नहीं होता।

रवेर्द्वाविंशनक्षत्रं भूसुतस्य तृतीयकम् ।
गुरोः षट्तारकं चैव शनेरष्टमतारकम् ॥४२॥

एतेषां च पुरोलत्ता पृष्ठलत्ताः प्रकीर्त्तिताः ।
शुक्रस्य पञ्चमं तारं चन्द्रजस्य तु सप्तमम् ॥४३॥

राहोस्तु नवमं चैव द्वाविंशं भं हिमद्युतेः ।
ग्रहस्थितर्क्षाद्विगणयेल्लत्तायां जन्मभे व्यथा ॥४४॥

रवेः सर्वार्थहानिः स्यात्तमसोर्दुःखमुच्यते ।
मरणं जीवलत्तायां बन्धुनाशो भयावहः ॥४५॥

शुक्रस्य कलहो भ्रंश अनर्थः शशिजस्य तु ।
चन्द्रस्य तु महाहानिर्लत्तामात्रफलं भवेत् ॥४६॥

सर्वत्र लत्तासाङ्कर्ये द्विगुणत्रिगुणाधिकम् ।
वदेद्दोषफलं नृणां ग्रहाल्लत्ताधिकक्रमात् ॥४७॥

जिस समय का गोचर फल विचार करना हो, उस समय

(क) सूर्य जिस नक्षत्र में हो उससे १२वाँ नक्षत्र ।

(ख) मंगल जिस नक्षत्र में हो उससे तृतीय नक्षत्र ।

(ग) बृहस्पति जिस नक्षत्र में हो उससे छठा नक्षत्र ।

(घ) शनि जिस नक्षत्र में हो उससे आठवां नक्षत्र ।

यह सब पुरोलत्ता कहलाती हैं । इनमें आगे की ओर गिनते हैं । जैसे अश्विनी में सूर्य हो तो उत्तरा फाल्गुनी में पुरोलत्ता होती है ।

(ङ) शुक्र जिस नक्षत्र में हो उससे उलटा गिनने से पाँचवां नक्षत्र ।

(च) बुध जिसमें हो उससे उलटा गिनने से सातवाँ नक्षत्र ।

(छ) राहु जिसमें हो उससे उलटा गिनने से नवाँ नक्षत्र । और

(ज) चन्द्रमा जिसमें हो उससे उलटा गिनने से बाईसवाँ नक्षत्र पृष्ठलत्ता कहलाती हैं ।

जैसे, उलटा गिनने से अभिप्राय यह है कि अश्विनी में शुक्र हो तो शतभिषा में शुक्र की लत्ता हुई ।

यदि जन्म नक्षत्र पर लत्ता पड़े तो व्यथा होती है ।।४४।।

यदि सूर्य की लत्ता हो तो सब प्रकार की अर्थ हानि । राहु या केतु की लत्ता हो तो दुःख । बृहस्पति की लत्ता में मरण, बन्धु नाश और भय । शुक्र की लत्ता में कलह । बुध की लत्ता में स्थान हानि–अनर्थ । चन्द्र की लत्ता में महाहानि । यह भिन्न-भिन्न ग्रहों के लत्ता फल बताये गये हैं ।।४५–४६।।

ऊपर जो लत्ता के अशुभ फल बताये गये हैं वह—एक ही ग्रह की लत्ता पड़े तो साधारण अशुभ फल कारक होता है । किंतु यदि दो या अधिक अशुभ ग्रहों की लत्ता एक साथ पड़ें तो अशुभता की बहुत वृद्धि हो जायगी और जितनी अधिक ग्रहों की लत्ता एक साथ जन्म नक्षत्र पर पड़े उतना ही अधिक अशुभ फल कहना चाहिए ।।४७।।

सर्वतोभद्र चक्र विचार

अब गोचर देखने का एक नया प्रकार बताया जाता है:–

अब नीचे सर्वतोभद्र चक्र दिया जाता है ।

इस सर्वतोभद्र चक्र में (i) स्वर (ii) नक्षत्र (iii) नामाक्षर (iv) राशि (v) तिथि तथा (vi) ग्रहों का विन्यास किया गया है। क्रम इस प्रकार है ।

पूर्व

घ ङ छ

ईशान — आग्नेय

उत्तर: थ झ ञ — दक्षिण: ष ण ठ

अ	कृ	रो	मृ	आ	पु	पु	आ	आ
भ	उ	अ	व	क	ह	ड	ऊ	म.
अ	ल	लृ	वृष	मिथुन	कर्क	लृ	म	पू.
रे	च	मे.	ओ	सू. नन्दा मं	औ	सिं.	ट	उ
उ.	द	मी	रिक्ता शु.	पूर्णा श.	भद्रा चं. बु.	क	प	ह
पू.	शस	कुं	अः	जया बृ.	अं	तु	र	चि.
श.	ग	ए	मकर	धनु	वृश्चिक	ए	त	स्वा
ध	ऋ	ख	ज	भ	य	न	ॠ	वि
ई	श्र	अ	उ	पू	मू	ज्ये	अ	इ

वायव्य — नैऋत्य

ध फ ढ

पश्चिम

(i) स्वर ईशान कोण आग्नेय कोण नैऋत्य कोण तथा वायव्य कोण में अ, आ, इ, ई रखे गये। फिर इसी क्रम से इन कोणों में उ, ऊ, ऋ, ॠ रखे गए। इसके बाद इसी क्रम से चारो कोणों में ऌ, ॡ, ए, ऐ रखे गए। और अन्दर के चारो कोनों (कोणों) में बाकी के चार स्वर ओ, औ, अं, अः रखे गये हैं। इस प्रकार इन १६ स्वरों का विन्यास क्रमपूर्वक है।

(ii) नक्षत्र ऊपर प्रथम पंक्ति (लाइन) में कृत्तिका से प्रारंभ कर चारों ओर २८ नक्षत्र (२७ प्रसिद्ध नक्षत्र और एक अभिजित्) लिखे गये हैं।

(iii) नक्षत्रों के नीचे अ ब क ह ड म ट प र त न य भ ज ख ग श द च ल यह २० वर्ण लिखे हैं। ऊपर अ, आ, इ, ई इस क्रम में जो "अ" आया है वह स्वर का बोधक है। और अ ब क ह ड इस क्रम में जो अ आया है वह नामाक्षर का बोधक है। पंचांगों में २७ नक्षत्रों के १०८ चरण के आगे १०८ अक्षर लिखे रहते हैं जो पहले दिये गये हैं। जैसे किसी का अश्विनी नक्षत्र के प्रथम चरण में जन्म हुआ हो तो उसके जन्म नाम का पहला अक्षर 'चू' से शुरू होना चाहिये। प्राय: प्रत्येक नक्षत्र की मात्रा दी गई है—जैसे च, ची, चू, चे, चो, ख ज की केवल दो मात्रा हैं 'ज' और 'जी'। 'ख' की चार मात्रा है—खी खू खे खो (देखिये मकर राशि के नामाक्षरों की सूची।) इसका कारण क्या है ? इसका कारण यह है कि श्रवण के बाद अभिजित् नक्षत्र की भी गणना होती है। जब मेष लक्ष्न पूर्व दिशा में उदित हो तो आकाश में पृथ्वी के ऊपर (दशम भाव में) अभिजित् नक्षत्र होता था। इसी कारण मध्याह्न (ठीक दोपहर के काल को—समय को, अभिजित् काल या अभिजित् मुहूर्त कहते हैं) यदि इस अभिजित् की नामाक्षरों में गणना की जावे तो इसके चारों चरणों के नामाक्षर होंगे जू जे जो ख। इस प्रकार

'ज' और 'ख' की भी पांच-पांच मात्रा नक्षत्र नामों में आ जावेंगी। अस्तु, अब जो विषय चल रहा है उस पर आइये । कहीं केवल एक ही अक्षर (केवल अ की मात्रा वाला) दिया गया है जैसे घ, ङ, छ, ष, ण, ठ ध, फ, ढ़, थ, त, झ, ञ यह किस सिद्धान्त पर किया गया है यह ज्ञात नहीं। हमारे ऋषि प्रणीत शास्त्रों में बिना सिद्धान्त के कोई नियम नहीं बनाया गया है परन्तु बहुत से विषयों का सिद्धान्त क्या है यह मालूम नहीं पड़ता यथा शुक्र की महादशा के २० वर्ष, सूर्य की महादशा के ६ वर्ष ही क्यों? अस्तु इस सर्वतोभद्रचक्र में अब कहड आदि २० अक्षर तो भीतर लिखे गये हैं और १२ अक्षर घङछ आदि बाहर लिखे गये हैं।

अश्विन्यादि २७ नक्षत्रों के नामाक्षर की जो सूची पहिले दी गई है उसमें कृत्रिका नक्षत्र से प्रारम्भ करने से निम्नलिखित अक्षर आते हैं:-

<u>अ, ब, क</u> घ ङ छ <u>ह, ड, म ट प</u> षणठ <u>र, त, न य भ</u> ध फ ढ <u>ज ख</u>
<u>ग स द</u> थ भ ञ <u>च ल</u>

इनमें से रेखांकित शब्दों को एक साथ रखिये तो

अ ब क ह ड म ट प र त न य भ ज ख ग स द च ल यह अक्षरब नते हैं। इन्हीं बीस अक्षरों को सर्वतोभद्र चक्र में अन्दर रक्खा गया है।

ब में व भी शामिल समझना चाहिए। अर्थात् यदि 'व' से जिसका नाम शुरू होता है (जैसे विद्याभूषण) उसका भी बिचार 'ब' वाले कोष्ठ से ही होगा। श और स दोनों का एक कोष्ठ (खाने) से।

(iv) वृष, मिथुन, कर्क इस क्रम से १२ राशियां अन्दर चारों ओर लिखी है। पहिले कृत्तिका नक्षत्र से गणना प्रारम्भ करते थे इस कारण (कृत्रिका का तीन चौथाई भाग वृष राशि में पड़ता है) वृष राशि से प्रारम्भ कर राशियां स्थापित की गई हैं।

(v) इसके अन्दर के दायरे में (खानों या कोष्ठों में) तिथियां और वार रक्खे गये हैं। नन्दा, भद्रा, जया, रिक्ता और पूर्णा-यह तिथियों के पांच विभाग हैं।

नन्दाः—प्रतिपद्	(पड़वा)	षष्ठी (छठ)	एकादशी
भद्राः—द्वितीया	(दोज)	सप्तमी	द्वादशी
जयाः—तृतीया	(तीज)	अष्टमी	त्रयोदशी
रिक्ताः—चतुर्थी	(चौथ)	नवमी	चतुर्दशी
पूर्णाः—पंचमी		दशमी	पूर्णिमा या अमावास्या

(vi) सूर्यवार, चन्द्रवार, मंगलवार आदि सातों वार भी सर्वतो भद्र चक्र में स्थापित हैं।

इसे सर्वतोभद्र चक्र क्यों कहते हैं क्योंकि चारों ओर से एक सा होता है। जो मकान चारों ओर से एक सा हो और मकान के चारों ओर पूर्व पश्चिम, उत्तर, दक्षिण में मध्य में-मुख्य द्वार हों उन्हें सर्वतोभद्र आकार का मकान कहते हैं।

चारों दिशा में क्रमशः घ ङ छ, ष ण ठ ध फ ढ, थ झ ञ लिखे हैं। आर्द्रा नक्षत्र के नामाक्षर घङछ हैं इस लिये इन अक्षरों को आर्द्रा नक्षत्र के ऊपर लिखा है। देखिये पृष्ठ ६५३। इसी प्रकार हस्त के नीचे ष ण ठ। इसी प्रकार पूर्वाषाढ के नीचे ध फ ढ और उत्तरा भाद्र के बगल में थ झ ञ।

स्वस्तिक या सर्वतोभद्र चक्र चारो ओर से एक सा होता है। अब सर्वतोभद्र चक्र से शुभाशुभ विचार कैसे करना यह बताया जाता है।

नियम

१. (i) शनि, सूर्य केतु, मंगल पाप ग्रह हैं। बाकी के शुभ ग्रह हैं।

(ii) यदि क्रूर ग्रहों के साथ बुध हो तो, बुध भी पाप ग्रह समझा जाता है।

(iii) क्षीण चन्द्र पाप है।

२. गोचरवश पहले यह निश्चय कीजिये कि किस ग्रह का शुभाशुभ आपको विचार करना है। मान लीजिये शनि का गोचर विचार करना है। अब गोचर के समय (अर्थात् जिस समय का विचार करता है। उस समय) शनि किस नक्षत्र में है यह देखिये। किसी भी नक्षत्र में ग्रह हो वह तीन प्रकार से वेध करता है :

(i) वाम दृष्टि से।

(ii) दक्षिण दृष्टि से

(iii) सम्मुख दृष्टि से

(i) जब ग्रह वक्र होता है तब उसकी दक्षिण दृष्टि होती है।

(ii) जब ग्रह 'शीघ्री हो तो—अपनी स्वाभाविक गति (चाल) से जल्दी चल रहा हो तो—वाम दृष्टि होती है।

(iii) जब साधारण चाल से या मध्य गति से चल रहे हों तो सम्मुख दृष्टि होती है।

३. (i) किसी नक्षत्र में स्थिति ग्रह—वाम दृष्टि से वेध करता है तो नक्षत्र, स्वर, वर्ण (अक्षर) आदि का वेध करता है।

(ii) इसी प्रकार किसी नक्षत्र में स्थित ग्रह दक्षिण दृष्टि से नक्षत्र, स्वर, वर्ण (अक्षर) आदि का वेध करता है।

(iii) किन्तु सम्मुख दृष्टि से नक्षत्र का वेध करता है। स्वर, वर्ण आदि का नहीं करता।

४. (i) उदाहरण के लिए मान लीजिये शनि रोहिणी में है तो ब (अक्षर), मिथुन राशि, औ (स्वर), कन्या (राशि) र (अक्षर) स्वाति (नक्षत्र) को वेध करता है।

(ii) 'उ' स्वर, तथा अश्विनी (नक्षत्र) को वेध करता है।

(iii) यदि मध्य गति (साधारण चाल) हुई तो सम्मुख दृष्टि से केवल अभिजित् (नक्षत्र) का वेध करेगा।

दूसरा उदाहरण लीजिये :

यदि ग्रह (जिसका गोचर से विचार करना है) कृत्तिका नक्षत्र में है तो (i) दृष्टि से अ (अक्षर) वृष राशि, नन्दा तिथि (पड़वा, छठ, एकादशी) सूर्य और मंगल ग्रहों को, भद्रा (दोज, सप्तमी तथा द्वादशी) तिथियों को, तुला राशि, 'त' अक्षर, विशाखा नक्षत्र को वेध करता है। (ii) दृष्टि से भरणी नक्षत्र का वेध करता है। (iii) सम्मुख दृष्टि से श्रवण नक्षत्र का वेध करता है।

५. (i) सूर्य और चन्द्र की सदैव वाम दृष्टि होती है।

(ii) राहु और केतु की सदैव दक्षिण दृष्टि होती है।

(iii) बाकी पाँच ग्रहों की—मंगल, बुध, बृहस्पति, शुक्र, शनि, की सम्मुख, वाम, दक्षिण–भिन्न-भिन्न समय—इन तीनों दृष्टियों में से एक दृष्टि होती है। जैसा ऊपर नियम २ में बताया गया है।

कुछ विद्वानों का मत है कि सूर्य, चन्द्र, राहु और केतु, इनकी सदैव तीनों प्रकार की दृष्टि होती है—वाम, दक्षिण और सम्मुख, परन्तु हमारे विचार से सूर्य चन्द्र की सदैव वाम और राहु केतु की सदैव दक्षिण दृष्टि होती है।

६. (i) जब क्रूर ग्रह वक्री होते हैं तो वह महाक्रूर फल दिखाते हैं।

(ii) जब शुभ ग्रह वक्री होते हैं तो अत्यन्त शुभ फल दिखाते हैं।

(iii) यदि शुभ ग्रह वक्री हों तो राज्य प्रदान सदृश अत्यन्त शुभ फल करते हैं

(iv) यदि पाप ग्रह वक्री हों तो जातक (जिसकी जन्म कुंडली का विचार करना हो) को अनेक कष्टों में डालते हैं और वह व्यर्थ में मारा-मारा फिरता है—परिश्रम भी होता है—सफलता भी हाथ नहीं आती।

७. (i) जब 'क' अक्षर का वेध हो तब 'घ, ङ छ' का भी वेध होता है।

(ii) जब 'प' अक्षर का वेध हो तो 'ष, ण ठ' इन अक्षरों का भी वेध होता है।

(iii) जब 'भ' (अक्षर) का वेध हो तब 'घ, फ, ढ' इन वर्णो (अक्षरों) का भी वेध होता है।

(iv) जब 'द' (अक्षर) का वेध हो तो 'थ, झ, ञ' इनका भी वेध समझना।

८. (i) 'व' का वेध हो तो 'ब' का 'ब' का वेध हो तो व का भी वेध समझना चाहिये।

(ii) 'स' का वेध हो तो 'श' का 'श' का हो तो 'स' भी समझना

(iii) 'ख' का वेव हो तो ष का, ष का हो तो ख का भी वेध होता है

(iv) 'य' का वेध हो तो ज का 'ज' का हो तो 'य' का भी समझना

(v) 'न' का वेध हो तो ण का, 'ण' का हो तो 'न' का भी होता है।

९. (i) अ, आ इन दोनों स्वरों में एक का वेध हो तो दूसरे का भी होता है

(ii) इ, ई	"	"	"
(iii) उ, ऊ	"	"	"
(iv) ऋ, ॠ	"	"	"
(v) ऌ, ॡ	"	"	"
(vi) ए, ऐ	"	"	"

(vii) ओ, औ इन दोनों स्वरों में एक का बोध हो तो दूसरे का भी होता है

(viii) अ का वेध हो तो अं, अः का भी वेध होता है ।

१०. (i) जब कोई ग्रह भरणी नक्षत्र के चतुर्थ चरण में या कृत्तिका के प्रथम चरण में हो तो, अ, उ, लृ, ओ इन स्वरों का वेध करता है ।

(ii) जब कोई ग्रह आश्लेषा के अन्तिम चरण में या मघा के प्रथम चरण में हो तो आ, ऊ, लॄ, औ इन स्वरों का वेध करता है ।

(iii) जब कोई ग्रह विशाखा के चतुर्थ चरण या अनुराधा के प्रथम चरण में हो तो इ, ऋ, ए, अं—इन स्वरों का वेध करता है ।

(iv) जब कोई ग्रह श्रवण के अन्तिम चरण में हो तो ई, ॠ, ऐ तथा अः—इन स्वरों का वेध करता है ।

(v) ऊपर की चारों स्थितियों में कोई सी हालत हो—पूर्णा तिथि (पंचमी, दशमी, पूर्णिमा, अमावस्या) इनका वेध होता है ।

११. अब जिस व्यक्ति का शुभाशुभ सर्वतोभद्र से विचार करना है उसका (i) नाम का (प्रसिद्ध नाम का) प्रथम अक्षर (ii) स्वर (iii) जन्म नक्षत्र (iv) जन्म तिथि तथा (v) जन्म राशि एक कागज पर नोट कीजिये ।

ऊपर जो जन्म के नाम का प्रथम अक्षर, जन्म नक्षत्र, जन्म की तिथि तथा जन्म राशि को नोट करना बताया गया है, सो इन चारों से तो पाठक अच्छी तरह परिचित हैं—इस कारण इनको समझाने की आवश्यकता नहीं। किन्तु "स्वर' को समझाने की आवश्यकता है ।

वर्ण स्वर मालूम करने का निम्नलिखित प्रकार है :

वर्ण स्वरचक्र

क	छ	ड	ध	भ	व	इनका वर्ण स्वर 'अ'
ख	ज	ढ	न	म	श	इनका वर्ण स्वर 'इ'
ग	झ	त	प	य	ष	इनका वर्ण स्वर उ
घ	ट	थ	फ	र	स	इनका वर्ण स्वर ए
च	ठ	द	ब	ल	ह	इनका वर्ण स्वर ओ

यद्यपि (i) ब और व, (ii) श और स (iii) ष और ख इनका वर्ण स्वर ऊपर के चक्र में अलग-अलग है लेकिन दोनों में से (जैसे ब और व) के एक का वर्ण स्वर विद्ध हो तो दूसरे का भी समझना चाहिये।

'क' से 'ह' तक ३३ व्यंजन होते हैं। यहाँ चक्र में व्यंज्जन सिर्फ ३० ही दिये गये हैं। ङ, ञ, ण नहीं दिये गये हैं क्योंकि प्राय: इन अक्षरों से कोई नाम शुरू नहीं होता। यदि ङ, ञ, ण, इनका वर्ण स्वर ज्ञात करना हो तो ङ का 'उ', ञ का 'इ', तथा ण का 'अ' वर्ण स्वर होता है।

१२. (i) अब वेध का फल बताते हैं। ऊपर जन्म नक्षत्र, जन्म राशि, जन्म तिथि, नाम का प्रथम अक्षर, नाम के प्रथम अक्षर का वर्ण स्वर यह जो पांच बताये गये हैं उनमें (i) यदि एक का क्रूर वेध हो तो उद्वेग (चिन्ता, परेशानी) (ii) दो का क्रूर वेध हो तो भय (iii) तीन

का क्रूर वेध हो तो हानि (घाटा, नुकसान) (iv) चार का क्रूर वेध हो तो रोग (बीमारी) (v) पाँचों का क्रूर वेध हो तो मृत्यु।

यदि जन्म राशि—शनि, मंगल, राहु, केतु, सूर्य इन पांचों से वेध में आवे तो भी मृत्यु या मृत्यु सदृश कष्ट होता है।

(ii) जैसे पाप ग्रहों से वेध का ऊपर कष्ट फल बताया गया है उसी प्रकार शुभ ग्रहों के वेध से शुभ फल होता है। जितने अधिक (जन्म नक्षत्र, जन्म राशि आदि का) का जितने अधिक शुभ ग्रह (बृहस्पति आदि) से वेध होगा उतना ही अधिक शुभ फल होगा।

(iii) पाप ग्रह और शुभ ग्रह दोनों वेध करते हों तो तारतम्य करके फल कहना चाहिये।

पापग्रह का वेध

१३. (i) साधारणतः जन्म नक्षत्र का वेध होने से भ्रम (इधर उधर भटकना या मन के विचारों में ऊल जलूल व्यवस्था होना) नामक्षर के वेध से हानि, स्वर वेध होने से हानि, तिथि वेध होने से भय और जन्म राशि के वेध होने से महाविघ्न—पाँचों का एक साथ वेध हो तो जातक ज़िन्दा नहीं रहता।

(ii) अब युद्ध के समय (अर्थात् जिस आदमी का शुभा-शुभ विचार कर रहे हैं वह लड़ाई के मैदान में शस्त्र में लड़ रहा हो) तो एक) जन्म नाम, जन्म नक्षत्र आदि) के वेध से भय, दो के वेध से धन-क्षय (यदि मुकदमा लड़ रहा हो)

तीन के वेध से भंग (हाथ पैर टूटना) चार के वेध से मृत्यु।

१४. (i) सूर्य के वेध से मनस्ताप (चिन्ता, परेशानी)।

(ii) मंगल ,, द्रव्य-हानि (रुपये की हानि)।

(iii) शनि ,, रोग और पीड़ा।

(iv) राहु या केतु के वेध से विघ्न (रुकावट, अड़चन आपत्ति)

(v) चन्द्रमा के वेध से मिला-जुला फल अर्थात् क्षीण चन्द्र के वेध से अनिष्ट फल, बलवान् चन्द्रमा के वेध से शुभ फल।

(vi) शुक्र के वेध से—आदमियों की कुण्डलियों में स्त्रियों से सहवास, रति, स्त्रियों की कुंडलियों में रति–दोनों की कुण्डलियों में वस्त्र, आभूषण आदि सुन्दर प्रिय वस्तु प्राप्ति।

(vii) बुध का वेध होने से बुद्धि अच्छी हो, नये विचार सूझें, ज्ञान की वृद्धि हो, वार्तालाप में सफलता–ख़ुशी देने वाले पत्र या समाचार आवें।

(viii) बृहस्पति के वेव से सब शुभ फल।

१५. (i) यदि ग्रह वेध के समय वक्री हो तो दुगुना फल देता है। पाप ग्रह हो तो दुगुना कष्ट। शुभ ग्रह हो तो दुगुना लाभ या प्रसन्नता।

(ii) यदि ग्रह वेध के समय अपनी उच्च राशि में हो तो तिगुना फल

(iii) सामान्य राशि में हो तो सामान्य फल।

(iv) नीच राशि में हो तो आधा फल।

मुहूर्त के समय 'वेध' देखना चाहिये

१६. (१) जो तिथि, राशि, नवांश, या नक्षत्र पाप ग्रह से वेध किये जा रहे हों—उनको शुभ कार्य प्रारंभ के समय नहीं लेना । उदाहरण के लिये अष्टमी तिथि का वेध (पाप ग्रह) से हो रहा है तो कोई नवीन कार्य अष्टमी को प्रारंभ न करना ।

(२) ऐसे समय जो बीमार पड़ता है जल्दी अच्छा नहीं होता । विवाह करता है तो वैवाहिक सुख नहीं होता । यात्रा करता है तो यात्रा सफल नहीं होती ।

(३) यदि जन्म का वार विद्ध हो (देखिये सवर्तो भद्र चक्र में तिथियों के कोष्ठों में सू. च. मं आदि लिखे हैं—उन से उन-उन ग्रहों के वार समझना) तो उस वार को मन को खुशी नहीं होती, पीड़ा होती है ।

१७. अस्त दिशा

(i) पूर्व की वृष, मिथुन, कर्क राशि है । जब इन तीनों राशियों में से किसी में सूर्ग हो तब पूर्व दिशा को अस्त समझना । ईशान कोण में जो स्वर हैं—अर्थात् अ, उ ॡ ओ—यह भी अस्त समझना ।

(ii) दक्षिण की ओर सिंह, कन्या और तुला राशियाँ हैं। जब इन में से किसी राशि में सूर्य हो तो दक्षिण दिशा को अस्त समझना । आ, ऊ ॡ और औ—यह जो चार स्वर हैं इनको अस्त मानिये ।

(iii) पश्चिम दिशा की ओर वृश्चिक धन, मकर राशियाँ हैं । जब इनमें से किसी में सूर्य हो तो इन दिशाओं

को तथा नैऋत्य कोण के स्वर–इ, ऋ, ए, अं—इन को अस्त कहा जाता है।

(iv) उत्तर दिशा में कुंभ, मीन मेष यह राशियां है तथा वायव्य कोण के चार स्वर, ई, ॠ, ऐ और अः यह उस समय अस्त माने जाते हैं जब कुंभ, मीन मेष इन तीन राशियों में से किसी में सूर्य हो।

(v) जो राशियां अस्त हों उनकी दिशा के नक्षत्र, स्वर, वर्ण, तिथि सब अस्त समझी जावेंगी।

(vi) यदि किसी का नामाक्षर, स्वर, जन्म नक्षत्र, जन्म राशि तिथि सब अस्त हों तो– नक्षत्र के अस्त होने से रोग, वर्ण (नामाक्षर) के अस्त होने से हानि, स्वर के अस्त होने से शोक, राशि के अस्त होने से विघ्न, तिथि के अस्त होने से भय होता है।

(vii) अस्त दिशा की ओर यात्रा नहीं करनी चाहिये। उस दिशा में मकान का दरवाजा न बनवाये।

(vii) जब नामाक्षर अस्त हो तो कार्य में प्रायः सफलता नहीं मिलती।

(viii) जन्म नक्षत्र उदित हो जावे अर्थात् 'अस्त' दोष न रहे तो पुष्टि, वर्ण नामाक्षर उदित हो तो लाभ, स्वर उदित हो तो सुख, जन्म राशि उदित हो तो जय, जन्म तिथि उदित हो तो तेज। पांचों उदित हों तो नवीन पद प्राप्ति।

उपग्रहों के विचार स सर्वतोभद्र विचार में तारतम्य

सूर्य विचार

१८. सूर्य (गोचर के समय) जिस नक्षत्र में हो उस से

(i) पांचवां नक्षत्र 'विद्युन्मुख'

(ii) आठवाँ नक्षत्र 'शूल'

(iii) चौदहवाँ नक्षत्र 'सन्निपात'

(iv) अठारहवाँ नक्षत्र 'केतु'

(v) इक्कीसवाँ नक्षत्र 'उल्का'

(vi) बाईसवाँ नक्षत्र 'कम्प'

(vii) तेइसवाँ नक्षत्र 'वज्रक' तथा

(viii) चौबीसवाँ नक्षत्र निर्घात कहलाता है।

यदि इन आठों नक्षत्रों में से एक या अधिक नक्षत्र में कोई ग्रह हों तो वे कार्य में बाधा करते हैं।

चन्द्र-विचार

जन्म के समय जिस नक्षत्र में चन्द्रमा हो वह जन्म नक्षत्र कहलाता है। जन्म नक्षत्र से दसवाँ नक्षत्र 'कर्म', सोलहवाँ नक्षत्र, सांघातिक अठाहरवाँ 'सामुदायिक', उन्तीसवाँ नक्षत्र 'आधान', तेईसवाँ विनाशी, छब्बीसवाँ नक्षत्र 'जाति', सत्ताइसवाँ नक्षत्र देश और अट्ठाइसवाँ नक्षत्र 'अभिषेक' कहलाता है।

यदि जन्म, कर्म, आधान और विनाश नक्षत्रों में पाप ग्रह गोचर वश हों तो कष्ट कलह दुःख शोक आदि फल होते हैं। सामुदायिक नक्षत्र में पाप ग्रह हो तो कोई अनिष्ट, उत्पात होता है। 'जाति' नक्षत्र का वेध हो तो कुटुम्ब कष्ट, 'अभिषेक' नक्षत्र का पाप ग्रह से वेध हो तो कष्ट (जेल आदि)। 'देश' नक्षत्र में पाप ग्रह हो तो देश-निष्कासन आदि अनिष्ट फल। यदि शुभ ग्रहों से वेध हो तो शुभ फल होता है।

सर्वतो भद्र चक्रोक्त शुभवेधाः शुभावहाः ।
पापवेधा दुःखतरा गोचरेताश्च चिन्तयेत् ॥४८॥

वेधकारक पापग्रह दुःखदायी होते हैं शुभग्रह वेध कारक होने से शुभ फल करते हैं, इस कारण गोचर में सर्वतोभद्र में जो वेध द्वारा शुभ याअशुभ फल बताये गये हैं उनका भी विचार कर लेना चा हिए ॥४८॥

दशापहाराष्टक वर्गगोचरे
ग्रहेषु नृणां विषमस्थितेष्वपि ।
जपेच्च तत्प्रीतिकरैः सुकर्मभिः
करोति शान्ति व्रतदानवन्दनैः ॥४९॥

यदि कोई ग्रह गोचर में अशुभ हो या किसी अनष्टिप्रद ग्रह की दशा अन्तर्दशा हो तो उस ग्रह को प्रसन्न करने वाले सुकर्मों द्वारा व्रत, दान, वन्दना, जप, शांति आदि द्वारा उसके अशुभ फल की निवृत्ति करनी चाहिए

अहिंसकस्य दान्तस्य धर्मार्जितधनस्य च ।
सर्वदा नियमस्थस्य सदा सानुग्रहा ग्रहाः ॥५०॥

जो व्यक्ति किसी की हिंसा नहीं चाहता, संयमी होता है (अपने मन और आचरण पर संयम रखता है) तथा धर्म मार्ग से धनोपार्जन करता है और सर्वदा शास्त्रोपदिष्ट नियमों का पालन करता है उस पर ग्रह सदैव अनुग्रह करते हैं।

सत्ताईसवां अध्याय

प्रव्रज्या योग

ग्रहैश्चतुर्भिः सहिते खनाथे
त्रिकोणगैः केन्द्रगतैस्तु मुक्तः ।
लग्ने गृहान्ते सति सौम्यभागे
केन्द्रे गुरौ कोणगते च मुक्तः ॥१॥

यदि दशम भवन का स्वामी चार ग्रहों के साथ केन्द्र या त्रिकोण में हो तो वह जातक "मुक्त" हो जावेगा अर्थात् इस जीवन के बाद उसे मोक्ष प्राप्त होगा ।

एकर्क्षसंस्थैश्चतुरादिकैस्तु
ग्रहैर्वदेत्तत्र बलान्वितेन ।
प्रव्रज्यकां तत्र वदन्ति केचित्
कर्मेशतुल्यां सहिते खनाथे ॥२॥

यदि चार ग्रह एक साथ हों तो उन चारों में जो बली हो उस बली ग्रह से जिस प्रकार की प्रव्रज्या द्योतित हो—वैसी प्रव्रज्या जातक की होती है। यदि उन चारों ग्रहों में दसवें ग्रह का स्वामी हो तो उस दसवें घर के स्वामी के सदृश प्रव्रज्या होती है ऐसा कुछ का मत है ॥२॥

शशी दृगाणे रविजस्य संस्थितः
कुजार्किदृष्टः प्रकरोति तापसम् ।
कुजांशके वा रविजेन दृष्टो
नवांशतुल्यां कथयन्ति तां पुनः ॥३॥

यदि चन्द्रमा शनि के द्रेष्काण में हो और उस पर मंगल और शनि की दृष्टि हो तो जातक तपस्वी होगा। यह एक योग हुआ । अब दूसरा योग बताते हैं। यदि चन्द्रमा मंगल के नवांश में हो और उस पर शनि की दृष्टि हो तो—चन्द्रमा जिस नवांश में है उसके तुल्य प्रव्रज्या होगी ॥३॥

जन्माधिपः सूर्यसुतेन दृष्टः
शेषैरदृष्टः पुरुषस्य सूतौ ।
आत्मीयदीक्षां कुरुते ह्यवश्यं
पूर्वोक्तमत्रापि विचारणीयम् ॥४॥

जन्मराशि (जन्म के समय चन्द्रमा जिस राशि में हो) के स्वामी को, जिसकी जन्मकुंडली में केवल शनि देखता हो, अन्य ग्रह न देखते हों वह जातक अपनी दीक्षा अवश्य करता है। जो पहिले कहा गया है (अर्थात् किस प्रकार की प्रव्रज्या होगी) उसका विचार यहाँ भी कर लेना चाहिये ॥४॥

योगीशं दीक्षितं वा कलयति तरणिस्तीर्थपान्थं हिमांशु-
र्दुर्मन्त्रज्ञं च बौधाश्रयमवनिसुतो ज्ञो मतान्यप्रविष्टम् ।

वेदान्तज्ञानिनं वा यतिवरममरेड्यो भृगुर्लिङ्गवृत्ति
व्रात्यं शैलूषवृत्ति शनिरिह पतितं वाऽथ पाषण्डिनं वा ॥५॥

सूर्य "योगीश" या "दीक्षित" बनाता है। चन्द्रमा तीर्थ पान्थ (तीर्थ यात्रा करने वाला) बनाता है। "दुर्मन्त्र" (दुष्ट मंत्र वाला या कठिन मंत्र साध्य करने वाला) "बुद्ध का आश्रय लेमा" (बुद्ध का आश्रय लेने से तात्पर्य है--बौद्ध भिक्षु) मंगल के प्रभाव से होता है। जो अन्य के मत में प्रविष्ट हो--ऐसा बुध के प्रभाव से होता है। बृहस्पति वेदान्त ज्ञानी या यतियों में श्रेष्ठ वनाता है। यदि शुक्र प्रबल हो तो लिंगवृत्ति (अर्थात् बाहर से तो साधु संन्यासियों के लक्षण वाला परन्तु भीतर से पाषण्डी या व्रात्य या नाचने-गाने वाला (नाच, गान, नाटक आदि कर जो संन्यासी धर्म का प्रचार करने वाला हो) और शनि के प्रभाव से पतित या पाखण्डी होता है ॥५॥

अतिशयबलयुक्तः शीतगुः शुक्लपक्षे
बलविरहितमेनं प्रेक्षते लग्ननाथः ।
यदि भवति तपस्वी दुःखितः शोकतप्तो
धनजनपरिहीनः कृच्छ्रलब्धान्नपानः ॥६॥

शुक्ल पक्ष में चन्द्रमा अत्यन्त बलवान् होता है। जब चन्द्रमा निर्बल हो (जन्म कुंडली में) और उसको लग्न का स्वामी देखता हो, ऐसा जातक यदि तपस्वी हो तो वह दुःखित, शोकतप्त, धन और जन से हीन--कठिनता से भोजन और पान (दूध आदि) प्राप्त करेगा। ॥६॥

प्रकथितमुनियोगे राजयोगो यदि स्या-
दशुभफलविपाकं सर्वमुन्मूल्य पश्चात् ।

जनयति पृथिवीशं दीक्षितं साधुशीलं ।
प्रणतनृपशिरोभिः स्पृष्टपादाब्जयुग्मम् ।।७।।

पिछले श्लोक में "मुनि" होने का जो योग कहा गया है--वैसी कुंडली में यदि राजयोग भी हो तो जो कुछ अशुभ फल ऊपर श्लोक ६ में बताया है वह दूर हो जाता है और प्रबल राज योग होने से जातक पृथिवी का स्वामी दीक्षित, साधु-शील (साधु के सौशील्यादि गुणयुक्त) राजा होता है, जिसकी अन्य लोग वन्दना करते हैं ।।७।।

चत्वारो द्युचराः खनाथसहिताः केन्द्रे त्रिकोणेऽथवा
सुस्थाने बलिनस्त्रयो यदि तदा सन्याससिद्धिर्भवेत् ।
सद्बाहुल्यवशाच्च तत्र सुशुभस्थानस्थितैस्तैर्वदेत्
प्रव्रज्यां महितां सतामभिमतां चेदन्यथा निन्दिताम् ।।८।।

यदि चार ग्रह (जिन चार में एक ग्रह दसवें घर का स्वामी भी हो) केन्द्र या त्रिकोण में हों या तीन ग्रह बली अच्छे स्थान में हों, तो सन्यास सिद्धि होती है अर्थात् सन्यास लेने की भावना पूर्ण होती है। सन्यास सिद्धि का यह अर्थ भी है कि सन्यास ग्रहण के उपरान्त सिद्धि प्राप्त होती है। जो ग्रह ऊपर सन्यास कारक बताये गये हैं उनमें शुभ ग्रह विशेष हों और शुभ स्थानों में बैठे हों तो ऐसी प्रव्रज्या होती है जिससे सत्पुरुष उसका सम्मान करते हैं और पाप ग्रह यदि प्रव्रज्या कारक हों तो ऐसा सन्यास होता है, जिसकी लोग प्रशंसा नहीं करते ।।८।।

अट्ठाईसवां अध्याय

उपसंहाराध्याय

संज्ञाध्यायः कारको वर्गसंज्ञो
वीर्याध्यायः कर्मजोवोऽथ योगः ।
योगो राज्ञां राशिशीलो ग्रहाणां
मेषादीनां लग्नसम्प्राप्तशीलः ॥१॥

भार्याभावो जातकं कामिनीनां
सूनुर्बालारिष्टयोगोऽथ रोगः ।
भावस्तस्माद्भावशाप्तभावा
निर्याणं स्याद् द्विग्रहाद्याश्च तस्मात् ॥२॥

सूर्यादीनां यत्फलं तद्दशाप्तं
भावादीनामीश्वराद्धा दशा च ।
सूर्यादीनामन्तराख्या दशाऽथ
सव्यासव्या कालचक्रोऽष्टवर्गः ॥३॥

होरासाराचाप्तयद्याष्टवर्गो
मान्द्यध्यायो गोचर स्यात्प्रव्रज्यः ।
अध्यायानां विंशतिः सप्तयुक्तान्
जन्मन्येतद्गोलजं संवदामि ॥४॥

श्रीशालिवाटिजातेन मया मन्त्रेश्वरेण वै ।
दैवज्ञेन द्विजाग्रेण सतां ज्योतिर्विदां मुदे ॥५॥

सुकुन्तलाम्बां सम्पूज्य सर्वाभीष्टप्रदायिनीम् ।
तत्कटाक्षविशेषेण कृता या फलदीपिका ॥६॥

में शालिवाटि (सम्प्रति टिन्नेवेली) का रहने वाला ब्राह्मणों में श्रेष्ठ ज्योतिषी हूँ। सब अभीष्ट वरों को प्रदान करने वाली भगवती सुकुन्तला माता की आराधना करके, ज्योतिषियों के आनन्द के लिये इस फलदीपिका का मैंने निर्माण किया है। मेरा नाम मंत्रेश्वर है। इसके पिछले २७ अध्यायों में मैंने निम्नलिखित विषयों का विवेचन किया है।

१. संज्ञाध्याय (परिभाषा)। २. ग्रहों का कारकत्व। ३. वर्ग, होरा, द्रेष्काण आदि। ४. ग्रहों का बल और उनकी निर्बलता। ५. किस कर्म से आजीविका प्राप्त होगी। ६. योग। ७. राज योग। ८. भिन्न-भिन्न ग्रहों का भिन्न-भिन्न राशि में होने से प्रभाव। ९. यदि मेष आदि लग्न जन्मकुंडली में हो तो उनका प्रभाव। १०. भार्याभाव। ११. स्त्रियों की जन्मकुंडली में विशेष विचार। १२. सन्तान भाव का विचार। १३. बालारिष्ट (बचपन में बच्चों की मृत्यु)। १४. रोगाध्याय। १५. भावों का फल विवेचन। १६. बारह भावों के फल। १७. निर्याण (मृत्यु) १८. दो या अधिक ग्रहों के योगों का फल। १९. उडुदशा (विंशोत्तरी महादशा)। २०. भावाधीश के कारण ग्रहों का फल। २१. अन्तर्दशा तथा प्रत्यन्तर्दशा। २२. कालचक्र दशा आदि। २३. अष्टकवर्ग। २४. अष्टक वर्ग प्रक्रिया जैसी होरा-सार में वर्णित है। २५. मान्दि और अन्य उपग्रहों का फल। २६. गोचर। २७. सन्यास योग।

विंशोत्तरी महादशा में अन्तर्दशा

सूर्यदशावर्ष ६				चन्द्रदशावर्ष १०				भौमदशावर्ष ७				राहुदशावर्ष १८				गुरुदशावर्ष १६				शनिदशावर्ष १९				बुधदशावर्ष १७				केतुदशावर्ष ७				शुक्रदशावर्ष २०			
कृ.उ.फा.उ.षा.				रोहि.ह.श्रवण				मृ. चि. ध.				आर्द्रा. स्वा. श.				पुन वि. पू. भा.				पुष्य.अनु.उ भा.				आश्ले.ज्ये.रेव				मघा.मू. अश्वि.				पू.फा.पू.षाभ र.			
अन्तर्दशादि.१८				अन्तर्दशादि.३०				अन्तर्दशादि.२१				अन्तर्दशादि.५४				अन्तर्दशादि ४८				अन्तर्दशादि.५७				अन्तर्दशा ५१				अन्तर्दशादि.२१				अन्तर्दशादि.६०			
ग्र.	व	मा.	दि.	ग्र.	व.	मा.	दि	ग्र.	व.	मा.	दि.	ग्र.	व.	मा.	दि.	ग्र.	व.	मा.	दि.	ग्र.	व.	मा.	दि.	ग्र.	व.	मा	दि.	ग्र.	व.	मा	दि.	ग्र.	व	मा.	दि.
सू.	०	३	१८	चं.	०	१०	०	मं.	०	४	२७	रा.	२	८	१२	बृ.	२	१	१८	श.	३	०	३	बु.	२	४	२७	के.	०	४	२७	शु.	३	४	०
चं.	०	६	०	मं.	०	७	०	रा.	१	०	१८	बृ.	२	४	२४	श.	२	६	१२	बु.	२	८	९	के.	०	११	२७	शु.	१	२	०	सू.	१	०	०
मं.	०	४	६	रा.	१	६	०	बृ.	०	११	६	श.	२	१०	६	बृ.	२	३	६	के.	१	१	९	शु.	२	१०	०	सू.	०	४	६	च.	१	८	०
रा.	०	१०	२४	बृ.	१	४	०	श.	१	१	९	बु.	२	६	१८	के.	०	११	६	शु	३	२	०	सू.	०	१०	६	च.	०	७	०	मं.	१	२	०
गु.	०	९	१८	श.	१	७	०	बु.	०	११	२७	के.	१	०	१८	शु.	२	८	०	सू.	०	११	१२	चं.	१	५	०	मं.	०	४	२७	रा.	३	०	०
श.	०	११	१२	बु.	१	५	०	के.	०	४	२७	शु.	३	०	०	सू	०	९	१८	चं.	१	७	०	मं.	०	११	२७	रा	१	०	१८	बृ.	२	८	०
बु.	०	१०	६	के.	०	७	०	शु.	१	२	०	सू.	०	१०	२४	चं.	१	४	०	मं.	१	१	९	रा.	२	८	१८	बृ.	०	११	६	श	३	२	०
के.	०	४	६	शु.	१	८	०	सू.	०	४	६	चं.	१	६	०	म.	०	११	६	रा.	२	१०	६	बृ.	२	३	६	श.	१	१	९	बु.	२	१०	०
शु.	१	०	०	सू.	०	६	०	चं.	०	७	०	मं.	१	०	१८	रा.	२	४	२४	बृ.	२	६	१२	श.	२	८	९	बु.	०	११	२७	के.	१	२	०

परिशिष्ट

कालचक्र दशामें अन्तर्दशा

(i) जहाँ तक दशा में अन्तर्दशा समय का प्रश्न है चाहे आप मेष दशा में सिंह अन्तर्दशा कहिये या मंगल में सूर्य कहिये—एक ही समय अन्तर्दशा का आवेगा। यदि बार हों राशियों की दशा में बारहों राशियों की अन्तर्दशा की सारिणी दी जाती तो बहुत विस्तृत हो जाती इस कारण ग्रहों की दशा में ग्रहों की अन्तर्दशा दी गई है। दूसरी बात यह है कि जितना सूर्य में मंगल, उतना ही मंगल में सूर्य। इस कारण सूर्य × मंगल एक बार ही लिख दिया।

(ii) जहां १०० वर्ष की पूर्ण आयु वाले नक्षत्र चरणों में जन्म होने से राशियों की दशा होती है, मकर या कुम्भ (शनि) की अन्तर्दशा नहीं होती। इस कारण १०० वर्ष की पूर्ण आयु की महादशाओं में शनि की अन्तर्दशा या यों कहिये कि मकर या कुंभ की अन्तर्दशा का समय नहीं दिया गया है।

(iii) पूर्ण आयु ८३ की महादशा में सूर्य (सिंह) तथा चन्द्र की दशा नही होती—इसलिये अन्तर्दशा भी नहीं होती। इसी कारण सूर्य (सिंह) या चन्द्र (कर्क) की दशा में अन्य ग्रह (राशि) की अन्तर्दशा का समय या अन्य ग्रह की दशा में इनकी अन्तर्दशा का समय नहीं दिया गया है।

(iv) त्रैराशिक के अनुसार शुद्ध गणित करने से, अन्तर्दशा का समय वर्ष, मास, दिन घड़ी, पल में आता है। सुविधा के लिये घड़ी पल छोड़ दिये गये हैं। यदि अन्तर्दशाओं का जोड़ दशा के पूर्ण काल से एक या दो दिन अधिक आवे तो बड़ी अन्तर्दशाओं में से एक या दो दिन कम कर—योग दशामान के अनुसार बना लेना चाहिये। इसी प्रकार यदि अन्तर्दशाओं का योग दशा के पूर्ण मान से कम आवे तो बड़ी अन्तर्दशाओं में एक या दो दिन जोड़कर—योग दशामान के समान बना लेना चाहिये।

कालचक्र दशा में अन्तर्दशा समय

ग्रह (राशि)	पूर्णायु १०० वर्ष	पूर्णायु ८६ वर्ष	पूर्णायु ८५ वर्ष	पूर्णायु ८३ वर्ष
	ब.मा.दि.	ब मा.दि.	ब.मा.ाद.	ब.मा.दि.
सूर्य × सूर्य	०-३- ०	०-३-१५	०-३-१५	
„ × चन्द्र	१-०-१८	१-२-२०	१-२-२५	
„ × मंगल	०-४- ६	०-४-२७	०-४-२८	
„ × बुध	०-५-१२	०-६- ८	० ६-१०	
„ × गुरु	०-६- ०	०-६-२९	०-७- १	
„ × शुक्र	०-९-१८	०-११-५	०-११-९	
„ × शनि		०-२-२४	०-२-२५	
चन्द्र × चन्द्र	४-४-२८	५-१-१६	५-२- ८	
„ × मंगल	१-५-२०	१-८-१५	१-८-२३	
„ × बुध	१-१०-२०	२-२-११	२- २-२१	
„ × गुरु	०-१०-२४	२-५- ९	२- ५-२०	
„ × शुक्र	३- ४-१०	३-१०-२६	३-११-१३	
„ × शनि		०-११-२२	०-११-२६	
मंगल × मंगल	०-५-२६	०-६-२५	०-६-२७	०- ७-२
„ × बुध	०-७-१७	०-८-२४	०-८-२७	०- ९-४
„ × गुरु	०-८-१२	०-९-२३	०-९-२७	०-१०-४
„ × शुक्र	१-१-१३	१-३-१९	१-३-२४	१- ४-६
„ × शनि		०-३-२७	०-३-२१	०- ४-१

ग्रह (राशि)	पूर्णायु १०० वर्ष	पूर्णायु ८६ वर्ष	पूर्णायु ८५ वर्ष	पूर्णायु ८३ वर्ष
	वा.मा.दि	व.मा.दि.	व.मा.दि.	व.मा.दि.
बुध × बुध	०- ९-२२	०-११-९	०-११-१३	०-११-२१
„ × गुरु	०-१०-२४	१-०-१७	१- ०-२१	१- १- ०
„ × शुक्र	१- ५- ८	१-८- ३	१- ८-१०	१- ८-२४
„ × शनि		०-५- ०	०- ५ -२	०- ५- ६
गुरु × गुरु	१- ०- ०	१-१- २९	१- २- ३	१- २-१४
„ × शुक्र	१- ७- ६	१-१०-१०	१-१०-१७	१-११- ४
„ × शनि		०-५- १७	०- ५-१९	०- ५-२३
शुक्र × शुक्र	२- ६-२२	२-११-२२	३- ०- ४	३- १- ०
„ × शनि		०-८ -२७	०- ९- १	०- ९- ८
शनि × शनि		०- २- ७	०- २- ८	०- २- ९